成人口腔正畸学　第2版
Adult Orthodontics

成人口腔正畸学　第2版
Adult Orthodontics

主编　（丹）贝蒂·梅尔森（Birte Melsen）
　　　（意）切萨雷·卢齐（Cesare Luzi）
主审　白玉兴
主译　厉　松

北方联合出版传媒（集团）股份有限公司
辽宁科学技术出版社

图文编辑

张 浩 刘玉卿 肖 艳 刘 菲 康 鹤 王静雅 纪凤薇 杨 洋 戴 军 张军林

Title: Adult Orthodontics, 2nd Edition
Edited by Birte Melsen, Cesare Luzi
ISBN: 9781119775775
© 2022 John Wiley & Sons Limited

图书在版编目（CIP）数据

成人口腔正畸学：第2版 / (丹) 贝蒂·梅尔森 (Birte Melsen), (意) 切萨雷·卢齐 (Cesare Luzi) 主编；厉松主译. -- 沈阳：辽宁科学技术出版社, 2025.4. -- ISBN 978-7-5591-4035-7

Ⅰ. R783.5

中国国家版本馆CIP数据核字第20241DC822号

出版发行：辽宁科学技术出版社
　　　　　（地址：沈阳市和平区十一纬路25号　邮编：110003）
印 刷 者：深圳市福圣印刷有限公司
经 销 者：各地新华书店
幅面尺寸：210mm×285mm
印　　张：27.5
插　　页：4
字　　数：550千字
出版时间：2025年4月第1版
印刷时间：2025年4月第1次印刷
出 品 人：陈　刚
责任编辑：苏　阳
封面设计：袁　舒
版式设计：袁　舒
责任校对：李　硕

书　　号：ISBN 978-7-5591-4035-7
定　　价：598.00元

投稿热线：024-23280336
邮购热线：024-23280336
E-mail: irisin0120@163.com / cyclonechen@126.com
http://www.lnkj.com.cn

审译者名单
Reviewer and Translators

主审

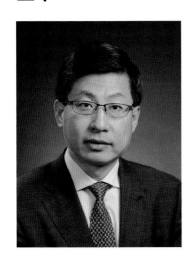

白玉兴，教授、主任医师、博士研究生导师。现任首都医科大学附属北京口腔医院院长。兼任中华口腔医学会副会长及口腔正畸专业委员会（第七届专业委员会主任委员）副主任委员、口腔医学教育分会专业委员会副主任委员、口腔医学计算机专业委员会前任主任委员；北京口腔医学会会长及口腔正畸专业委员会前任主任委员、数字化专业委员会主任委员。中国医师协会口腔医师分会副会长。北京医师协会口腔专科分会会长；北京医学会口腔分会副主任委员等。担任北京市牙病防治所所长、北京口腔医学研究所所长。兼任《中华口腔医学杂志》、《中华口腔正畸学杂志》、《现代口腔医学杂志》、《口腔疾病防治杂志》副总编辑及《北京口腔医学杂志》、《口腔颌面修复杂志》主编。为国际牙医师学院院士（FICD），英国爱丁堡皇家外科学院正畸专科院士国际考官。享受国务院政府特殊津贴。为国家人社部、国家卫健委和北京市有突出贡献中青年专家。入选国家百千万人才工程。先后承担8项国家自然科学基金及多项其他国家级、省部级课题，获省部级科技奖10项，发表论文355篇（其中SCI收录129篇），主编（译）论著20本、参编论著9本。获国家发明专利20项，实用新型专利25项。在国内最早（2002）开始无托槽隐形矫治技术的研究、开发和临床应用。牵头组织起草制定完成了我国口腔正畸学界的第一个、第二个团体标准暨技术指南《口腔正畸无托槽隐形矫治技术指南》和《牙周病患者正畸治疗指南》。

主译

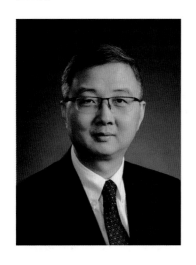

厉松，教授，主任医师，博士研究生导师。曾任首都医科大学附属北京口腔医院正畸科主任、副院长，口腔医学院副院长等职。现任北京口腔医学会常务副会长，中华口腔医学会口腔正畸专业委员会委员，北京口腔医学会口腔正畸专业委员会前任主任委员、北京口腔医学会口腔医院管理分会顾问，国家口腔质控中心专家委员会委员。国际牙医师学院（ICD）中国区院士，世界正畸联盟（WFO）理事，国际牙科研究协会（IADR）会员，英国爱丁堡皇家外科学院正畸专科院士。兼任《中华口腔正畸学杂志》《北京口腔医学杂志》《口腔疾病防治杂志》等编委。先后承担两项国家自然科学基金及多项省部级课题，发表学术论文168篇，翻译、参编著作12部。

译者（按姓氏笔画为序）

厉　松　孙　玥　陈　莉　苏　莉　苏茹甘　张　莉
张若芳　张海萍　封平平　贾海潮　谢贤聚　薛俊杰

编者名单
List of Contributors

Delfino Allais MSc
Certified Specialist in Orthodontics
Private Practice
Torino, Italy

Dorthe Arenholt Bindslev DDS, PHD
Certif.Specialist in Orthodontics
Chief Orthodontist (Silkeborg Community Dentistry)
Adj. Professor (Forensic Odontology)
Aarhus University Aarhus, Denmark

Vittorio Cacciafesta DDS, MSc, PhD
Private Practitioner
Milan, Italy and Stevenage, UK

Dr Pablo Echarri DDS
President of the Scientific Committee of Catalonian Dental
Association (COEC)
President of the Ibero-American Society of Lingual
Orthodontics (SIAOL)
Visiting Professor of Master in Orthodontics at the
University of Sevilla Barcelona, Spain

Fernando G. Exposto DDS, MS, PhD
Assistant Professor Section for Orofacial Pain and Jaw
Function
Department of Dentistry and Oral Health Aarhus
University Aarhus, Denmark

Mauro Farella DDS, PhD
Professor of Orthodontics
Director of the Postgraduate Programme in Orthodontics
(DClinDent)
University of Otago, New Zealand

Giorgio Fiorelli MD, DDS
Specialist in Orthodontics, Orthodontic Department
University of Siena
School of Specialization/Postgraduate Master Course Siena,
Italy

Dr. Arturo Imbelloni, D.M.D.
CAGS Specialization in Prosthodontics, Boston University
CAGS Specialization in Periodontology, Boston University
Private Practice, Viale Mazzini 55, Rome, Italy

Jaume Janer DDS, MD
Certified Specialist in Orthodontics
Private Practice Barcelona, Spain

Dr Sonil Kalia B.D.S., L.D.S.R.C.S., MSc
Specialist in Orthodontics Aarhus University
Masters of Science – Orthodontics (University
Aarhus–Denmark)
Visiting Lecturer in Orthodontics (Orthodontic
Department – University Aarhus–Denmark)
Private Practice Specialist Doctor in Orthodontics –
U.K. and Switzerland

Dr. Cesare Luzi DDS, MSc
Specialist in Orthodontics Aarhus University
Visiting Professor Università di Ferrara
Visiting Professor Università Cattolica del Sacro Cuore
Roma
Diplomate European Board of Orthodontics
Diplomate Italian Board of Orthodontics
Private Practice, Via Gramsci 16, Rome, Italy

Emma Vila Mancho, DDS
Professor of the Master in Orthodontics and Dentofacial
Orthopaedics of Athenea Dental Institute - San Jorge
University, Spain

Marco A. Masioli PhD, MSc
Professor of Dentistry
Federal University of Espírito Santo (UFES)Vitoria, Brazil

Birte Melsen DDS Dr. Odont. Dr.h.c.
1975-2013 Professor and Head of department of
Orthodontics, Aarhus University, Denmark,
Visiting Professor, Program Affiliate Orthodontics (Part
Time Faculty)
College of Dentistry NYU New York Adjunct professor
School of Dentistry, M512 – The University of Western
Australia

Rainer-Reginald Miethke Prof. emeritus
Visiting Professor Department of Orthodontics,
Dentofacial, Orthopedics and Pedodontics
Charité – Universitätsmedizin Berlin, Berlin, Germany
Part time practitioner ADENTICS – practice limited to
orthodontics

Francesco Milano DDS
Private Practice
Bologna, Italy

Laura Guerra Milano DDS
Certified Specialist in Orthodontics
Private Practice
Bologna, Italy

Sheldon Peck DDS, MScD
Adjunct Professor of Orthodontics School of Dentistry,
University of North Carolina
Chapel Hill, North Carolina, USA
Formerly Clinical Professor of Developmental Biology,
Harvard School of Dental Medicine
Boston, Massachusetts, USA
Deceased

Sabarinath Prasad DDS
Assistant Professor, Department of Orthodontics,
Hamdan Bin Mohammed College of Dental Medicine,
Dubai, United Arab Emirates

Gottfried Schmalza Prof. Dr. Dr. h. c. mult.
Department of Conservative Dentistry and Periodontology,
University Hospital Regensburg, Regensburg, Germany,
Department of Periodontology, University of Bern, Bern,
Switzerland

Peter Svensson DDS, PhD, Dr. Odont
Professor, Department of Clinical Oral Physiology
MINDLab, Center of Functionally Integrative
Neuroscience, Aarhus University Hospital,
School of Dentistry, Aarhus University, Aarhus, Denmark

Carlalberta Verna Dr. med. dent., PhD
Professor and Head Department of Paediatric Oral Heath
and Orthodontics
University Center for Dental Medicine UZB
University of Basel, Basel, Switzerland

中文版序言
Foreword

2013年我们将《成人口腔正畸学 第1版》翻译介绍给国内读者，获得了很好的反响。该书是一部全面介绍成人口腔正畸治疗的权威著作，是全球正畸医生和全科医生不可或缺的参考资料。新版在原有内容的基础上进行了全面的更新，特别是在遗传学、环境因素、微种植体支抗和无托槽隐形矫治等前沿领域的最新研究进展，为成人口腔正畸学的发展提供了新的视角和方法。

在翻译本书第2版的过程中，我们的团队面临了诸多挑战，包括确保专业术语的准确性、处理文化差异以及保持原文的科学严谨性。为了给读者提供一个既忠实于原文又易于理解的版本，我们团队内部进行了多次深入的交流和探讨，并参考了最新的学术资料，以确保翻译的准确性和权威性。

本书的目标读者包括正畸医生、口腔医学生、研究人员以及对成人口腔正畸学感兴趣的专业人士。我相信，本书将为读者提供宝贵的知识和见解，帮助他们在临床实践中取得更好的治疗效果。在此，我要感谢原书的作者、编辑以及所有参与本书创作的人员，他们的辛勤工作使得这本著作得以问世。同时，我也要感谢在翻译过程中提供帮助的同行、专家和团队成员，他们的支持和建议对完成这项工作至关重要。

在翻译本书时，我们遵循的理念是"忠实原文，服务读者"。我们努力在保持原文的科学性和准确性的同时，使译文流畅、易于理解。书中特别强调了关键章节和特色内容，如无托槽隐形矫治器的发展历史、不同类型的描述以及牙齿移动加速技术的最新研究成果，希望读者能够从中获得最大的收益。

最后，我期待《成人口腔正畸学 第2版》中文版能够成为中文读者在成人正畸治疗领域的重要参考书籍，帮助提升临床诊疗水平，拓展学术视野。

白玉兴

前言
Introduction

修订《成人口腔正畸学 第2版》时，我不得不回顾口腔正畸学科的发展。1998年Carine Carels组织了一场名为"口腔正畸学的未来"的研讨会，研讨会的演讲多是关于在遗传和环境因素两个方面的研究，同时微种植体支抗（TADs）和无托槽隐形矫治器（Clear Aligners）相关话题也占据主导地位。

研讨会还引起了人们对使用动物模型测试各种治疗方法的难度系数不断增加的关注。此外，通过讨论随机对照试验的利弊，试图量化治疗的需求并选择最佳治疗时机。

总之，当时会议气氛很热烈，而当我们回顾在鲁汶举行的这个研讨会以来的学科发展时，却与当初的预测结果出现了偏差。随着正畸学的发展，如同其他多数学科，已经分化并且有很多部分由公司接管。正畸医生不再需要弯制弓丝，第一、第二和第三序列弯曲都可以通过购买相应的预成弓丝来解决。鉴于当前的趋势，越来越多的患者将会接受非正畸专科医生或根本没有医生的正畸治疗。随着成年人和年长患者的数量不断增长，我们可以预知，正畸医生的工作将以治疗严重或复杂错𬌗畸形、医源性损伤或二次正畸患者为主。

以下情况还是需要弯制弓丝：降低矫治力量水平，弯制第一、第二和第三序列弯曲实现正确的矫治力系统。虽然选择不同的材料可以降低力量水平，并且通过标准弓形图来获得终末位置，但仍然需要弯曲以获得正确的矫治力系统，且该方法仍有显著效果。

自从《成人口腔正畸学 第1版》出版以来，微种植支抗和无托槽隐形矫治器发展迅猛，它们究竟是"天使"还是"魔鬼"？还没有定论。口腔正畸学的这种"物化"发展在医学界很普遍，换句话说，治疗的不是患者，而是病例。口腔正畸学为关键词的出版物数量呈指数增长，很多作者为出书将研究经费支付给出版社。在本书新版本中，我们选择呈现关于不同的微种植体和无托槽隐形矫治器的研究，重点放在展示不同的优劣。过去10年的另一个关注点是关于治疗目标的个性化。

无托槽隐形矫治的章节增加了它的发展历史和不同类型的描述。我们更加关注调整下颌位置的可能性，新增了加速正畸牙齿移动的章节，这也是在过去10年关注度较高的主题。无托槽隐形矫治器公司数量日益新增，不同的产品特点也有差异。

另外，我们是否过度关注"硬"组织而忽略了软组织、肌肉和舌习惯？

就在新版书出版之前，为我们编写序言的Sheldon Peck教授去世了。他的研究范围涉及从口腔正畸学历史到临床研究。让我们通过阅读第1版的引言来回忆和致敬这名优秀的学者。

我很幸运能请到Cesare Luzi博士与我合作来编写本书。突如其来的COVID-19使大家都不堪重负，我们必须要兼顾家庭、患者和同事。然而，即使面对如此大的压力，他一直在跟进其他合作编者的稿件交付工作。没有他，在COVID-19肆虐的封锁时期，我肯定无法完成此版本的编写。

特别感谢我的合作者们在这艰难时期的贡献。

关于相关资料的查询网站
About the Companion Website

本书附带一个供教师使用的辅助网站：

您可以扫描下方二维码，关注后输入CRKQ，点击蓝色字"成人口腔正畸学　第2版"并按要求输入关键词，即可获得在线资源：

· 幻灯片

· 表格

引言：成人正畸百年发展历程

Introduction: More than a Century of Progress in Adult Orthodontic Treatment

成人正畸并非新鲜事物。100年前甚至更早，大多数牙医认为口腔正畸只是口腔修复学的一个分支。成人患者治牙的主诉通常是由于龋齿没有得到很好的治疗，造成恒牙缺失引发的系列问题，这些患者常常需要"正牙"。牙齿拔除后随着时间的推移，邻牙倾斜占据拔牙间隙，此时，修复医生先直立倾斜的牙齿，为固定或活动义齿提供桥基牙。

我们有幸得到了Edward H. Angle博士（1855—1930）一例成人正畸病例的详细资料。Edward H. Angle博士是世界公认的第一名正畸专科医生，他除了发明牙齿矫正装置外，同时还是一名大胆能干的临床医生。1901年，来自肯塔基州路易斯维尔一个大户人家38岁的A女士，经她的牙医介绍，跋涉400km，来到位于密苏里州圣路易斯的Edward H. Angle博士的诊所，向这名"世界最好"的正畸医生求医。

9岁时，A女士的4颗健康的第一恒磨牙被拔除，理由是这样做可以防止产生错𬌗畸形。30年后，当A女士来到Edward H. Angle博士的诊所时，她的下颌磨牙均向拔牙间隙倾斜［图0.1（1，2）］。她上颌的拔牙间隙由于前牙的内收而全部关闭，导致上唇塌陷。此外，Edward H. Angle医生在报告中写"余留的磨牙由于代偿移位导致咀嚼功能的丧失，同时倾斜错位的磨牙在咬合力作用下出现慢性牙周炎"（Angle 1903，1907）。

100年前正畸治疗很少应用于成年人，因为牙医意识到成人正畸时的机体反应以及治疗结果存在很大的不确定性。即便是伟大的Edward H. Angle博士对于A女士的正畸治疗预后也抱有怀疑，他说"她是接受这类治疗患者中年龄最大的"（Angle 1903，1907）。

尽管如此，Edward H. Angle博士还是开始为她进行修复前的正畸治疗，他使用了自己设计的镍-银固定矫治器来重新获得4颗第一恒磨牙的间隙，为固定桥修复做准备。首先，他在第二磨牙安装带环和颊面管（D-bands），然后使用粗大的唇弓（E形弓）插入颊管对上下牙弓进行三维方向的扩大，在获得间隙的同时，还可以唇倾上前牙，"延伸咬合"，使A女士的上下唇重新获得支撑以改善面部美观。A女士非常配合，治疗仅用了6个月就达到了所有目标［图0.2（1，2）］。Edward H. Angle医生高兴地发现"她的牙如同18岁的女士一样快速而容易移动，并且移动的牙齿没有任何不良的症状"（Angle 1903，1907）。主动治疗结束后，使用硬橡胶活动板作为保持器戴用了6个月，当牙齿在新的位置稳定后A女士由她家乡路易斯维尔的牙医制作桥体修复间隙。

对于A女士的治疗效果，Angle医生感到非常自豪，将其收录在公开发表的演讲集和教科书中（Angle 1903，1907）。在这些文字记载中，他描述A女士为38岁。但是我们最近获得的1899—1910年的私人通信中（Peck 2007），一再提到A

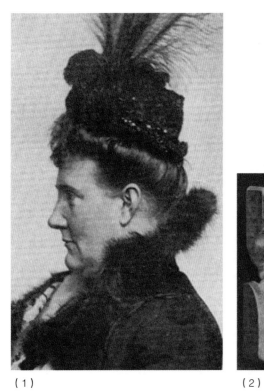
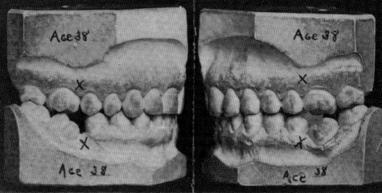

（1） （2）

图0.1

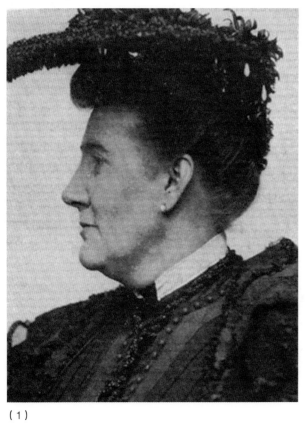
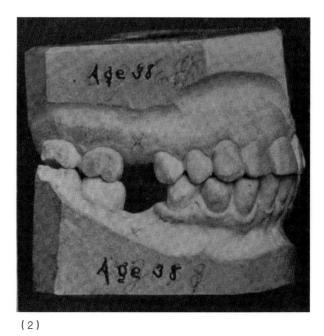

（1） （2）

图0.2

女士是42岁。也许富有同情心的Angle在其出版物中将这名女士的年龄减小4岁作为对这位他很尊重的患者虚荣心的妥协。

当今，成人正畸的范围已经不止重新获得间隙，本书用启发性的内容展示了成人正畸涉及的诸多问题及解决方法，这些问题和方法远多于传统的青少年正畸。成人正畸对医生提出了更高的要求。例如，如何处理有诸多问题的牙列，以及多数病例需要接受并不完美的结果等。

成人正畸病例往往可以有多种治疗方案。有时治疗的费用也是成人患者关注的一个重要方面，医生通常需要对不同的治疗方案从技术层面和经济层面进行认真的比较与权衡。医生作为一个社会人，必须认识到同一社会阶层之内的不同个体及不同社会阶层间对于日益上涨的医疗费用的接受能力的差异。例如，对于缺牙造成的牙列间隙问题，可以开辟或关闭间隙的不同处理方法。在市场经济下的医疗体系中，修复前正畸加上种植体和牙冠修复的费用通常会高于一个完整的正畸治疗，那么在这种情况下，采用正畸治疗关闭间隙比多学科的修复方法在经济上更划算。

基于历史文献，我们可以猜测Edward H. Angle也会非常喜欢这部精心编写的关于成人正畸的著作，书中包含了他认为的科学解决问题所需的几大要素，首先临床问题和诊断均被清晰地定义，然后各种临床解决方案及其各自的局限性均用尽可能简洁的词汇、术语配合病例进行了阐述。最后，Edward H. Angle极为尊重那些善于思考、发现并运用新材料、新方法、新技术的人。

作为一名医学研究人员，同时又是优秀的临床医生，Birte Melsen无疑是组织编写这部介绍成人正畸前沿技术教科书最合适的人选，她懂得如何设计安全、可行的治疗方案，同时她还是新技术应用方面的先行者。Birte Melsen医生和她各具专长、临床能力超群的团队给我们带来了这部有关成人正畸的著作，相信它会大大提升正畸医生处理复杂成人正畸问题的能力、开拓我们的视野。

Sheldon Peck，DDS，MScD
美国北卡罗来纳大学牙医学院正畸科兼职教授
（前哈佛大学牙医学院发育生物学临床教授）

目录
Contents

第9章　成人有修复体牙列的粘接问题　　　169
Bonding Problems Related to Adult Reconstructed Dentitions
Vittorio Cacciafesta

第10章　正畸中与材料相关的不良反应　　　201
Material–Related Adverse Reactions in Orthodontics
Dorthe Arenholt Bindslev, Gottfried Schmalz

第18章 渐进性片切技术 362
Progressive Slenderising Technique

Dr Pablo Echarri, Emma Vila Mancho

第19章 治疗后的保持 392
Post−Treatment Maintenance

Birte Melsen, Sonil Kalia

第20章 治疗时间可以被缩短吗   406

Treatment Duration: Can It be Shortened?

Sabarinath Prasad, Mauro Farella, Birte Melsen

Discipline of Orthodontics, Faculty of Dentistry, University of Otago, Dunedin, New Zealand

第21章 正畸治疗的界限在哪里   412

What are the Limits of Orthodontic Treatment?

Birte Melsen

扫一扫即可浏览
参考文献

第1章

谁是潜在的成人正畸患者呢
Potential Adult Orthodontic Patients—Who Are They?

Birte Melsen

引言

目前世界各地成人正畸患者的数量逐年增加，用《临床正畸学杂志（Journal of Clinical Orthodontics）》编辑的说法：正畸只适用于儿童的时代已经一去不复返（Keim et al. 2005a，b）。在欧洲同样出现了成人正畸患者增加的现象（Burgersdijk et al. 1991；Stenvik et al. 1996；Kerosuo et al. 2000）。Vanarsdall和Musich（1994）认为造成这种变化有5个原因，其中3个涉及医疗技术的提高，包括单纯正畸技术、正畸-正颌联合治疗技术等，另外两个原因是来自患者对于保留其天然牙的愿望。

Proffit（2000）认为成人正畸患者的增加源于患者获得信息较过去更容易，他还分析了成人寻求正畸治疗的动机。然而，Proffit提到的这些成人患者大多数已经了解正畸治疗的可能性以及局限性，这种情况通常仅发生在美国特定的社会阶层，欧洲的情况不同，美国正畸医生的市场推广要好于欧洲。欧洲正畸诊所中成人患者通常并不了解正畸，他们走进诊所的原因通常是由于对自己牙齿的外观、咀嚼功能等不满意，或者由他们的家庭牙医转诊过来。

谁是我们的患者

如何定义那些走进正畸诊所的成人患者？他们共同的特征是生长发育已经停止，但是他们还是可以区分为年轻成人和年长成人，年轻成人是指那些刚刚停止生长发育的人群，年长成人则是指那些牙列和咬合已出现退化的人群（图1.1和图1.2）。

从专业的观点看，年轻成人患者要么是错过了早期治疗的，要么是需要等到生长停止后才能开始治疗的人。鉴于基因对于骨面型的重要影响（Savoye et al. 1998），对于一些家族性的骨性错𬌗，手术治疗的设计通常要推迟至生长发育停止以后（图1.3）。

有一些错𬌗畸形患者在青少年时期被认为不是矫治适应证，但随着时间的推移，错𬌗畸形变得越来越严重。导致成年后不得不寻求矫治（图1.2和图1.4）。Proffit（2006）用图示阐述了单纯牙齿移动、牙齿移动配合生长改建以及外科手术各自的适应证，但请记住，图中展示不同方法的移动范围和极限并不是不可逾越的界限。而建议将其当作"灰色地带"看待，其中可以有不止一种治疗方法可供选择（图1.5）。Cassidy等（1993）对手术治疗和单纯正畸治疗的优缺点进行了探讨，在分析了治疗后的变化以及各自面临的风险后得出，对于临界病例来说传统的正畸治疗是更好的选择。除非已经错过了进行生长改建的时机，否则不应该用手术来替代正畸治疗。

错过最佳矫治年龄是目前手术患者日渐增加

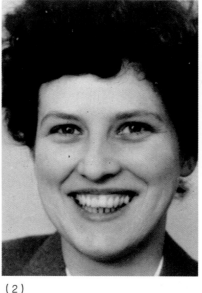

图1.3 一名具有错𬌗畸形家族史的年轻女性患者，正畸治疗被推迟至生长发育停止后，进行手术治疗，青春期后她的错𬌗畸形逐渐加重，但由于这是一种家族面型的反映，治疗推迟到了生长发育停止之后。

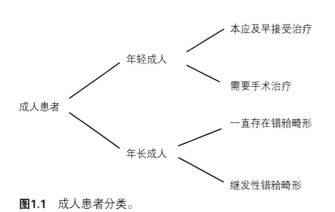

图1.1 成人患者分类。

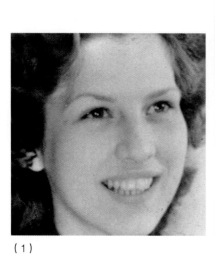

（1）   （2）   （3）

图1.2 （1~3）一名成人患者随时间逐渐加重的前牙深覆盖。

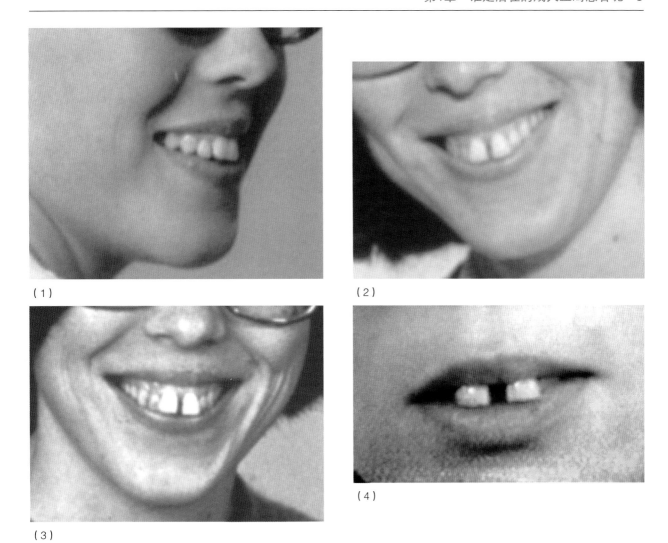

（1）

（2）

（3）

（4）

图1.4　（1~3）轻度深覆盖不符合使用公共卫生基金治疗的标准，深覆盖逐年加重，牙列出现间隙，导致严重的错殆。（4）除覆盖的加大外，还出现上切牙伸长。

的原因之一，正畸技术的简单化也造成该现象。预置角度托槽和直丝弓矫治器（SWA）有其局限性，如果医生只会使用直丝弓矫治器，那么那些属于"灰色地带"的患者往往只能靠手术治疗来解决问题（Burstone 1991）。

其他原因如经济上的问题等也会导致患者错过最佳正畸年龄。第三方支付会影响到儿童是否能够接受正畸治疗，包括丹麦在内的一些国家，儿童是否能接受正畸治疗是由政策决定的，只有当错殆畸形的严重程度达到法律（National Board of Health 2003）制定的标准，才能进行正畸治

疗。这种政策带来的后果是有些患者（图1.4）可能无法得到正畸治疗。

错殆畸形的各种表现一般都不会随着时间的推移而好转（Harris and Behrents 1988），Ⅱ类和Ⅲ类错殆还会随年龄增大而加重（图1.6）。因此，对于未能进行生长改建的骨性错殆，随着患者生长发育的停止，正畸–正颌联合治疗成为唯一的选择。另一个不被接受的原因是包含正颌手术的治疗费用通常由第三方支付，如医疗保险或公共基金，这就导致部分临界病例选择手术治疗。第三方介入正畸医疗服务后，利用形态学标准来

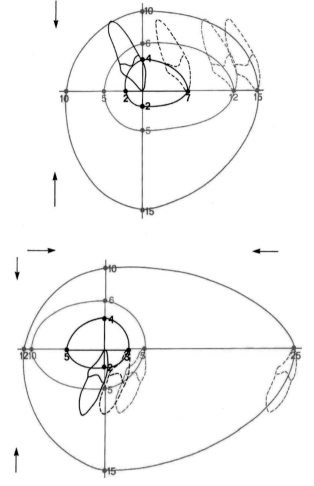

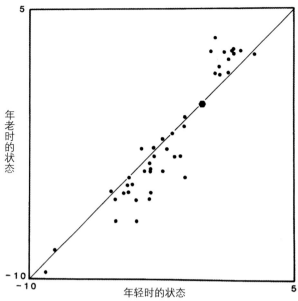

图1.6 散点图显示了咬合的增龄性变化，即错殆随时间加重。（Redrawn摘自Harris and Behrents 1988，经Elsevier出版社授权）

图1.5 图示分别显示生长发育期与非生长发育期患者不同正畸治疗改变切牙位置的范围，治疗方式包括单纯正畸、生长改建与正颌手术。坐标系中心代表理想的牙齿位置，最内侧的圆圈是单纯正畸牙齿移动范围，需要注意的是，圆圈为椭圆形，切牙唇向移动和舌向移动的最大限度是不同的，上切牙更容易唇向移动，而下切牙更易于舌向移动。中间的圆圈显示正畸结合生长改建的移动范围。外圈则是正颌手术的移动范围。（经授权，摘自Proffit 2006）

判断错殆畸形严重程度，因而导致成人患者数量的增加。公共卫生基金为哪些儿童支付正畸费用是由政策决定的，正畸医生在使用这些资源上的自由度很有限（National Board of Health 2003），所以他们更倾向于将难度较大的病例转诊给外科医生，将支付负担转移至其他医疗机构。从长远来看，过度紧缩的医疗支付标准不是减轻而是加重了第三方的负担（Mavreas and Melsen 1995）。

年长成人是指年龄超过40岁，表现有衰老、功能退化或者牙列有大量的修复体（Proffit 2000），这类患者的数量也在增加。年长成人患者通常表现有"继发性错殆"，即成年后产生或加重的错殆，原因通常是牙列的退化、口腔卫生差导致的牙周病等，有关病因的讨论见第3章。

除了按年龄分类，成人患者还可以按其就诊原因进行区分。一部分患者是自愿要求正畸，其他则是由其家人、朋友或全科医生介绍而来。这些患者的家人、朋友可能是听说正畸治疗可以解决一些问题，又或者他们在日常生活中注意到了患者本人日益加重的咬合问题，例如牙缝增大或者牙齿不齐等。对于成人患者来说，美观问题是其治疗的主要动机（图1.7），其次为影响发音（图1.8）、咀嚼或颞下颌关节病（TMD）相关功能方面的问题。家庭牙医也会出于减缓患者进行性牙列退化、解除牙齿错位或修复前的正畸而将患者转诊给正畸医生（图1.9）。

此外，也可以依据主诉对成人患者进行分类：

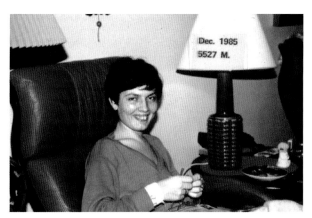

图1.7　该患者带着以前的照片前来就诊说："那时我没有觉得我的牙齿那样前突。"

美观、功能或修复前正畸（Melsen and Agerbaek 1994）。

成人患者自己察觉的错𬌗畸形一般局限在前牙区，表现为牙间隙或牙不齐，常伴有覆𬌗、覆盖的改变。在咀嚼系统中，继发性错𬌗发生的主要原因是1颗或多颗后牙缺失和牙周病，这两大因素影响咀嚼平衡（图1.10）。

患者如何表达他们的诉求

部分患者会说正畸治疗是他们长期以来的一个愿望，只是由于各种原因，如之前生活的区域不提供正畸治疗或因经济问题等，这个愿望一直未能实现。随着正畸治疗的普及化，此类现象会减少。目前，人们对外貌日益重视，这

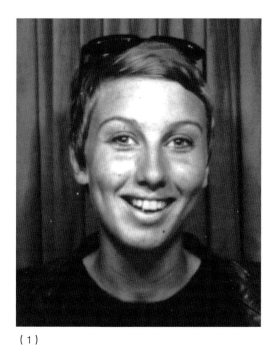

（1）

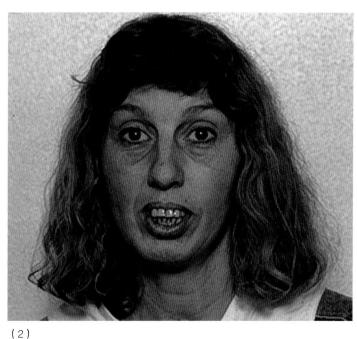

（2）

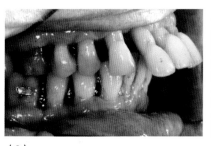

（3）

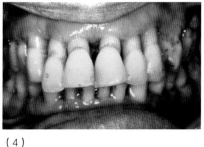

（4）

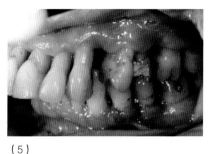

（5）

图1.8　该患者年轻时（1）是一名歌手，但随着前牙覆盖的不断加大，她不能再当歌手了。（2）直到她去看牙周医生时，才意识到自己必须治疗咬合问题。（3~5）显示重度牙周病，牙周术后临床冠过长，上切牙唇倾，下切牙拥挤。

框1.1 图1.8所示患者的问题列表

主诉
- "我过去可以唱歌，但现在不能了。我的上牙松动了，不能咬东西"

既往史：
- 曾戴用活动矫治器排齐上前牙。

问题列表
- 口外：开唇露齿，下唇外翻
- 功能：吞咽时咬嘴唇，颏肌紧张，上唇松弛，咬合不稳定，双重咬合
- 牙齿情况：大量的修复体，有暂封物，16、25已做根管治疗
- 牙周情况：30%～40%的骨丧失，做过牙周手术，未发现病理性牙周袋
- 牙齿位置异常：16、17、23、25、27近中扭转，24远中扭转
- 咬合：双侧尖牙、磨牙远中关系，前牙深覆盖14mm、深覆𬌗2.5mm，24、34正锁𬌗，下中线偏斜
- 间隙：上牙列间隙4mm，下牙列拥挤度3mm，Spee曲线深

框1.2 图1.8中患者的治疗目标

治疗目标
- 功能：确定下颌正确位置，高嵌体重建咬合恢复唇闭合功能，使患者能够重新唱歌
- 咬合：内收上前牙，关闭间隙，适当唇倾排齐下前牙，减少前牙覆盖，建立切牙咬合关系，颊向移动34解除正锁𬌗，调整中线
- 保持：上颌使用铸造保持器，优化上前牙咬合力负载

会增加成人正畸患者的数量（Lazaridou-Terzoudi et al. 2003）。随着社会对外貌缺陷的容忍度降低，人们对于整形手术、正畸治疗和美容牙科等美容治疗的需求日益增长（Schweitzer 1989a，b；Nathanson 1991；Matarasso 1997；Figueroa 2003）。

部分患者早年并未意识到自己需要正畸治疗，但随着牙列退化情况的加重，他们对自己的外貌以及功能不再满意，开始寻求正畸。这类患者因自身的疏忽或不重视而错过了早期治疗（图1.11）。每个个体对于治疗的接受程度是不同的，有些人仅仅是由于不能接受戴牙套而拒绝走进诊所。业界意识到这个问题后开始采用各种美观矫治器，如将矫治器戴到牙齿的舌侧、在唇侧使用小型化托槽或者透明托槽等。隐适美®的出现也迎合了这种需求（Smith et al. 1986a，b；Fontenelle 1991；Bishara and Fehr 1997；Sinha and Nanda 1997；Norris et al. 2002；Vlaskalic and Boyd 2002；Wong 2002；Bollen et al. 2003；Joffe 2003；Wiechmann 2003；Wiechmann et al. 2003；Wheeler 2004；Eliades and Bourauel 2005；Nedwed and Miethke 2005；Turpin 2005）。

众所周知，即便是微小的错𬌗畸形也会随年龄的增大变得越发明显（Harris and Behrents 1988；Baumrind 1991）。

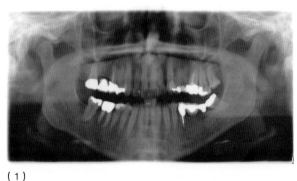

（1）

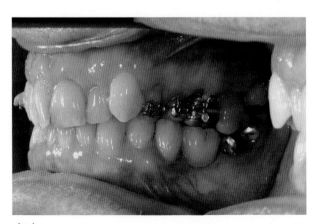

（2）

图1.9 （1，2）左下第一、第二磨牙缺失，固定桥修复，修复治疗时已经发生上颌磨牙的伸长和第三磨牙的近中倾斜，桥体的负载导致第二前磨牙折断。除了3颗种植体，患者仍需进行正畸治疗，若拔牙后及时修复就可以避免这种情况的发生。

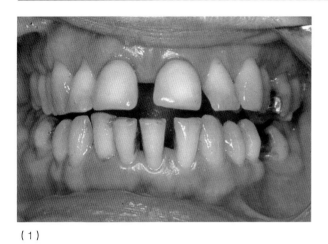
（1）

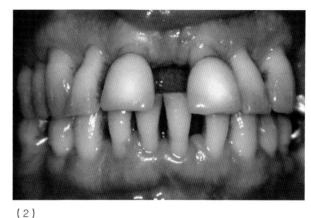
（2）

图1.10　（1）患者切牙间隙"一直"存在，不过在拔除了2颗下颌磨牙后，间隙变宽了。（2）2年后的口内情况。

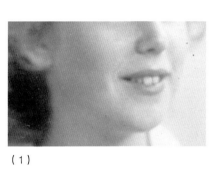
（1）

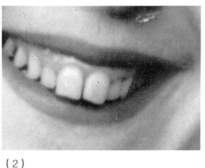
（2）

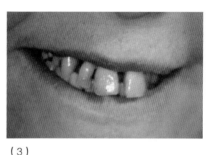
（3）

图1.11　（1~3）患者一系列的个人照片清晰地显示了错𬌗的发展。如果不是牙医告诉患者她的一颗切牙有可能保不住，且由于间隙过大无法修复，患者还不会前来治疗。

初诊

在第一次走进诊所时，成人患者会由于对自身疾病和未来治疗的忧虑而缺乏安全感；另一方面，他们又想改善自己牙齿的外观或功能。但是，它们可能仍然对正畸治疗抱有怀疑甚至抵触的情绪。

正畸医生如何给初诊患者提建议

哪些错𬌗畸形需要矫治？目前，很少有证据表明错𬌗畸形的存在与口腔其他疾病（如龋齿、牙周病和咀嚼系统的其他疾病）发病率有关系（Gher 1998）。

既然如此，正畸医生该如何给予患者适当的建议？最近Johnston（2000）提出成年患者接受正畸治疗的必要性与其寻求治疗的动机相同，即

以改善美观为主，这就意味着治疗优先考虑的是美观问题。本书的作者并不同意这一观点。成人走进正畸诊所的原因常常是：害怕牙齿脱落，无法进行固定修复或存在功能问题。无论是哪种情况，让患者意识到错𬌗畸形如果不治疗的话未来会进一步加重是非常重要的。

有时患者在与正畸医生充分沟通后仍然会回避治疗，对于这些犹豫不决的患者，建议他们定期做一个研究模型（最好是数字模型），这样可以在1年或更长的时间内直观地看到牙列的变化。当患者看到自己牙齿的变化后通常会重新考虑是否要开始正畸治疗（图1.12）。此外，还可以请患者翻看他（她）本人过去的照片来观察错𬌗畸形的发展过程。由于牙齿的变化是很缓慢的，如果有一些时间间隔较长的照片，牙齿发生的变化会看得更清楚。

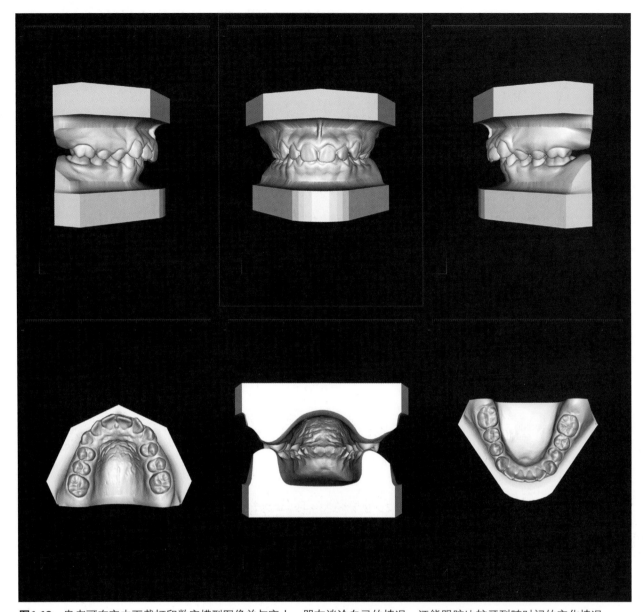

图1.12 患者可在家中下载打印数字模型图像并与家人、朋友谈论自己的情况，还能跟踪比较牙列随时间的变化情况。

　　另一部分患者会清楚地描述自己牙齿的情况如何变得越来越糟糕，或者由于1颗或几颗牙齿缺失后或牙周病引起的继发性错𬌗的发展过程。他们会要求阻止这种情况的继续发展或要求回到原来的咬合状态。这时医生要问自己能不能达到患者的要求或者重新建立一个比他原来还好的咬合？又或者这些患者是否真的需要正畸治疗？

　　总会有一些特定的原因促使患者决定正畸，尽管各不相同。最常见的就是前牙的唇倾移位。这类患者可能从小前牙深覆盖，随着年龄的增大，覆盖逐渐加大，直到出现前牙间隙，让患者无法接受，也许一张社交照片就可以成为他（她）决定治疗的导火索（图1.7）。通过对比以前的照片，不断恶化的牙齿情况清晰地展示在患者眼前，这会促使他（她）下定决心改变，或者至少他（她）会向正畸医生咨询。

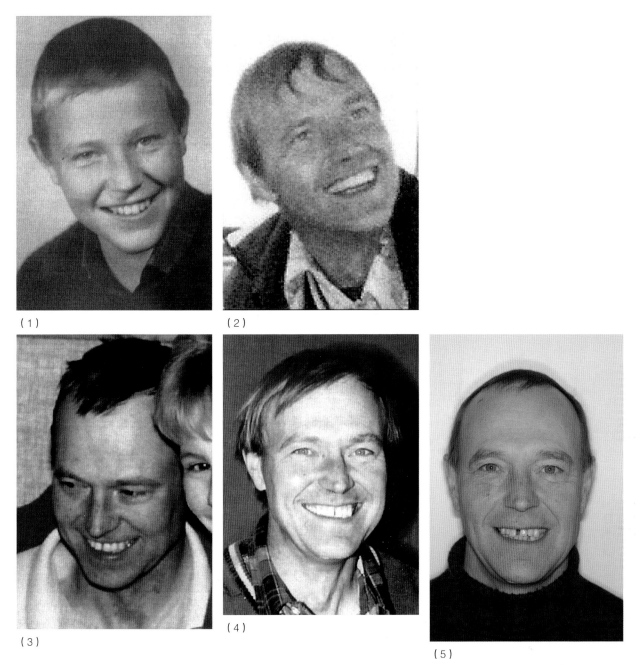

（1）　（2）　（3）　（4）　（5）

图2.2 （1~5）该患者的主诉是恢复原来的咬合。一系列家庭照片很好地展示其牙列情况逐渐恶化的过程。他定期看家庭牙医，但直到最近才被转诊至正畸医生。

家庭牙医是不是新换的？如果是，什么原因导致更换牙医？听完患者陈述后，正畸医生就可以开始收集必要的信息。

全身状况

咬合的变化可以反映全身健康状况。完整的既往病史既可以用于分析病因，也可以预测患者对正畸治疗的机体反应。患者或许会认为他们的全身健康状况与牙齿问题无关，但是以往的疾病很可能是造成其牙齿问题的原因，如青少年特发性关节炎或早年受到的软组织或硬组织损伤都可能会引起牙齿问题，一些代谢类疾病和慢性病也可能是影响因素。推荐使用调查问卷来进行全身状况的调查（图2.3）。

已经有无数的研究探讨过有关牙周病的风险因素，普遍被接受的观点认为这是一种多因素引起的疾患（Papapanou 1999；Van Dyke and Sheilesh 2005）。Genco和Loe（1993）在对造成牙周病的系统性因素和疾病做了全面综述后，着重强调了糖尿病和吸烟在其中扮演重要角色。

Lalla等（2000）也对糖尿病造成牙周病的机制进行了探讨，Taylor等（1998a，b）通过比较糖尿病患者与健康人群发现糖尿病患者骨缺失发生的相对风险度为4.2。

吸烟是另一个导致牙周病的高风险因素，荟萃分析显示，吸烟导致牙周病发病风险系数为2.82，95%的可信度范围为2.36～3.39（Papapanou and Lindhe 2003）。其致病机制尚不清楚，也可能是间接致病，因为吸烟者通常比不吸烟者瘦，所以骨密度较低，吸烟者口腔卫生相对较差。另外，烟草燃烧产生的毒素可能是直接原因之一（Johnston 1994）。

既往史：　　　　　　　　　　　　　　　　　　　　　**日期：**

患者姓名：　＿＿＿＿＿＿＿＿＿＿＿＿＿＿＿＿＿＿＿＿＿＿＿＿

出生日期：　＿＿＿＿＿＿＿＿＿＿＿＿＿＿＿＿＿＿＿＿＿＿＿＿

医生姓名：　　　　　　　　　　　　　　办公电话：

地址：　　　　　　　　　　　　　　　　上一次就诊时间：

1. 您是否有全身健康问题？　　　　　　　　　　　　　是 ☐　否 ☐

　　如果是，请说明：＿＿＿＿＿＿＿＿＿＿＿＿＿＿＿＿＿＿＿＿＿

　　　　　　　　　＿＿＿＿＿＿＿＿＿＿＿＿＿＿＿＿＿＿＿＿＿

2. 您是否曾经住院、接受过全身麻醉或就诊过急诊？　是 ☐　否 ☐

　　如果是，请说明：＿＿＿＿＿＿＿＿＿＿＿＿＿＿＿＿＿＿＿＿＿

　　　　　　　　　＿＿＿＿＿＿＿＿＿＿＿＿＿＿＿＿＿＿＿＿＿

3. 您是否对某种药物、医用产品（乳胶等）或环境（粉尘、螨虫、花粉、霉菌）过敏？

　　　　　　　　　　　　　　　　　　　　　　　　　是 ☐　否 ☐

　　如果是，请说明：＿＿＿＿＿＿＿＿＿＿＿＿＿＿＿＿＿＿＿＿＿

　　　　　　　　　＿＿＿＿＿＿＿＿＿＿＿＿＿＿＿＿＿＿＿＿＿

4. 您是否规律服用某种药物？如果是，请说明药品名称和服用剂量：

　　＿＿＿＿＿＿＿＿＿＿＿＿＿＿＿＿＿＿＿＿＿＿＿＿＿＿＿＿＿

图2.3　既往史表格。

5. 您是否曾经患有或因以下原因接受过医生的治疗？

问题	是	否	不清楚
出生时的问题			
心脏杂音			
心脏疾病			
风湿热			
贫血			
镰状细胞性贫血			
出血/血友病			
输血			
肝炎			
艾滋病或HIV阳性			
肺结核			
肝病			
肾病			
糖尿病			
关节炎			
癌症			
脑瘫			
癫痫发作			
哮喘			
骨质疏松			
发音或听力问题			
眼睛问题/隐形眼镜			
皮肤问题			
扁桃体/腺样体/鼻窦问题			
睡眠问题			
情绪/行为问题			
放疗			
激素治疗			
免疫低下			

图2.3（续）

还有其他影响免疫系统的疾病和药物，如人类免疫缺陷病毒（HIV）感染和导致免疫功能低下的药物等。

临床检查

临床检查包括颌面部检查、咀嚼功能评估和口内检查。此外，还要补充照片、模型、X线片中所发现的问题。在汇总检查结果时，只需列出阳性结果并按固定顺序排列（框2.1）。

口外检查

首先从正面观察面部的对称性。注意眼睛、鼻子、嘴的相对宽度，以及是否有偏斜（图2.4）。完美的面部比例，内眦间距与鼻等宽，虹膜间距

框2.1 临床检查

口外检查
- 正面观
- 微笑线–唇线
- 侧貌
- 唇
- 中线：鼻子、上牙列、下牙列、颏部

功能检查
- 开口型
- 开口度
- 侧方运动
- 颞下颌关节
- 舌功能
- 唇齿关系
- 呼吸方式
- 吞咽方式

口内检查
- 口腔黏膜

- 牙列状况
  - 缺失牙
  - 形态异常
  - 修复体
  - 磨耗
- 牙周状况
  - 病理性牙周袋
  - 牙龈退缩

模型分析
- 牙列：位置异常、倾斜、扭转
- 咬合：矢状向、垂直向、水平向

间隙分析
- 上牙列
- 下牙列

牙弓形态
- 上颌牙弓
- 下颌牙弓

头影测量分析

等于嘴角间距。还要测量面部正侧面的垂直比例，对于高加索人种而言，理想的垂直比例应是三等份（图2.5）。

精确的测量并无太大意义，俗话说"情人眼里出西施"，这些分析结果部分带有主观色彩，只能作为一种参考。高加索人的面型从近远中向可以分为凸面型、直面型和凹面型3种（图2.6）。用一把直尺放置于患者的下颌下缘可以用来评估其下颌平面的倾斜度（图2.7）。已发表的有关不同种族的人体测量结果显示差异很大、可重复性低（Farkas and Kolar 1987；Farkas 1994），还有一部分患者不能归于某个单一种族。

尽管现在可以对软硬组织进行三维测量，但目前临床常规使用的还是二维测量方法（Arnett and Bergman 1993a，b）。

口外照相

外貌的评估在制订治疗计划时有重要意义，

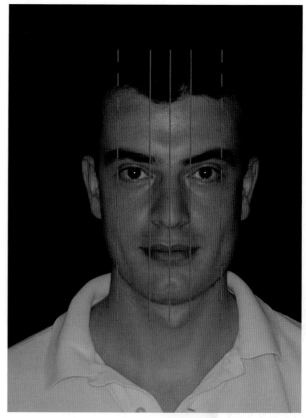

图2.4 协调的正面观比例：内眦距与鼻等宽，左右对称。可以通过外眼角和两眼中间的垂线来评价面部的对称性。

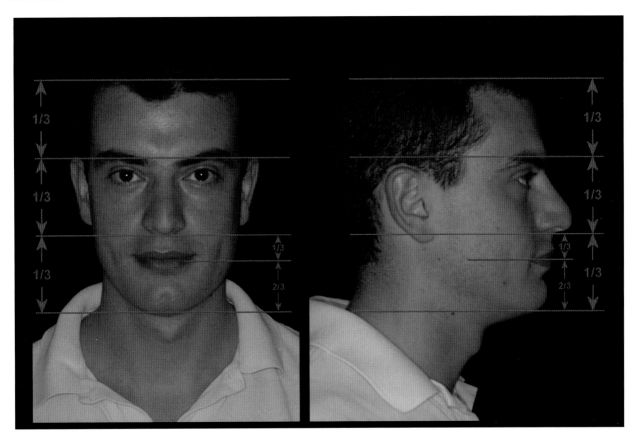

图2.5 面部正侧面的垂直比例，图示是高加索人种的理想值。

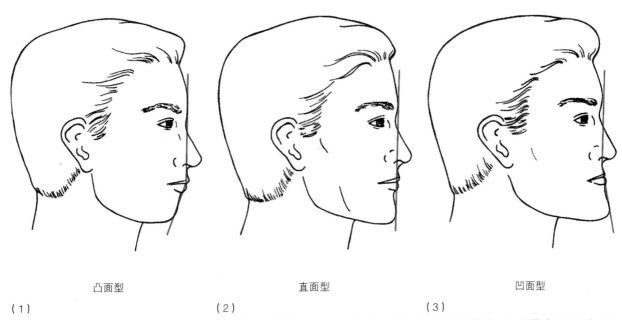

图2.6 不同骨面型。（1）凸面型，代表典型的Ⅱ类错𬌗，（3）凹面型，代表典型的Ⅲ类错𬌗，这类错𬌗可以是由于上颌或下颌的位置异常造成。（2）直面型同样也可以是双颌后缩或前突。（摘自Proffit and Ackerman 2000，经Elsevier出版社同意转载）

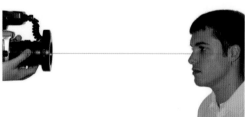

图2.7 评价下颌平面的倾斜度。

因此拍摄好口外的照片显得至关重要。拍照时需要考虑患者、拍摄者、光源三者的距离关系。镜头与患者之间理想的距离是100cm，距离过短会导致图像变形（图2.8）。面像应包含颈部及部分胸部。背景使用单一色，最好是浅色；有一些正畸医生偏爱蓝色或黑色背景，这样可以消除阴影。患者应坐直，嘴唇放松，对于开唇露齿的患者，也应要求患者尽量闭嘴。耳朵应暴露。

垂直方向上，相机的中心应对准患者Frankfort平面的位置，且在正中矢状线上。

拍摄正面像时，让拍摄对象双眼正视前方，其目光应刚好位于相机镜头上方。相机位置过低或过高都会造成面部的变形（图2.9）。闪光灯的光线应位于拍摄对象头部上方，以减少阴影（图2.10）。

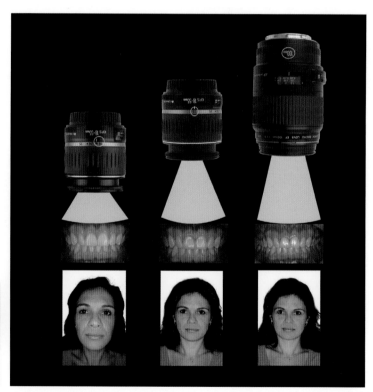

（1） （2）

图2.8 （1）拍摄面像时镜头应距对焦点100cm。（2）对焦距离过近导致图像变形。

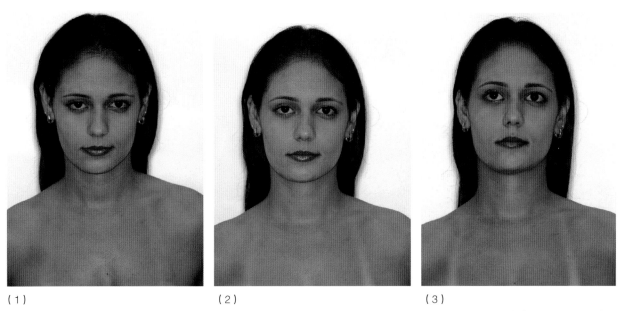

（1） （2） （3）

图2.9 不同的拍摄技术对口外照片的影响：（1）镜头位于拍摄对象眼睛上方10cm；（2）正确的高度；（3）镜头位于拍摄对象眼睛下方10cm。

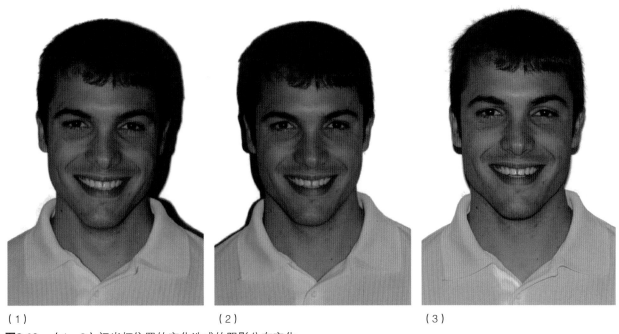

（1） （2） （3）

图2.10 （1~3）闪光灯位置的变化造成的阴影分布变化。

拍摄侧面像时，让拍摄对象正视前方，从侧面应刚好能看到对侧的睫毛（图2.11）。闪光灯置于拍摄对象鼻子那一侧，使光线斜着射向拍摄对象面部，这样阴影就位于头部后下方（图2.12），从下向上的光线会造成头部上方的阴影。拍正面像时使用侧方光线会导致面部一侧的阴影，从而使鼻唇线过于明显（图2.13）。因此，不正确的光线会影响照片的准确性。

45°侧面在评估面中份结构以及鼻子与面部关系时很关键（图2.14），拍照时可以使用光源照

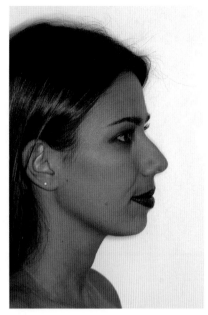

图2.11　自然头位。

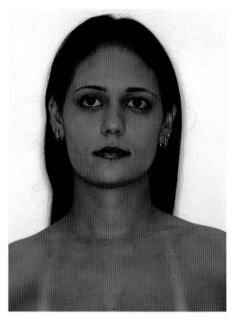

图2.13　侧方光线造成面部一侧的轮廓过于明显。

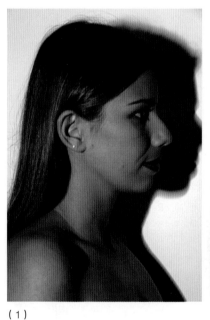

（1）

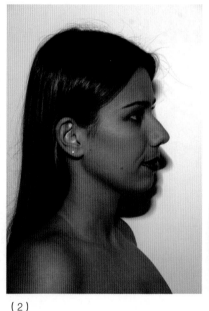

（2）

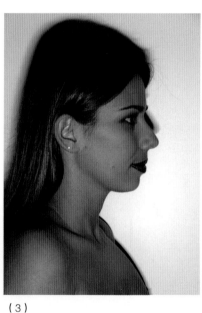

（3）

图2.12　（1~3）镜头位置正确，但闪光灯位置错误。

亮背景墙，闪光灯的使用方法与上述规则相同。

　　评估面部照片时，还需考虑到患者的种族和年龄。Hellman（1921）描述了不同人种面部特征，他认为高加索白人常表现为后面高较大，而亚洲人和黑人通常是前面高较大。这些特征不能归为问题，它只是人种特征。唇长度和厚度则与患者年龄有明显关系（图2.15）（Akgul and Toygar 2002）。

　　目前，部分计算机软件可以模拟预测治疗结果，但其准确性和可靠性尚不能满足临床需

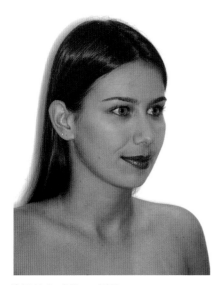

图2.14 放松状态时的45°侧貌。

要（Sameshima et al. 1997；Schultes et al. 1998；Kazandjian et al. 1999；Lu et al. 2003）。

咀嚼系统功能

为避免主观偏差，应在记录咬合之前进行功能评估。对颞下颌关节和咀嚼肌的全面检查是临床检查的关键部分。对于有颞颌关节病（TMDs）的患者，普遍使用颞颌关节病的研究诊断标准（RDC）（Le Resche et al. 1988；Dworkin et al. 2002），这部分内容将在第16章讨论。

通过下颌运动来进行口腔功能的临床检查。首先观察开口运动中有无开口偏斜。还需要测量

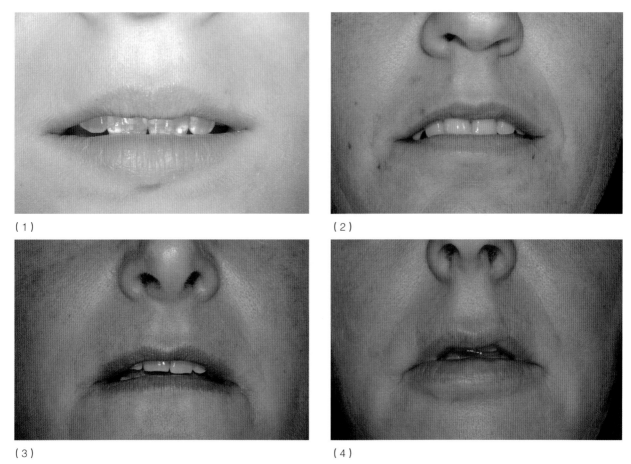

（1）　　　　　　　　　　　　　　（2）

（3）　　　　　　　　　　　　　　（4）

图2.15 唇突度反映了唇的厚度和牙齿突度。年龄会影响唇齿关系，年龄越大，上牙暴露越少：（1）10岁；（2）30岁；（3）40岁；（4）50岁。

最大开口度、侧方运动、后退位与最大牙尖交错位之间的差异等。息止位可以分为过大、正常和过小。

检查TMJs有无弹响、摩擦音，触诊有无关节周围以及咀嚼肌的疼痛。还需要检查有无不良吞咽习惯、局部舌肌压力异常、夜磨牙和口呼吸习惯。

口内评估——口腔健康

口腔检查如发现黏膜阳性体征，应做进一步检查或病理检验。牙列检查包括牙齿数目、充填物、修复体、龋齿以及不良修复体等。此外，需要结合X线片，如咬合翼片、全景片等和全科牙医提供的信息来综合评估。

牙列分析包括以下内容：牙齿异常，如数目和形状异常；萌出异常，如异位牙、阻生牙、根骨粘连；排列异常，如倾斜、扭转、过长。排列异常和咬合错位应该在临床口腔检查和模型分析时记录下来，由于投照角度的关系，口内照片无法准确反映实际情况（图2.16和图2.17）。

牙周检查应包含菌斑、牙石、炎症、病理性牙周袋、骨开裂等，检查结果记录在牙周记录表上，通过根尖X线片检查并记录牙槽骨高度（图2.18）。

一些软组织的异常也不能忽视，如唇系带附丽过低以及其他有可能影响牙龈边缘一致性的系带附丽异常。还需观察角化龈宽度是否明显减小以及牙龈厚度是否过薄等。

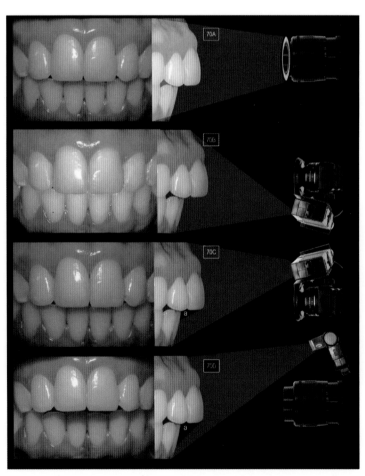

图2.16 相机拍摄位置改变对口内像的影响。

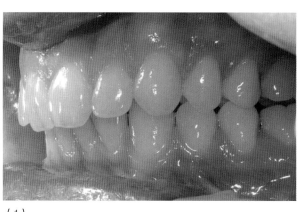
（1）

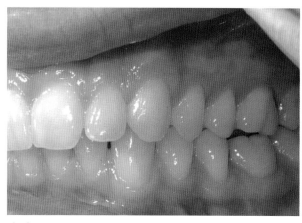
（2）

图2.17 （1，2）"照相正畸术"：改变相机拍摄角度可以改变侧方的咬合关系。

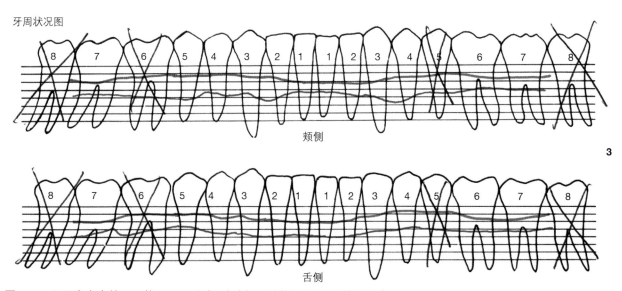

图2.18 牙周炎患者的牙周状况图，反映了颊侧、舌侧的牙龈及牙槽骨高度。

模型分析——牙弓形态

观察上下颌记存模型，记录牙弓形态。有关牙弓形态的详细内容将在第5章讨论。

咬合分析

通过石膏模型或数字模型在三维方向记录咬合关系（图2.19）（Tomassetti et al. 2001；Santoro et al. 2003；Zilberman et al. 2003；Quimby et al. 2004）。相较于传统石膏模型，数字模型易于存储、查找以及共享，对于涉及多学科治疗的病例，不同专业的医生可以通过网络同时获取病例相关资料。

尽管安氏分类法存在很多不足之处（Tang and

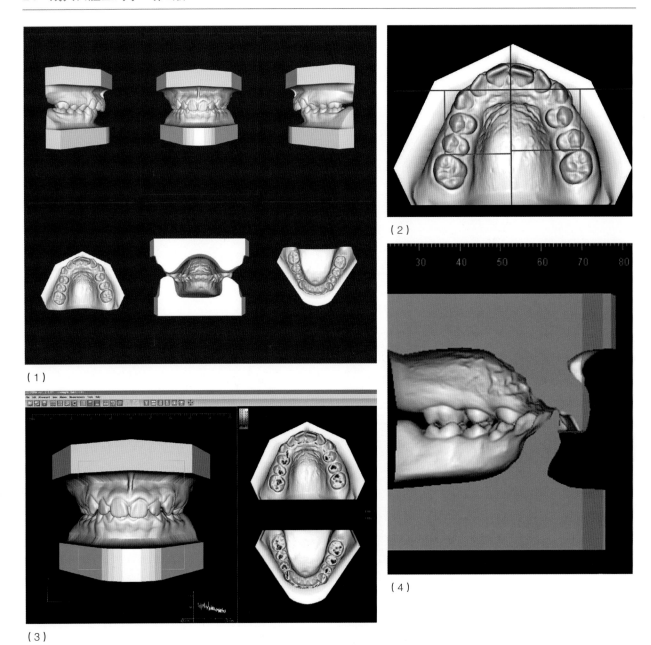

图2.19 （1）标准六视图。（2）上牙弓对称性分析。（3）咬合接触点分析。（4）横断面显示切牙倾斜度。

Wei 1993；Liu and Melsen 2001），但目前仍然使用安氏分类法描述矢状向关系。作为补充，我们还需要从舌侧观察磨牙关系，这样可以区分是由于磨牙近中扭转造成的远中关系还是骨性Ⅱ类关系。关于垂直向以及横向咬合关系异常的讨论较少，Ackerman和Proffit（1970）以文氏图的形式展示了咬合异常的各种可能情况，评估咬合关系时供参考（图2.20）。

间隙分析

无论是否存在牙列拥挤或间隙，都要做间隙分析并列入问题列表。成人患者的间隙分析不能套用教科书中使用现有牙弓形态进行分析的方法，而要使用治疗结束后的牙弓形态来进行分析

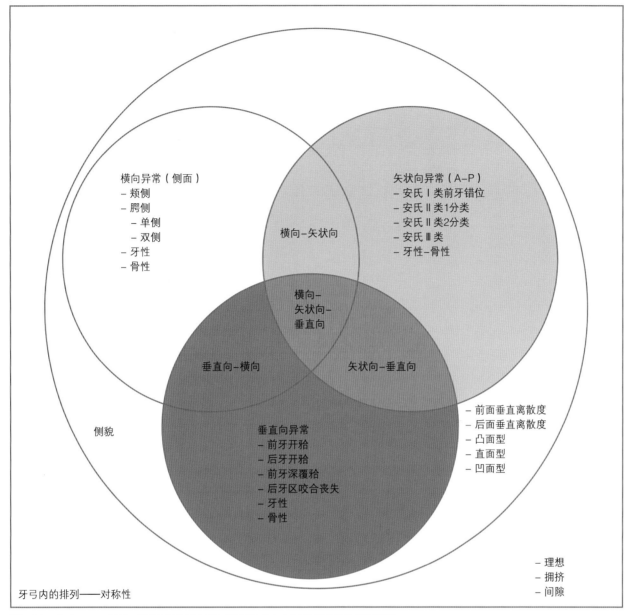

图2.20 Ackerman和Proffit以文氏图的形式展示了咬合异常的各种可能情况。

（图2.21）。上下前牙近远中宽度之和的比例，也就是前牙Bolton指数，可以有效反映前牙关系。

头影测量

对于成年患者可以像青少年患者一样使用头影测量分析。然而，其主要目的是用于评估是否需要拔牙、开展多少间隙或行正颌手术的必要性。

因存在定点误差，头影测量分析的可重复性并不高（Baumrind and Frantz 1971）。对于成年患者，部分测量项目是很重要的，如反映上下颌位置的测量项目（SNA、SNB、SN-Pg）、反映上颌倾斜度的测量项目（NSL/NL）和下颌倾斜度的项目（NSL/ML）等。此外，切牙倾斜度也有参考价值，但是由于图像重叠，切牙角的测量误差很大。Wylie等（1987）指出了传统头影测量的局限

三维方向治疗目标

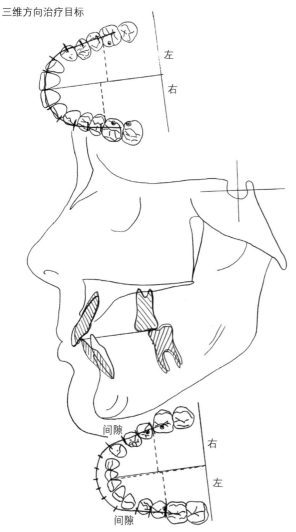

图2.21 𬌗图和头影描记图的结合，显示治疗后的牙弓形态及位置，每颗牙的近远中宽度也在图中标注，以便评估需要的间隙。

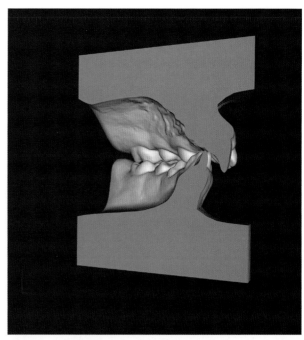

图2.22 在虚拟模型上显示切牙的横断面。

性，通过比较5种不同的测量方法后得出：对于同一名患者不同的分析方法会指导不同的治疗方案（图2.22）。

　　锥形束CT的出现改变了传统的颅颌面关系分析法。研究提出锥形束CT图像分析法较传统头颅侧位片在诊断方面更为有效（Mah and Hatcher 2005；Redmond et al. 2005）（图2.23）。

　　成年患者的骨型不会再发生改变，传统的头影测量分析有助于确定错𬌗畸形的病因以及是否需要手术。头影测量分析目前仍然在矫治结果预测和确定牙移动方向等方面扮演重要角色。

最终的问题列表

　　最终的问题列表只需列出阳性发现。Proffit（Proffit and Ackerman 2000）建议按治疗优先程度列出问题。也可以按标准顺序进行问题列表，这样做的优点是快速找到问题所在之处。完成问题列表后，正畸医生应该对每一个问题提出试探性的解决方法，或者因缺乏可行的治疗方法接受某些症状或问题（表2.1）。

　　问题列表不能写成情况描述，它应该仅包含真正的问题以及偏离正常值的项目。问题列表可以从患者主诉开始，如"我的门牙前突"，"我的门牙有缝"等患者主观描述。紧接着应列出通过临床检查、X线片、照片等资料发现的客观问题。使用标准顺序进行问题列表（框2.1）的优势在于，哪些未被评估的项目可以被默认为无异常。

　　最终医生与患者都认可的治疗目标应以头颅侧位描记图与𬌗图相结合的三维图示形式出现，负责该患者修复治疗的医生也应获得这份图示

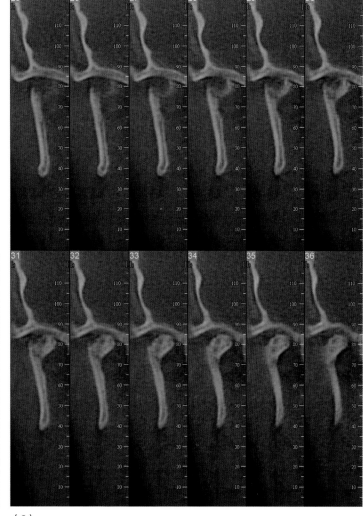

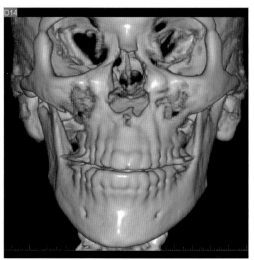

（1）　　　　　　　　　　　　　　　　　（2）

图2.23　（1）患者在事故中受伤后形成开殆。他右侧颞下颌关节区疼痛。（2）正面的TMJ图像显示他右侧关节骨折，髁突移位，这在传统的X线片上是无法观察到的。

（图2.21）。

治疗方法

　　治疗方法也应写入问题列表，选择治疗方法时需考虑其性价比。在与患者沟通时还需要强调主动矫治结束后长期保持的必要性，具体内容将见第19章讨论。不论患者是否进行正畸治疗，未来的增龄性变化是不可避免的，所以正畸治疗后必须进行保持，包括生理性和机械性保持。生理性保持主要通过严格的系统牙周维护、更换不良修复体减轻咬合负担等措施来实现。机械性保持的内容见第19章。

与患者交流

　　与患者就问题列表进行交流是成人正畸的一个重要环节。有时，在患者自认为的简单问题背后掩藏着某种非常复杂情况，此时想要让患者理解是很困难的。例如，患者要求只治疗前牙唇倾或前牙之间的牙缝，但是当他听到医生的解释却是严重的咬合关系不良时会有不同的反应，他们可能会拒绝复杂的治疗转而寻求一种简单快捷的方法，如通过拔牙解除牙列拥挤，通过磨除部分下切牙切端牙釉质以降低牙冠高度或磨牙高嵌体来解决深覆𬌗。Zachrisson（2004a，b）建议对于年长的成年患者可以采用一些折中方案。在这种情况下，必须向患者说明治疗目标的局限性及预后。医生设计完成并与患者讨论的治疗方案必须是建立在对患者主诉、治疗需求以及患者问题的全面了解之上。下面列举了患者主观需求与客观问题间的矛盾、患者主诉与医生检查结果之间的矛盾，换言之，就是治疗需求与治疗需要的矛盾。

一名48岁的女性在度假时出现了牙痛并发展为左上第一磨牙牙龈脓肿，她服用了大量抗生素并被建议回家后看牙医。她向医生描述急性牙痛的症状时还提到她的一组固定桥经常松动的情况："对了，既然来了，你能不能帮我修理一下另一侧的固定假牙，它经常松动。"除了这些主诉，患者总体对她的牙齿比较满意。此外，她还提到经常头痛，她认为是工作压力大造成的。

颌面部检查：正面观基本对称，双颌前突，开唇露齿（图2.24）。功能分析显示在其双侧第一前磨牙区有咬合干扰，闭口运动时下颌向左偏斜。这些问题造成轻微的咬合不对称和髁突位置的不对称。头颅侧位片显示左右升支后缘差异明显［图2.24（10）］。双侧颞肌触诊检查敏感。

口内检查：在没有做进一步检查之前，我们就能明显看到患者的问题远比预期的严重。患者之前有过疼痛和脓肿的右上磨牙的两个牙根都有不完善的根充，已无法保留。主诉提到的松动的桥体，X线片显示其中的24牙体的大范围龋坏已经波及牙根并延伸到牙槽嵴下［图2.24（4）］。

在临床和功能检查以后，结合X线片、模型等资料建立了客观问题列表，除了主诉问题外，问题列表中还包括了患者无意解决的一些问题以及其他无法解决的问题（表2.2）。在了解到自己的问题列表后，对患者的牙齿情况评论如下：

• 口外发现：开唇露齿。患者并不关心这个问题。由于双颌前突的原因患者从小就是开唇露齿，但是她接受这种情况并很喜欢自己的笑容［图2.24（1～3）］

• 功能：双侧前磨牙区的创伤导致了牙齿松动以及34、44颊侧骨开裂，但还未造成附着丧失。每当患者咀嚼时，这些牙就会轻微向颊侧倾斜，为了避开创伤，造成了患者特殊的咀嚼方式。这可能也是患者头痛的部分原因。但是，患者不认同她的头痛与咬合有关系并认为将其列入牙科治疗中是不明智的。头颅侧位片证实患者在闭口运动时为了与上牙列形成最大牙尖交错位、下颌咬合不对称的问题，患者表示多年来都是这样的咬合方式，不愿就此进行治疗，她愿意尝试改变咀嚼方式来避免创伤

• 牙齿问题：24大面积龋坏，25已经缺失并用桥体修复，16无法保留。此外，多颗牙齿由于不良刷牙方式，颈部有复合树脂充填物。患者并不关心单颗牙齿的错位，但是明确要求修复缺失牙

• 牙周状况：牙周总体状况尚可，有少量牙龈退缩。创伤导致下颌前磨牙颊侧骨缺损及牙齿松动，双侧上颌尖牙也因咬合创伤导致舌倾，并在根尖区存在骨开窗，反应出的症状是当患者擤鼻子时触碰到这些区域会疼痛。而患者表示，她将来会注意尽量不去碰这些部位。因颊侧充填物已覆盖了暴露的牙骨质，骨开裂造成的牙龈退缩问题目前尚不能治疗，除非患者接受重新充填

• 咬合：患者的磨牙为中性关系，尖牙为远中关系，上下牙列均存在拥挤，尤其是下前牙区。医生将其问题列表以及可能的治疗方案向患者做了解释，包括可能通过拔除下颌第一前磨牙

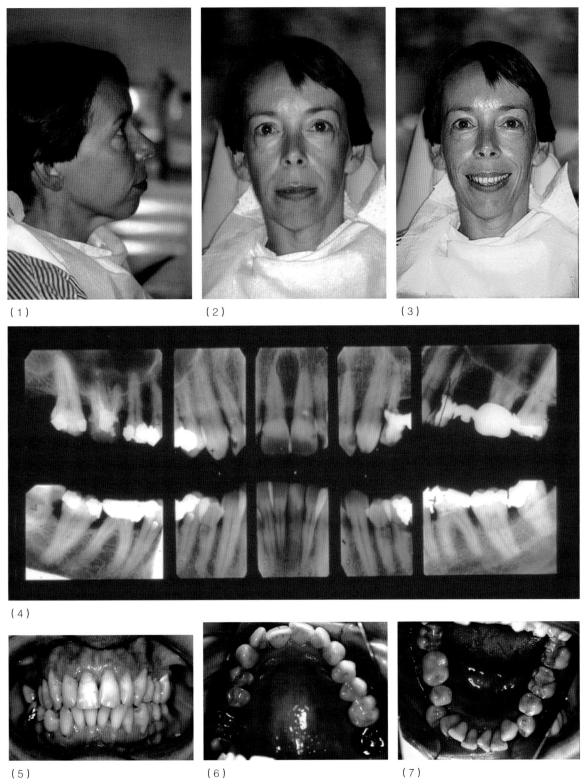

（1） （2） （3）

（4）

（5） （6） （7）

图2.24 该48岁女性患者由于疼痛就医。（1~3）患者双颌前突，开唇露齿。（4）X线片显示16有根尖肉芽肿，24深龋。（5~9）口内照片显示矢状向关系为中性，上下牙列拥挤，右侧第一前磨牙反𬌗，并存在𬌗创伤。（10）头颅侧位片描记图显示左右下颌升支后缘不对称，提示可能存在强迫咬合。（11）三维VTO结合侧位片描记图和𬌗图。（12~14）拔除无法保留的16和24，近中移动并远中旋转右上第二磨牙，在颊舌侧同时使用片段弓，尖牙施加根舌向转矩。下颌拔除34、44，使用连续弓丝进行排齐整平，关闭间隙。（15~21）治疗后照片。

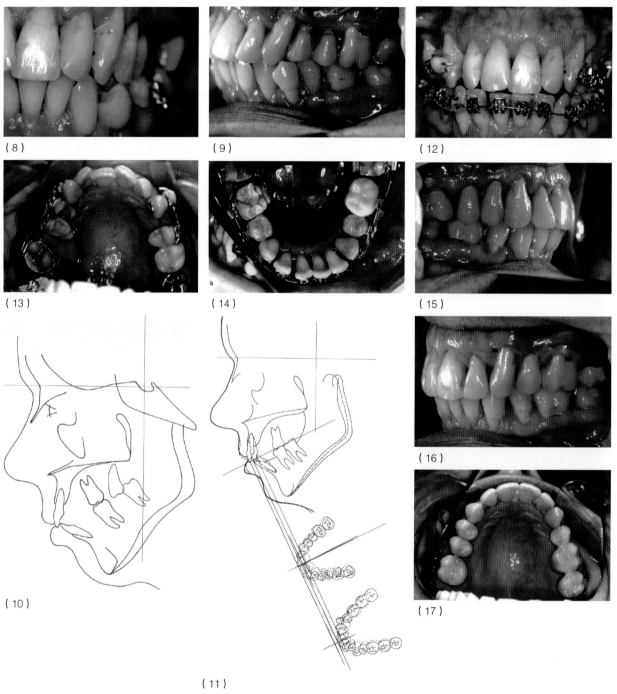

（8）

（9）

（12）

（13）

（14）

（15）

（10）

（16）

（11）

（17）

图2.24（续）

以利于牙列整平、解除拥挤和咬合创伤。但是患者却认为这些问题她已习惯，不接受戴牙套去解决这些问题。她唯一的愿望是镶假牙

随后医生绘制了三维VTO向患者解释以下方案：拔除16后的间隙可以通过近中移动第二磨牙

和少量远移尖牙、前磨牙来关闭，而不需要镶牙［图2.24（11）］。这样做还可以解除前牙拥挤及尖牙舌倾的问题。左侧在拔除24残根后的间隙可以用于解除前牙拥挤。如果拔除下颌有严重骨缺损的两颗前磨牙，磨牙关系可以调整为中性的

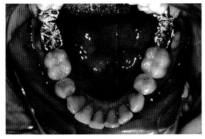
（18）

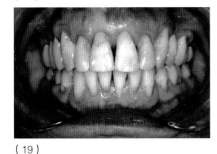
（19）

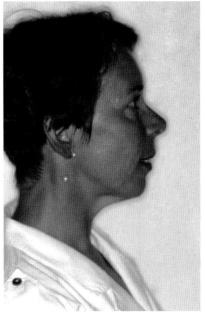
（20）

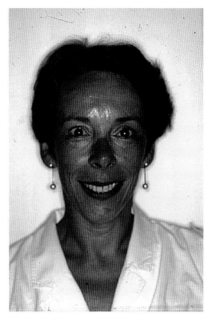
（21）

图2.24（续）

表2.2 主诉——我的右上大牙疼痛，左侧固定桥松动

问题列表	解决方案
口外检查	
双颌前突，开唇露齿	通过拔除16、24、34、44内收前牙
功能分析	
下颌前磨牙区𬌗创伤	拔除34、44
强迫性侧方咬合	协调功能𬌗位和牙尖交错位
肌痛	
口内检查	
25缺失	关闭间隙
16、24无法保留	拔除16、24
牙龈退缩	接受现状
34、44牙槽骨吸收	拔除34、44
13、23根尖骨开窗	13、23根舌向转矩
上下前牙拥挤不齐	拔牙后排齐

同时解除拥挤并减少前牙突度。上颌在治疗过程中还涉及前牙转矩的调整。有关治疗的近期和远期的预后、单独修复方案以及修复–正畸方案各自的优缺点均与患者进行了讨论。此外，还向患者交代了治疗的进程和托槽对外观的影响等。特别向患者说明了在矫治的第一阶段可以使用片段弓装置，前牙区只需在最后3个月戴托槽。患者最终接受了治疗方案。

治疗从拔除无法保留的16和24开始，全科牙医将24～26的固定桥从24远中截断，然后在26粘接托槽，下颌在拔除两侧第一前磨牙后对前牙进行排齐［图2.24（12～14）］。

由于上颌右侧片段弓的力系统需要使第二磨牙产生远中旋转与近中移动的力矩，所以关闭

16间隙的力量放在了舌侧，片段弓在尖牙加上了根舌向转矩。在左侧关闭24间隙时使用了B型支抗（Burstone 1982），左侧的尖牙同样施加了根舌向转矩。正畸治疗结束后尖牙形成中性关系，拥挤得到解除同时没有间隙剩余。随后患者被转至修复医生制作咬合板以维持拔牙后改变的颌间关系，此时患者的头痛症状消失。修复医生对没能形成良好咬合接触的部分牙的𬌗面形态进行了修复。如此一来，患者通过治疗获得了良好的功能，解除了咬合创伤等风险，避免了牙周问题，且整个疗程不到两年。由于患者大量的楔状缺损充填体的存在，使得膜龈手术无法实施，其牙龈退缩的问题没有得到治疗。

该治疗涉及多个学科，诊疗团队中包括一名洁牙士、一名正畸医生和一名修复医生，修复医生也是一名𬌗学专家，他完成了最终下颌位置的调整。

关于性价比，可以将实际的治疗与患者当初提出的要求做一个对比。患者要求修复缺失牙，这涉及两组桥或3颗种植体，考虑到患者牙槽骨的状况，很有可能还需要植骨。最终通过多学科治疗，包括18个月的正畸治疗和6个月的咬合重建，为患者节省了费用的同时消除了牙齿潜在风险。治标又治本的治疗才是最好的。

结束语

成年正畸患者的主诉往往只是问题的一小部分，好比冰山的一角。正畸医生的首要任务是帮助患者建立口腔健康的整体观念，引导他们认识并理解造成问题的深层原因，使他明白仅仅着眼于前牙美观的治疗是缺乏长期稳定性的。

在治疗开始前的另一个问题是患者的期望值。成人正畸治疗成功的一个关键是要让患者认识到他所期望的治疗结果必须是现实可行的，同时还要获得患者在治疗中的合作，以及时间和金钱的投入。

第3章
病因学
Aetiology

Birte Melsen

引言

　　成人错殆畸形的发生主要源于两个因素：第一，牙颌发育时期的错殆畸形，如果没有通过阻断性治疗进行纠正，则可能随着年龄的增长而日益加重；第二，呈增龄性、持续性进展的恒牙期错殆畸形。Marks和Corn（1989）并没有根据错殆畸形的不同发生时期进行分类，而是将其分为牙性错殆畸形和骨性错殆畸形。在牙性畸形中，他们列举了包括牙齿位置异常在内的上下牙弓不调。无论是牙性还是骨性畸形，均受到遗传和环境因素的影响。对于成年患者来说，因牙列退化导致的增龄性牙齿移位以及口腔功能紊乱是构成错殆畸形病因学的重要因素。

生物学背景

　　为了更好也认识错殆畸形的病因学，我们需要对口腔及周围骨组织相关的生物学背景有所了解。这对于成人患者尤为重要，因为正畸牙齿移动引起的牙周组织反应具有年龄相关性，并受到口腔局部及全身病理状况的影响。

　　头颈部结构的早期发育起始于胚胎第5～6周的鳃弓，主要由上皮组织构成，周围有神经嵴来源的间充质细胞包绕。当第一鳃弓发育形成上颌突和下颌突时，原始口腔开始形成。

　　牙槽区域的发生起始于胚胎第4周，神经嵴细胞迁移至鳃弓后，在原始口腔的表皮下形成带状分布的外胚间叶细胞，随后在口腔上皮和外胚间叶的相互作用下形成牙板，并进一步发育成牙胚。牙胚经过帽状期到钟状期的发育，逐渐可区分为成釉器、牙板、牙乳头和牙囊（图3.1）。所有的牙周支持组织，均由牙囊发育而来。当牙冠发育接近完成时，牙根开始发育。研究发现，将牙胚移植到不同的部位，只有在牙囊存在时，牙胚才会生成牙周组织。这都证实了牙周组织的发生来源于牙囊（Kristerson and Andreasen 1984；

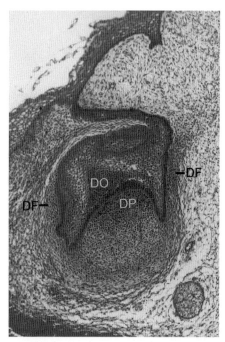

图3.1 帽状期显示了外胚间充质细胞的聚集，这与牙上皮、成釉器（DO）有关。成釉器可以发育成牙乳头（DP）从而形成牙髓和牙本质。牙囊（DF）在牙乳头周围，发育形成牙周组织。［摘自Lindhe J, Karring T和Lang NP, eds. (2005) *Clinical Periodontology and Implant Dentistry*, 第四版, 获Wiley-Blackwell许可］

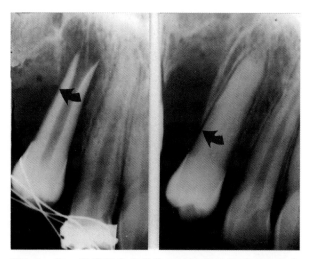

图3.2 将一颗没萌出的前磨牙移植到外伤后严重骨丧失的尖牙区域，可以看到牙根的发育促进了周围骨组织形成。［摘自Andreasen JO (1996) *Textbook and Color Atlas of Traumatic Injuries to the teeth*, 获Wiley-Blackwell许可］

Palmer and Lumsden 1987）（图3.2）。

　　牙根的发育和牙周组织的发生密切相关，并在时间上相互联系（Hammarstrom et al. 1996）。

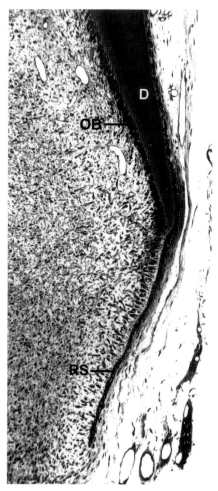

图3.3 牙根发育开始于外釉上皮和内釉上皮接触并分化为双层细胞，这些增生的上皮称为赫特维希上皮根鞘（RS）。内釉上皮分化为成牙骨质细胞（OB）并进一步形成牙本质（D）。牙本质持续向根方生成并形成牙根的框架结构。［承蒙K. Josephsen提供，摘自Lindhe J, Karring T和Lang NP, eds. (2005) *Clinical Periodontology and Implant Dentistry*, 第四版, 获Wiley-Blackwell许可］

内釉上皮和外釉上皮在颈环处接触并增生，向未来的根尖孔方向生长，这些增生的上皮称为上皮根鞘（Hertwig's epithelial root sheath）（图3.3）。局部的病理过程会影响牙根的形成、形态、长度以及发育方向。在牙齿发生的任何时期出现干扰都可能导致牙齿发育异常（表3.1）。牙周组织，也称为附属结构，位于牙齿周围，主要包括：牙龈、牙周膜、牙骨质和牙槽骨（图3.4）。牙槽骨的发育和维持与牙根发育和牙齿萌出密切相关。

　　牙龈是包围和覆盖在牙颈部与牙槽嵴的口腔

表3.1 牙齿发育异常

起始阶段	无牙
	少牙
	多生牙
蕾状期	小牙
	巨牙
帽状期	牙内陷
	双生牙/融合牙
	结节形成
	牙釉质沉积阶段发育不全
	钙化不全
	牙釉质及牙本质发育缺陷
牙根形成	釉珠
	弯曲牙

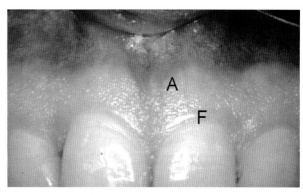

图3.5 年轻人健康牙龈的口内观。邻近牙冠周围的牙龈表面光滑，呈淡粉色，因不与牙面附着而被称为游离龈（F）。与附着龈划分的界限是游离龈沟，其底部多位于釉牙骨质界处。附着龈（A）从游离龈沟向根方延伸至融入牙槽黏膜。附着龈上具有特征性的点彩外观。

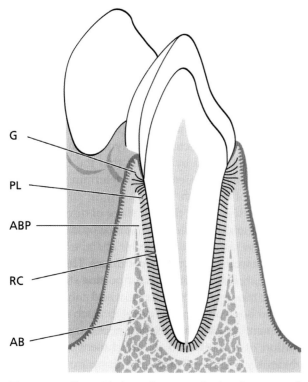

G
PL
ABP
RC
AB

图3.4 正常牙周组织示意图：牙龈（G），牙周膜（PL），牙骨质（RC），牙槽骨（AB）和固有牙槽骨（ABP）。（摘自Lindhe J, Karring T和Lang NP, eds. (2005) *Clinical Periodontology and Implant Dentistry*, 第四版, 获Wiley–Blackwell许可）

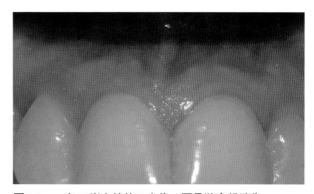

图3.6 一名40岁女性的口内像，可见游离龈消失。

具有附着龈的特征性点彩结构。年轻人的游离龈颜色浅、表面光滑，其底部多位于釉牙骨质界处（图3.5）；而中年以后则因为牙龈组织的根方移位，游离龈丧失（图3.6）；附着龈将因此覆盖在牙齿表面，并延续为龈袋内的沟内上皮。沟内上皮和结合上皮均为无角化复层细胞组成，二者共同围成了牙周袋（图3.7）。年轻人的结合上皮通过类似于基底膜的基本结构附着在牙釉质上（Furseth et al. 1986a）。

　　附着龈由牙龈边缘延伸至膜龈联合处与牙槽黏膜连续。在颊侧，二者之间可以看到明显的扇形分界线（图3.8）；而在腭侧，附着龈与硬腭黏膜之间没有明显的界线区分。年轻人健康牙龈的附着龈上可见显著的点彩结构。

　　位于牙龈上皮层下方的固有层，主要由致

黏膜，由上皮层和富含结缔组织的固有层组成。在牙龈边缘不与牙面附着的部分称为游离龈（图3.5）。游离龈向根方，在相当于牙槽嵴水平游离龈（F）沟处，延续为附着龈（A）。游离龈不

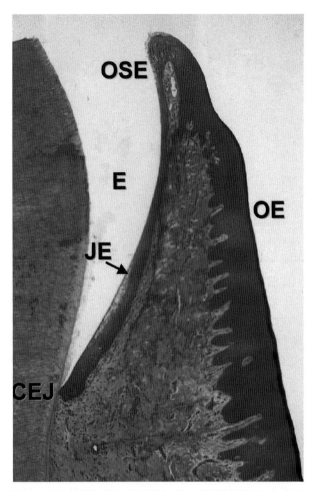

图3.7 牙齿的矢状向组织学切片。可以看到沟内上皮由少数细胞层组成。E：牙釉质；JE：功能上皮；CEJ：釉牙骨质界；OE：口腔上皮；OSE：口腔龈沟上皮。［摘自Lindhe J, Karring T和Lang NP, eds. (2005) *Clinical Periodontology and Implant Dentistry*, 第四版, 获Wiley-Blackwell许可］

密的胶原纤维、血管神经和少量的成纤维细胞组成。其中胶原纤维束根据其不同功能、排列和附着方向，可分为以下几组：龈牙组；牙骨膜组；越隔组（起于一侧牙齿的牙骨质，止于邻牙相同部位）；牙槽龈组以及环绕牙颈部排列的环形组。牙周韧带是固有层的连续，根据其所在部位和排列方向的不同可分为牙槽嵴组、水平组、斜行组和根尖组（图3.9）。在许多成人患者中，牙周附着丧失和牙齿的缺失都将导致整个纤维系统的退化。此外，固有层含有多种细胞及基质成分，主要是成纤维细胞，还有少量浆细胞、淋巴细胞和巨噬细胞等。细胞的分布取决于牙龈的健康状态。基质主要在运输细胞间水、电解液、营养成分和代谢产物方面起着重要作用。

作为固有层的延续，牙周韧带将牙齿和牙槽骨连接在一起。根据牙周功能状态的不同，牙周膜纤维的直径一般在0.2~0.4mm，不同的牙齿之间也存在差异。当牙冠受到使牙齿倾斜移动的力时，牙齿阻抗中心处的牙周膜纤维厚度最小（图3.10）（Dalstra et al. 2006）。牙周膜纤维所在的部位不同，其排列方向也不同。大多数牙周膜纤维具有固定的方向，当牙齿担负殆力时呈紧张状态，从而产生支持和维护牙槽骨所需的力系统（图3.11）。从牙骨质伸出的牙周膜纤维并

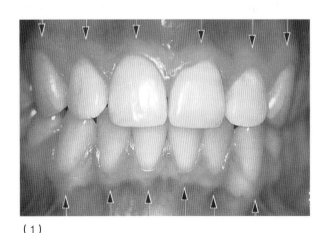

（1）

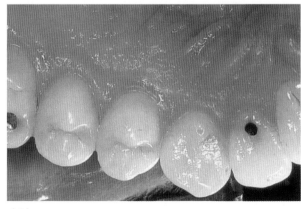

（2）

图3.8 牙槽上皮的口内像：（1）颊侧；（2）腭侧。在颊侧，角化上皮和非角化上皮间有明显的界线。而在舌侧面无显著区分。［摘自Lindhe J, Karring T和Lang NP, eds. (2005) *Clinical Periodontology and Implant Dentistry*, 第四版, 获Wiley-Blackwell许可］

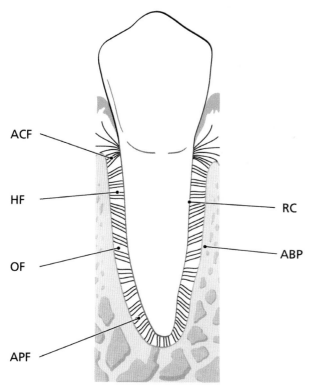

图3.9　固有牙槽骨（ABP）和牙骨质（RC）之间的牙周韧带位置示意图。牙齿通过成束的胶原纤维连接于牙槽骨，根据不同的排列位置可以分为以下几组：ACF：牙槽嵴纤维；HF：水平纤维；OF：斜行纤维；APF：根尖纤维。［摘自Lindhe J, Karring T和Lang NP, eds. (2005) *Clinical Periodontology and Implant Dentistry*, 第四版, 获Wiley-Blackwell许可］

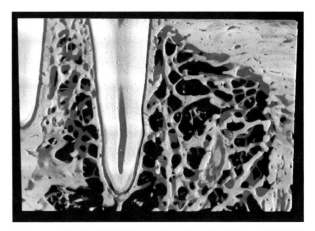

图3.10　微型计算机断层扫描（CT）图像示，牙周韧带的宽度在牙根中部最小，这可能与牙的阻抗中心有关。

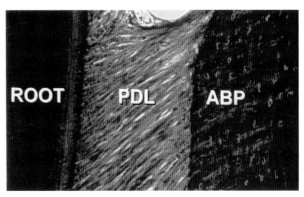

图3.11　主纤维从牙槽骨向根方延伸至牙骨质。埋入牙骨质的纤维直径较埋入牙槽骨内的纤维小。ROOT：牙根；PDL：牙周膜纤维；ABP：固有牙槽骨。［摘自Lindhe J, Karring T和Lang NP, eds. (2005) *Clinical Periodontology and Implant Dentistry*, 第四版, 获Wiley-Blackwell许可］

不总是贯穿牙周韧带至固有牙槽骨，而是与固有牙槽骨伸出的纤维相互缠绕，构成硬骨板（图3.12）。

　　覆盖于牙根表面的牙本质和牙骨质的发育几乎是同时进行的。随着上皮根鞘的断裂，来自牙囊的外胚间叶细胞分化为成牙骨质细胞。首先形成的牙骨质不含细胞，通过牙本质表面伸出的胶原纤维附着于牙本质。随着牙骨质厚度的不断增加，一些成牙骨质细胞被埋在基质中，形成有细胞牙骨质。成牙骨质细胞间的相互联系类似于骨组织中的骨细胞，且具有类似的功能。有细胞牙骨质形成于牙齿萌出建𬌗后的功能时期，具有一定的骨转换能力，因此有助于对少量缺陷区域进行修复。切割圆锥骨的出现是骨转换正在进行的标记（Williams 1984；Mobers 1991）。有细胞

牙骨质的有机基质中含有大量胶原纤维，其中外源性纤维来自牙周膜的成纤维细胞，呈斜形排列进入牙骨质；而内源性纤维则由成牙骨质细胞生成，与牙根表面平行排列。与骨组织不同的是，牙骨质的骨转换更像是一个堆积过程，有细胞牙骨质的厚度随年龄增长而逐渐增加（图3.13）。

　　根据解剖部位不同，牙槽骨可分为邻近牙齿的固有牙槽骨和周围牙槽骨；而后者又分为密质骨和骨松质，其中密质骨是牙槽骨的颊舌侧外表部分，并延续为覆盖颌骨基底部的骨皮质（图3.10和图3.14）。影像学观察固有牙槽骨可以看到硬骨板结构。但是，三维图像清晰地显示，硬骨板呈

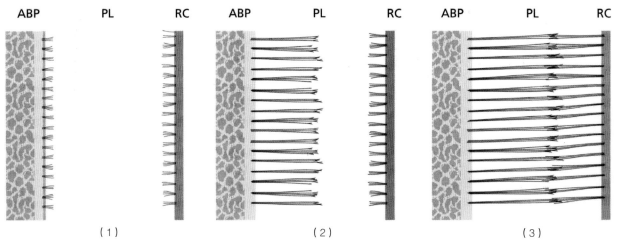

ABP　　PL　　RC　　ABP　　PL　　RC　　ABP　　PL　　RC

（1）　　　　　　　　（2）　　　　　　　　（3）

图3.12 （1～3）从牙骨质伸出的牙周膜纤维并不总是贯穿牙周韧带至固有牙槽骨（反之亦然），而是与固有牙槽骨伸出的纤维在牙周膜纤维（PDL）内部相互缠绕。ABP：固有牙槽骨；RC：牙骨质；PL：牙周膜。[摘自Lindhe J, Karring T和Lang NP, eds. (2005) *Clinical Periodontology and Implant Dentistry*, 第四版, 获Wiley-Blackwell许可]

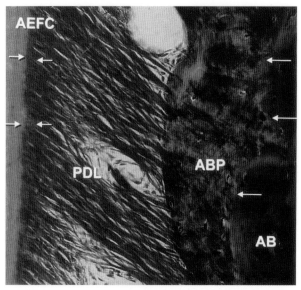

图3.13 牙周膜纤维（PDL）的显微照片。显示部位的牙根表面覆盖外来纤维插入的有细胞牙骨质（AEFC）。左侧箭头所示为深入牙骨质覆盖牙根的纤维，右侧为固有牙槽骨（ABP），其规则的编织骨结构可以与右侧的牙槽骨（AB）进行区分。[摘自Lindhe J, Karring T和Lang NP, eds. (2005) *Clinical Periodontology and Implant Dentistry*, 第四版, 获Wiley-Blackwell许可]

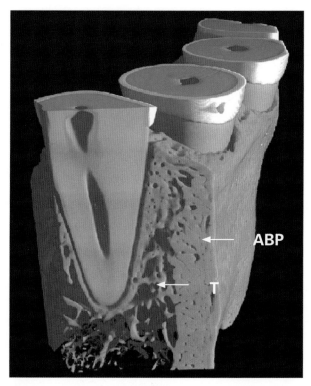

图3.14 CT图像示固有牙槽骨（ABP）和周围的小梁骨（T）。

明显的多孔状，所谓的"硬骨板"仅仅是组织切片的一种阻射现象而已（图3.15和图3.16）。由固有牙槽骨、周围骨松质和/或密质骨组成的牙槽突的状况，完全取决于牙齿存在与否（图3.17）。

牙槽骨的质量和牙槽嵴的高度反映了牙齿的功能状况。无功能牙周围的牙槽骨将出现骨密度减

小，并逐渐发展为失用性骨质疏松。除此之外，当牙齿失去对颌牙时，常常会持续萌出而显著伸长（Picton 1964）。随着年龄的增长，牙槽骨边缘水平常向根方移动而使牙槽嵴高度降低（图3.15）。由于牙槽骨的颊侧骨板比较薄，随着年龄的增长，常出现骨开窗或骨开裂，其中骨开窗可能与

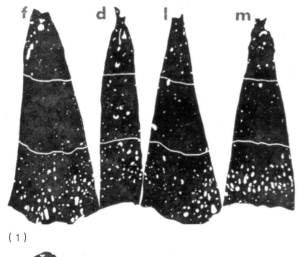

（1）

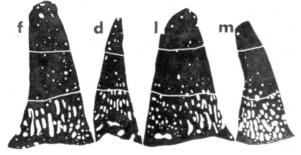

（2）

图3.15　（1）一个干颅骨的印模显示正常骨水平和（2）边缘骨丧失的筛状孔。牙槽骨的骨开窗在具有边缘骨丧失的牙槽窝印模上更明显，这很可能与炎症导致的骨丧失有关。

骨骼形态有关，而骨开裂多源于病理性因素。

　　牙周组织，正如这个词所描述的，位于牙齿周围并给牙齿提供支持。在正常的牙周组织支持作用下，牙齿仅表现出有限的动度，牙周韧带的厚度也维持在较窄的范围内（Lindhe et al. 1997）。附着于牙根牙骨质表面的结缔组织水平在很大程度上决定了牙齿的动度。牙槽嵴高度与附着水平密切相关，但有时也不完全一致。

成人错殆畸形的病因

　　成人患者错殆畸形的发生，除了像年轻人一样受到遗传和环境因素的作用外，还受到全身和局部环境增龄性变化的影响，由此产生的错殆畸形称为继发性错殆畸形。

　　学者们对不同时期的头颅X线片进行对比研究，结果显示，几千年来人类颅颌面骨的变化主要集中在牙槽骨区域，这与人类生活方式的改变密切相关（Carlson 1976；Carlson and Van Gerven 1977）。Varrela（1992）对过去4个世纪的颅颌面结构发育进行了研究，Vyslozil等（1996）对18世纪末阵亡的奥地利士兵的头颅侧位片与100年后的士兵进行了对比，他们均得到了相同的结论，即

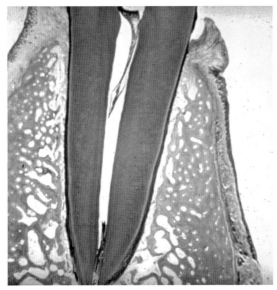

（1）

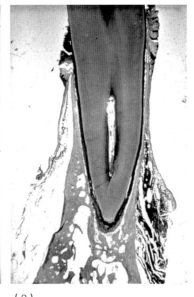

（2）

图3.16　（1）短头颅和（2）长头颅患者切牙的颊舌向组织切片。（由Birgit Ellegård提供）

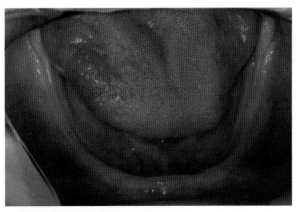

（1）

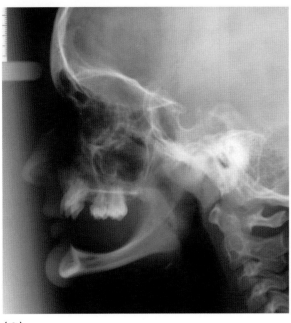

（2）

图3.17 （1）先天性无牙症患者明确显示出牙槽骨对牙齿存在的依赖性。（2）全身发育不良患者的头颅侧位片显示牙槽骨缺失。（由H. Gjoerup提供）

牙槽骨在颅颌面发育中发生了显著变化。

对于生长发育期患者来说，生长改良治疗是一种矫正骨性错殆畸形的合理治疗方法，但是大多数人认为颅颌面基本结构可获得的骨改变量微乎其微，骨性畸形的改善往往是因为不良的环境因素及功能障碍得以去除、牙槽结构对现存颅面基底骨的适应性增强所带来的结果。成年人骨骼畸形可以通过Herbst矫治器获得适量的改善（Ruf and Pancherz 1999，2004；Paulsen and Karle 2000；Kitai et al. 2002；Ruf and Pancherz 2004）。有关牙槽骨改建后髁突的生长改良问题仍然有待

于进一步的研究。

遗传和环境因素对年轻患者错殆畸形的作用仍然尚存争议；但是对于成年患者来说，继发性错殆畸形毫无疑问是全身和局部环境增龄性变化的产物。

骨骼的增龄性变化

骨骼是一个具有持续性变化的动态系统（Frost 1990a，b；1992），这些变化主要包括骨改建导致的绝对骨量减少以及骨塑形导致的骨形态改变。在人的一生中，人类骨骼通过一系列的骨吸收和骨形成（骨改建）活动而不断更新。由于骨吸收速率大于骨沉积（形成）速率，因此在一个平衡的状态下，吸收平面的相对延伸总是较骨沉积平面（骨形成面）快（Brockstedt et al. 1993；Eriksen et al. 1994）。这种具有一定先后时间顺序的骨吸收和骨沉积被定义为一个骨重建周期（图3.18）。当骨组织受到生化或者机械刺激时，破骨细胞将被募集、激活，而使相应区域转变为骨吸收区。在破骨细胞作用下，骨皮质将出现吸收隧道（也称为切割圆锥），骨吸收陷窝形成；而在骨松质表面，改建区域被称为骨袋（Kragstrup et al. 1982，1983a，b；Kragstrup and Melsen 1983）。无论在骨皮质还是骨松质，骨改建均遵循同样的模式进行。在第一阶段骨吸收完成后，破骨细胞被单核吸收细胞替代，后者继续发挥骨吸收作用直至达到预期的深度（Eriksen 1993；Eriksen et al. 1994）。随后骨吸收转换为骨沉积，该部位被前成骨细胞占据并分化成为活跃的成骨细胞，开始类骨质的合成。类骨质将进一步矿化形成实体骨，被称为骨结构单元（bone structural unit，osteon，BSU），又称为基底多细胞单位（basic multicellular unit，BMU）（图3.19；Frost 1983，1992）。

在骨改建过程中，一定量的骨被吸收而新骨尚未形成，该区域被称为改建空间。改建空间的大小取决于骨吸收的激活频率、局部吸收位点的

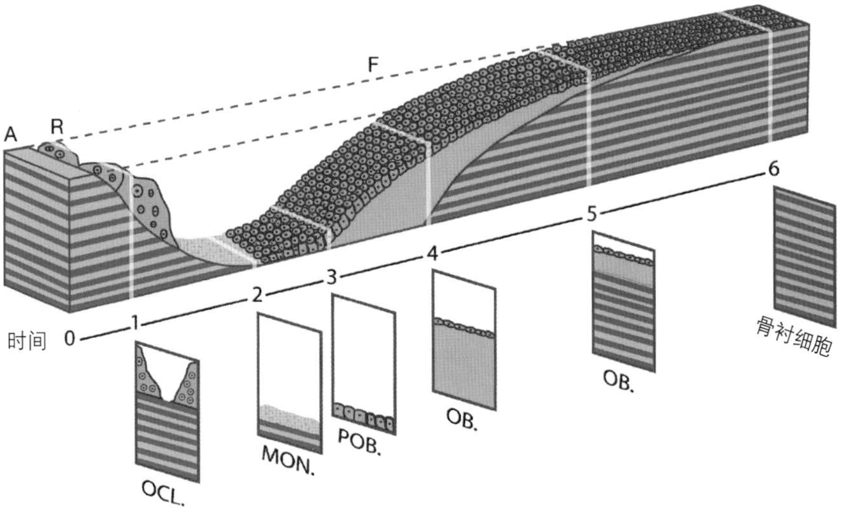

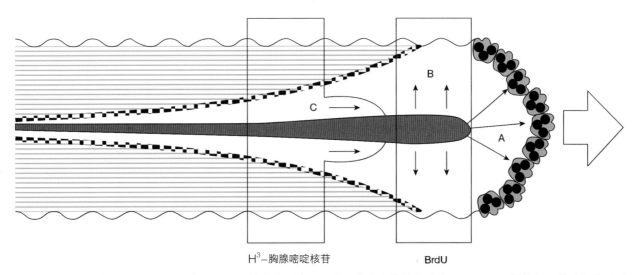

图3.18 骨改建周期起始于激活期（A），紧接着是吸收期（R），然后到形成期（F）结束。OCL：破骨细胞；MON：单核细胞；POB：前破骨细胞；OB：成骨细胞。（由Fink Eriksen提供）

图3.19 骨结构单元（BSU）是具有切割圆锥的哈弗系统，是骨吸收发生的地方（由EW Roberts提供）。增殖细胞通过DNA合成期被两次标记：7天时用H^3−胸腺嘧啶核苷和组织取样前1小时用溴脱氧尿嘧啶核苷。采用H^3−胸腺嘧啶核苷标记的细胞形成了成骨细胞，生活在周围血管内的成骨细胞池中（C区域）。H^3−胸腺嘧啶核苷标记的成骨细胞前体存在于区域A。组织取样前1小时用溴脱氧尿嘧啶核苷标记的成骨细胞前体存在于区域B。实验结果与前成骨细胞的骨髓源性一致，证明了成骨细胞起源于血源性结缔组织细胞。BSU骨结构单元的骨结构单元是哈弗系统（Haversian system），其缺角处即为吸收发生之处。（由EW Roberts提供）

深度以及骨吸收和骨沉积时间的长短。激活频率的增加将导致改建空间增大，比如可逆性的骨丧失，从而使牙齿动度增加，这可能与某些疾病或药物治疗导致的激素水平变化有关。

少量的不可逆性骨丧失可能是一个骨单位中骨吸收和骨沉积间的负平衡所导致的。如果激活频率（转换率）高，就会导致骨量丧失加速。当骨吸收陷窝穿通了一个骨小梁结构，那么随后的骨形成过程将因为缺乏钙盐的沉积平面而中断，从而导致所在区域的骨松质出现永久性骨丧失。除了骨量减少外，这种穿孔还会导致骨小梁结构的扭曲，从而使局部骨骼强度降低，骨折风险显著增大（Vesterby 1993a，b）。骨松质发生穿孔的风险大小主要取决于骨吸收激活频率、吸收陷窝的深度和骨小梁的厚度（Melsen 1978；Mosekilde 1990）。

Parfitt（1996）对骨改建生理学进行了讨论，并区分了骨皮质和骨松质的骨改建。普遍认为骨皮质具有重要的载荷功能，而骨松质在维持矿物质平衡和造血系统微环境方面发挥着更为活跃的作用。此外，根据Wolff定律的描述，骨皮质和骨松质均具有转移负荷的作用（Meyer 1967），这一特征同样适用于牙槽骨改建（Verna et al. 1999）。

与骨松质相比，骨皮质的骨转换率较低（Melsen 1978；Kragstrup et al. 1982；Eriksen 1993）。基于这个原理，我们可以在正畸临床中将牙根移动至骨皮质以获取"皮质支抗"（Ricketts 1967；Urias and Mustafa 2005）。骨皮质和骨松质间的骨改建差异，一定程度上可以通过估算骨转换方式来解释。骨松质改建通常由面积相关的激发频率来决定，且不由面积体积比来校正。因为骨松质的面积体积比是骨皮质的5倍，所以尽管骨松质具有更高的转换率，但是其替换的绝对骨量却较低（Foldes et al. 1991）。持续性骨改建的原因可以归结为至少以下3种：

- 使骨成为矿物质储库（主要是钙）以维持正常的钙平衡
- 允许微骨折修复并确保骨细胞的生存能力
- 允许骨结构的改变以适应机械需求

研究发现，轴向骨松质的骨转换频率最大，为每年15%～35%。从机械学角度来看，这远远超出了一个正常骨单位所需要的维持量。全身不同部位骨骼的骨改建在维持机械力和代谢水平上具有显著性差异。中轴骨的骨转换率相对较高，因此在维持体内钙平衡中发挥着重要作用。但是Parfitt（1996）却否定了这一观点，他认为并没有足够的证据可以说明四肢骨骼中的骨松质在参与和维持体内钙平衡或造血系统的骨代谢中发挥着重要的作用。

维持体内正常的钙平衡并不完全取决于骨钙的净损失量，还与甲状旁腺激素控制的肾脏吸收以及维生素D参与的小肠钙吸收相关。钙平衡的获得取决于静态骨表面钙离子流入和流出量的平衡。钙离子水平主要由甲状旁腺激素对骨衬细胞的调控决定。这一过程是通过靠近骨表面的快速血液流动来实现的。除此之外，骨浅层的水分保持对于矿物质的扩散具有重要作用。只有高效率的骨改建才能保证以上这些过程的顺利进行。但是随着年龄的增长，继发性的矿化作用逐渐减慢，晶体的体积不断增大，水分逐渐被替代，导致矿物质快速交换的能力大大减弱，因此超矿化表面不得不重新改建以维持骨在钙平衡中的作用。这种改建的诱发因素尚不清楚。目前有研究发现血浆游离钙离子水平的下降将导致甲状旁腺激素分泌量增加，不仅使骨改建的激活频率增加，还使现有破骨细胞的活性也增高。

骨改建的一个功能是使旧骨不断被新骨所替代而维持骨骼的整体功能。在正常功能刺激下，比如咀嚼这类重复性的周期性负荷，会导致骨组织发生微损伤，如果没有这种持续性的骨更新修复，将最终导致骨疲劳损伤。有关正畸牙齿移动过程中的微损伤问题将在后续章节中进行讨论。有针对性的骨改建的发生机制尚不清楚，但是有研究指出，骨细胞对微裂纹的检测具有重要的提示作用（Marotti 2000）。骨细胞被认为可以将周围骨的应力变化传输至相邻骨表面（Parfitt 1996），但是其信号类型尚不明确。

骨钙流失是众所周知的骨骼增龄性变化。虽然骨丧失量和频率各不相同，但在全身所有骨骼均有发生。在25～75岁年龄段，骨丧失每年1%左右（Parfitt et al. 1983）（图3.20）。所有的骨丧失均发生在骨内侧表面，而丧失速率由每个骨单位的骨转换负平衡及激活频率决定。骨皮质变薄似乎是骨皮质单位深层穿透所导致的。不同部位所存在的差异性可能与局部所受的不同应力有关，但是这不能解释所有的差异性。普遍认为，长骨直径的年龄性递增是骨皮质内膜侧的负平衡和骨膜侧的正平衡共同作用的结果。

Jeffcoat等（1996）对口腔局部及全身系统骨

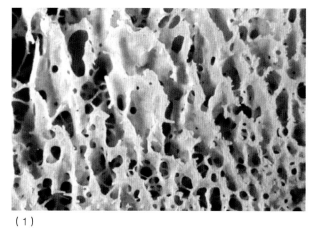
（1）

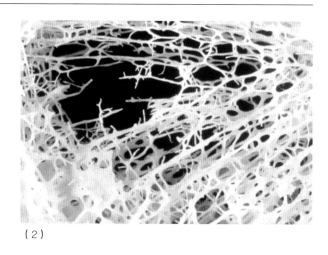
（2）

图3.20 （1）18岁和（2）60岁女性椎骨的小梁状骨。

丧失之间的联系进行了研究，结果发现两者具有相同的诱发因素。Kribbs等（1983a，b）报道了女性全身骨量与牙槽骨量间具有很强的相关性，同时还发现，较之与年龄因素相比，下颌骨量与全身骨量的相关性更高。Habets等（1988）对74个具有严重下颌骨嵴吸收的患者进行活检，结果证实这些患者均具有全身骨质疏松。但是Klemetti和Vainio（1993）却否定了牙槽骨量丧失和全身骨量丧失之间的联系。Krall等（1994，1997）通过分析脊椎和桡骨的骨矿物质密度发现，牙槽骨与剩余牙的数量密切相关，而与四肢骨关系不大。Verna等（1999）也证实，上下颌骨的骨量与髂嵴的骨量相关性很小，而功能性咬合对于牙槽骨的骨质具有显著影响。

　　由此我们得出结论：全身的骨骼状况与口腔局部的牙槽骨具有一定的相关性，而机械刺激等因素对于维持牙槽骨的骨量和密度具有更加重要的作用。牙槽骨的发育完全取决于牙齿的萌出（Furseth et al. 1986b；Lindhe et al. 1997），但是牙槽骨骨质则与功能刺激、颌面部骨骼形态以及咬合关系密切相关（图3.16）。颌面部骨骼形态对牙槽骨的影响，无论是在具有功能牙列的成人还是在有牙槽骨丧失的无牙颌患者中均可以观察到（Tallgren and Solow 1991）。Picton（1964）明确描述了功能刺激对牙槽骨结构的影响，他拔除了猴子一个象限的牙齿，然后比较了有咬合区域

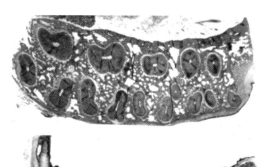

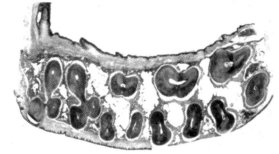

图3.21 对颌牙拔除前后上颌骨的横断切片。拔除对颌牙后，牙齿周围骨密度显著降低。[摘自Picton DCA (1969) The effect of external forces on the periodontium. 收录于：Melcher AH和Bowen WH, eds. *Biology of the periodontium.* 伦敦：学术出版社。转载授权于Elsevier]

和无咬合区域的牙槽骨密度。结果发现，与有咬合侧相比，无咬合侧牙齿周围的骨出现了明显的活动性骨质疏松（图3.21）。

　　鉴于骨量似乎受到局部功能性需求的调控，不同部位骨骼（包括颌骨）的骨转换也与局部功能刺激密切相关（Verna 2002）。因此，影响全身骨代谢的系统性疾病也会影响牙槽骨，可能表现为牙槽骨密度的降低和牙周疾病的发生风险增高，从而导致抵抗牙齿移位的能力减弱。

Jeffcoat等（1996）发现，糖尿病是引发急性牙周疾病并导致快速进行性牙槽骨丧失的最常见的系统性疾病，其机制尚不明确。但是普遍认为，糖尿病患者发生牙周疾病和严重牙槽骨丧失的风险显著增高（Zachariasen 1991；Iacopino 1995；Lalla et al. 1998；Papapanou 1999）。分析原因可能是诱发糖尿病的高血糖，使蛋白质和脂类被氧化和非酶糖基化、晚期糖基化产物形成，从而改变了巨噬细胞的表型，而巨噬细胞正是诱发炎症组织造成骨吸收（包括牙槽骨丧失）的原因。

有关系统性疾病造成的牙槽骨丧失并不都是疾病本身的作用，还有可能是长期药物治疗的结果。Von Wowern等（1992）对使用类固醇激素治疗急性肾炎综合征患者的前臂骨和下颌骨矿物质含量进行研究发现，两个部位的骨量减少程度具有显著相关性。

易导致骨转换率增加的疾病，比如甲状腺功能亢进或继发性甲状旁腺功能亢进，会使牙齿抵抗自发性移位的能力下降，进而成为咬合关系改变的促进因素之一。这同样可能出现于慢性药物治疗而使免疫系统受到抑制的患者，比如正在准备移植或者已经移植了角膜或肾脏的患者。可以想象，患有全身代谢性疾病或慢性药物治疗而导致骨代谢异常的老年患者会越来越多（Kalia et al. 2004）。此外，非病理性因素如妊娠也会影响骨转换。研究证明，孕激素会影响前列腺素的生物合成，从而导致炎症和继发性骨丧失的发生。避孕药也同样有类似风险。Sweet和Butler（1977）报道，与对照组相比，口服避孕药的女性在拔除第三磨牙后骨炎的发生率显著增高。对于更年期成人来说，其最大的风险是不断增加的骨转换激活频率，它会导致改建空间增大，并以一种可逆性的方式使骨丧失增加，最终导致牙齿抵抗自发性移位的能力下降。

由药物治疗引起的骨转换变化中，双膦酸盐的作用受到广泛关注（Delmas 2000，2002）。

在骨质疏松的治疗中，双膦酸盐可以抑制酪氨酸磷酸酶的合成，而后者是破骨细胞形成的必需元素。除此之外，双膦酸盐可能与诱导破骨细胞凋亡有关（Rogers 2004）。有关双膦酸盐的研究最初集中在降低破骨细胞活性和加快破骨细胞凋亡上。但是，最近有关双膦酸盐对成骨细胞活性的影响也已经有所进展。对经过双膦酸盐治疗17天后的大鼠股骨和胫骨的组织形态学进行研究发现，双膦酸盐显著影响成骨细胞的活性，不仅骨吸收量减少，骨形成量也减少（Iwata et al. 2006）。这也许可以用来解释使用该类型药物治疗后骨坏死率持续增加（Migliorati et al. 2005；Farrugia et al. 2006；Mortensen et al. 2007）。我们可以假设，随着年龄的增长，单个骨小梁出现骨折的风险不断增加，且因为口腔黏膜本身较薄，频繁的口腔局部创伤使它容易发生感染而导致骨坏死。创伤也可能与牙科干预有关，比如拔牙或者种植体植入等。越来越多的病例报告显示了这些问题的严重性及治疗这类患者的困难。目前，针对这类患者没有特定的方案，只能尽量地进行保守治疗，以避免骨暴露。

颅颌面骨骼的增龄性变化

咬合关系随着年龄增长而不断改变，颅颌面骨骼同样也具有相应的增龄性变化。Reich和Dannhauer（1996）通过分析超过10000个人的头颅定位片发现，随着年龄的增长，上下颌骨突度增加，并伴随下颌骨逆时针旋转而导致下面高的减小。Bartlett等（1992）对高加索人头颅进行测量分析发现，面高的减小和面深度的增加与牙齿缺失密切相关。Driscoll-Gilliland等（2001）提出，硬组织颏前点的前下移位、下前牙的直立均会导致下颌牙槽骨后缩。他们还发现，安氏Ⅰ类错𬌗畸形患者颅颌面骨骼的增龄性变化较安氏Ⅱ类和Ⅲ类患者小。这也证实了Harris和Behrents（1988）的观点。

功能异常也会导致牙列的过度磨损和磨耗，

从而导致前面高减小、咬合加深（图3.22）。

　　虽然部分成年患者的错𬌗畸形是颌面部骨骼变化所致，但是大部分错𬌗畸形是牙列的局部变化、牙齿发生移位的产物。全身骨骼的变化会通过对牙槽骨骨质和骨量的改变而产生间接影响。

局部口腔环境的增龄性变化

　　口腔局部的增龄性变化是成年患者错𬌗畸形发展或加剧的主要因素。牙周支持的丧失往往是潜在的根本原因。牙槽嵴水平吸收被认为是

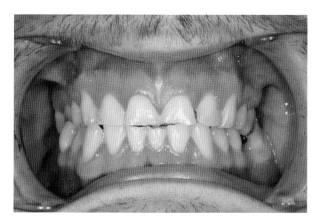

图3.22 后牙因龋病拔除后，患者出现了严重的磨牙症，直接导致覆𬌗加深及切牙尺寸减小。

一种增龄性变化，但是存在显著的个体差异，这主要与牙周疾病的存在和严重程度有关（Beck 1996）。

　　20世纪六七十年代以来，牙周疾病即被认定为是一种全球性公共健康问题（Scherp 1964），最近的流行病学研究显示，与年龄相关性相比，牙周疾病更具有部位特异性。某一年龄段内只有少数个体会表现出多位点的大量附着丧失（Baelum et al. 1986）。

　　但是在非牙周疾病患者口内也可以观察到一定程度的牙槽嵴水平降低。在混合牙列早期，恒牙的釉牙骨质界位于牙槽骨边缘以下，因而不可见。而对于年轻成人，牙槽骨水平发生改变以至于在釉牙骨质界与牙槽骨边缘之间形成一个生理学间隙（Waerhaug and Steen 1952），并且随着年龄的增长，这个间隙也会以各种不同的形式而不断增大（图3.23）。

年龄间的差异主要由4个因素决定

　　虽然炎症和附着丧失之间具有相关性，但是菌斑和牙石对附着丧失的具体作用机制尚不明确。多年来也只是模糊的认为，年轻人的菌斑、

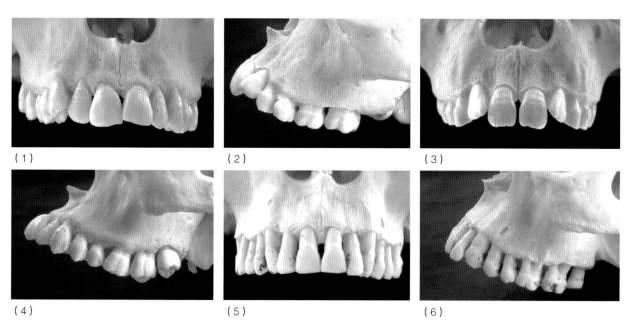

(1)　　　　　　　(2)　　　　　　　(3)

(4)　　　　　　　(5)　　　　　　　(6)

图3.23 这些颅骨显示了牙釉质及牙骨质与牙槽嵴边缘之间距离的增加。（1，2）混合牙列；（3，4）年轻人；（5，6）老年人。

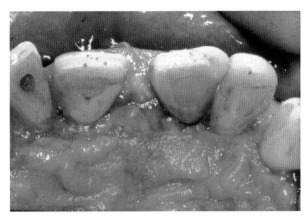

图3.24 患者上切牙舌侧具有显著炎症，除了口腔卫生较差外，还有深覆殆导致牙龈撞击的结果。

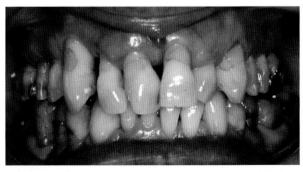

图3.25 临床牙冠过长及义龈修复的患者口内像。临床牙冠过长是刷牙方法不正确导致的，义龈用于充填因硬毛牙刷刷牙导致牙龈退缩后所暴露的"黑三角"缺损。

牙龈炎症和附着丧失之间存在一定的联系；对于成年人来说，这种联系随着年龄的增长而增强。Shei等（1959）证实，一定年龄以上的成年患者，其牙槽骨丧失与牙龈炎症密切相关。他们指出，年轻成人的牙龈和牙周状况并不相关，但在25岁以后，口腔卫生和牙槽骨水平高度相关，即随着年龄的增长，相关性增大。Holm-Pedersen等（1975）也证实这一结论，他们比较了口腔卫生状况欠佳的年轻成人组（20~25岁）和年长成年组（40~50岁），结果发现不管是菌斑的堆积还是龈沟液中的炎症均与年龄高度相关。更详细的描述请见第11章。

随着牙槽骨边缘的根向移位，牙槽骨骨质似乎也随着牙槽骨壁的改变而改变，进而导致骨开窗发生概率增大。此时无论是受到咬合力还是来自正畸装置的力，都会影响牙齿阻抗中心的位置以及应力/应变的分布（Birn 1966）（图3.15）。

与局部牙周状况相关的第二个重要因素是咬合关系。创伤殆可能会导致边缘骨丧失和牙周韧带增宽。但是，只有在伴随炎症的情况下才会导致附着丧失（Glickman 1965，1967；Meitner 1975；Karring et al. 1982）。此时，额外的殆创伤将进一步加剧附着丧失（Macapanpan and Weinmann 1954；Glickman and Smulow 1965）。

牙龈撞击导致的龈缘创伤也会加重已经存在的牙周疾病。在炎症性牙周组织存在的基础上，龈缘的直接撞击会导致该部位牙周组织边缘的持续破坏（图3.24）。

夜磨牙和其他会导致牙齿形态和牙冠长度改变的功能异常均可能诱发继发性错殆畸形的发展。功能异常可能与功能性牙周问题互为因果（图3.22）。最后，医源性因素也可能会影响局部口腔环境，如不正确的或侵犯性的刷牙方式均会造成龈缘创伤。在某些地区因为口腔卫生差而患有严重牙周疾病的患者可能因为错误的刷牙方法或刷牙太用力而表现出龈缘退缩（图3.25）。

牙列退化的结果

随着牙周支持组织的减少，一颗牙或者一组牙的阻抗中心向根方移位，因此施加在牙冠上的功能性殆力可能会产生使牙齿移位的力矩。前牙的移位将导致间隙产生、覆盖增大、覆殆加深。因为牙根是圆锥形的，因此即使是作用于牙齿上的水平殆力也会产生矢状向和垂直向分力而使牙齿在最终殆力作用下发生移位，这可以称为一种恶性循环。咬合的加深会导致龈缘的撞击和创伤，后者往往会引起患者的重视而寻求治疗。深覆殆的另一个后果是使下前牙拥挤加重，这将导致口腔卫生很难维护甚至无法维护（图3.26）。

除了因阻抗中心改变导致的牙齿移位外，继发性错殆畸形发生的另一个原因是龋病或其后遗症导致的一颗或者多颗恒牙的拔除。如果没有及

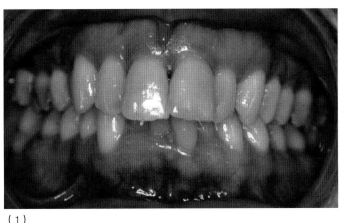 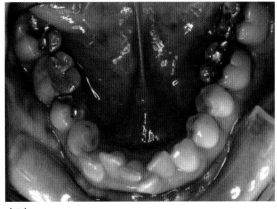

（1） （2）

图3.26 （1，2）患者表现为前牙深覆𬌗和愈加拥挤的下牙列，此时该部位很难维持良好的口腔卫生。

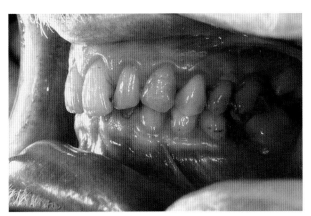

图3.27 36缺失后，缺牙区近中牙齿向远中倾斜，37近中倾斜，26向拔牙间隙处萌出伸长。

时地修复治疗，牙弓连续性的丧失也会造成邻牙的移位，从而最终导致咬合崩溃，也就是咬合加深而引发上述提到的恶性循环。后牙的缺失通常会导致对颌牙伸长、邻牙倾斜和旋转。如图3.27中的患者所示，在拔除下颌第一磨牙后，上颌磨牙开始萌出伸长而邻牙向拔牙间隙处倾斜。

作为一种继发性的影响，拔牙后如果没有修复治疗，可能会带来功能的改变。后牙的缺失可能会使舌活动增加，从而导致前牙出现间隙。牙龈退缩后暴露的牙根间出现的间隙，也同样会导致舌体压力过大，而后者会进一步导致间隙增大而进入一个恶性循环。这种情况下，如果把正畸治疗纳入治疗方案，那么具有侵入性的常规口腔修复治疗将被大大简化（图3.28）。

总的来说，成人患者表现出的正畸问题很少

孤立存在，而是许多综合征中的一个，它反映了一个与全身代谢改变相关的复杂问题，而这与年龄和/或疾病以及一个退化的咀嚼器官密不可分。对成人错𬌗畸形发生的病因学、导致患者问题加重的因素以及维持治疗效果的必要性进行探讨具有重要的意义，这也对治疗方案的确定具有重要的意义。

病例报告

据笔者了解，目前尚无文献在全面前瞻性研究的基础上证实以上所描述的继发性错𬌗畸形的发展，因此本章节的理论主要基于回顾性调查研究。大多数患者在被问及口内的错𬌗畸形如何发展时，会借助于往年的个人照片来描述牙列退化对他们的面容和笑容的影响。下面将讲述两个典型病例。

现有错𬌗畸形的加剧

图1.4（见第1章）中显示的患者主诉是中切牙有缝。当被问及病史时，她展示了3张照片。第一张照片拍摄于18岁时，刚高中毕业的她清楚地记得，当时的覆盖比较大，但是她并没有认识到这是需要治疗的错𬌗畸形。第二张照片拍摄于6年以后首次妊娠时，可以看到中切牙间隙有所增大。第三张照片是在她第二次妊娠时拍的，中切牙间隙显著增大。当患者寻求正畸治疗时，中

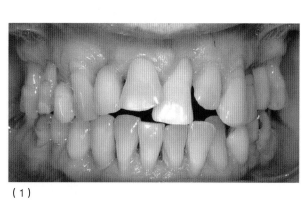
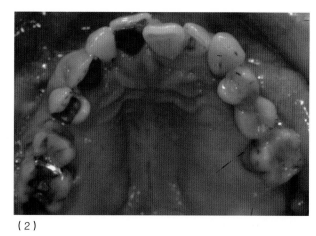

（1）　　　　　　　　　　　　　（2）

图3.28 （1，2）主诉为"前牙前移位"的患者口内像。这一畸形主要发生在侧切牙缺失、固定桥粘接后。因为未尝试用正畸治疗来矫正这种进行性的错𬌗畸形，因此这种修复治疗将产生很多问题。

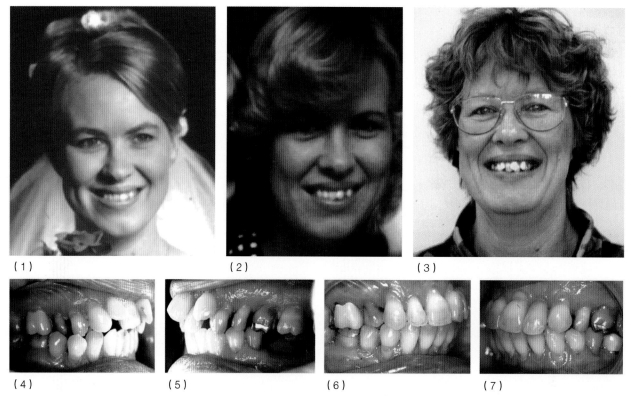

（1）　　　　　　　　　　（2）　　　　　　　　　　（3）

（4）　　　　　　　（5）　　　　　　　（6）　　　　　　　（7）

图3.29 （1）一名年轻女性的婚纱照，可见前牙拥挤不齐；（2）几年后拥挤度加重；（3~5）拔除2颗下颌磨牙之后的状况，前牙出现开𬌗；（6，7）正畸治疗后，种植体植入修复36。

切牙间隙已经进一步扩大，并且由于下牙列的拥挤导致前牙覆盖增加。在这个病例中，促进患者错𬌗畸形加重的因素包括与妊娠相关的骨转换率的增加以及本身就存在的导致开唇露齿的深覆盖（图1.4）。

图3.29是一名患者的结婚照，中度拥挤的牙列拥挤及局部功能性的小开𬌗并没有给患者的外貌带来无法接受的影响。而后一张照片显示，牙列拥挤度、前牙覆盖以及开𬌗程度均明显加重。当她来正畸科就诊时，部分后牙已缺失，舌体压力增大又进一步加剧了错𬌗畸形的发展（图3.29）。

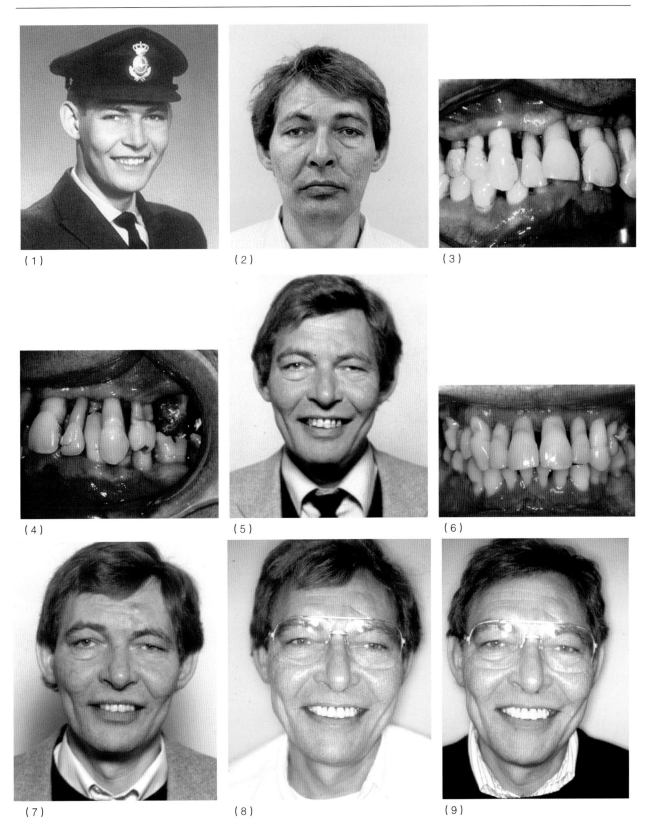

图3.30 （1）身着空军制服的年轻人的微笑；（2）20年后，患者很难展露笑容；（3，4）这也可以理解，因为未治疗的进行性牙周疾病已经导致了他所有牙齿伸长和移位；（5，6）当错殆畸形被纠正后笑容得以重新绽放；（7，8）治疗5年后；（9）治疗10年后。

继发性错𬌗畸形的发展

估计每一名正畸医生看到图3.30这名患者时都会表示深切的关注。其实患者早就注意到了自己牙列恶化的问题，但是当时的牙医未能诊断出牙周问题，直到他更换牙医后才意识到这些问题是需要且可以解决的。最终患者接受了牙周手术治疗，但此时牙槽骨丧失已经尤为严重了。患者无法咀嚼甚至因为牙齿松动而害怕咬牙。这不仅导致了患者出现紧张型头痛，而且很有可能因为缺乏正常的咬合刺激而造成骨密度降低（图3.30）。

结论

寻求正畸治疗的年长成年患者多数是因为牙列恶化到了无法接受的程度。他们主要关注的是前牙的间隙或拥挤问题，而这些经常与覆𬌗、覆盖的变化相关。错𬌗畸形发展或加重的重要因素就是抵抗全口或局部牙齿自发性移位能力的减弱。

第4章

学科间联合治疗以及多学科治疗
Interdisciplinary versus Multidisciplinary Treatments

Birte Melsen

学科间联合治疗或多学科治疗

对于大多数的成年患者而言，正畸治疗只是他们所需牙科治疗的一部分。几十年前，大部分老年人都是无牙殆或仅余留少数几颗天然牙，他们是否会做活动义齿修复，取决于所处社会的发达程度。但是近10年来，在所谓的"第一世界"中，活动义齿越来越无法满足人们的需要（Wostmann et al. 2005）。随着龋病的减少以及牙周疾病得到治疗，越来越多的老年人在晚年仍然会余留许多天然牙（DeBiase and Austin 2003；Pyle and Stoller 2003），这使得寻求矫正继发性错殆畸形的潜在患者数量得以增加。如前1章节所说，继发性错殆畸形的病因可能是机体抵抗力的增龄性变化，或是由磨耗、牙齿缺失或牙周疾病导致的局部环境的改变。当失去约束时，牙齿会产生自发性移位，从而导致继发性错殆畸形的发生。治疗继发性错殆畸形时切忌"见木不见林"，重建美观和功能良好的牙列需要多学科间联合治疗，正畸治疗只是其中的治疗内容之一。

牙周病学和牙体牙髓病学的新进展已重新定义了治疗目标。在牙周病学领域，治疗目标不再是仅仅控制牙周疾病的破坏性过程，而是通过引导再生术和/或应用生长因子重获丧失的牙周组织（Venezia et al. 2004）。利用一种屏障膜以促进新骨形成的引导骨再生技术（GTR）（Pretorius et al. 2005），以及具有成骨潜力的生化复合物的应用，可以为退化中的牙列提供更多可能的治疗策略（Terranova and Wikesjo 1987；Hammarstrom 1997；Gestrelius et al. 2000；King 2001）。在口腔修复学领域，以往的牙列缺损常使用活动义齿或固定桥来修复，而现在则更多使用骨内种植体来修复。当同时存在错殆畸形时，正畸治疗往往成为综合治疗的一个必要组成部分，这一综合治疗涉及不同学科间的合作，包括多学科治疗和学科间联合治疗。

通过PubMed进行文献检索时，用"多学科治疗"作为关键词检索到的很多文献与用"学科间联合治疗"检索所得的文献并无区别。2011年10月，用"成人正畸与学科间联合治疗"作为关键词，共检索出132篇文献，而用"成人正畸与多学科治疗"可以检索出184篇文献。就这些文章内容而言，二者并无显著性差异。在前者所检索的132篇文献中，有89篇病例报告；后者的184篇中，病例报告124篇。在上述所有文章中，没有一篇文章具有随机临床试验设计（Spear et al. 1997；Willems et al. 1999）。由"成人正畸与多学科治疗"检索出的28篇综述均侧重于牙列重建的特殊考虑（Vanarsdall 1989；Diedrich 1996；Shroff et al. 1996；Margolis 1997）。很多文章在两种检索条件下同时出现（Meistrell 1988；Celenza and Mantzikos 1996；Roberts 1997；Narcisi and Diperna 1999；Willems et al. 1999）。

大家似乎都没有特别关注学科间联合治疗和多学科治疗有何区别。但是，这两者之间是有很大差别的。多学科治疗指的仅仅是治疗过程涉及了两个或两个以上的学科，而学科间联合治疗则侧重于不同学科间的互动与合作，而且这种互动与合作应

当体现在治疗方案的制订以及整个治疗过程中。学科间联合治疗要求建立一个成员高度互动的治疗小组。虽然每个小组成员的治疗仅限于其专业领域，但学科间联合治疗要求这些成员除了本专业外，还要对其他所涉及领域的技术现状有很高的认知水平。在学科间联合治疗中，需要着重强调的是对治疗任务的分配和患者期望值的清晰认知。

在互动失败或没有互动的病例中，每名医生仅从自己专业的角度考虑问题而对于治疗所涉及的其他领域缺乏一个全面的理解。虽然多学科治疗的综合效果不会超过各个医生治疗效果的总和，但是对总体治疗的认知缺乏可能会导致治疗顺序的混乱甚至妨碍最佳治疗方案的实施。譬如从正畸专业角度而言，某些种植体植入部位并不理想，因为在种植体植入时，医生并没有预测到正畸治疗后的咬合情况（图4.1）。同样的，因正畸原因需要拔除的牙齿却又被实施了牙体或修复治疗（图4.2）。

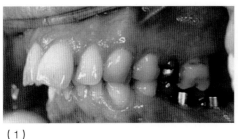 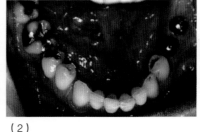 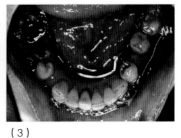

（1）　　　　　　　（2）　　　　　　　（3）

图4.1　（1，2）该患者在转诊给正畸医生以前已经植入了2颗种植体。（3）当矫正下颌弓形后，可以看到这2颗种植体的位置妨碍了最佳正畸治疗的实施，因为它们太偏远中导致无法关闭间隙，而如果选择合理的替代方案它们又太偏近中导致无法在尖牙远中进行修复。

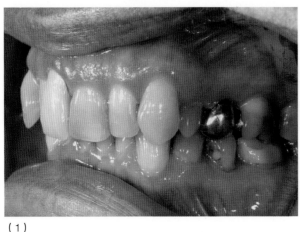 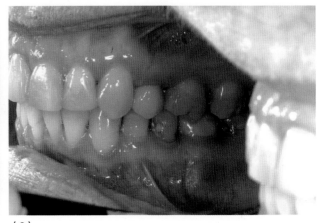

（1）　　　　　　　　　　　　　　（2）

图4.2　（1）该患者在转诊正畸前不久，进行了一颗切牙和一颗前磨牙的冠修复。（2）正畸治疗过程中，这颗冠修复的前磨牙被拔除用来纠正前牙的深覆盖，冠修复的切牙也有伸长移动，因此矫治后需要重新进行冠修复。

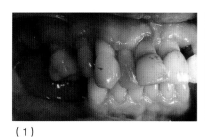 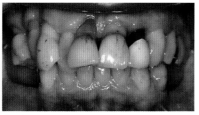 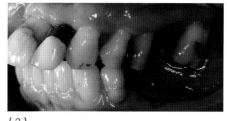

（1） （2） （3）

图4.3 （1～3）该牙列无法提供传统的颌内支抗，因此用一根钢丝穿过颧牙槽嵴作为骨性支抗来内收前牙（见第8章）。

在学科间联合治疗中，不仅需要明确各学科对问题解决方案的贡献，而且还要延伸各学科的容量，从而变不可能为可能。图4.3就是这样的例子。一名牙列缺损的女性患者因其前牙越来越前移而被转诊到了正畸科。她已经进行了牙周系统治疗，在转诊时牙周膜是健康的，且没有病理性牙周袋。但是，余留牙的牙周组织已经所剩无几。当牙周医生建议内收和压入上切牙时，正畸医生的第一个问题就是："用什么来内收和压入？哪些牙可以作为支抗呢？"答案是没有。

当施加了非常轻的50cN的力量不到1周，磨牙就前倾了。然而牙周医生并没有因此而泄气。她指着颧弓的部位问："我们能用这个部位当支抗吗？为什么不试试呢？"然后他们在颧弓上穿了一个小孔，并用外科不锈钢缝线穿过这个小孔作为支抗，术后即刻加载用以内收和压低切牙。另外14名患者也用了同样的方法。但是，这个方法有其内在的几个弊端，如施力方向有限（Melsen et al. 1998）以及整个过程需要具备专业技能的外科医生手术介入。因此这一方法被植入简便的微种植体所取代（Costa et al. 1998）。微种植体可以应用于口内的其他部位，所以很快就出现了众多骨内支抗系统（Melsen 2004，2005；Melsen and Verna 2005）。如果当时那名牙周医生没有要求正畸医生去尝试"不可能事件"，那么骨内支抗就不会在那时得到发展了。

另一个关于牙周医生和正畸医生合作的例子是，牙周医生可以利用正畸牙齿移动带来的组织反应重建附着高度。这个主题将在第11章中详细讨论（Melsen and Agerbaek 1994）。

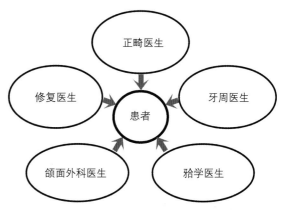

图4.4 成人患者口腔治疗常涉及的学科。

学科间联合治疗小组的建立

学科间联合治疗小组要求成员间不仅有密切的交流而且要求他们有相互的尊重和信任。小组成员通常包括一名牙周医生、一名修复医生、一名正畸医生，有时可能还需要辅助正畸医生的殆学医生和颌面外科医生。在诊断阶段，可能还需要一名放射科医生的帮助；如果患者有肌功能不良或肌紧张需要治疗时，此时将需要一名理疗专家的参与（图4.4）。此外，可能还需要临床医学专业的合作。

在建立问题列表时，小组成员间的合作就已经开始了。患者的主诉通常是想让牙齿更美观。然而即便如此，也应当为每一名成年患者建立全面的问题列表。

问题列表由所涉及专业的牙医共同建立，除了正畸问题外，还包括患者身心健康情况、口腔功能问题、牙周膜和牙齿状况等。学科间讨论所需的资料包括临床检查结果、照片和X线片的分析，以及在某些情况下，相关的特殊检查，如咬

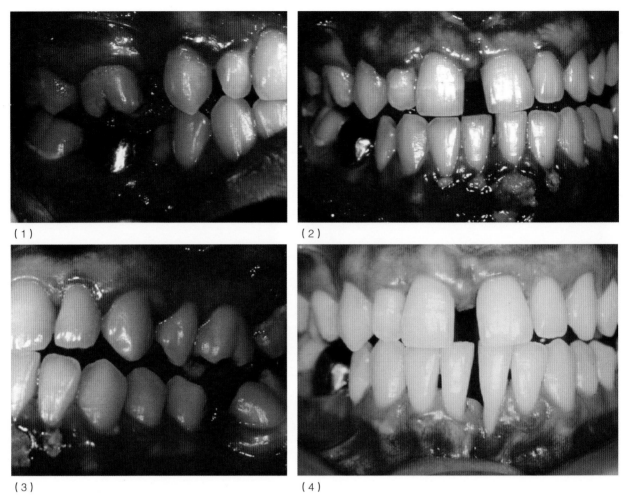

（1） （2）

（3） （4）

图4.5 （1~3）患者上中切牙间有间隙（见第13章），其口内状况和口腔卫生情况很难让全科医生联想到正畸治疗。（4）经过专业的洁治和口腔卫生指导，该患者学会了如何维持良好的口腔卫生并最终进行了所期望的正畸、牙周和修复治疗。（该病例由F. Milano提供）

合力、下颌运动轨迹和肌电图（EGM）。正是在治疗目标确立的过程中，治疗小组成员之间的灵感碰撞使更多的想法变为可能。

牙医在评价一名新患者时往往会有偏见，而这种态度有可能会影响治疗方案的制订。如图4.5，当医生第一眼看到这名患者时，很可能会产生错误的第一印象，认为这名年轻患者是希望关闭他的上中切牙间隙。但是通过检查，医生的第一想法可能是"他是如何想到要正畸治疗的呢？"因为这名患者的下牙列有大量的牙石沉积，因此全科医生的第一印象可能是他并不需要或者不能够保持良好的口腔卫生来进行正畸治疗。牙医为这名患者拍摄了照片，并进行了牙周洁治和刮治，然后对他进行了详尽的刷牙指导以

便他保持良好的口腔卫生。

虽然每个人的刷牙方式不尽相同，但保持良好口腔卫生是患者自己的责任。在此之前没有任何人告诉过他应当如何刷牙。值得欣慰的是，这名患者的依从性非常好。

对研究模型进行检查和测量后，医生告知患者，他的问题并非关闭中切牙间隙这么简单，还要为右上第一前磨牙开辟间隙。下颌的拥挤可以通过关闭下颌磨牙的缺牙间隙来解决。但是治疗的前提条件是保持良好的口腔卫生。关于这名患者的详细治疗情况见第11章。

建立问题列表和设计初步的治疗计划后，应当向患者详细解释问题列表的所有内容。在上述病例中，医生应当让患者明白这些问题之间的关

表4.1　主诉：上中切牙间隙（图4.5）

问题列表	解决方法
口外	
功能：	
舌肌压力大	关闭间隙，修复缺失牙
口内	
下切牙区有大量牙石	专业洁治
牙龈退缩：31，32，41颊侧	下切牙区游离龈瓣移植术
角化龈减少：31，33，41，44	
缺失牙：18，15，14，25，28，36，38	上颌：关闭中切牙间隙，开辟14间隙，固定桥修复
冠修复：46	
咬合：侧方开𬌗	
覆𬌗：0mm	下颌：解除右侧拥挤，为了35牙周健康关闭36缺牙间隙
反𬌗：26/37	
间隙：右上牙列拥挤，上中切牙间隙；右下牙列拥挤，左下牙列间隙	调整弓形、解除反𬌗 纠正息止𬌗位和正中𬌗位的不调，设计可视化矫治目标（VTO）

预后：取决于牙周健康状况。

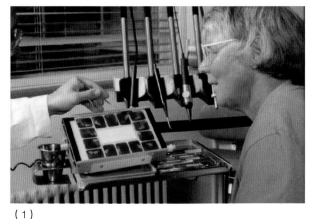

（1）

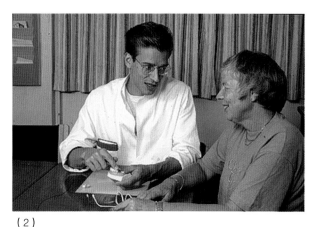

（2）

图4.6　医生或者洁牙士可利用X线片（1）和模型（2）来向患者解释可选择的治疗方案、不同方案的疗程和费用以及不治疗的后果。

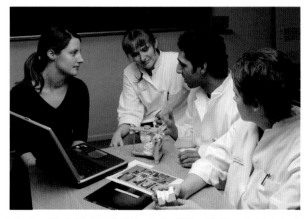

图4.7　治疗组成员们正与患者对话。选择一名医生与患者交流治疗方案，这种方式更具说服力。

系以及不同的症状和指征可能是同一问题的不同表现。医生还应当进一步让患者了解到问题列表中的哪些问题可能解决不了或者只能接受现状。表4.1是一个问题列表和解决方案的示例。

从治疗小组中选择其中一名成员来为患者解释问题列表，确保患者对可能的治疗方案无抵触（图4.6和图4.7）。当有不同的治疗方案可供选择时，应当告知患者每个治疗方案的优缺点。这些可选的治疗方案中，可能包括保留或拔除一颗预后欠佳的牙齿、简单或较复杂的正畸治疗，以及小范围或大范围的修复治疗等。必要信息的缺失或相互矛盾的信息会使患者对治疗产生负面情绪。治疗小组中各个成员的角色和责任在此时应当得到明确分工。

有时让患者在不同的治疗方案中做出选择是非常困难的，医生可以将数字化的病例资料交给患者以便他们有机会同家人和朋友一起探讨他们的问题，但是所提供的信息量不能过多。患者在治疗前、治疗过程中和治疗结束后都必须有充分的知情权。

治疗程序

一旦患者接受了某个治疗方案，这个方案应当反馈到所参与的小组成员中，并拟订一个初步的治疗程序表，放入患者的档案中。如果组员们并不在同一个牙科诊所工作，那么应当对问题列表和治疗目标做一个简短而全面的总结，并发给所有的小组成员。目前，通过网络发送数据和信息已经替代了面对面的会议，但是请记住，成员间互相熟悉、分享信息以及相互尊敬是他们专业上成功互动的前提条件。

根据牙列的变坏程度以及患者的年龄，在正畸治疗前通常需要进行不同的口腔治疗。口腔环境的健康与否对正畸治疗来说是至关重要的，因此，从密切监测口腔卫生情况到更为复杂的恢复附着高度的牙周手术都是非常必要的。正畸治疗后，通常需要进行修复治疗，如单个咬合面的调整或者大范围的咬合重建。

必需的和可选的治疗内容
必需的治疗

成年患者退化性牙列的治疗内容可以分为两大类：必需的治疗和可选的治疗（框4.1）。整个治疗过程应当按照预定的治疗顺序来进行，因为只有在前期治疗成功的基础上才可以进行下一步的治疗。

由于健康的牙周组织是正畸的根本前提，因此每个治疗方案的第一步必须是专业的洁治及刮治，口腔卫生宣教和动员。调动患者的积极性是最重要的，这对治疗中口腔卫生的维护以及矫治后的保持均具有重要意义（图4.8）。

牙周手术必须在患者保持良好口腔卫生的前

框4.1 必需的和可选的治疗内容总览

必需的治疗内容：
- 口腔预防
- 充填治疗
- 牙髓疾病治疗
- 拔牙
- 临时性修复治疗

可选的治疗内容：
- 牙周手术
- 𬌗板
- 种植体修复
- 正畸治疗：大范围/小范围
- 修复重建治疗
- 正颌外科手术

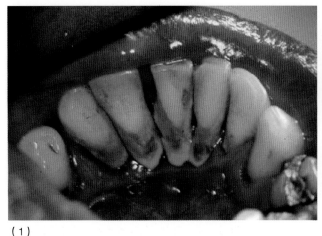

（1）

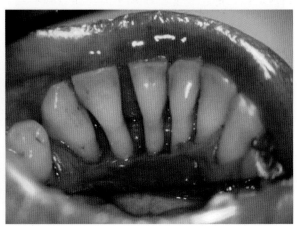

（2）

图4.8 该患者因下前牙间隙逐渐增大而寻求正畸治疗。（1）治疗前口内像；（2）经过洁牙士治疗后的口内像。

提条件下进行，否则将会造成医源性损伤。在基本治疗完成前，不应当用殆板来改变下颌位置。最终的治疗取决于口腔疾病预防的效果。在正畸治疗开始前，必须保证患者的牙周组织是健康的，活动性病变如龋坏和牙髓炎都必须完成治疗。但是在这个阶段不应该进行永久性的修复治疗，因为在正畸治疗过程中咬合关系通常都会发生改变。

只有当患者口腔卫生良好，我们能够预测拔牙间隙可以关闭且不会造成任何医源性创伤，以及该牙齿不用作为临时支抗时，才可以考虑拔牙（见第8章）。由此可见，进行全面的正畸治疗必须满足以下前提条件：牙周组织健康，机体新陈代谢正常，以及患者愿意进行正畸后的修复治疗和保持。在正畸治疗前，只能进行暂时性修复，如需要提供支抗的牙齿做临时冠治疗。

可选的治疗

可选的治疗内容必须在基础治疗成功，即建立了健康的口腔环境的前提条件下进行。从保守治疗的趋势以及观察到深牙周袋可以维持多年的角度看，完全消除病理性牙周袋的要求尚存争议（Badersten et al. 1985）。这种相对保守的牙周治疗是目前普遍认可的，但并不能应用到需要正畸移动的牙齿上。正畸力系统产生的组织反应与无菌环境中的炎症反应基本相当，重要的是它并不会发展成为会导致附着丧失和牙槽骨破坏的细菌性炎症。即便是亚临床水平的炎症也是不允许的，只要有坏死性牙骨质存在，牙周组织就不可能100%健康。对于牙槽骨水平吸收的患者，可以通过牙龈根向复位术来减小牙周袋深度，但是这会导致临床冠变长，对患者来说通常难以接受。进一步的膜龈手术可以降低这种问题的发生（见第13章）。牙槽骨的垂直丧失导致的牙周袋可以通过GTR原理得到很好的解决，可配合使用生长因子，如Emdogain®（Wang et al. 2005）。

需要注意的是，在一些牙周膜看似健康的患者中，仍可能有炎症存在，表现为探诊出血。

Waerhaug（1952）发现牙周深刮很难实现牙根的绝对清洁。他对后期需要拔除的牙齿进行了非常细致的刮治。对于牙周袋深度<3mm的牙齿，刮治是成功的；而对于牙周袋深度为3～5mm的牙齿，成功率下降到60%。对于牙周袋深度>5mm的牙齿，仅靠盲刮并不能有效清洁牙根。牙周袋深度为3～5mm的牙齿，得到彻底清洁的牙根还

表4.2 牙周袋深度不同的牙齿龈下菌斑控制的成败率（Waerhaug 1952）

	牙周袋深度3mm		牙周袋深度3～5mm		牙周袋深度>5mm		合计	
	数量	%	数量	%	数量	%	数量	%
成功	52	83	36	39	6	11	94	44
失败	11	17	56	61	51	89	118	56
合计	63	100	92	100	57	100	212	100

*通过对53颗牙齿的212个面进行评价。

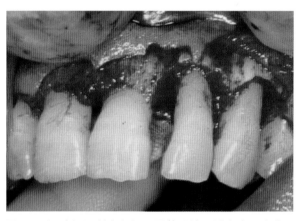

图4.9 经过仔细刮治和根面平整后的翻瓣术中口内像。请注意在闭合式刮治后仍有坏死性牙骨质残留。（由B Ellegård提供图片）

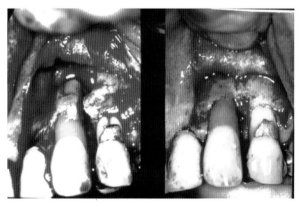

图4.10 （左）经过牙周-牙体牙髓联合治疗的尖牙；（右）6个月后，该牙可以进行正畸治疗。（由B Ellegård提供图片）

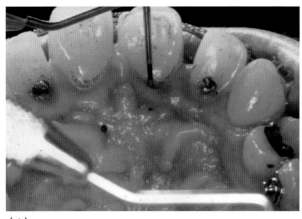
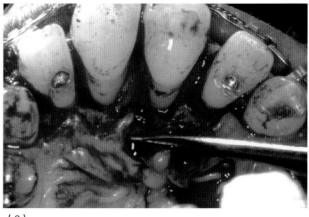

（1）　　　　　　　　　　　　　　　　　　　（2）

图4.11　（1）该患者牙龈外观健康，虽然牙周袋深度超过3～4mm，但医生决定对该患者进行正畸治疗。（2）治疗过程中发现上切牙的腭侧牙龈出现了红肿和探诊出血。翻瓣术中可见上切牙腭侧残留的牙石和坏死性牙骨质，虽然患者在正畸治疗前已进行了闭合式根面平整术。

不到50%（表4.2）。如图4.9，该患者的侧切牙曾由一名非常知名且专业的牙周医生进行了仔细的刮治，但探诊出血情况却一直存在，直到用改良Widman翻瓣术治疗，才发现牙根上仍然残留了坏死性牙骨质和牙石。图4.10这个病例是通过牙周-牙体牙髓联合治疗来促进牙槽骨修复，这为后期的正畸治疗创造了条件。因此，在矫治前处理牙周袋是至关重要的，尤其是当正畸治疗中涉及压入移动时。

图4.11中的病例阐明了减小牙周袋深度的重要性。正畸前这名患者看起来口腔卫生状况很完美，除了有一些较浅的牙周袋。但是，当正畸治疗开始压低和内收具有散在间隙的上前牙时，便出现了探诊出血。通过改良Widman翻瓣术发现有牙石残留。

只有去除这些牙石才可以继续进行正畸治疗。

文献中关于是在正畸前还是在正畸后进行龈瓣移植术有不同观点。近年已不太流行的游离龈瓣移植术通常会导致移植区颜色不一致，这是因为腭部的黏膜比移植区的黏膜颜色浅（图4.12）。因此，如果条件允许的话，结缔组织瓣更具优势，但如果一定要用游离龈瓣的话，可以在正畸治疗前进行，这样正畸治疗过程中的组织改建会减小龈瓣的色差（见第13章）。

对大部分患者而言，一般都有几个治疗方案可供选择。患者问题的解决可能包括大范围或小范围的正畸治疗。大范围的正畸治疗减少了修复治疗的需要，而小范围的正畸治疗则需要较大范

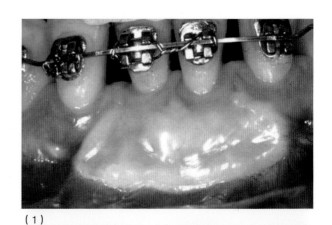

（1）

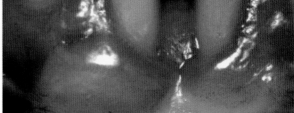

（2）

图4.12　（1）正畸治疗后进行游离龈瓣移植术的效果，色差明显很难让人满意。（2）正畸治疗前进行游离龈瓣移植术的效果，色差不明显。

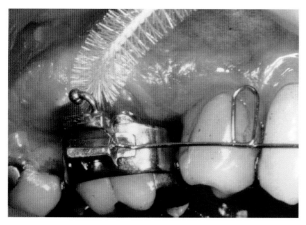

图4.13　粘接矫治器后，应当及时对患者进行特殊的口腔卫生指导。

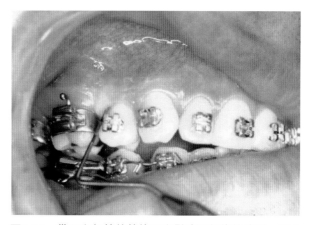

图4.14　带环和颊管的粘接不应影响牙龈缘的清洁。图中该带环影响了常规清洁。

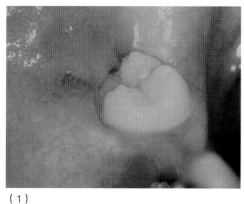

（1）

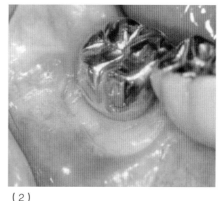

（2）

图4.15　（1，2）通过正畸将患者的第三磨牙移动到牙弓中，但其周围缺乏附着龈，因此需要进行数个龈瓣移植术后才适合做桥基牙。

围的后期修复。在决定治疗策略时，需要充分考虑患者的期望值。在充分告知不同治疗方案的优缺点后，由患者做出最终的决定。对于需要在正畸治疗开始时植入种植体支抗的患者，需要注意的是，种植体的植入部位应当根据预期的牙齿移动来仔细判断。在一些病例中，需要正畸开辟间隙以及改善牙槽骨高度来为种植体的植入创造条件。对于需要正颌手术的患者，其正畸治疗方案应当由正畸医生和颌面外科医生共同商定。

治疗过程中的相互影响

在正畸治疗过程中，患者能保持良好的口腔卫生是非常重要的。医生可能需要反复多次对患者进行口腔卫生宣教，因为粘接固定矫治器后，

常规的刷牙方式已经不再有效，因此需要教会患者新的清洁方式。同样重要的是，带环和托槽的粘接位置不能妨碍患者良好口腔卫生的维持（图4.13和图4.14）。

矫治后的治疗内容

在正畸治疗后修复治疗前，可能还需要进一步的牙周手术治疗。图4.15中展示的就是这样一个病例，由Milano和Guerra医生共同合作努力完成（见第13章）。这名患者下牙列缺损，第三磨牙尚存。医生将第三磨牙前移到一个没有附着龈的部位，因此这颗牙齿不能作为桥基牙。于是，医生又进行了先进的牙周手术，最终用固定桥修复了缺失牙。

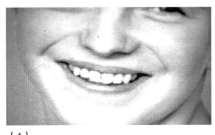 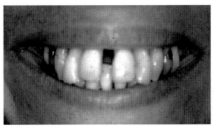 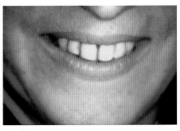

（1）　　　　　　　　　　　　　　（2）　　　　　　　　　　　　　　（3）

图4.16 （1）患者在25岁时拥有动人的微笑。（2）46岁时，她的笑容发生了改变。（3）通过正畸治疗重新获得了令人赏心悦目的笑容。

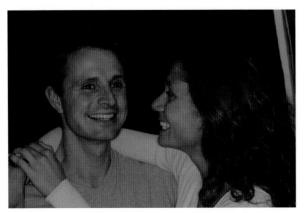

图4.17 对世界微笑，世界也会对你微笑。

患者满意度

患者的满意度与他们所获得的信息量有关，且往往取决于治疗前如何缩小患者诉求与治疗目标间的差异。正畸医生应当充分了解患者的期望值，包括疗程、舒适度以及费用，并根据患者的期望值来设定治疗目标。

当治疗效果略微超出患者的期望值时，患者的满意度是最高的。图4.16中的病例证明了这一点。从图中可以看出，患者从26岁到52岁牙列的破坏情况。该患者在成功地进行了牙周治疗后又要求进行正畸治疗。虽然牙周情况良好，但她还是对牙列的功能和美观表示不满意。尽管正畸可以改善她的情况，但重要的是一定要让患者明白正畸治疗不可能重建她年轻时的笑容。最终，她的笑容得到了很大的改善，中切牙间的"黑三角"也并未困扰患者，因为在她微笑时并不会露出"黑三角"。

患者是否接受自己的笑容，是影响生命质量的重要因素。喜欢自己笑容的人才会笑得更多。著名的丹麦喜剧演员Victor Borge曾说"微笑是两个人之间最短的距离"（图4.17）。

学科间联合治疗病例

查阅学科间联合治疗的病例，请浏览同步网站www.wiley.com/go/melsen。

第5章

治疗计划：3D VTO
Treatment Planning: The 3D VTO

Birte Melsen, Giorgio Fiorelli

应用𬌗图设定治疗目标

　　一旦患者决定接受正畸治疗，具体的治疗计划就可以开始实施。然而，患者在选择合适的矫正器之前，需要确定矫治目标，它可以通过建立三维可视化治疗目标（3D VTO）完成。3D VTO包括结合头颅侧位片的轮廓图与𬌗图，在模型上模拟预期的牙齿移动。由于成年患者的正畸治疗不受生长发育的影响，因此其牙齿的移动目标更容易确定。

　　Bjork和Skieller（1972）结合𬌗图和头颅侧位片描述生长期骨骼和牙齿的变化，使用的𬌗图是通过拍摄模型的二维照片或模型平面扫描获得。

　　Burstone和Marcotte（2000）描述的𬌗图是基于研究模型的图像或数字模型的𬌗面，上下颌关系是在修整模型时用藻酸盐材料或硅橡胶保持所得。

𬌗图的目的

- 评价𬌗关系
- 评估牙列间隙
- 评估牙弓长度和宽度
- 结合侧位片评估牙齿三维移动
- 评估牙齿大小不调
- 评估矫治力系统

　　成年患者的𬌗图通常依据上下颌习惯𬌗位制作，如果下颌计划重新定位或手术，𬌗关系应该相应调整。一旦上下𬌗关系确定，𬌗图结合侧位片就可以描述牙齿三维方向上的移动。过去数年，口内扫描逐渐流行（Aragón et al. 2016；Ellakany et al. 2020；Kwon et al. 2021），它无疑将来完全取代石膏模型。显然，不同公司提供的数字模型分析软件能够代替石膏模型。Xiao等（2020）描述了照片结合锥形束CT（CBCT）和数字模型的最新研究进展。

　　然而，由于许多同行使用石膏模型，我们保留了如何手工制作𬌗图的介绍。

制作𬌗图：手工步骤和一般概念

　　手工制作𬌗图时，需要在模型𬌗面之间放置一层咬合绸（Hanel Articulating Silk®）定位咬合接触点（图5.1）。

Adult Orthodontics, Second Edition. Edited by Birte Melsen and Cesare Luzi.
© 2022 John Wiley & Sons Ltd. Published 2022 by John Wiley & Sons Ltd.
Companion Website: http://www.wiley.com/go/melsen-adult-orthodontics

应该画出下列结构：

牙齿龈缘的轮廓。

切嵴和颊尖嵴。

中央沟和牙尖。

腭皱和腭中缝。

重叠上下殆图的参照点（图5.2）。

一旦影像画在或印在透明纸上，上下颌牙弓可以通过殆接触点进行重叠（图5.3）。

确定中线

制作虚拟治疗目标（VTO）的第一步是在上颌或下颌模型上确定治疗后的中线，通常选择牙弓改变最少的地方确定中线。如果可能，牙列前部的中线应该与面部中线一致，面部中线从患者

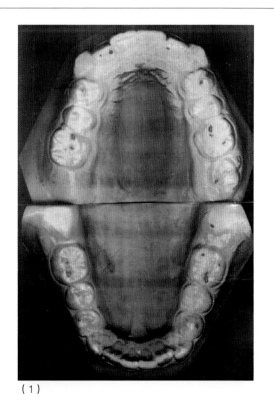

（1）

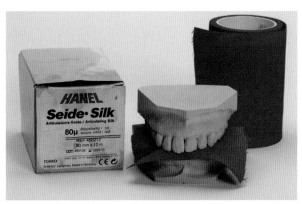

图5.1　为了确定殆接触点放置在研究模型殆间的红色咬合绸。

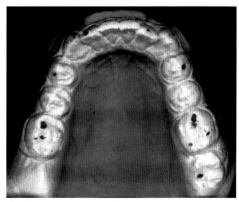

（2）

图5.2　（1）印在透明纸上的上下殆图。（2）直接重叠。

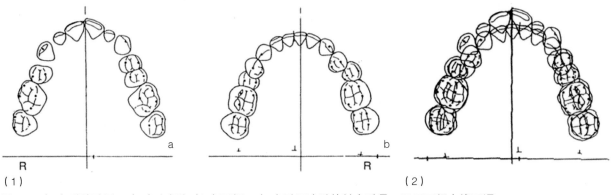

（1）　　　　　　　　　　　　　　　　　　　　　（2）

图5.3　（1）手绘殆图：（a）上颌和（b）下颌。（2）殆图在殆接触点重叠，显示下颌中线不调。

的正面观获得。Burstone和Marcotte（2000）认为面部不对称患者由于双侧标志点不对称，依据骨骼测量确定牙列中线是无效的（图5.4）。通常是将过两侧瞳孔间连线中点的垂线定义为中线（图5.5）。

面部中线在殆图上显示为一点，一旦上颌或下颌牙弓的中线确定，可以通过接触点的重叠把

中线转移到对颌牙弓中（图5.3）。

然而，在确定前牙中线时，需要考虑切牙的近远中倾斜。Burstone介绍了根尖基部中线，而中线的位置会影响到切牙移动到理想位置时的力值（图5.6）。

为了体现牙弓对称性，画在牙弓殆面的中线成为重要的参考标志。牙弓对称的大部分患者，

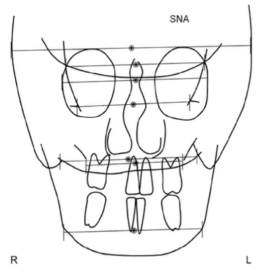

图5.4　头颅正位片显示双侧的标记点和中点，注意面部不同水平处中点的较大变异，这种经常出现的变异使得应用正位片构建面部中线不可能。（摘自Burstone and Marcotte 2000）

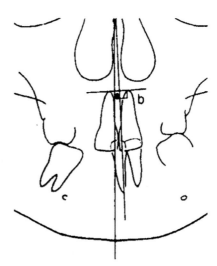

图5.6　倾斜牙齿对根尖部中线的影响。

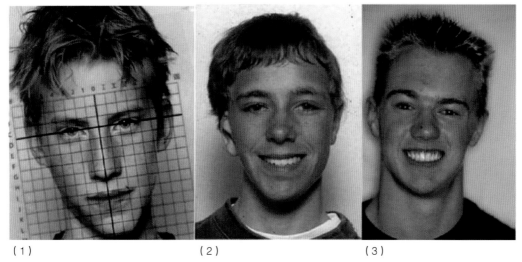

（1）　　　　　　　　　（2）　　　　　　　　　（3）

图5.5　（1）面部明显不对称的患者。面中线定义为通过瞳孔连线中点的垂线。（2）半侧面部短小综合征的患者也是如此。（3）斜头畸形患者正面像显示，殆平面与实际水平面一致，牙列中线与鼻一致，显示不对称更加明显。

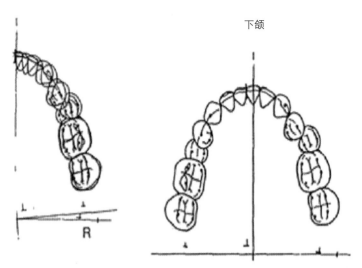

下颌

图5.7　几何中线可以通过折叠殆图使两侧磨牙重叠得到，这只有在局部牙齿没有移动时才能得到，几何中线也可以在数字模型上，通过特殊软件在两侧区域选择对称点得到。

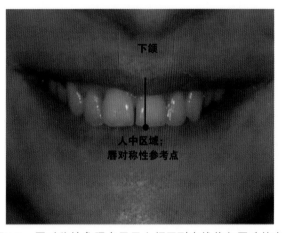

下颌

人中区域；
唇对称性参考点

图5.8　唇对称性参照点显示上颌牙列中线偏向唇珠的右侧。这个点可以标记在殆面，作为确定上颌牙列中线的参考。患者微笑时显示上颌两侧尖牙不对称，右侧比左侧更靠前，提示需要不对称的牙齿矢向移动。

称机制。但它需要确保牙中线与面中线相同或接近。通常是将瞳孔间连线作为参考线，殆平面与之平行，这样面部比殆平面平行于真性水平面的不对称程度减轻（图5.5）。面前部中线参考点和牙列中线应该与瞳孔连线的中点相一致，该参考点可能随着面部其他主要部位的不对称而变化，尤其是鼻部的不对称。作为补充，唇的对称性可以作为参考（图5.8）。

一些面部相对对称的患者表现为牙列中线不调、矢状向不对称或两侧牙弓宽度不同（图5.9）。设定治疗目标时，即使后部牙弓不对称，最重要的是把尖牙排列在对称的位置，临床医生的任务是确定这种改变能够通过牙齿移动或手术进行纠正。

腭中缝代表了后部的中线，它把牙弓分为镜像的两半。如图5.7描述的病例，对称线可以通过对折殆图构建，这个中线称为几何中线。

几何中线定义为殆图的折叠线。如果磨牙没有旋转或倾斜，一侧磨牙与对侧磨牙完全重叠。在磨牙处于直立且没有近远中扭转的情况下，如果一侧比另一侧宽，则几何中线偏离腭中缝（图5.7）。

应用几何中线的优点在于它考虑到使用对

殆图和头颅侧位片的结合

殆图和头颅侧位片的结合按下列方法进行：在头颅侧位图中绘出功能性殆平面，功能性殆平面以前磨牙的长轴的垂线来确定（Burstone and Marcotte 2000）。然而这需要断层片或45°头颅片，因此功能性殆平面由以下连线代替：下颌磨牙的远中接触点与预期的覆殆点的连线。然后通过下颌和上颌切牙的最前点作功能性殆平面的

上颌 下颌

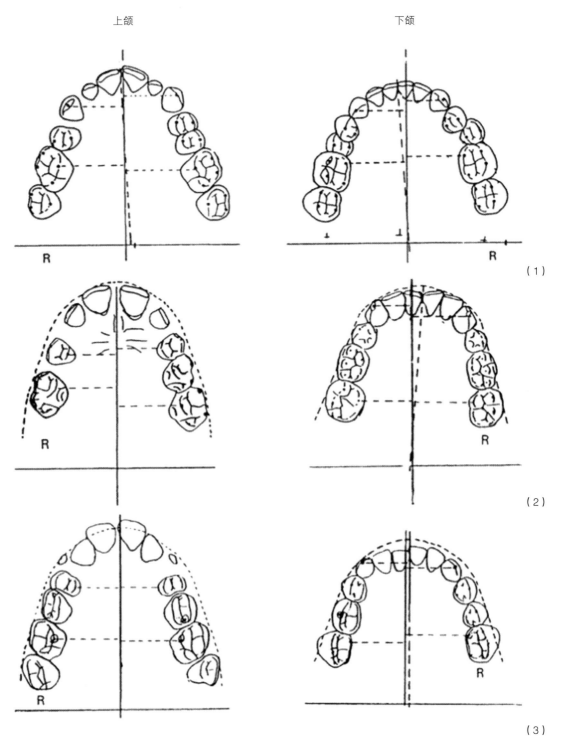

（1）

（2）

（3）

图5.9 殆图样本：（1）上颌殆图，中线与腭中缝一致，采用解剖中线，这个患者是伴有下中线偏斜的Ⅱ类1分类错殆，上颌牙弓向右侧轻度旋转，下颌牙弓向左侧旋转。双牙弓显示矢状向和横向不对称，由于上颌右侧第二前磨牙缺失，右上磨牙向前移位、倾斜和旋转。实线：面部中线。虚线：几何中线。上颌牙弓中线和解剖中线一致，当转移到下颌牙弓时，可以发现上下牙弓中线不一致。下颌殆图几何中线用虚线表示。（2）右侧后牙反殆患者，下颌中线偏向右侧，下颌牙弓向右侧旋转。实线：面部中线。虚线：几何中线。（3）Ⅱ类1分类患者，上牙弓对称，下牙弓向右侧旋转，不对称的磨牙关系使下牙弓右侧leeway间隙不足。虚线：预计的牙弓形态。

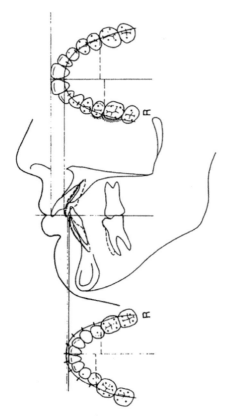

图5.10　殆图与头颅侧位图结合，两侧上颌前磨牙的预计位置已经标出，下牙弓内前磨牙缺失，牙弓中线平行于殆平面。

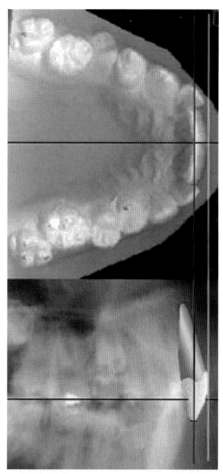

图5.11　如果切牙舌倾，切牙点就不是侧位片上牙齿的最突点，当殆图与侧位片结合时，需要确定选取切端还是牙齿最突点构建殆平面的垂线。但是，殆图与侧位图此点的一致性很重要。上图所示，尽管切牙最突点靠前接近牙龈，但参考标志切牙点定义为蓝线通过的切缘。

垂线。

　　然后，在头颅侧位轮廓图的上方和下方各画一条平行于殆平面的直线，上颌和下颌殆图的对称轴分别与这两条平行线重叠，殆图的矢状向位置由前牙的位置确定，此位置在侧位轮廓图和殆图上一致（图5.10）。

　　垂线可以由通过切缘的垂线代替，而非必须是牙齿轮廓的最前点（图5.11），下颌殆图同样构建，放在侧位轮廓图的下方。殆图的中线平行于殆平面。

确定前牙的移动

　　牙齿移动方案是一个反复确认的过程，要从定位上切牙的位置开始。尽管下颌切牙相对于基骨的位置一直被认为是制订治疗计划的关键，但这并没有科学依据。未治疗高加索人群的下切牙角的标准差为7°，意味着在人群中95%

的人下颌切牙角在80°～118°间变化（Bjork and Skieller 1972），当多个种族样本混合在一起时，下颌切牙角的变异更大，最近的病例对照研究证明下前牙向前倾斜不会对牙周组织造成任何副作用（Allais and Melsen 2003；Melsen and Allais 2005）。由于上颌切牙对面容影响更大，所以治疗目标从确定上颌切牙的位置开始这一点很重要，上切牙唇舌向倾斜度和垂直位置同等重要，放松状态时成人上前牙切缘位于上唇下2～3mm（Al Wazzan 2004），因为上唇的长度随年龄增大而变长，建议年龄较小的患者上切牙暴露应更多（Burstone and Marcotte 2000）。

　　一旦上颌切牙位置确定，所需下颌切牙的移

动就能确定（图5.12）。如果牙齿移动的量不能达到目标，上颌切牙的位置就需要修改，直到下切牙的位置可接受为止。通过反复调整，然后把预期的上下颌切牙位置转移到猞图上。

对于成年患者，上颌切牙的内收常常会影响面型美观，经常出现鼻唇角和上唇相对长度增大，上唇失去支撑显得面容苍老，因此，通过下颌切牙前移来减小覆盖常会取得更好的美观效果。

为了避免治疗结束后上切牙暴露不足，一些正畸学者认为应该避免压低上切牙，但压低过度萌出的牙周损伤的上切牙往往能产生积极效果。纠正深覆猞时，压低或前倾下切牙也很重要（Melsen and Allais 2005）。

确定牙弓形态和大小

接下来，需要确定牙弓的形态和大小。如果不存在横向问题，通过接触点在猞图上所画的弓形不变，从而保持牙弓宽度不变（图5.13），这步在手工操作或计算机模拟是相似的。

如果不存在宽度问题，通过接触点在猞图上画出的牙弓不变，从而保持牙弓后部的位置（图5.13）。Burstone和Marcotte（2000）建议了3种弓形画法：所需使用弓丝的弓形、通过颊尖的弓形和通过接触点的弓形（图5.14）。

下一步，在所选弓形上从中切牙开始标出每颗牙齿的宽度，在磨牙的位置确定后，可以据此

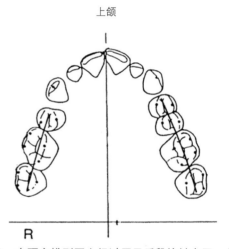

上颌

图5.13 在研究模型图上经过牙弓后段接触点画一条线，牙弓一侧缺失一颗前磨牙，牙弓两侧轻度不同，如果不改变牙弓的宽度，牙弓的形状通过接触点。

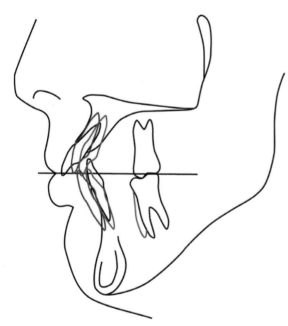

图5.12 一旦上切牙的位置确定，就可以依据形成理想的切牙关系模拟下切牙的移动。下切牙模拟移动到理想的切牙关系的位置，如果理想的上切牙（红）的位置要求下切牙过多地向前移动，则上切牙应放在一个折中的新位置。

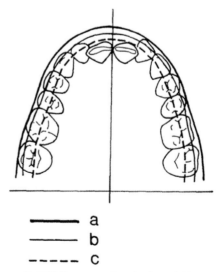

a
b
c

图5.14 3种可能的不同弓形：（a）弓丝的弓形；（b）通过颊尖的弓形；（c）通过接触点的弓形，用作间隙分析。

进行间隙分析（图5.15），这步可以使用公司设计的软件完成。

对于间隙不足，有两种解决方法：减小牙量或扩大间隙。可以使用以下方法实现：

（1）通过切牙唇向移动改变切牙位置，增加牙弓长度，切牙前移1mm产生2mm间隙。

（2）增加牙弓宽度，通过骨性或牙性横向扩弓。

（3）远中移动后牙，需要评价牙齿远中移动所得间隙是否足够解除拥挤。

（4）牙齿减径或拔牙（Ballard and Sheridan 1996）。

如果患者表现为牙间隙，常来自缺牙或牙齿破坏，这需要与其他专业医生商讨治疗方案，关闭间隙或者修复治疗。

计算机𬌗图

治疗目标的设定和3D VTO是个体化治疗计划的重要组成部分，决定了治疗中需要使用何种力学系统来实现所需的牙齿移动。

由于上述的𬌗图手工制作相当耗时，Fiorelli和Melsen（2008）创建了能快速制作VTO的计算机软件。

第一代软件（1998）是针对石膏模型的二维𬌗面影像和头颅侧位片的联合应用而开发，软件所使用的二维影像可以通过平面扫描仪扫描牙模型𬌗面和头颅侧位片来获取，其重叠过程与手工过程相同。后来（2006），软件可以直接输入模型的牙齿大小和位置（She et al. 2021）。

最新的软件则可以将数字的三维牙模型和数字化的头颅侧位片进行结合。步骤如下：

- 确定中线（图5.16）
- 结合侧位片，模型牙列排齐（图5.17）或者数字模型矢状向排齐牙齿（图5.18）
- 确定预期的前牙位置（图5.19）
- 沿横向宽度轮廓和牙弓形状，排齐牙齿邻面接触点（图5.20）

输入限定因素后，从数字模型上输入的牙齿尺寸沿着预定的弓形显示。在𬌗面观上，可以估计牙齿的二维移动和最终的上下牙弓间关系（图5.21和图5.22）。

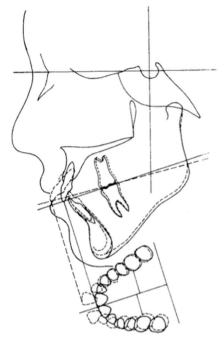

图5.15 𬌗图和侧位片的结合，展示了一名上颌两颗前磨牙拔除和上切牙内收压低、下颌两颗前磨牙拔除的患者。

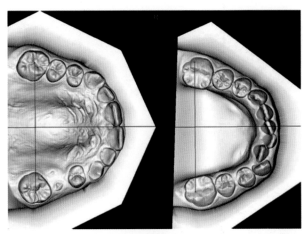

图5.16 确定中线。在上下牙弓中选择对称的一个，其上选取两个对称点，使用软件确定两条对称线。本例中，就是选取上颌第一磨牙对应的牙冠中心作为对称点。相对于对称线，上颌磨牙和牙弓被认为是对称的。下颌牙弓使用不对称的内收或扩弓恢复牙弓对称性。

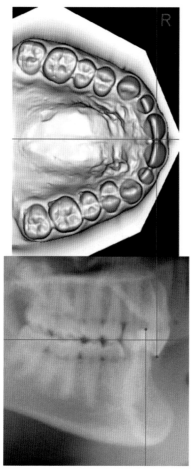

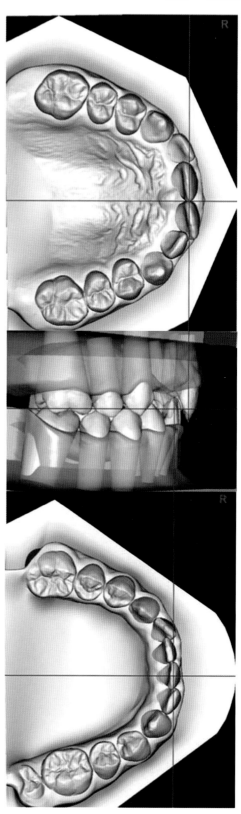

图5.17 将对应的参考点标记在模型的𬌗面和侧位片上，让软件依据𬌗平面和平行排列的对称线排列这些参考点。

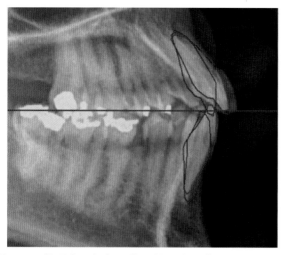

图5.19 将预先画好切牙的形状，在屏幕上从初始位置（蓝色）拖动到预期位置（红色），以确定治疗目标。

图5.18 假若没有提供侧位片，数字模型可以用来确定模型的位置和前牙的移动。

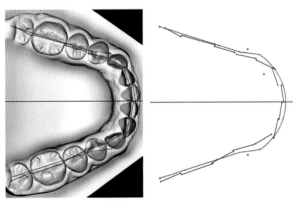

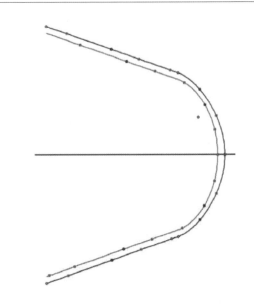

图5.20 T3DO软件通过分割显示出必要的牙齿移动过程。牙齿最初的位置由牙齿的近远中接触点判定，这些点用蓝线连接，T3DO殆图软件显示（牙齿）是如何移动到达最终牙弓上红色的位置。软件演示蓝色线段如何移动到红线代表的弓形上，软件可以在背景中隐藏或显示模型。

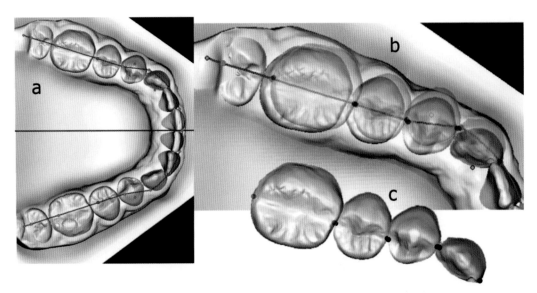

图5.21 相同的排列显示在图5.23中，沿着殆图上的牙弓重叠牙齿。（a）按前述步骤在牙弓上标记出每颗牙齿的近远中径。蓝色代表第一磨牙以前牙齿的接触点，红色代表尖牙以前的牙齿接触点。（b）仔细预测第三象限牙齿的移动，牙齿的外形与它们的近远中边缘和与牙弓的接触点整齐重叠。（c）从36到33预估的最终排齐（二维图像）。

　　改变输入条件，诸如改变牙齿的大小、去除或添加牙齿，初始结果也会随之改变。

　　一旦治疗计划确定，就会生成一个总体清单，呈现重要的治疗目标（图5.23）。

　　虽然计算机殆图快速、准确、易调整，可以得到与先前描述的手工制图相同的结果，多数情况下，正畸医生仅将这种方法用于二维（2D）评估。

　　但是，数字模型的应用为将治疗计划建立在真正的三维（3D）模拟上拓宽了可能。从这个角度看，一些二维分析不可用于治疗评估的固有缺陷将被克服。

　　当认为分析元素对确定治疗目标重要时，应当给予殆图程序更多的输入条件，以在模型上建立三维参考牙弓。

　　为得到良好结果，正畸医生需要在矢向和正

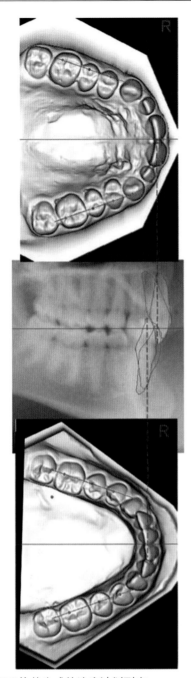

标准测量项目

覆盖和覆𬌗
- 覆盖2.2mm
- 覆𬌗4.1mm

上切牙
- 唇向移动1.9mm
- 压入1.7mm
- 唇向倾斜17.8°
- 初始88.7°
- 预计106.5°

下切牙
- 唇向移动3mm
- 压入2.5mm
- 唇向倾斜12.4°
- 初始93.9°
- 预计106.3°

上颌
- 无移动

下颌
- 无移动

横向宽度
- 上颌前磨牙间距（4-4）：37.3mm
- 下颌前磨牙间距（4-4）：30.8mm
- 上颌磨牙间距（6-6）：47.3mm
- 下颌磨牙间距（6-6）：41.0mm

矢状向对称性
- 上尖牙矢状向对称
- 下尖牙矢状向不对称：43位于33远中0.6mm
- 上磨牙矢状向不对称：16位于26远中1.0mm
- 下磨牙矢状向不对称：46位于36远中2.2mm

图5.22 依据T3DO软件生成的治疗计划列表。

面观确定最终的牙弓位置和预期的Spee曲线（图5.24）。尤其应该重视牙齿在颅面结构中的位置（图5.25）。

一旦三维𬌗图融入数字模型中，就可以从3D的视角以可视化的半自动方式观察牙齿移动。如果可以在数字模型中将每颗牙齿单独分出，可以在三维方向上观察每颗牙齿预计发生的移动（图5.25）。

总之，计算机程序的优点为省时、精确，尤其是可以通过改变简单参数的设置，实现对不同治疗方案的模拟。事实上，当一次治疗模拟完成，医生可以通过以下方法寻找其他的可能方案，如依据侧位片改变切牙的位置、牙弓的大小和形状、对称线、拔牙或非拔牙等。随着参数的改变，软件将重新计算整个模拟过程。

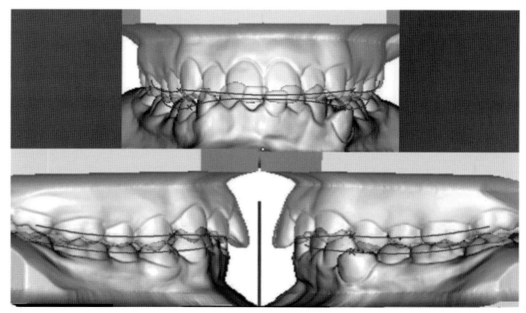

图5.23 T3D殆图。为了产生殆图弓形的三维效果，应用时必须输入参数以确定Spee曲线和牙弓形状。

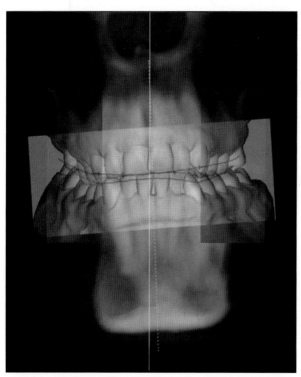

图5.24 模型和CBCT的重叠帮助设计两侧后牙的垂直位置，达到正确的殆平面。这个病例，需要压低右侧上颌后牙，纠正殆平面倾斜。

对患者要求的回应

成人正畸治疗的成功很大程度上依靠团队的合作。相较于汽车产业，Iacocca认为成功依赖于爱你的顾客，并有好的产品能够交付给他们（Iacocca and Novak 1986），所以一辆汽车必须是性能可靠、性价比高，满足顾客的需求。赛车不能满足一个4个孩子家庭的需求，而爱顾客意味着意识到他们的需求。借用Iaccoca的名言到成人正畸中，我们需要发现患者的需求、了解他们的期望，根据患者的实际情况为其提供可以满足其需求的候选方案，这一切的实现都依赖于前面提到的一系列工作框架以及正畸医生的能力。

制订成人治疗计划时，修复、牙周和正畸医生的交流至关重要。评价间隙如何解决，需要考虑每颗牙的预后，需要确定哪些牙需要保留、哪些牙需要拔除，较差的预后与牙周支持不足有关。治疗方案的反复修改可能产生不同的替代方案，而在最终决定前需要衡量每个方案的利弊。

不同的方案可以通过计算机程序研究和比较，某个专家的意见可能是最佳的。由于正畸的成功需要一同合作，所以在会见患者之前，所有专家应取得一致意见。可选择的方案需要讨论，以尽量达到患者预期，切实可行的方案才能得到患者满意。

正畸治疗：艺术还是科学

Melsen（2020）评价了正畸的科学性，她认

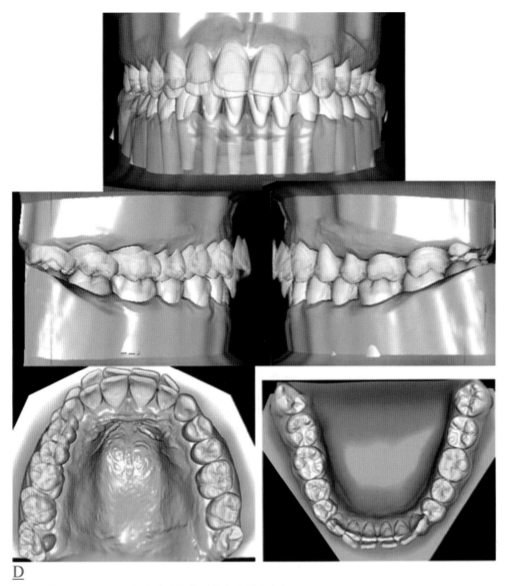

图5.25 使用T3DO软件三维预测牙齿移动（从黄到白）（译者案）。

为正畸与科学联系很少。科学的特征在于一个可以定义并被支持或推翻的假说。她的文章旨在重新分析矛盾的观点在骨生物学和正畸学上的不同含义，正畸的治疗目标是美观，现在趋势集中在效率和市场，而不是病例个体的治疗，以及最终的治疗目标与生长、功能的分离和对"稳定"一词理解的欠缺。

正畸治疗通常分阶段进行，这个阶段更多的与矫正器相关，而不是治疗的阶段。这种方法可能可以用于生长发育期的个体，但成年正畸的阶段通常由特定牙齿的移动决定。为了避免各阶段中不同的力系统之间的相互干扰而产生不利的影响，有些阶段不得不单独进行。

成年患者矫正计划的制订很少只由正畸医生单独决定，而是与其他专业共同制订，商讨最多的是牙周医生。

成人治疗经常需要特殊设计的矫正器且能三维控制牙齿移动，另外需要特殊考虑支抗。通常应用在儿童正畸的直丝弓矫正技术很难应用在牙齿条件不佳的成年患者中。另外，儿童正畸治疗的疗效是生长和治疗综合作用的结果，成人治疗的结果则是对矫治力以及正常或异常的功能作用力的更直接的反应。

第6章

组织反应
Tissue Reaction

Carlalberta Verna, Birte Melsen

矫形效应

成人患者的正畸治疗原则主要是进行牙齿移动和配合正颌外科进行正畸治疗。然而，有临床病例显示即使是成人患者，在使用Herbst矫治器和/或进行下颌前移时，也可以产生一定的矫形治疗效果。

Herbst矫治器

以非人类灵长类动物为研究对象的实验发现，Herbst矫治器不仅可以引起年轻动物，也可以引起成年实验动物发生髁突改变和关节窝的改建（Woodside et al. 1987；Voudouris et al. 2003a, b）。尽管翼外肌的活跃性与生长改形没有直接的关系，但连接髁突与关节窝的韧带的相互拉伸可能在新骨形成中发挥作用。

年轻成人患者轻度的骨骼不调可以通过Herbst矫治器进行矫正。Paulsen和Karle（2000）使用Herbst矫治器治疗了两例20岁的安氏Ⅱ类患者，他们发现髁突有新骨形成。同时，他们在正畸曲面断层片和计算机断层扫描（CT）上均发现了远中颅骨的骨沉积。这与Ruf和Pancherz（1999）的研究结果相一致。该研究发现，对于青春生长进发期之后的患者，Herbst矫正Ⅱ类错𬌗的效率最大。年轻成人患者可以发生颞下颌关节、髁突以及关节窝的改建已经得到磁共振和三维X线检查的证实（图6.1）。因此，Ruf和Pancherz（1999）认为Herbst矫治器可以作为成人骨性Ⅱ类正颌手术临界患者的另外一个可以选择的治疗方法。

下颌前移

Korn（个人交流，2006；见病例6.1）通过成功的下颌前移治疗证实了即使成人患者颞下颌关节也具有一定的改建能力。他认为下颌前移的方法可以为拒绝手术的患者提供一个手术以外的治疗选择。前移下颌时，上下颌牙弓要进行协调匹配，这样前移后上下牙弓可以咬合到一起。虽然起初会引起双重𬌗，但在5年的追踪观察中，患者的下颌也没有后退到后退接触位。需要强调的是，在这些病例里，髁突和关节窝会发生何种组织学反应仍然需要进一步详尽的研究。

Adult Orthodontics, Second Edition. Edited by Birte Melsen and Cesare Luzi.
© 2022 John Wiley & Sons Ltd. Published 2022 by John Wiley & Sons Ltd.
Companion Website: http://www.wiley.com/go/melsen-adult-orthodontics

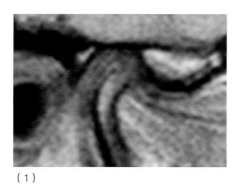

（1）

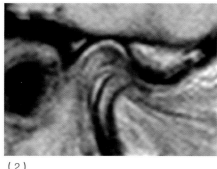

（2）

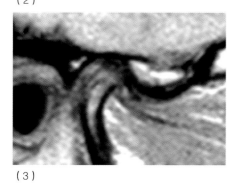

（3）

图6.1 （1~3）一成人患者在Herbst矫治器治疗后的颞下颌关节的磁共振检查：在髁突和关节窝区域发生了组织改建。（由S Ruf教授提供）

病例6.1：成人患者下颌前移治疗前后（由M Korn医生提供）

47岁女性，安氏Ⅱ类1分类错牙合畸形，口内牙齿缺失不全，第二磨牙均已丧失。患者为了减轻牙列磨耗和避免正畸治疗对牙列拥挤进行了不尽如人意的贴面修复。目前伴有持续的颞下颌关节紊乱症状。由于患者不考虑正颌手术治疗，于是采用了下颌前移治疗方法。患者首先戴用咬合平面导板11个月。采用手术方案的移动方式进行正畸牙齿移动，患者同时训练下颌进行前移达到双重咬合安氏Ⅰ类位置。治疗结束时，她已经不能后退下颌到她最初的位置。随诊8年观察，患者仍

然是安氏Ⅰ类关系，没有出现双重牙合。

上腭扩展

上颌牙弓可以通过开展腭中缝或牙槽突的改建实现扩弓。随着恒牙牙列的建牙合，腭中缝显示出紧密骨整合，扩弓就会变得困难（Melsen 1975；Persson and Thilander 1977；Knaup et al. 2004）（图6.2）。

快速腭开展可以通过上腭粘接矫治器来实现，骨开展对于整个扩展效果的贡献与腭中缝打开程度相关。对使用Hyrax扩弓矫治器进行上腭快速扩弓后的组织活检发现，替牙牙合儿童的腭中缝可以打开。腭中缝区域的成骨细胞的增加和类骨质的形成提示在生长刺激下腭中缝区域的骨生长，从而有助于解决横向关系。一旦建立了骨的致密结合，快速腭开展会发生腭中缝内或腭中缝旁的骨折（Melsen 1972）。由于此时腭中缝打开存在难度，可以采用外科辅助快速腭开展（surgical-assisted rapid maxillary expansion，SARME）进行扩弓。通过外科手段辅助进行上颌腭骨的扩开，使得扩弓时候对于后部牙齿的力量可以得到释放，从而降低了颊侧产生骨开裂的可能。外科辅助上腭扩弓和快速腭开展所引起的骨折效应在组织学上的反应与牵张成骨比较类似。

根据扩弓程度的不同，腭中缝会出现不同程度的出血。根据Chang的看法，血块的形成和血管的形成对于新骨形成起着关键作用，其中管周细胞对于成骨起着主要作用（Chang et al. 1997）。最近有研究发现牵张成骨后，凝血块中的凝血酶相关肽会促进骨的再生，从而证实了凝血块对于组织愈合有着促进作用（Amir et al. 2007）。与此同时，由于牵张力会引起管周细胞向骨原细胞分化，受牵张的骨膜在组织愈合过程中也发挥着作用（Kanno et al. 2005）。另外，尽管手术辅助腭开展降低了颊侧骨开裂的概率，但在这个过程中，上切牙牙周受损的潜在风险也要有所考虑（Cureton and Cuenin 1999）。

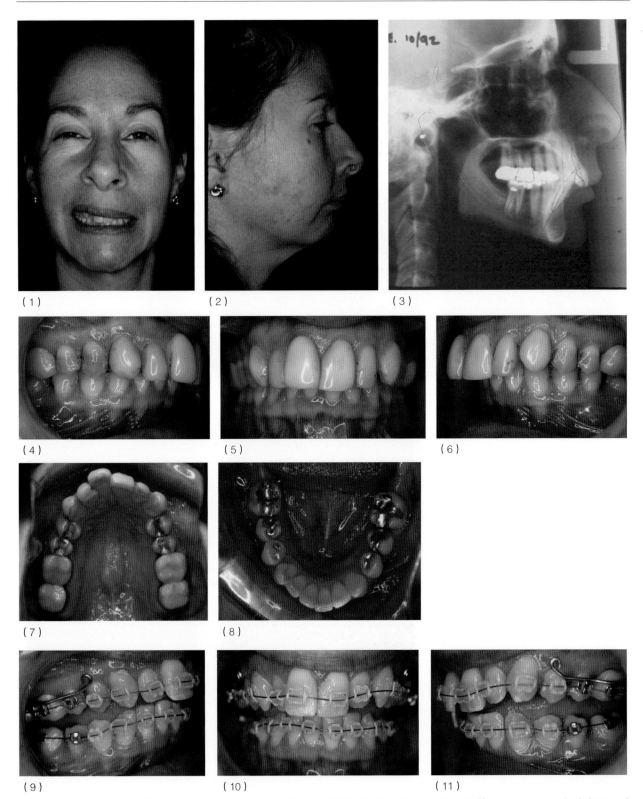

（1） （2） （3）

（4） （5） （6）

（7） （8）

（9） （10） （11）

病例6.1 （1～8）治疗前。（9～16）通过固定正畸矫治器和平面导板进行牙弓的排齐与整平。（17～23）治疗后：建立了双重𬌗。（24～28）治疗后5年：下颌无法后退至安氏Ⅱ类咬合。

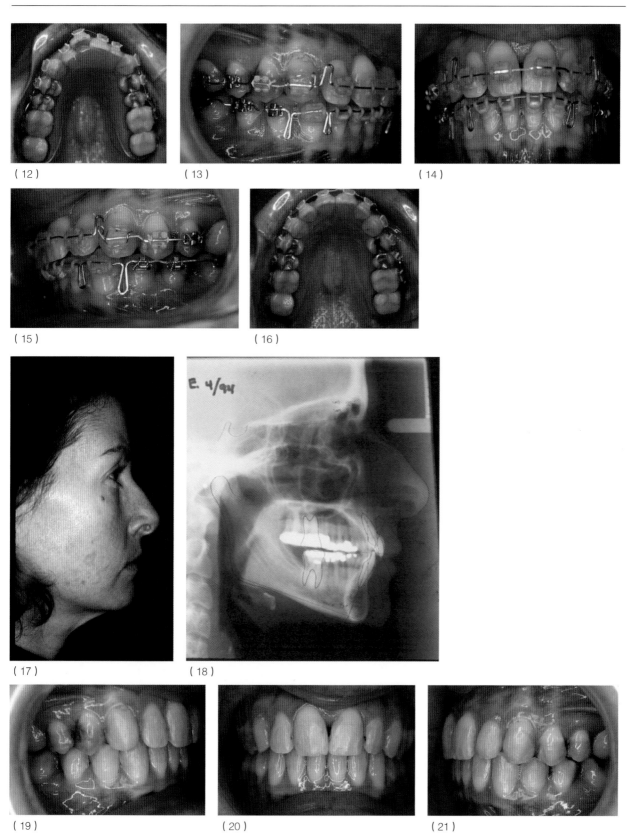

(12)

(13)

(14)

(15)

(16)

(17)

(18)

(19)

(20)

(21)

病例6.1（续）

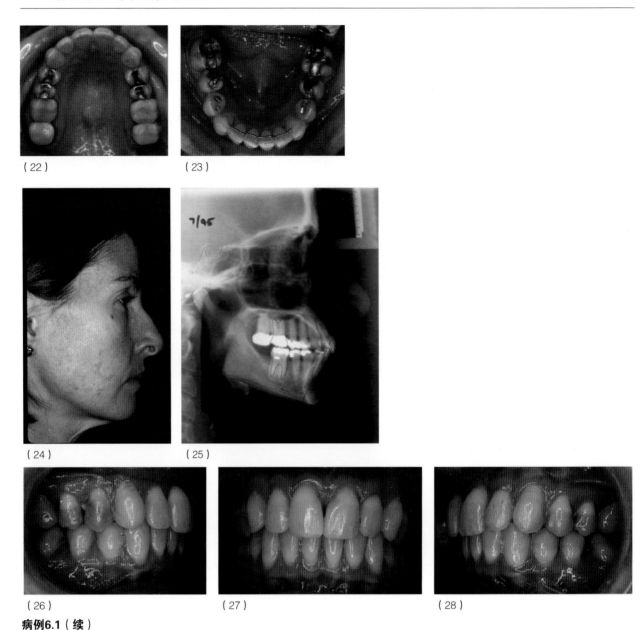

（22）　　　　　　（23）

（24）　　　　　　（25）

（26）　　　　　　（27）　　　　　　（28）

病例6.1（续）

成人患者的正畸矫治效应

正畸力引起的组织学反应

正畸力所引起的组织学反应是正畸矫治器所产生的机械刺激与牙槽骨的改建生物学行为相互作用下产生的。临床医生可以控制矫治器的力学特性。受机械刺激影响的组织有牙根表面、牙周膜（PDL）和牙槽骨。每一种组织都有自己的细胞、细胞外基质以及机械特性，其生物学行为由局部和系统的因素进行控制（Verna et al. 1999）。

正畸的牙齿移动是一种特殊的机械载荷形式，施加到牙齿上的力通过牙周膜传导到牙槽骨。这种机械性能因其传导介质的不同而变得复杂。引起牙齿移动的牙槽骨壁的组织反应要晚于牙周韧带的反应。然而，牙齿移动取决于牙周膜周围牙槽骨的骨代谢，二者之间的相互作用关系仍然在正畸研究领域中有争议。我们仍然不太清楚将机械刺激转化成生物学反应的级联反应过程中的所有细节。细胞学研究发现，由于细胞几乎无法区分压力和张力，因此关于压力和张力的传统讨论已经变得无关紧要，但是细胞会对不同的力值做出不同的反应（Ehrlich and Lanyon 2002; Benjamin and Hillen 2003）。

当治疗成人患者时，我们要特别注意与年

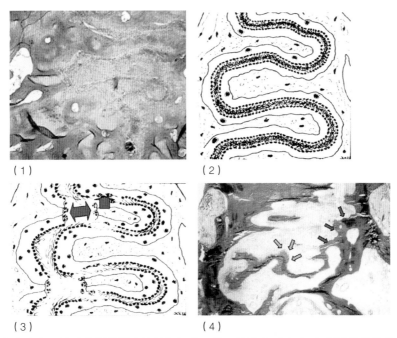

图6.2 （1）一名14岁女孩在尸检时获得的腭中缝的组织学图像。请注意图中（2）所示的骨缝的交错密合程度。（3）说明上颌密合的腭缝扩张后的结果。这种扩张很可能导致骨折甚至延伸到腭缝。红色箭头所示的破骨细胞，提示了这些骨折缝的修复。（4）扩弓后6周活检的组织学图像。注意在扩张过程中产生的骨折修复。（*Trans Eur Orthod Soc* 499–507，经欧洲协会许可）

龄相关的生理性反应（Barnett and Rowe 1986；Jager 1996；Krall et al. 1997；Johnson et al. 2002；Jonasson 2005；Misawa-Kageyama et al. 2007）以及成人患者中比较常见的代谢性疾病和慢性疾病（Johnson et al. 2002；Verna et al. 2003，2006；Kalia et al. 2004；Vera et al. 2006）。除了与年龄相关的生理反应外，对于相同的刺激做出的反应也存在着明显的个体差异。利用狗作为研究对象的动物实验也证实了这一临床现象（Pilon et al. 1996；von Bohl et al. 2004a）。

经典的压力-张力模型

在众多的组织对正畸力的反应的经典学说中，压力-张力模型学说将压力区和张力区进行了明显划分（Reitan and Rygh 1994）。这一学说认为：加力后，几分钟内牙齿就由于牙周膜的挤压而发生了向加力方向的移动，在张力侧，牙周膜会增宽，几小时内血管直径增加。

电子显微镜观察发现，压力会使血管受压发生阻塞，血液成分向外流出。成纤维细胞表现

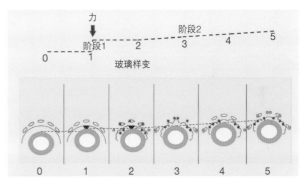

图6.3 牙齿在骨内移动示意图。当玻璃样变发生时（1）牙齿不会发生移动。直到玻璃样变区域通过非直接吸收被移除才会发生移动（2）。当没有发生玻璃样变时，骨被来自牙周膜的破骨细胞直接吸收。［引自并授权于图书Melsen B, Fiorelli G. *Biomechanics in Orthodontics, A Multimedia Textbook*, pp.38–67. Arezzo, Italy: Libra Orthodonzia中的章节: Verna C (2000) Biology of dental movement.］

为内质网肿胀，随后细胞质膜破裂和细胞质丢失（Rygh and Brudvik 1995）。然而，牙周膜的胶原纤维虽然保持着带状形态，但这些区域会呈现出玻璃状外观使得该过程被称为玻璃样变，这实际上是由缺血引起的无菌性坏死。玻璃样变区域被

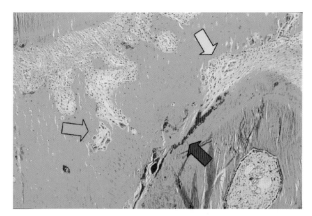

图6.4　大鼠上颌第一磨牙受到正畸力21天后的横截面组织切面。当牙周韧带过度挤压，玻璃样变发生（红箭头），邻近玻璃样变区域的骨组织被来自骨髓的破骨细胞吸收（绿箭头）。牙周膜的宽度没有由来自牙周膜的破骨细胞发生的骨吸收时的牙周膜区域那么宽（黄箭头）。
［引自并授权于图书Melsen B, Fiorelli G. *Biomechanics in Orthodontics, A Multimedia Textbook*, pp.38–67. Arezzo, Italy: Libra Orthodonzia中的章节: Verna C (2000) Biology of dental movement. ］

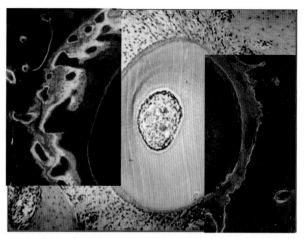

图6.5　对大鼠施加正畸力后在牙槽骨区域发现骨形成标志物（黄色四环素和绿色的钙黄绿素）。在施力方向上的骨吸收扇形区域没有发现骨形成标志物（右边）。而在另外一侧，出现了宽条的骨形成标志物，有典型的新骨形成。
［引自并授权于图书Melsen B, Fiorelli G. *Biomechanics in Orthodontics, A Multimedia Textbook*, pp.38–67. Arezzo, Italy: Libra Orthodonzia中的章节: Verna C (2000) Biology of dental movement. ］

巨噬细胞去除，不会产生褶皱边界。牙齿直到覆盖在骨表面的发生玻璃样变的牙周膜被从骨髓海绵间隙中招募来的破骨细胞吸收后，才会发生移动（如果没有海绵骨，则从皮质下骨髓中招募破骨细胞，图6.3）（Baron 1975a）。一旦潜掘性或间接吸收到达牙槽骨壁，牙齿会松动发生移动，在轻力作用下，破骨细胞直接作用于牙槽骨壁，牙齿移动方向上的牙槽骨吸收会持续进行，这种牙槽骨吸收称之为前沿或直接吸收。如果力值较高，引起局部缺血，就会再次引起玻璃样变，来自骨髓间隙的破骨细胞就会进行间接骨吸收（图6.4）。随着牙齿的移动，张力侧会出现骨沉积（图6.5）。

　　张力-压力理论被认为是最先进的理论，无数研究采纳了这个理论（图6.6）。然而，压力侧牙周膜内发生的变化仍然存在质疑。基于牙周膜的物理学特性，牙周膜是一个持续的流体静力学系统，Bien（1966）认为在物理学意义上无法在牙周膜内进行压力区域和张力区域的划分。因此牙周膜内最初的力值分布是不稳定的，所引起的变化也是无法维持的。Isaacson等的研究也支持以上

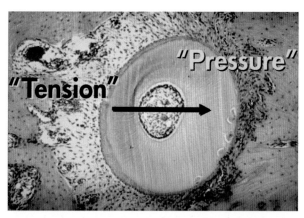

图6.6　受到如图箭头方向的力量后的牙齿初始移动。在受力方向上，牙周膜最初变得狭窄，在不同的力量分布区域，分别出现直接或非直接的骨吸收。此区域一直被称之为压力（Tension）侧。在对侧，牙周膜增宽，在成骨细胞作用下发生骨沉积。此区域传统上称之为张力（Pressure）侧。［引自并授权于图书Melsen B, Fiorelli G. *Biomechanics in Orthodontics, A Multimedia Textbook*, pp.38–67. Arezzo, Italy: Libra Orthodonzia中的章节: Verna C (2000) Biology of dental movement. ］

理论。Nanda和Heller（1979）也曾质疑牙周膜所起的决定性作用。他们的研究发现在牙齿移动之前的牙周膜的生物学改建不能改变牙槽骨的组织反应。他们认为骨骼的变形可能是引起牙槽骨改建的一系列反应中的主要刺激因素。

牙周膜内变化引起的牙齿移动和骨骼变形引起的牙齿移动，这两者对牙齿移动的贡献目前仍然没有一致见解。有些学者将牙齿最初移动的重要原因归结于骨骼弯曲变形（Roberts et al. 1992）。骨骼弯曲所引起的反应与最初的力值成一定的比例关系（Grimm 1972）。Storey（1973）的研究结论与上述说法正好相反，他用啮齿类动物为模型，发现骨骼弯曲变形的程度比仪器的0.1mm的探测阈值还要低，因此认为骨骼弯曲变形与牙齿移动没有相关性。由于区分牙周膜内的移动和骨骼弯曲在方法学上仍然存在问题，因此目前仍然无法得到实质性的结论。尽管关于牙齿移动的方式、问题都存在着争议，压力-张力理论仍然是目前有关牙齿移动的主流理论。

研究组织反应的另一个方法是从机械载荷角度进行分析。载荷会引起两个主要组织（牙周膜和牙槽骨）的一系列反应，最终达到相同的效果，即支持组织的改建和重塑。牙周膜传统上被认为是骨吸收和骨形成的策划者。但是由于骨骼里感知机械载荷的主要细胞是骨细胞，牙周膜的策划者角色就显得如此不可思议。

牙周膜

间歇的殆力所产生的牙周膜的张力，可起到维持牙槽骨的作用。当殆力缺失的时候，牙槽骨的密度就会显著降低（见第3章，图3.21）（Picton 1964）。

如果牙齿受到一个和正常行使功能时受力方向不同的载荷或持续时间不同的载荷时，就可以产生在具有黏弹性的牙周膜内的永久移动。应力/应变分布的变化引起液体的分布发生改变，由于牙槽骨表面存在一定的倾斜角度，水平力会转化成剪切力，因此牙齿会被伸长。此效应被称之为锥形效应，锥形效应大小取决于牙槽骨的倾斜程度。通常嵴上纤维会对抗此效应，但是当牙周膜受到损害时，牙齿就会伸长。对于伴有牙槽骨边缘丧失的成人患者，伸长效应会更明显。因而施加的力应该带一点压入分力以避免牙齿伸长（图6.7）。

当正畸载荷施加到牙周膜纤维后，牙周膜细胞和细胞外基质会发生形变，机械强度会降低，压力侧更为明显（Fukui 1993）。这些变化也会发生在邻牙（Ki 1990），但在保持阶段会很快恢复（Fukui et al. 2003）。

体外研究发现，细胞的变形和代谢活动相关（Chicurel et al. 1998）。细胞骨架可能是机械载荷的传导器之一。它可以通过糖蛋白整合素与细胞外基质传递信号（Talic et al. 2004）。已经有研究证实，细胞通过张力结构维持组织形态。细胞天生就会对通过细胞表面受体传导的机械刺激产生即刻反应（图6.8）。生理上，细胞骨架耦合到细胞外基质，这就使细胞反应调节升高到基因调节水平（Ingber 1997）。从这个角度而言，载荷传导通路上细胞膜的完整性就需要考虑进去，因为有研究证实创伤会增加机械敏感性（Wan et al. 1999）。牙周膜细胞在正畸力下会经历细胞膜断裂和愈合的过程（Orellana-Lezcano et al. 2005）。

牙周膜内液体的流动产生剪切力，从而引起

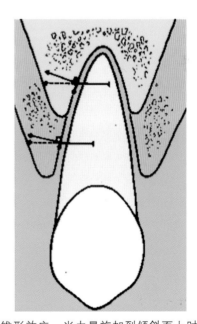

图6.7 锥形效应。当力量施加到倾斜面上时，力量会分解成水平分力和垂直分力。垂直分力通常被嵴上纤维分担，但当牙周膜状态不良时，会发生牙齿的伸长。[引自并授权于图书Melsen B, Fiorelli G. *Biomechanics in Orthodontics, A Multimedia Textbook*, pp.38-67. Arezzo, Italy: Libra Orthodonzia中的章节: Verna C (2000) Biology of dental movement.]

细胞膜的断裂和愈合，导致细胞膜的变形（Bien 1966）。牙周膜内液体的动态变化主要由血液系统提供，血液为牙周膜提供了牙周膜改建所需要的细胞和氧气（Rygh et al. 1986）。牙周膜50%的空间被血管占据，靠近骨的部分血管所占比例最高。加力24小时，在压力侧，部分或完全的血管阻塞导致了玻璃样变的发生。而在张力侧，血管扩张。加力7天后，在压力侧，随着血管组织进入玻璃样变组织，新的血管形成，而在张力侧，血供仍然处于增加状态（Khouw and Goldhaber 1970）。经证实，牙齿移动时血管密度和分布的变化与神经反应有一定的关系（Vandevska-Radunovic et al. 1997）。

与合成代谢相关的细胞池有牙周膜成纤维

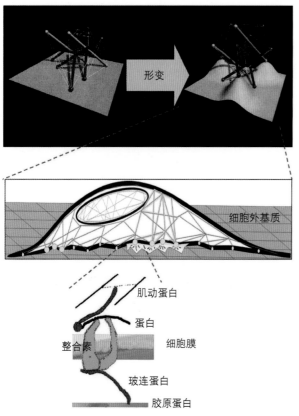

图6.8 细胞发生张–拉整体效应时的结构图。受到机械刺激后，细胞外基质（ECM）沿着细胞表层发生形变（上图）。细胞通过整合素黏附到细胞外基质（中图），整合素是将细胞外基质和内部细胞骨架连接起来的蛋白质（下图）。支持细胞结构的细胞骨架因此发生了改建，将信号在细胞核水平进行传递。［来自Ingber DE (1998) The architecture of life. Sci Am 278, pp.48–57, 得到Scientific American的引用授权］

细胞、成骨细胞和成牙釉质细胞。骨祖细胞存在于靠近牙槽骨壁的牙周膜的血管环境中。Pavlin和Gluhak-Heinrich（2001）认为诱导细胞的分化和细胞功能增加是骨祖细胞受到成骨载荷后的主要反应，提示机械信号的目标可能是成骨细胞前体细胞，并不伴有最初的细胞增殖反应。通过龈沟液检测提示最终效果会导致胶原蛋白的增加，细胞外基质合成增加，抗凋亡因子的上调和基质金属蛋白酶8的分泌增多（Danciu et al. 2004；Ingman et al. 2005）。分解代谢活动主要与由造血系统的单核细胞系分化而来的破骨细胞相关。牙槽骨壁上首先出现的吸收细胞是破骨细胞。破骨细胞来源于牙周膜细胞池中破骨细胞前体细胞有丝分裂后的融合（Tsay et al. 1999）。根据Rody等（2001）的研究，破骨细胞来自骨髓，因为加载第一天后骨髓中就存在明显的细胞增殖（图6.9）。

生化方面，机械刺激会引起前列腺素表达量的上调、一氧化氮的释放和内皮型一氧化氮合酶的表达调节。一氧化氮和前列腺素被认为是传导途径中的第二信使（Burger and Klein-Nulen 1999）。牙周膜中感觉神经末梢P物质的释放增强了前列腺素的释放，促进白细胞的游走和淋巴因子的分泌，接着引起细胞内第二信使的明显增加（cAMP，cGMP）（Davidovitch et al. 1988；

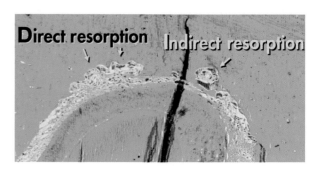

图6.9 大鼠牙根受到正畸力21天后的组织切面。在不同的应力–应变区域，在压力侧可以看到直接吸收（Direct resorption）和非直接吸收（Indirect resorption）。［引自并授权于图书Melsen B, Fiorelli G. *Biomechanics in Orthodontics, A Multimedia Textbook*, pp.38–67. Arezzo, Italy: Libra Orthodonzia中的章节: Verna C (2000) Biology of dental movement.］

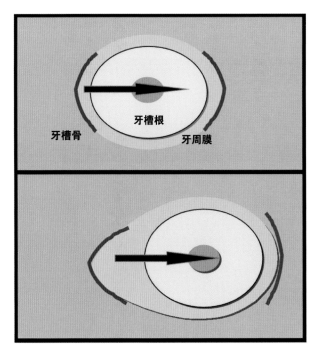

图6.15 牙槽骨受到向右侧的正畸力后形变的水平面示意图。在牙齿移动方向侧，由于牙周膜纤维没有受到牵拉，骨表面没有明显的凹陷。在另外一侧，由于牙周膜纤维受到牵拉，骨表面变得明显凹陷。在没有明显凹陷的一侧，骨吸收为主，而在凹陷侧，则会发生骨形成。骨表面形态的改变称之为局部应变操作器，控制着机械形变的生物学反应。［引自并授权于图书Melsen B, Fiorelli G. *Biomechanics in Orthodontics*, *A Multimedia Textbook*, pp.38–67. Arezzo, Italy: Libra Orthodonzia中的章节: Verna C (2000) Biology of dental movement.］

吸收区还是形成区与牙槽骨壁的表面曲线形态有一定的关系。当牙齿移动时，所谓的"压力侧"变得较为扁平（凹陷程度较低），而另一侧在张力下被牙周膜纤维牵拉往往会变得更凹陷（图6.15）。有限元分析（FEA）被用来研究正畸力从牙齿向牙槽骨的传导。在模型设置时，只有牙周膜被设置为固态且应力和应变存在线性关系时才能观察到压力侧和张力侧。然而，将具有黏弹特性的牙周膜想象成固态显然是不合适的。当材料的物理特性和形态被切实地考虑进去后会发现，牙槽骨受到的刺激不能简单地解释为压力和张力。当牙周膜被考虑为非线性物体，施加较小的力量时，张力的表达远远超过压力（Cattaneo et al. 2005）。在"压力侧"，牙周膜纤维变得卷曲，没有力量传递给牙槽骨壁。在骨表面发生的直接骨吸收可以被称之为骨改建，因为应变比Frost（1996b）定义的最小有效形变（MES）要小。即使很小的正畸力也能引起牙齿移动的现象很好地支持了上述理论（Wrinstein et al. 1963；Ren et al. 2004）。如图6.16所示，骨骼在力的方向上不存在张力，仅仅发生很小的压缩应变。在牙槽骨壁，牙周膜纤维受牵拉产生的张力转化成压缩圆

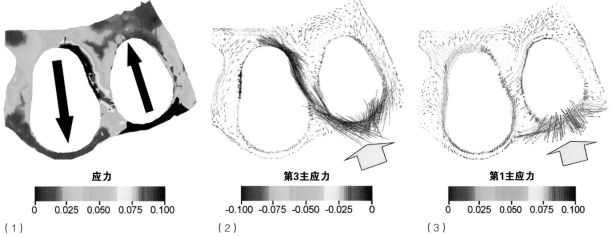

图6.16 尖牙和第一前磨牙受到如箭头所示的作用力后发生倾斜移动时的有限元分析。材料属性设定为非线性。根据Von Mises的应力分析，在受力方向侧的应力值最低，而在相反方向侧观察到相反的值（1）。在受力方向侧的压应力最低（2），而拉应力则表现出相反的趋势（3）。注意：在同一区域同时出现了压应力和拉应力（黄箭头）。［Cattaneo P et al. (2005) The finite element method: a tool to study orthodontic tooth movement. J Dent Res 84(5), 428–433. Copyright 2005. 经授权引用］

周应力，与罗马半圆形拱门的受力相似。这意味着在"张力侧"同时存在着拉伸应力和压应力。从这个角度而言，牙周膜可以作为骨牵引装置，可以促进骨的新生，这一点对于经常伴有严重牙齿问题的成人患者可能会比较适用（图6.17）。

在牙齿移动初始阶段，直接的表面吸收很少发生。由于硬骨板不是连续的光滑表面，在牙齿移动过程中，即使采用轻力，玻璃样变也同样会发生（von Bohl et al. 2004a）。在玻璃样变下方的牙槽壁中观察到空的骨细胞空隙，而相邻牙槽骨的骨细胞则似乎完好无损。有研究用凋亡标记物进行标记，发现此处的组织出现退行性病变的迹象，出现细胞凋亡，缺乏衬里细胞（Hamaya et al. 2002）。基于这些研究发现，间接吸收被认为是一种修复过程是有一定道理的。在牙齿较小的表面受到较集中的力量时，血管和牙周膜受到压缩，牙根表面与牙槽骨之间只隔着玻璃样变区域，这时候"压力侧"一词也可能适用。

根据最近的研究，"压力侧"和"张力侧"应该尽量避免再用，组织对于不同的应力/应变分布做出的反应，就像Frost（2003）在力学控制系统理论（mechanostat theory）里描述的那样（图6.18），应该得到应用。根据这一理论，通常在牙齿前面和骨膜表面观察到的编织骨可以被认为是一种快速加速器现象（RAP），即愈合过程（Melsen 1999；Verna 1999）（图6.19）。

牙齿的移动可以分为骨内移动和穿骨移动。当牙齿沿着近远中方向移动时，一般不会出现问题。但是，当牙齿的移动超出了其安全范围，需要牙槽骨的塑建时，就需要多加小心。因为成功的治疗取决于牙齿是否在骨内移动。当牙齿移动触及骨皮质时，应尽量减少玻璃样变以利于发生直接骨吸收（Baron 1975b）。当薄的骨皮质和玻璃样变同时发生时，间接骨吸收就会从骨膜处开始，从而引起骨开窗。牙齿发生的是骨内移动还是穿骨移动可以从应力的角度进行解释。

• 骨内移动：机械载荷在轻度过度负荷区

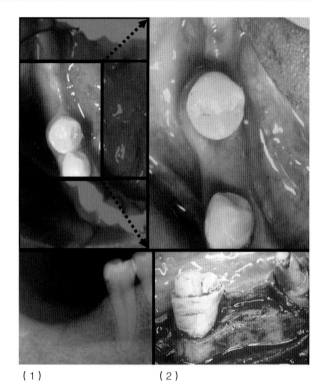

（1）　　　　　　（2）

图6.17　无牙牙槽嵴顶区域的牙齿移动（1，顶图和底图）。牙槽骨的漂移可以让整个牙槽骨进行移动（2，顶图）。牙周膜的成骨潜能在新形成的骨中得到充分的体现（2，底图）。（由A. Fontenelle提供）

（1500~3000微应变），板状骨形成漂移，仅产生微小的损伤

• 穿骨移动：机械载荷超过了3000微应变的范围，处于病理性超负荷区。牙周膜出现玻璃样变，缺血引起衬里细胞坏死，沿着受力方向产生的微损伤可以通过增加基本多细胞单位（BMU）激活频率和牙槽骨壁的破坏进行弥补

当牙齿骨内移动时会产生牙槽突的塑形，这样会确保临床医生实现正畸牙齿移动。否则牙齿移动将是天方夜谭（图6.17）。

与正畸医生相关的因素

局部的应力应变分布是由力产生效果的线性分布决定的。而托槽处所产生的力矩与力的比值变化可以控制力量的分布。正畸医生可以通过控制力的大小、力的分布、施加时机、持续加力还是间断加力、时间长短影响着力量的表达。

按照力量施加方式可以将力分为持续力、

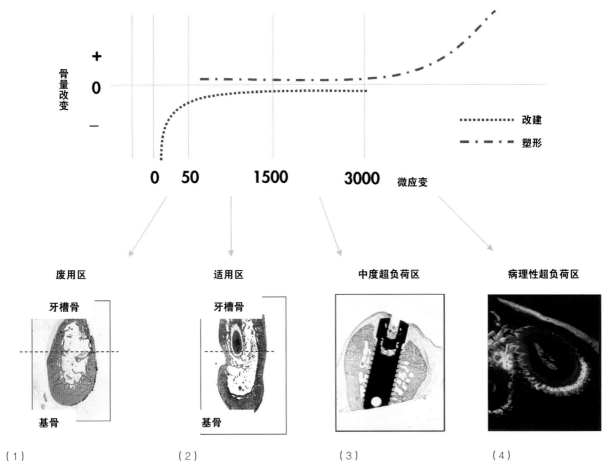

图6.18 骨组织的机械性能。Frost描述了随着应变的增加出现的骨的4种情况,骨塑建、骨改建和骨加速现象(RAP)等会出现在不同的阶段。(1)废用区:骨质改建速度加速到5倍,没有骨改建或骨加速现象出现。骨改建的最小有效应变(MESr)阈值为50~100μs。无牙牙槽嵴的吸收就是废用性改建的一种情况。(2)适用区(50~100μs和1000~1500μs):基本多细胞单位(BMU)的吸收和形成处于平衡状态,没有骨改建和骨加速现象出现。此状态有助于维持骨量和骨强度。当施加正常机械力值时会产生适应状态。(3)中度超负荷区(1000~1500μs和3000μs):板层骨漂移产生,可以正常形成BMU,没有骨加速和微小的骨损伤。此区域的骨改建的最小有效应变阈值是1500μs。骨适应性生长以及种植体周围的改建都属于这个范围。(4)病理性超负荷区(>3000μs):在修复过程中,微损伤发生,BMU增加。同时,由于骨加速引起的BMU增加会导致编织骨的漂移和骨质的削弱。此区域的骨病理损伤的最小有效应变阈值是3000μs。过大的正畸力很容易引起病理性反应,导致骨质削弱。在大约25000μs时,形变程度到达了骨组织可以承受的最大形变,骨折产生。一些非机械因素(基因、激素、维生素、矿物质、药物及其他因素)可能会影响以上各阶段的骨的最小有效应变阈值(Frost 1998),这样就解释了一些疾病的形成机制。[引自并授权于图书Melsen B, Fiorelli G. *Biomechanics in Orthodontics*, *A Multimedia Textbook*, pp.38–67. Arezzo, Italy: Libra Orthodonzia中的章节: Verna C (2000) Biology of dental movement.]

间断持续力和间歇力几种(Reitan and Rygh 1994)。在组织水平,应力/应变的分布是由施加力的系统和功能活动(如咀嚼和吞咽)相互作用下决定的(图6.20)。外界的刺激需要高于发生初始反应的阈值,并且持续时间要超过可以引起一连串生物学反应的最低限度。由于牙周组织的黏弹特性,力量强度和力量持续时间之间相互依存。即使小到4g的力量在没有周围环境干扰情况下也足以引起牙齿移动(Weinstein et al. 1963)。由于影响牙齿移动的因素很多,想确认引起牙齿移动的最适力值可能是不太现实的(Melsen et al. 2007)。Nikolai认为毛细血管压力(20~47g/cm^2)是施加力的极限,超过这个力值,就会发生组织坏死,并会引起牙周膜的完全缺血(Nikolai 1975)。施加载荷的大小要根据不同人的支持组织的情况进行相应调整。

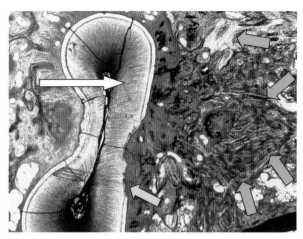

图6.19 猴下颌磨牙受到正畸力（白箭头）后的水平切片。在施加力的方向上可以看到编织骨形成，提示有骨加速修复现象（绿箭头）。编织骨没有旧骨的密度高（蓝箭头）。在所谓的压力侧发生了牙根吸收（黄箭头）。

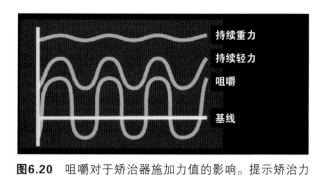

图6.20 咀嚼对于矫治器施加力值的影响。提示矫治力越小，受咀嚼力的影响越大。持续轻力在咀嚼力影响下实际上是间断力。而施加稍大的矫治力时，由于咀嚼力对矫治力的影响比较小，则可以保证矫治力的持续表达。然而，持续的力量比间歇力对牙周膜的损伤要大。〔引自并授权于图书Melsen B, Fiorelli G. *Biomechanics in Orthodontics, A Multimedia Textbook*, pp.38–67. Arezzo, Italy: Libra Orthodonzia中的章节: Verna C (2000) Biology of dental movement. 〕

固定矫治器虽然施加的是持续的力量，但即使可以保持很低的力值，由于口腔功能环境的影响，牙周膜仍然存在着应力/应变分布的变化，因此所引起的生物学反应和间歇力比较相近。有研究发现，只有在使用不锈钢丝，并且托槽间距很短的情况下，牙周膜受到的力才可以称之为持续力（Andersen et al. 1991）。因此持续力和间歇力的区分要重新进行审视。Lanyon和Rubin认为持续的载荷并不能引发生物学反应，而间歇力则可以有助于骨骼组织结构的维持（Lanyon and Rubin 1984）。有可能较低力值下牙齿移动速度的增加正是由于牙周膜受到了间歇力的作用。

与患者相关的因素

年龄

牙齿支持组织受年龄因素的影响（图6.21）。在牙周膜水平，胶原蛋白的更新和成纤维细胞样细胞的增殖水平随着年龄而降低（Kyomen and Tanne 1997）。另外，基质同胶原蛋白的比例、同细胞数目（成纤维细胞、成骨细胞和成釉质细胞）的比例也随着年龄而增加（Manson and Lucas 1962）。因此，随着年龄的增加，正畸力所引起的初始组织反应的时间也延迟了。

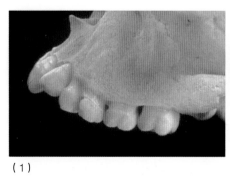
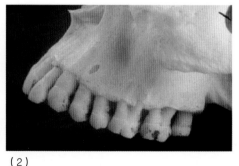

（1）　　　　　　　　　　（2）

图6.21 年轻人（1）和成人（2）的上颌骨。随着年龄的增加，成人的牙槽骨发生了水平骨吸收。（引自并授权于图书Melsen B, Fiorelli G. *Biomechanics in Orthodontics, A Multimedia Textbook*, pp3.8–67. Arezzo, Italy: Libra Orthodonzia）

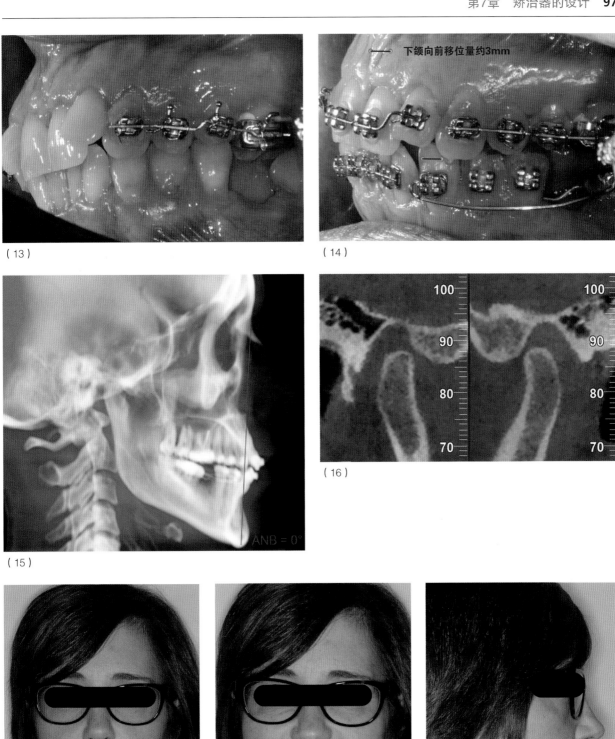

（13）

下颌向前移位量约3mm

（14）

（15）

（16）

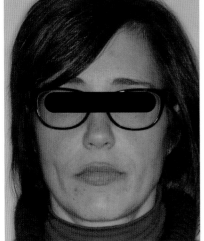

（17）

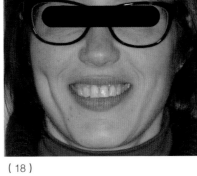

（18）

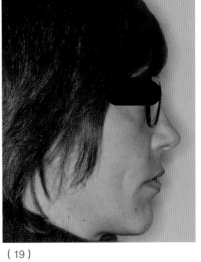

（19）

图7.1（续）

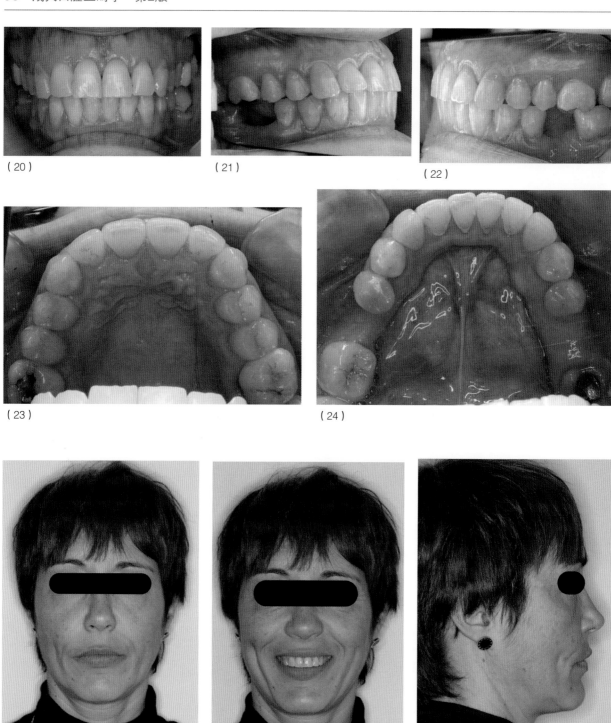

（20）　　　　　　（21）　　　　　　（22）

（23）　　　　　　（24）

（25）　　　　　　（26）　　　　　　（27）

图7.1（续）

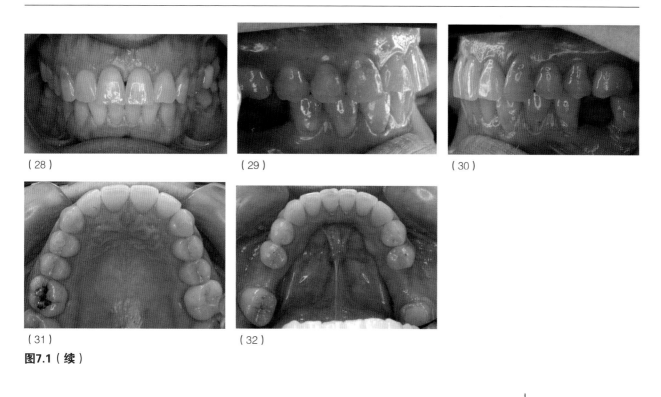

（28） （29） （30）

（31） （32）

图7.1（续）

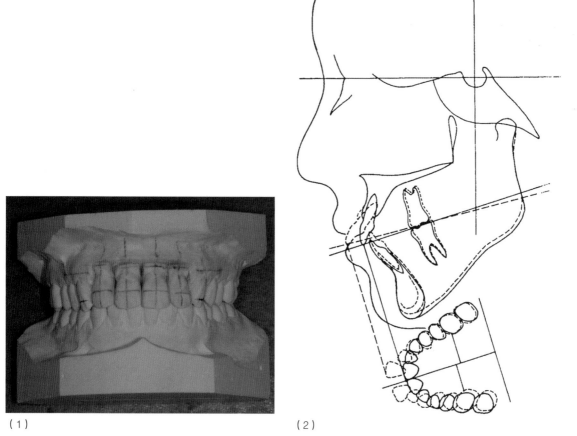

（1） （2）

图7.2 （1）用研究模型进行排牙实验。请注意在移动牙齿前绘制的纵横线。这让医生在排牙模型上能够看出牙齿确切的移动。这个病例，上切牙被压低和内收。（2）结合殆面图分析和头影描迹图，显示出治疗目标。上切牙的唇倾和散在间隙，将通过拔除上颌第一前磨牙、内收4颗切牙来进行纠正。

牙齿移动

一旦颌骨关系确立了，实现这一目标所需的牙齿移动就可以确定了。能够引起该牙齿移动所需的力系统随之也就可以推算出来。作用力的力线方向和作用点决定了单个或成组牙齿的移动方式和移动方向。除了正畸矫治器产生的各种矫治力，治疗结果也会受到软组织基质即内、外肌肉平衡和咬合力的影响。

对于成人患者，包含三维方向牙齿如何移动的治疗计划可以通过以下几种方法完成：研究模型的诊断性排牙实验［图7.2（1）］，以及头颅侧位片与𬌗面图的联合描迹完成［图7.2（2）］，还可以通过口内扫描、印模或牙颌模型扫描获得的三维牙颌模型的虚拟排牙实验（Mah and Sachdeva 2001；Sachdeva 2001；Santoro et al. 2001，2003；Vlaskalic and Boyd 2002；Freshwater 2003；Joffe 2003，2004；Zilberman et al. 2003；Dalstra and Melson 2009）。排牙实验通常由正畸公司完成，期间公司与正畸医生沟通较少，因而对于如何实现最终设计的咬合状态无法详细了解。然而，矫治方案设计和矫治器设计是密不可分的，因为矫治器的数据，甚至矫治器都是经过排牙实验而生产出来的。正畸医生期望获得良好的咬合，却不了解每颗牙齿将移至的最终位置和方式。这就如同"我希望假期去看雪，但是我不知道旅行社将安排我去库克山（新西兰）还是去勃朗峰（阿尔卑斯山）"。因此，不管是实物还是虚拟的排牙实验必须包含每颗牙齿或每组牙齿在三维方向上的移动信息。如果使用头颅侧位片-𬌗面像或数字模型，牙齿的移动可以在三维方向上显示。详细的介绍见第5章。对于可视化模型的牙齿移动，坐标系应当能够显示牙齿的位移。

所需力系统的定义

作用在牙齿上的力可以用向量来表示，在特定的坐标系里，涵盖向量的大小、作用点和作用线，以及作用方向（图7.3）。

牙齿移动可以是平移、旋转以及平移和旋转的各种组合。根据力的作用线，Hocevar（1981，1987）在矢状面上定义了4种类型的水平牙移动（图7.4）。作用线通过托槽的力将产生未控制的倾斜移动。当力的作用线通过牙齿阻抗中心（CR）和托槽之间中点的位置，牙齿将产生控制的倾斜移动，即旋转中心靠近根尖。当力的作用线通过牙齿的阻抗中心，牙齿将发生平移；力的作用线再向根方移动将产生控根移动，即旋转中心靠近冠方。在颌面三维空间的其他平面上也可以进行类似的牙齿移动的分类（Christiansen and Burstone 1969；Kusy and Tulloch 1986）。采用恰当的作用力线是良好控制牙齿移动的先决条件。在一些病例中，大部分牙齿移动发生在同一个平面内，那么在这个特定平面内确定力的作用线就足够了（图7.5）。

力的作用线与单颗牙或成组牙的阻抗中心的位置关系将决定最终牙移动中平移和旋转所占的比重，这也就决定了牙移动的旋转中心（图7.6）。阻抗中心至力的作用线的垂直距离代表力矩/力的比值，即旋转和平移的比例。力矩/力比值的改变可以通过改变力的作用线或在托槽上施加力矩来实现（图7.7）。

根据物理学原理，固体的应力分布与所施

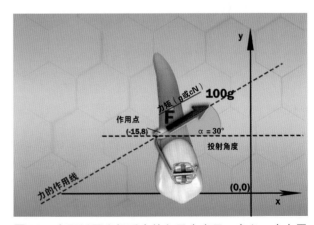

图7.3 力可以用坐标系中的向量来表示。定义一个力需要4个要素：即在带刻度坐标系中向量的长度代表力的大小，作用点和作用线的角度代表了力的作用线，箭头指向代表了力的作用方向，从而完成力的定义。

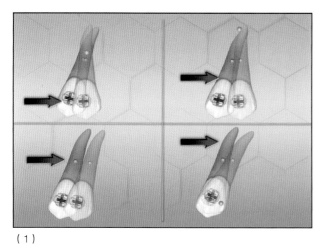
（1）

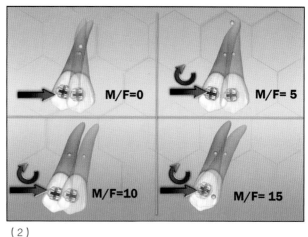
（2）

图7.4 （1）Hocevar（1981）定义了矢状向尖牙移动的4种类型，标记了相应的力的作用线。（2）牙齿移动的分类相同，但力系统是施加于托槽。要注意这里描述的M/F比值不应作为任何类型牙齿移动的绝对参考，因为如果施加的力大小不同，那么托槽与阻抗中心的距离可能会发生显著变化。

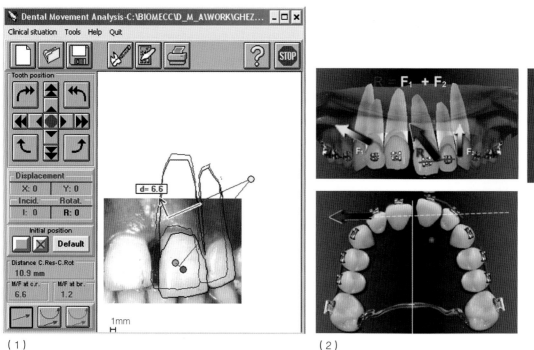
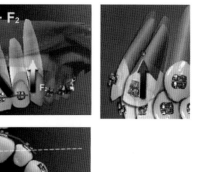
（1）　　　　　　　　　　　　　　　　　（2）

图7.5 （1）使用牙齿移动分析软件模拟切牙在冠状面的移动。这个例子中，软件将21和22作为一个整体在二维平面内进行模拟。黄色小圈代表了期望的旋转中心。红色箭头代表了实现该移动所需要的单个力，显示牙齿仅需要水平向移动的情形。（2）力系统的三维分析。施加了两个向量力（F_1和F_2），在冠状面、𬌗面及矢状面均显示了合力（R），并估计出主动矫治单元的阻抗中心的位置。这种分析可以精确地估计牙齿移动。

加的力的作用点、方向以及材料的特性唯一相关。由于牙齿移动可被视为对应力的生物适应，并且与应力分布有关，因此作用力与牙齿移动存在独特的关联。但同样的作用力可以由不同的矫治器产生。为了辅助评估特定牙齿移动需要的力系统，20世纪90年代末发明了一种叫牙齿移动分析（DMA）的软件，后来又做了改进。基于牙齿移动的旋转中心和施加的力系统之间的相互关系（Burstone and Pryputniewicz 1980；Burstone 1991），DMA可以模拟出二维平面内任何的牙齿移动，并显示出相对于托槽或阻抗中心的作用力线（Fiorelli and Melson 1999）［图7.5（1）］。而通过在不同空间平面重复进行这种牙齿移动的评估就可以实现三维评估［图7.5（2）］。

根据平衡力系统原理，牙齿的移动类型可以通过对托槽施加力矩，从而改变相对于阻抗中心的力矩/力的比值来进行控制［图7.4（2）］。

全息影像分析、X线测量分析以及临床检查已被用来判断阻抗中心的位置（Burstone and Pryputniewicz 1980）。但是，来自软组织功能的约束和牙槽骨的异质性等局部限制都会影响牙齿移动的阻抗，力的大小差异也可能会影响阻抗中心的位置（Cattaneo 2003）。

虽然牙齿移动类型通常可以反映作用力系统，但是牙齿移动的速度似乎受控于基因；力的大小似乎并不会影响牙齿移动的速度（Pilon et al. 1996；van Leeuwen et al. 1999；Ren et al. 2004）（图7.8）。虽然无法明确最适的力值，但随着超弹性弓丝的引入、轻力矫正被认为是一种趋势。

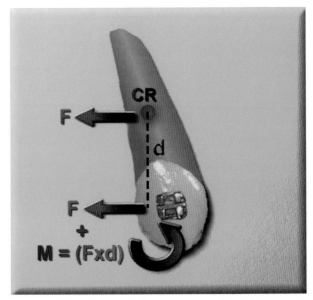

图7.7 期望的牙齿平移可以通过力线经过阻抗中心（CR）的作用力来实现，或者在托槽上施加一个力（F），同时施加一个力矩（M）来抵消力对阻抗中心产生的力矩，从而实现牙齿平移。这个力矩-力比值称为等效力系统。

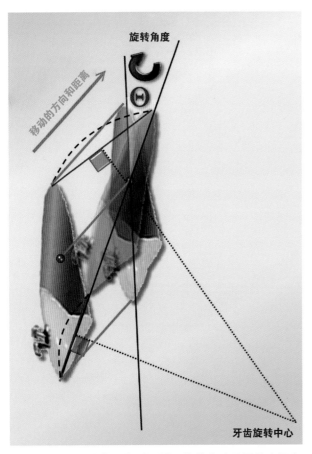

图7.6 切牙从清晰图像到阴影图像的移动是平移（具有一定的距离和方向）和旋转（旋转轴和角度）的结合。牙齿的移动也可以用总体移动的旋转中心（CRot）和旋转角度来表示。那么这颗牙齿移动就可以看作是方向与阻抗中心移动方向相同，通过阻抗中心上方的单个力的作用结果。当牙齿移动时阻抗中心发生移动。一旦牙齿发生旋转，力的作用线至阻抗中心的距离就会增加，移动中旋转的比例就会增加。

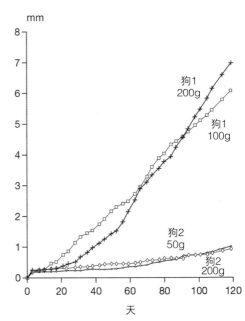

图7.8 两只狗的牙齿移动速度实验：牙移动速度更加取决于狗的骨代谢差异而不是力的大小。［经Pilon等（1996）的允许］

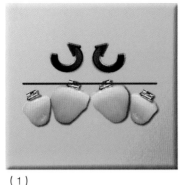
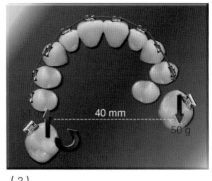

(1)   (2)

图7.9 （1）图中所示牙齿畸形的矫正不存在支抗问题，因为两颗牙齿是对称、相反的移动。（2）较复杂的牙齿移动情况，也不存在支抗问题。患者17需要远中扭转并近中移动，27需要远中扭转并远中移动。这些都可以通过横腭杆来实现，具体的将横腭杆一端置于17舌侧管内，另一端在27阻抗中心水平提供使其远中移动的力。该系统中没有产生不期望的力，整体是平衡的。

然而，初始力值仍然比较大（Fuck and Drescher 2006）。

尽管在戴入矫治器时应当控制施力系统是显而易见的，医生却不经常这样做。尽管如此，由于矫治器产生的力与生长发育、咬合力、内外肌肉基质之间平衡的相互作用，矫正成功的比例还是较高的。对于成人患者，垂直向生长的缺乏增加了不期望的牙移动和医源性损害发生的风险。因此建议细致地设计作用力系统。

支抗评估

当明确了期望的牙齿移动、确定了实现这些移动所需的力系统之后，应评估作用于支抗部位的反作用力。一些病例不存在支抗问题，因为所有的力都是期望的；而其他一些病例没有骨性支抗几乎不可能完成，因为所有牙齿都要朝同一个方向移动。因此，不仅要评估移动牙齿所施加的力，还要评估作用于支抗单位的反作用力（图7.9）（见第8章）。

治疗过程分期

治疗过程的分期与弓丝使用顺序有关，因此更多地与力的大小、弓丝特性相关，而不是各个步骤需要完成的确切的牙齿移动。另外，将治疗过程进行分期还有以下原因（Burstone and Marcotte 2000）：

- 如果同时施加所有需要的力，那么支抗将无法维持。例如在移动前牙时，通常需要维持后牙的咬合。这种情况下，应推迟后段牙弓的整平

- 在进行一些特定的牙齿移动之前需要开展间隙（图7.10）

- 从生物力学的角度，可能很难设计一个矫治器来实现某个特定的牙齿移动，这就需要将牙齿移动分为若干步骤。解剖结构也可能使得矫治器无法戴入（图7.11）。如果将期望的牙齿移动分为两个阶段，就很容易实现目标

在治疗的不同分期需要不同的机制。在某一阶段可能有一个支抗部位、一个或多个加力部位。只有牙齿移动高度一致性的病例，即所有牙齿都朝着期望的方向移动，才不需要支抗单位。

在确定牙齿移动的先后顺序之前，应考虑以下治疗方面的内容。

（1）确定下颌位置：这在本章的开头已经进行了阐述。

（2）支抗：优先进行很少或无支抗要求的矫治阶段。

（3）间隙的产生：牙列间隙条件通常决定矫治的次序。由于牙齿矢状向和垂直向移动都需要间隙，因此一般在治疗初期就进行横向不调的矫正，由此创造的间隙可以解决后续的前

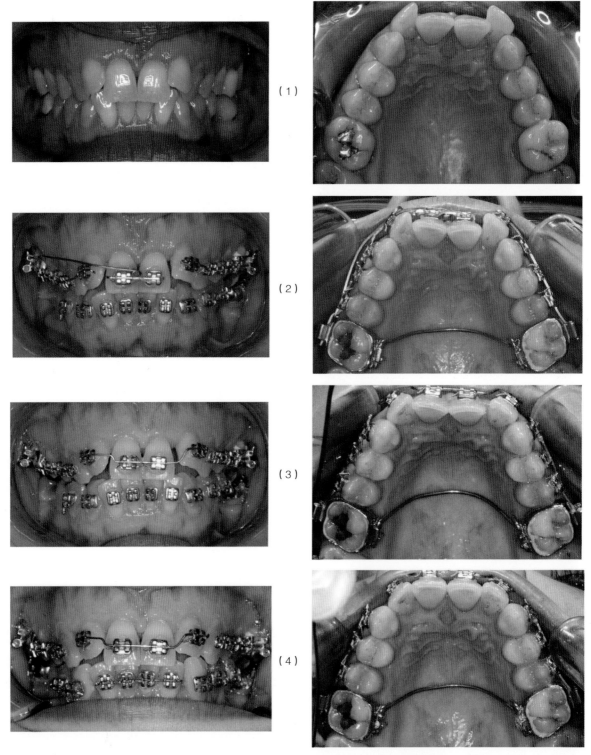

（1）

（2）

（3）

（4）

图7.10 （1）这个病例需要唇倾中切牙，并且通过扩宽两侧侧切牙间的距离以获得间隙。具体是通过从磨牙伸出的片段弓实现的，而磨牙则是用横腭杆来实现远中扭转。（2）间隙产生后，使用悬臂梁来唇倾中切牙。（3）在后期，使用0.016英寸×0.022英寸β-钛丝排齐4颗切牙。（4）实现了初步的排齐。注意由于尖牙区的扩弓而导致的牙弓形态的改变。

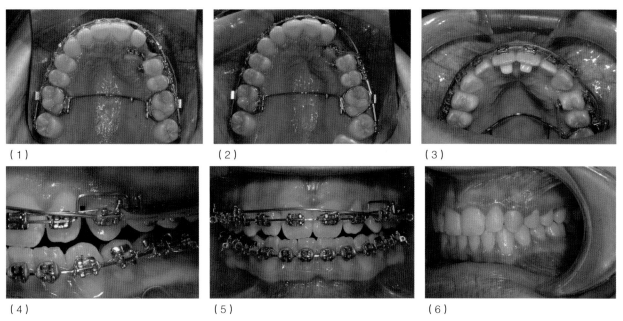

图7.11　（1）使用连接于磨牙的悬臂梁牵引腭侧阻生尖牙向腭方，避免了与侧切牙发生干扰。（2）之后，用镍钛弓丝作为辅弓来排齐尖牙。（3）在上颌切牙舌面粘接咬合导板打开咬合，使得尖牙可以排入牙弓。（4，5）使用负荷形变率较低和力矩/力比值较高的0.017英寸×0.025英寸TMA弓丝，两侧置于第一磨牙颊管，在尖牙区翻转180°入槽，以实现尖牙的根颊向转矩。为实现尖牙转矩，相应的后牙支抗的加强是使用了0.017英寸×0.025英寸不锈钢丝绕过双侧尖牙区。另外尖牙的根颊向转矩必然会引起压低，因此从右上中切牙至第二前磨牙放置了圆丝辅弓以防止尖牙被压低。（6）治疗后照片。

牙拥挤。

在图7.10所示的病例中，扩大尖牙间宽度、远中扭正磨牙是唇向开展、压低上颌切牙的先决条件。

矫治器的选择和设计

可摘矫治器

对于成人患者，矫治器发挥的作用是使牙齿移动、牙槽突发生的相应改建。可摘矫治器和固定矫治器有各自的优缺点。

可摘矫治器由树脂基托和加力单位组成，加力单位包括各种扩弓螺旋、指簧。一种不同类型的可摘矫治器是一系列热压成型的压膜矫治器（透明牙套），用来实现预先设计的牙齿移动。传统可摘矫治器的力的传递方式是单点接触式，只能使牙齿发生未控制的倾斜移动，因此很少用于成年患者。而热压成型的隐形矫治器由于它和每颗牙齿的接触点不止一个，且能提供不同的M/F比值（Gaoa and Wichelhaus 2017），因此能够实现更多有控制

的牙齿移动，而且其设计初衷就是针对成人患者（Bollen et al. 2003；Clements et al. 2003）。现在许多公司都在销售系列的隐形矫治器，用于矫正各种类型的牙颌畸形（见第17章）。

固定矫治器

使用固定矫治器时，作用力通过托槽传递到牙齿。从生物力学的角度看，要注意区分托槽和辅助装置，托槽对牙齿可以进行三维方向的控制，而辅助装置如单个托槽、舌侧扣、舌侧钩和牵引钩等均为单点接触。固定矫治器可粘接于牙齿唇面和舌面，其中托槽的设计对于矫治器、弓丝的选择以及辅助装置的使用都有重要影响。

托槽和弓丝的选择

托槽因材料和设计的不同而存在差异。最早由Angle设计的托槽为单点接触式（Melsen 2020），之后Angle又推出方丝弓托槽，是没有任何预置数据的标准方丝弓托槽。通过弯制弓丝来进行纠正。

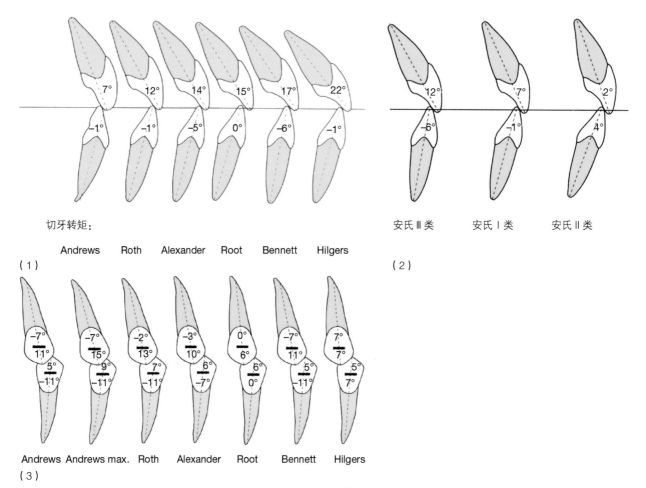

图7.12　（1）不同学者推荐的托槽转矩数据的比较。（2）不同错𬌗类型推荐的托槽转矩。（3）不同学者推荐的托槽预置的轴倾度（第二序列）。［经Planché（1997）EDP Science允许，http://odf.edpscience.org］

　　根据直丝弓矫治器的原理，Andrews（1976a，b）推出的直丝弓托槽已经预置了第一、第二和第三序列的数据。之后理想的托槽预置数据就一直是被讨论的热点。Planché（1997）发表了一篇关于常用的托槽预置数据的综述。对不同的人种和牙颌畸形类型，推荐使用不同的托槽预置数据（图7.12）。还应注意，托槽位置对于转矩值表达有着重要影响。Miethke和Melsen（1999）证明尖牙托槽垂直向位置0.4mm的误差将会带来高达11°的转矩改变。因此，托槽的定位十分关键，在最佳的托槽定位情况下，转矩的表达将取决于托槽和弓丝之间的余隙。

　　关于托槽的最新方案以"Insignia"为代表，该公司为医生提供了排牙、间接粘接托盘以及推荐的序列弓丝。

　　托槽槽沟的尺寸一般有0.022英寸×0.28英寸

和0.018英寸×0.025英寸两种，现在也有其他尺寸的托槽。

　　弓丝的尺寸明显影响施加给牙齿的力。将槽沟尺寸从0.022英寸减少到0.018英寸其真正的原因是希望通过较小尺寸的弓丝实现牙齿三维控制（图7.13）。

　　之所以减少槽沟尺寸是由于当时可用的弓丝只有刚度较大的不锈钢丝和铬钴合金。随着高科技记忆合金的问世，获得轻的矫治力就不再只依赖于弓丝尺寸。优先选择22系统托槽的优势在于较大尺寸的槽沟允许使用较硬的弓丝来实现对支抗单位的控制。

　　由于使用"018"系统托槽更容易获得转矩控制，Gianelly等（1985）建议采用双尺寸技术，即前牙区使用0.018英寸槽沟、后牙段使用0.022英寸槽沟，以获得更好的前牙转矩控制和后牙段的低

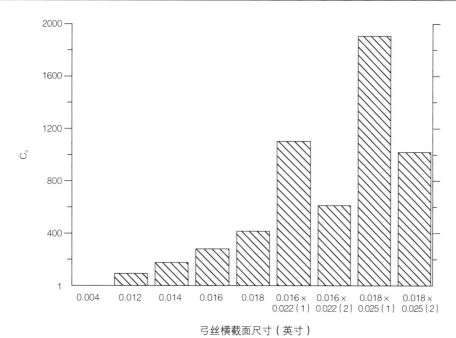

图7.13 弓丝尺寸和刚度（体现力值）的关系。[绘自Burstone（1982），经Elsevier允许]

摩擦。

在滑动机制中不仅槽沟尺寸和托槽材质对摩擦力有重要影响，结扎的方式也很重要（Nicolls 1968；Farrant 1977；Frank and Nikolai 1980；Schumacher et al. 1990；Iwasaki et al. 2003）。传统弹力结扎圈比不锈钢钢丝结扎的摩擦力大。

后来，托槽的销售活动不断增加。特别是自锁托槽一直备受关注，其商品名称也体现了公司的销售理念，例如"Fast Braces®、Speed Braces®、High-Speed Braces®、CFast Braces®、Quick Braces®、Bioquick®"等。近10年来，对于自锁托槽的热度一直在增加。

最早的自锁托槽，即Russell装置，其设计初衷是为了减少结扎时间并提高操作效率（Stolzenberg 1935，1946），而它产生了一个副作用就是滑动阻力的减少。但是这种托槽引起的关注比较短暂。一种新型的、更加成功的免除结扎的托槽是Speed®，用弹簧片代替结扎，弹簧片对于细弓丝是被动的，而对方弓丝则是主动的（Hanson 1980，1986，2002；Berger 1990，1999；Berger and Byloff 2001）。In-Ovation托槽设计原理与之相似（Voudouris 1997a，b）。其他一些自锁托槽系统将槽沟设计为带有被动盖的管，如Damon®托槽（Ormco/Sybron）（Damon 1998a，b）和Unitek的Smart-Clip™。因此，大部分制造商都生产了不同设计的自锁托槽；自锁托槽可以减少椅旁操作，因而能提高操作效率，这一优势被用于所有产品的市场营销（Hanson 1986，2002；Berger 1990；Shivapuja and Berger 1994；Damon 1998b；Turnbull and Birnie 2007）。

自锁托槽的其他优势同时也被关注，例如：有效控制牙齿移动；持续的低摩擦；支抗要求较低；矫治时间缩短；复诊间隔较长；患者更加舒适；便于口腔卫生维护；缩短椅旁时间以及更好的诊疗工作环境（Gottlieb et al. 1972；Harson 1980；Shivapuja and Berger 1994；Voudouris 1997b；Damon 1998b；Pizzoni et al. 1998；Berger and Byloff 2001；Thorstenson and Kusy 2002a；Cacciafesta et al. 2003；Hain et al. 2003；Redlich et al. 2003；Thorstenson and Kusy 2003b；Henao and Kusy 2004，2005；Kusy 2005）。对于其中大部分的特性仍存在着争议，实际上某种程度上与托槽的设计有关。被动自锁托槽能够最大限度地降低摩擦力（Damon 1998b；Harradine 2003），

而主动自锁托槽可能会使弓丝入槽和表达更加准确（图7.13）。另外，槽沟龈方侧壁较短的自锁托槽，如Speed和In-Ovation，可能会使力矩臂减少，从而降低转矩的表达（Harradine and Birnie 1996；Harradine 2001，2003）。

根据制造商的说法，托槽材质和形状的改进明显有利于滑动机制，但这并没有得到有效的研究支持。一些学者认为低摩擦力是高效矫治的主要因素（Shivapuja and Berger 1994；Harradine and Birnie 1996；Read-Ward et al. 1997；Hemingway et al. 2001；Cacciafesta et al. 2003；Hain et al. 2003；Harradine 2003；Katsaros and Dijkman 2003）。

由于约束阻力比经典摩擦力更重要（Harradine 2001），因此弓丝激活和托槽预置角度足以大大降低自锁托槽与传统直丝弓托槽的摩擦力水平的差异（Thorstenson and Kusy 2002a）。同时，Braun等（1999）证实，当模拟口腔环境动力时滑动阻力显著降低。

一些学者认为使用自锁托槽可以缩短矫治时间（Voudouris 1997a；Damon 1998a，b；Eberting et al. 2001；Harradine 2001）。Damon发现与传统矫治器相比，自锁托槽的平均矫治时间减少，但这一结论并未得到Miles及同事的证实（Miles et al. 2006；Miles 2007）。由于这些研究都没有按照临床实验研究的要求进行精心设计，因此得出的结论并不确凿。我们只能推断在弓丝与托槽夹角为0°的情况下，自锁托槽的静摩擦力比钢丝结扎的传统托槽要低。自锁托槽低摩擦力的特性在使用较小尺寸的细丝时最为显著，而在治疗后期使用全尺寸弓丝时则是不利的，因为滑动阻力的减少意味着三维方向对牙齿控制的降低（Thorstenson and Kusy 2002b）。病例5展示了一例使用自锁托槽的成人患者（参见网站www.wiley.com/go/melsen）。

关于托槽的另一个重要方面是精度问题，即弓丝和托槽之间的余隙。Dalstra等（2015）比较了几种传统托槽和自锁托槽的精度，发现存在

的余隙达28°，而理论上计算出的余隙为9°（图7.14）。

滑动机制

滑动机制中牙齿沿着弓丝移动正如串珠沿着丝线滑动。牙齿的移动是通过加力曲和弹簧曲加力发生的，由于牙齿相对于弓丝不发生移位，因此滑动阻力不起任何作用。相关内容将在本章后面讨论。

滑动阻力

影响牙齿沿弓丝移动的滑动阻力的因素包括经典摩擦力（库仑摩擦力）、约束阻力和刻痕阻力。摩擦力的定义是阻止两个表面接触的物体发生相对移动或移动趋势的力（Kajdas 1990）。

静摩擦力和动态摩擦力之间也存在区别，静摩擦力是物体开始移动所需的最小力；动态摩擦力是滑动过程中阻碍滑动的力。静摩擦力总是大于使物体保持运动的动态摩擦力（Resnick and Halliday 1977）。静摩擦力被认为在牙齿移动过程中更为重要，因为当牙齿沿着弓丝滑动时，牙移动是以一系列短跳跃的形式发生，每次牙齿的

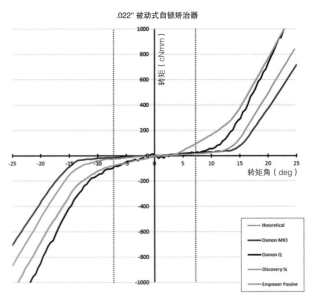

图7.14 几种自锁托槽包括：（1）Speed托槽；（2）主动弹簧片；（3）In-Ovation托槽；（4）Damon®托槽；以及（5）SmartClip托槽。比较这5种自锁托槽对转矩的控制时，发现被动"Damon托槽"表达转矩时存在的余隙达30°。理论上余隙为16°。

微小移动都需要克服静摩擦力的。摩擦力取决于托槽和弓丝的材质以及结扎的类型，结扎对弓丝施加了压入槽沟的正压力。

一旦弓丝和托槽槽沟之间的角度超过临界角，滑动阻力就主要来自约束阻力。Thorstenson和Kusy（2002a，b；2003a，b）研究了各种弓丝–托槽轴倾度成角（近远中向）对滑动阻力的影响，发现当二者成角超过了弓丝最初接触对角槽沟的角度，无论是自锁托槽还是传统托槽，所导致的滑动阻力的增加相似（Kusy 2004）。尽管约束阻力的临界角主要取决于槽沟尺寸和弓丝粗细，但也受到弓丝弹性的影响。相同尺寸的刚性弓丝比弹性弓丝的滑动阻力大。当然，在使用弹性弓丝时，牙齿发生倾斜–直立移动过程中，倾斜的程度也会更大。当使用刚性弓丝移动牙齿时，正如McLaughlin（2001）在MBT技术中所推荐的那样，牙齿的倾斜度较小且在X线片上接近平移。

除了弓丝和托槽之间的成角，换言之牙齿将要发生的移动类型外（Articolo and Kusy 1999；Thorstenson and Kusy 2002b，2003a；Kusy 2004），刻痕阻力也会影响托槽相对弓丝的滑动。刻痕阻力是由于弓丝表面发生的塑性变形，

这取决于弓丝和托槽的材质，且与托槽与弓丝之间产生的力系统有关。刻痕阻力最常见于尖牙和切牙区弓丝的舌面（Articolo et al. 2000），如果要继续移动牙齿，需要更换弓丝来消除刻痕。通过滑动机制关闭间隙，当在托槽水平施加力时，牙齿的移动可以分解为牙冠先向间隙倾斜，然后在弓丝作用下牙根逐渐直立的过程（牙根常常不能完全直立）。重复这个过程、经过几个循环以完成间隙关闭。该冠倾斜–根直立循环的长度主要与弓丝刚度有关，刚度大的弓丝由于允许牙齿最大倾斜度有限，因而发生更短、更频繁的循环。临床医生将这种方式的牙齿移动视为接近平移。然而，无论是从临床上还是生物机制来说，这种牙齿移动方式并不理想。

施加的作用力和阻抗中心之间的距离决定了冠倾斜–根直立循环的频率，并影响了每个循环中的阻抗中心点发生的位移量。正如Fiorelli和Melsen（1992—2022）提出的，如果作用力被施加于偏根方并靠近CR，那么循环周期将更长，允许牙冠倾斜角度将较小而每个周期的平移量会增加，这可以被认为系统机械效率的提高、摆动效应的降低（图7.15）。

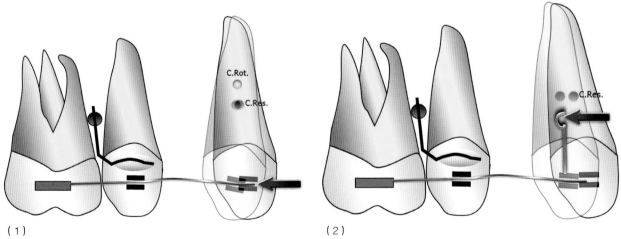

（1）　　　　　　　　　　　　　（2）

图7.15　使用0.016英寸不锈钢丝的滑动机制中可能发生的尖牙最大倾斜度，后段牙弓应用TAD提供最大支抗。（1）如果在托槽水平上施加远中力，尖牙将会发生旋转，该旋转中心位于阻抗中心上方几毫米处。在牙冠远中倾斜/直立的每个循环中，阻抗中心（CR）仅有少量移动。（2）如果将力施加于尖牙CR下方3mm的位置上，那么牙齿的旋转中心将位于尖牙根尖上方几毫米处。此时尖牙可发生的倾斜度减小，循环被延长，同时每个循环CR的位移也更大。[引自Fiorelli和Melsen（1992—2022），《正畸生物力学（第4版）》]

确定的与不确定的静态力学系统

固定矫治器也可以划分为确定的和不确定的静态力系统。一对力机制和两对力机制是表示这些系统的另一种方式（Davidovitch and Rebellato 1995；Isaacson and Rebellato 1995；Shroff et al. 1995）。

在作用于两个部位的确定的静态系统中，其中一个部位弓丝仅放置于一颗牙齿托槽或颊管中，弓丝和另一个部位为单点接触。第一个部位受到一个力和力矩的作用，而第二个部位仅受到一个力的作用。图7.16显示了力的作用点和悬臂梁的形状将影响产生的力系统（Fiorelli and Melsen

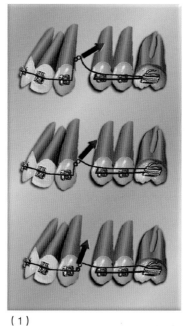

（1）

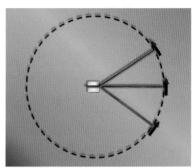

（2）

图7.16 确定的静态力系统矫治器的示例，作用于后牙段和前牙段之间，后牙段弓丝放入托槽内，而在前牙段弓丝仅为点接触。（1）改变悬臂梁对前牙作用点的高度，就会改变结构轴的方向，从而改变了所产生的力的角度。（2）结构轴线是弓丝与两颗牙齿部位的接触点的连线，未弯制曲的悬臂梁产生的作用力大致垂直于该结构轴线。（3）悬臂梁的不同形状决定了其所产生的向量力的不同方向，再加上力的作用点，就共同决定了施加于前牙部位（主动矫治单元）的作用力线。在这些示例中，一些悬臂梁在后牙颊管处入槽，对前牙可以产生垂直向的压低力，同时还可以唇倾或内收前牙。力系统可以表示为前牙受单个力，而磨牙受到远中倾斜和伸长的作用。

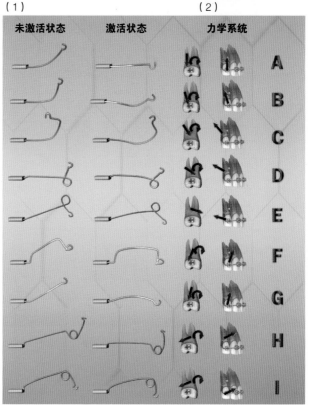

（3）

CLASS:	Ⅰ	Ⅱ	Ⅲ	Ⅳ	Ⅴ	Ⅵ
$\dfrac{\theta_A}{\theta_B}$	1.0	0.5	0	−0.5	−0.75	−1.0
下颌左侧象限						

图7.17 两颗牙齿或牙齿单元之间关系的分类。这6类基本的几何位置是基于托槽槽沟与两托槽中点连线之间的夹角的比值。几何位置与两托槽之间的距离无关。使用0.016英寸不锈钢丝时，不同几何位置的托槽将受到不同的力系统（见表7.1）。不过，这仅描述了初始的力，而未涉及托槽内的作用。[经Burstone和Koenig（1974）允许，且经Elsevier许可]

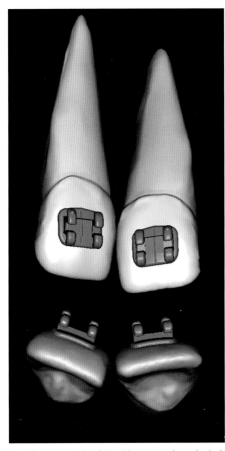

图7.18 图片显示了对于相同的两颗牙齿，在咬合面和冠状面上却存在两种不同的几何位置关系：冠状面上呈低类别（Ⅰ，Ⅱ）几何位置，而咬合面上呈高类别（Ⅳ~Ⅵ）几何位置。

1992—2022；Fiorelli and Merlo 2015）。

当将连续弓丝放入两个及两个以上托槽时，在滑动机制中全部托槽上都会产生力矩和力。这个系统被定义为不确定的静态系统。由于每颗牙齿有6°的自由度、受到3个力（三维空间上每个维度一个）和3个力矩（三维空间上每个维度一个），将直丝放入两个托槽就可能有36种不同的结果。如果直丝连接了3个托槽，那可能有$6^3 = 216$种不同的结果，故而几乎无法预测多颗牙齿的移动。

Burstone和Koenig（1974）阐述了在一个空间维度内，作为"片段"的两颗牙齿的关系。这篇文章成为大量应用静态确定力系统矫治器的片段弓矫治技术的基础，同时也是正畸生物力学领域的一个里程碑。论文作者分析了将直丝放入两颗具有不同第二序列轴倾度的牙齿托槽而引起的力系统。他们基于前、后托槽槽沟与托槽连线交角的不同比值，定义了6种基本类型的两单元几何位置（图7.17和表7.1）。两托槽的力系统可以分别在两个平面内，即冠状向/矢状向和拾面观，用同样的几何位置关系来进行分析（图7.18）。该力系统的计算仅仅是数学算法，并没有考虑摩擦力和咬合力的作用。图中所示的力和力矩是直丝放置于不同轴倾度的两个托槽而产生的初始的牙齿移动方向。文章作者仅研究了两个托槽的力学情况，因为纳入更多牙齿必然会对力系统造成干扰。后来，他们又将摩擦力考虑进来重新进行了研究（Keonig and Burstone 1989），结果更加贴近临床。

从Burstone和Koenig的研究工作中可以得出的

表7.1　6种分类的力系统

Class	I	II	III	IV	V	VI
$\dfrac{q_A}{q_B}$	1.0	0.5	0	−0.5	−0.75	−1.0
$\dfrac{M_A}{M_b}$	1.0	0.8	0.5	0	−0.4	−1.0
Force system on wire at yield L = 7mm	531.4　531.4 1860　1860	477.4　477.4 1488　1860	398.0　398.0 930　1860	265.4　265.7 1860	160.0　160.0 740　1860	1860　1860
Force system on wire at yield L = 21mm	177.0　177.0 1860　1860	160.0　160.0 1488　1860	133.0　133.0 930　1860	88.6　88.6 1860	53.3　53.3 740　1860	1860　1860

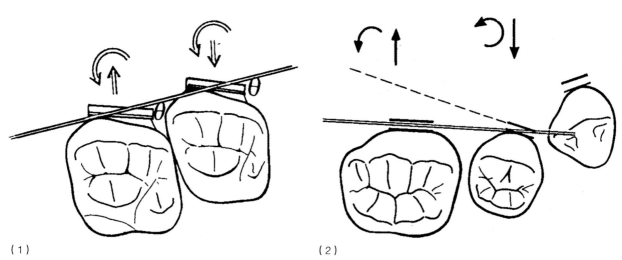

（1）　　　　　　　　　　　　　　　　（2）

图7.19　殆面观，几何位置Ⅰ（1）和几何位置Ⅲ（2）。在图（1）中，如果不期望牙齿旋转，则力系统被认为是不一致的；而在图（2）中，如果磨牙被认为是支抗单元，则我们有一个相对一致的力系统。

另一个重要信息是，托槽几何位置–相关刚度的概念。在论文中，他们提出了一个常数值K，它表示与弓丝、托槽几何位置均相关的刚度。该论文报道了将0.016英寸不锈钢丝置于所有类型几何位置的托槽而得出的K值，其数值范围从几何位置Ⅰ的2967到几何位置Ⅵ的987。这意味着，在托槽间距离相同，且使用相同弓丝的情况下，从几何位置Ⅰ到几何位置Ⅵ，刚度（即力矩/角度）降低，变为1/3。由于这个原因，处于低分类几何位置的牙齿，它的排齐通常较难实现，尤其是在托槽间距较小的情况下（如下前牙区）。

Burstone和Koenig研究的力系统是作用于托槽的，然而对牙齿移动的预测需要了解的是相对于阻抗中心的力系统。Halazonetis（1998）在描述理想牙弓的力系统时提供了这方面的信息。另外他还阐述了施加于托槽的力系统是如何被减弱的，以及当牙齿发生移位时阻抗中心是如何移动的。

在不确定的静态力系统中，作用于单颗牙齿上的力实际上是未知的。临床医生知道牙齿将沿着特定的弓形排齐，而牙弓在空间中的位置是未知的。但是由于生长发育、咬合力及软组织基质的相互影响，矫治结果往往令人满意。

一致性和非一致性

在决定对错殆畸形严重的患者使用不确定的静态矫治器之前，应当分析牙齿相互的位置关系。两颗牙齿或两组牙齿之间的关系可能是这样的，直丝对两个单元产生的力和力矩是高度一致的，即对于两个单元来讲都是期望的，那么这样的两个单元均可视为主动矫治单元［图7.9（1）］。如果作用于矫治单元的力和力矩是期望的，而支抗单元受到的力系统是不期望的，那么这样的力系统可以描述为相对一致的［图7.19（2）］。进行支抗设计时都应考虑这些因素。如果力的方向是期望的，而力矩是不期望的，反之亦然，称这样的力系统为非一致［图7.19（1）］。

尽管作用在主动矫治单元和支抗单元的力大小相等、方向相反，但是作用于两个单元的力矩可能不同。因此通过一对力偶，即作用于两个单元的一对力来维持整个系统的平衡。在对前牙施加根舌向转矩时，通过前牙的压低力和后牙的伸

长力来维持系统平衡（图7.20）。在非一致的力系统中，控制不期望的力有许多方法：垂直向分力一定程度上被咬合力抵消；横向和矢状向的分力被颌间牵引所抵消，当然颌间牵引也可能产生其他副作用（图7.21）。

在临床实践中，很难预测由不确定的静态系统产生的力系统，对于连续弓丝的力系统的预测几乎是不可能的。相反，在确定的静态力系统中，通过测量两个单元间的距离，并且计算弓丝入槽或颊管的单元系结悬臂梁或螺旋弹簧的作用力，就可以较容易地估算出矫治器产生的力系统（图7.20）。从临床角度看，可以考虑在临床冠的对侧加力以克服非一致的情形（图7.22和图7.23）。

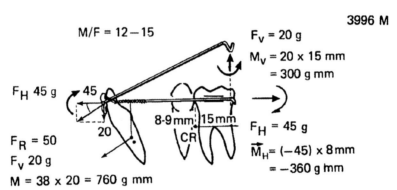

图7.20 使下切牙唇向和根向移动的矫治器设计与力学分析。该矫治器由一根转矩方弓丝组成，它对下切牙施加根唇向转矩和压低力。该转矩方弓丝放置于4颗下切牙托槽槽沟内，其后端钩挂于主弓丝上，主弓丝是从一侧磨牙到另一侧磨牙的连续圆丝，在切牙区不入槽。矢状向的力由前磨牙和切牙间放置的螺旋弹簧来提供。图片上标记出了矫治器产生的力系统。这也是两个向量力作用的示例，本章后面会讲述。

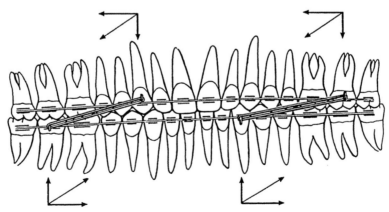

图7.21 使用一侧Ⅱ类、另一侧Ⅲ类颌间牵引是纠正安氏Ⅱ类亚类错𬌗时通常使用的方法。很明显，这样会导致𬌗平面的倾斜。

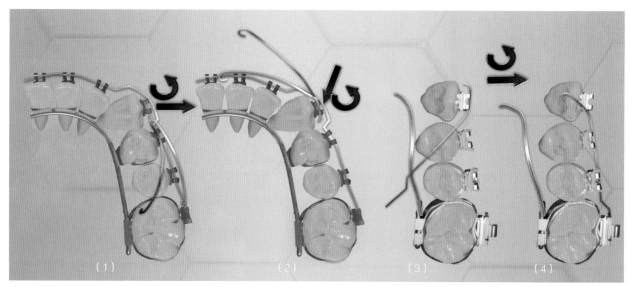

图7.22 （1~4）显示了如何使用悬臂梁纠正尖牙的远中扭转。（1）如果确定的静态的悬臂梁由尖牙向后延伸，它将对尖牙产生近中扭转和唇向力，其唇向力可以通过牙列主弓丝来避免。（2）如果将悬臂梁从尖牙向近中伸出，那么它将对尖牙产生远中、舌向力。由于悬臂梁系结于前牙区，因而产生使切牙唇倾的副作用，这里就需要使用主弓丝去避免。（3，4）如果弓丝以不确定的静态方式来使用，并在前磨牙和磨牙区弯制弓丝使其被动入槽，则尖牙的移动将由第一前磨牙和尖牙之间产生的几何位置类型来决定。如果在靠近尖牙处弯制使尖牙近中扭转的曲，那么通常会导致尖牙的唇向移位。

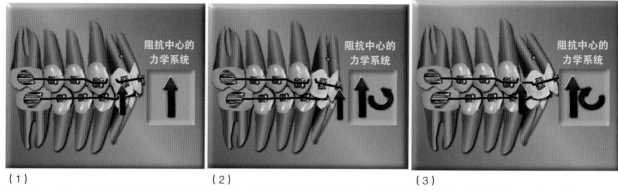

图7.23 （1~3）对于前牙需要被压低的患者，重要的是选择合适的压低力的作用位点，这样才能同时实现前牙的压低和回收。

明确了达到治疗目标所需的牙齿移动之后，接下来就可以确定需要的力系统以及是否需要使用片段弓技术（图7.20）。

连续弓丝

对于成人患者，如果不计划对𬌗平面进行大量调整或患者无明显不对称，大部分的正畸医生会使用连续弓丝。主流趋势是选择直丝弓自锁托槽矫治器（Maijer and Smith 1990；Shivapuja and Berger 1994；Damon 1998a，b；Berger and Byloff 2001；Henao and Kusy 2004，2005）和镍钛弓丝，通常为热激活弓丝（Segner and Ibe 1995）以提供轻柔的矫治力。随着轻力的使用，垂直向的副作用力一定程度上可以完全被咬合力抵消。控制好施加的作用力似乎可以实现扩弓而不引起骨开裂（Handelman 1997；Dalstra and Melsen 2004；Bassarelli et al. 2005）。

如果使用滑动法关闭拔牙间隙，主弓丝应具有足够的刚度，避免发生弯曲而产生副作用。为了尽可能减少摩擦力和约束阻力，力的作用线应

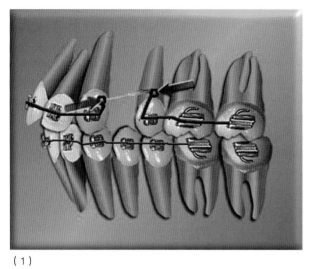

（1）

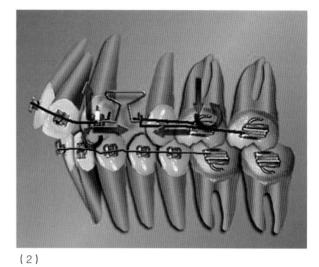

（2）

图7.24 同时实现压低和内收的方法可（1）通过改变力的作用点来获得期望的作用力线；（2）通过复合的T形关闭曲获得期望的力。

尽量靠近阻抗中心。这可以通过将力施加于助力臂，或Burstone建议的刚性延伸臂来实现。

滑动法由于操作简便而且可以遵循预先设计方案，因此作为首选方法。然而，滑动法也存在缺点，由于弓丝和托槽成角决定了产生的力系统，因而医生对力系统的控制十分有限。滑动法关闭间隙的适应证可以概括为以下几点：

- 生长发育期的骨性畸形患者，牙弓整平、上下颌牙弓匹配将有助于咬合矫正或为咬合矫正做准备
- 基本对称的患者，需要排齐牙列和垂直向发育
- 牙齿相互位置呈一致性的患者，用直丝排齐十分有利
- 咬合不需要改变的患者，通过对称调整上下牙弓形态可解决问题
- 手术前患者，需要协调上下牙弓

仔细检查初始咬合关系能有助于减少连续弓丝带来的副作用。开始时，弓丝应仅放入相互位置一致的牙齿托槽中。不粘接或绕过某些牙齿，避免产生不期望的力，这对成人患者十分有利（图7.24）。无论从生物力角度还是从美观角度来讲，推迟粘接上颌前牙托槽都是有利的。连续弓丝还可以与辅弓、悬臂梁或片段弓联合使用（图7.25）。

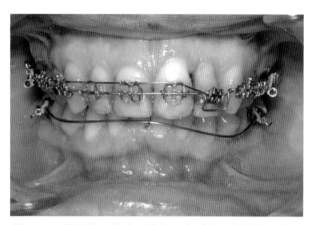

图7.25 使用辅弓技术，获得压低过长上颌侧切牙的轻力。注意，粘接下切牙托槽前，先唇向开展下切牙。下颌弓丝结扎于下切牙舌面粘接的固定丝上。

片段弓技术

尽管预置直丝弓矫治器是当今使用的主流技术，但是有下列情形的患者仍需要使用片段弓技术来实现矫治目标：

- 牙齿相互位置关系非一致的患者，即直丝将对矫正的一颗或几颗牙齿产生不期望的力
- 需要不对称牙齿移动的患者
- 需要绝对支抗的患者
- 需要垂直向绝对控制的患者
- 需要压低牙齿的患者
- 伴有牙周支持组织减少的患者，力的作用线需要通过阻抗中心的根方（见病例6，www.wiley.

com/go/melsen）

这些患者使用片段弓技术的优势在于：

- 牙齿移动是可预测的
- 作用力是明确的
- 矫治单元和支抗单元的合理区分
- 灵活的正畸模式的运用
- 能够控制咬合平面
- 最少的牙齿往复移动
- 允许使用稳定的片段和可替换的片段
- 较长的复诊间隔
- 弓丝弯制要求比较宽泛（不需要很高的精度）
- 单颗牙齿移动是相对独立的（见病例7～9，www.wiley.com/go/melsen）

但是，片段弓技术也存在一定缺点：

- 需要掌握生物力学知识
- 要求医生在三维方向上有明确的矫治目标
- 需要个体化设计的矫治器结构
- 矫治器加力时需要监控力的大小和力线位置
- 矫治器的戴入需要花费一定时间

如果决定使用片段弓技术进行矫治，那么所有矫治在两颗牙齿（或两个部位）之间进行。首先要将治疗分为若干步骤，并设计第一步需要的矫治器。如果某一部位的牙齿需要排齐，那就需要确定拟移动的单颗牙齿或一组牙齿的阻抗中心，并明确对于该阻抗中心所需的作用力线，然后再判断是否可以用刚性延伸臂构建作用点而直接加力，还是需要使用加力曲和悬臂梁。作用力通常施加于托槽，因此力向量的有效作用力线可以表示为对托槽的力矩与力的比值。非常重要的是，主动矫治单元的牙齿移动，以及作用力线的定位都要在空间三维方向上进行考虑。

尽管向量力的定位和牙齿移动的相关性非常高，但是对治疗结果的预测主要取决于估计阻抗中心位置的准确性，随着牙齿不断的移动阻抗中心的位置一直在改变。因此，有必要在初始阶段就开始监控牙齿移动，并且在需要时调整作用力系统以及矫治器。

尽管在理论上，如果待移动牙齿的托槽和弓丝之间的成角适宜，那么可在以托槽和连续弓丝之间产生任何作用力，但是临床医生往往对作用力的控制不理想。由于连续弓丝的固有特性，矫治力系统变化迅速，牙齿位置的任何微小改变都会导致几何位置类型的变化。对于用连续弓丝进行牙弓整平以及牙弓分段的整平，重要的是要避免由于牙齿相互位置关系而产生的不必要的副作用，在不加区别地进行牙弓整平之前应进行分析。整平前牙时可能会引起不期望的垂直向移动（图7.26），而整平后牙时由于咬合力抵消了部分作用力，所以副作用较少。

在牙列整平和精细调整阶段，经常需要弯制少量弓丝。Burstone和Koenig（1988）以及Ronay等（1989）分析了放置于两颗牙之间的，用于少量牙移动的加力曲的作用，研究表明加力曲位置的微小改变和两托槽之间倾斜角度的改变对产生的作用力都有显著影响。原则上，任何力矩/力的比值都可以获得，但是其力系统的恒定性较差，当一颗牙比另一颗牙移动更快时，甚至可以导致相反的牙齿移动（图7.27）。

部分牙弓的排齐

尽管在临床中还不完全了解非确定的静态系统的作用力，但也可以使用6种类型几何位置的概念来合理地预测和控制牙齿移动，譬如仅在不同

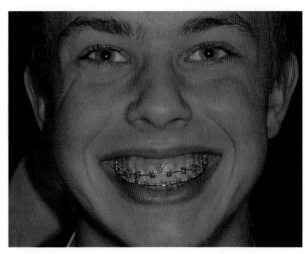

图7.26 不加区分地排齐上颌牙弓所引起的副作用：造成了𬌗平面的倾斜。

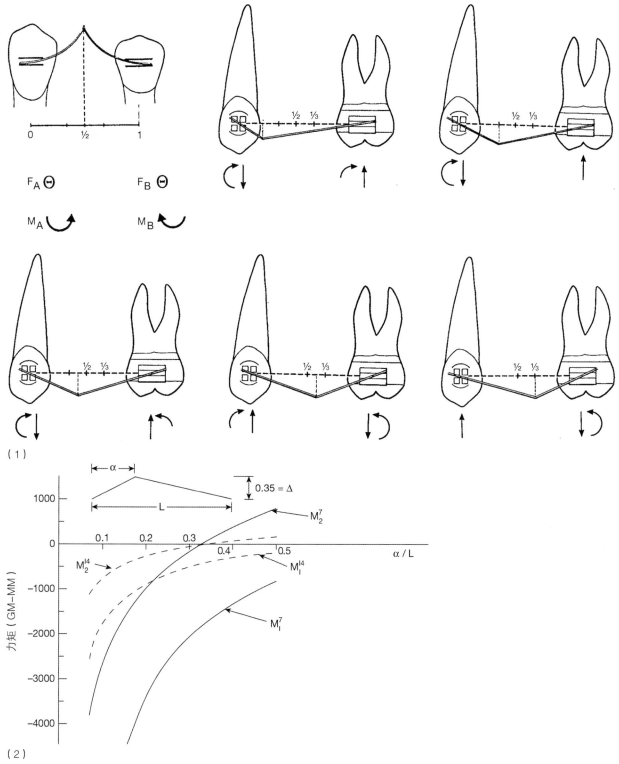

（1）

（2）

图7.27　排齐阶段和精细调整时经常用到的加力曲：Ⅴ形曲和台阶曲。（1）使用Ⅴ形曲，可以产生除了第Ⅰ类几何位置之外的其他5种类型的几何位置关系。（2）显示不同部位Ⅴ形曲产生的力系统。观察随着Ⅴ形曲的位置改变，作用力如何发生相反的变化。（3）台阶曲产生了典型的第Ⅰ类几何位置关系，即方向一致的相同力矩，以及两个大小相等、方向相反的力。（4，5）台阶曲的位置对产生的力系统没有影响。［经Burstone和Koenig（1988）允许，且经Elsevier允许］

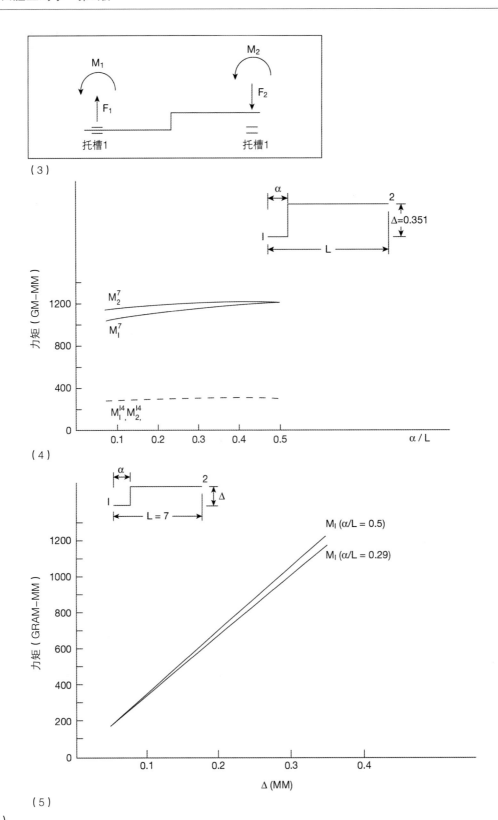

图7.27（续）

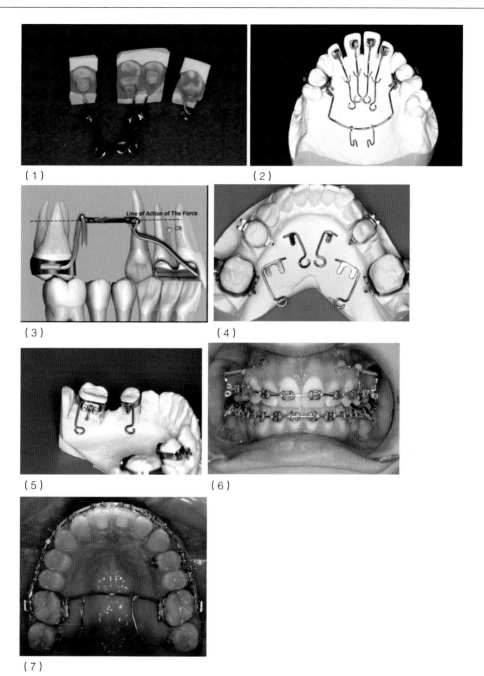

图7.32 各种类型的刚性助力臂。（1）转移托盘，用于焊接于舌侧底板的助力臂的间接粘接。（2）粘接于上切牙舌侧底板的助力臂和焊接于横腭杆的助力臂。这些助力臂可以产生作用在切牙牙根水平的力。前磨牙与颊侧的TAD相固定。（3）助力臂之间的作用力线位于腭部。不同的助力臂倾斜度和位置，可以使作用力线位于前牙CR的根方。（4，5）可摘的舌侧助力臂：Wilson's 3D磨牙牵引钩（Rocky Mountain），附带垂直槽。磨牙区有两个插入板，前磨牙区仅有一个插入板。激光焊接可以增加其连接强度。这种装置使用简便、稳定性好且可重复使用。（6）连接于上颌磨牙托槽的助力臂，实现微种植体拉磨牙向近中的整体移动。（7）焊接于横腭杆的助力臂，用于压低和舌倾第二磨牙。

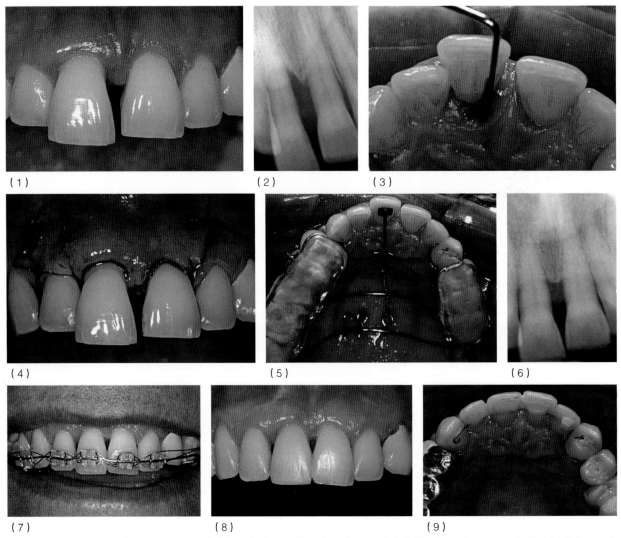

（1） （2） （3）

（4） （5） （6）

（7） （8） （9）

图7.33 应用助力臂的实例。（1~4）患者切牙伸长，牙槽骨有吸收。正畸治疗前，行改良Widman翻瓣术以减少牙周袋深度、牙龈根向复位。（5~9）通过切牙舌侧助力臂和横腭杆之间的螺旋拉簧来产生压低与内收力。

高度受限，因此常常无法获得期望的作用力线。而腭侧的限制较少，甚至可以产生位于阻抗中心下方的作用力。助力臂的应用，使得医生可以选择相对于牙齿阻抗中心的不同水平和方向的作用力，从而能够有效地控制牙齿移动（图7.32~图7.35）。

作用于托槽水平的单个力将产生未控制的倾斜移动。为了避免托槽水平加力时弓丝发生形变，牙齿滑动所沿的弓丝应具备尽可能强的刚度。通过助力臂使作用力通过牙齿阻抗中心，能使无法避免的摩擦力降到最小。任何未通过阻抗中心的力都将产生旋转力矩，其方向与作用力的方向相同，其大小是力与阻抗中心至力线的垂直

距离的乘积。通过对助力臂的确定点位施加单个力，更容易估算出作用在阻抗中心的力矩/力的比值，因而更加有利于预测牙齿移动。

改变力的作用点是控制牙齿移动的一个简单方法。对于成人患者，通常希望牙齿"带着周围骨"移动，随之牙槽突发生相应改建，关键的是应避免对牙周组织施加过大矫治力。因此，要最大限度控制沿牙根分布的应力/应变情况。牙齿的整体平移和控根移动，需要三维方向上进行控制，因而都是很难实现的移动，然而应用助力臂使作用力线恰好通过阻抗中心或位于阻抗中心一定距离的位置上，就使得牙齿的控根移动容易实现了（Fontenelle 1991；Park et al. 2000）（图7.35

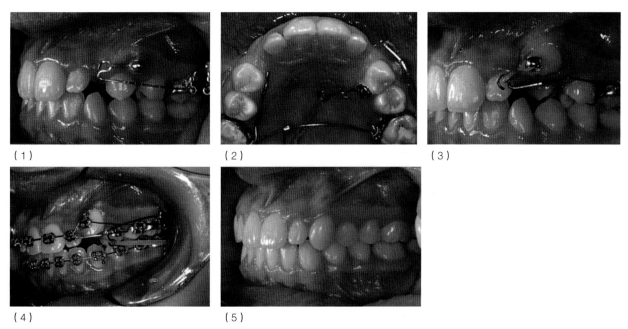

图7.34 （1）矫正异位尖牙的助力臂。由磨牙伸出的助力臂，对尖牙产生近中力，对磨牙产生远中力。（2）远中腭向移动24，通过24舌面的助力臂尽量使其牙根向远中腭向移动，从而为尖牙牙根近中移动创造空间。（3）矫正过程中，调整助力臂的长度和加力方向。（4）尖牙和前磨牙易位解除后，使用主弓+辅弓进行排齐。（5）矫治后的情况。

和图7.36）。

Fontenelle（1982）建议使用横跨腭穹隆的、由贵金属铸造成的横腭杆来改变力的作用点。他还提出了"铰链机制"，即牙弓可以围绕横腭杆一端旋转（图7.36）。该矫治器作为引导装置，可用来控制、避免牙齿过度倾斜和扭转。Weiland和Bantleon联合使用了横腭杆和助力臂（Weiland et al. 1992a，b，1996），并推出一种简便的、将加力机制和引导弓丝相结合的方法。

使用助力臂只产生力而不产生力偶，而且在没有摩擦所导致的明显力损耗的情况下完成牙齿移动。这种技术会受到解剖结构的限制。当助力臂直接粘接于牙冠时，常常会遇到来自口腔组织的阻挡。不过，这些操作问题可以通过间接粘接来解决。

牙齿移动的难易程度

治疗的难易程度体现在获得适宜作用力线的难易程度。在托槽或助力臂加力而实现的牙齿移动是相对容易的，如需在牙齿本身范围之外加力而实现的牙齿移动则是困难的（图7.30）（见病例10，www.wiley.com/go/melsen）。

有些类型的牙齿移动被认为比其他类型的更难。倾斜移动比平移更容易关闭间隙。磨牙直立并升高相对容易，而直立并压入则较难实现（Melsen et al. 1996）。伴随唇倾的牙齿压低较容易，而伴随着舌向控根的牙齿压入则较困难（Fiorelli et al. 2003）。这些差异并不是由于组织对不同牙移动类型的反应不同，而是由所需作用力的定位导致的（图7.37）。

设计个体化的矫治器正是为了提供所需的向量力。矫治器的设计可以运用数学计算方法。作用力的大小取决于弓丝特性、合金组分、直径、长度、形状和加力大小。力的作用线取决于加力点和形态，即弓丝弯制的形状（Burstone 1962，1966，1975，1982；Burstone and Koenig 1976；Fontenelle 1991；Dalstra and Melsen 1999；Fiorelli and Merlo 2015；Fiorelli and Melsen 1992—2022）。

值得注意的是，所有被认为是困难的牙齿移动都是那些只能由作用力线通过牙齿自身范围

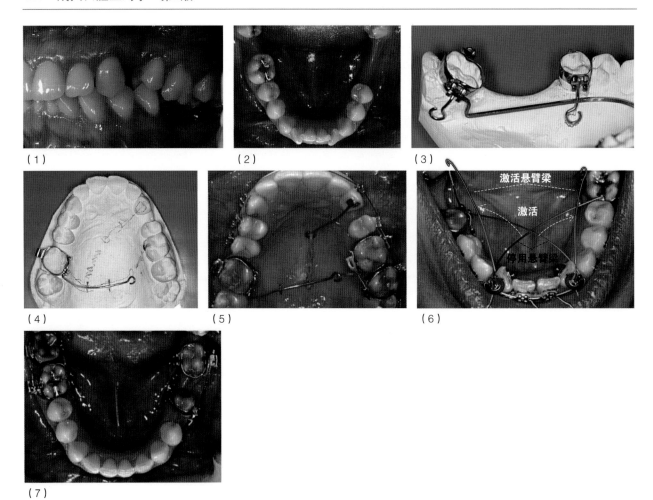

（1）　　　　　　　　　　（2）　　　　　　　　　　（3）

（4）　　　　　　　　　　（5）　　　　　　　　　　（6）

（7）

图7.35　患者24、36、37缺失，26过长，23远中倾斜。患者上下牙弓中线偏向右侧，整个牙弓均需要向左移动。（1，2）治疗前。（3~5）助力臂的应用。（6）使用悬臂梁来矫正上颌侧切牙的扭转。（7）借助悬臂梁矫治的效果。治疗目标是修复前的正畸准备。（3）对于近中倾斜的下颌第二磨牙，先近中移动其牙根，用35作为支抗。（4，5）在上颌，使上颌中线向左调整，首先要将23牙根向远中移动。（5~7）在下颌，使用从磨牙伸出的悬臂梁来纠正下颌侧切牙的远中扭转。

之外的力所产生的移动，也不能由常见的加力装置，例如弹性牵引或螺旋弹簧等进行激活加力。在这种困难的牙齿移动情况下，通过反复试验仍无法找到正确的矜力，通常就需要使用两个悬臂梁来获得组合的向量力。

悬臂梁

　　悬臂梁的重要特性之一就是产生确定的静态力（或力偶）系统。悬臂梁产生的力系统的一个重要特征是，加力过程中非常恒定的力和力矩/力的比值。力的恒定性取决于弓丝长度、直径和材料特性。如悬臂梁长度增加，弓丝的直径和硬度则应相应增加。当悬臂梁过长而无法达到理想作用力的要求时，可以设计复合的悬臂梁。放入托槽或颊管的那段悬臂梁的尺寸应能够阻止弓丝发生旋转。被焊接的、加力的那段悬臂梁尺寸较小且为单点接触。通常使用的组合是0.017英寸×0.025英寸的弓丝放入托槽或颊管，联合使用0.018英寸被焊接的弓丝。

　　这种组合悬臂梁可以提供更轻柔的力和较低的负荷形变率；而且通过焊接也可以设计不同的悬臂梁结构，从而改变加力的角度。

　　悬臂梁具有较大的设计范围，可以从矫治部位或支抗部分完全入槽。当矫治部位需要较小的M/F比值时，悬臂梁一般在支抗部位入槽；如果矫治部位需要较大的M/F比值，就在矫治部位入槽。如果前牙需要伸长或压低，那么主弓丝或

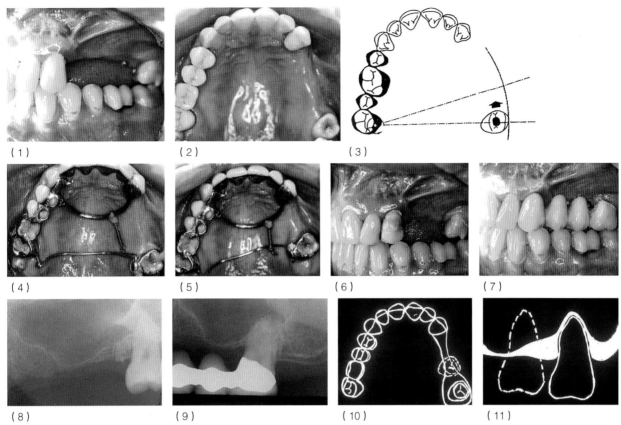

（1） （2） （3）

（4） （5） （6） （7）

（8） （9） （10） （11）

图7.36 铰链机制（1，2）患者23和28之间的牙齿全部缺失。如果用固定桥体修复，跨度太大。由于牙槽骨的萎缩和上颌窦的位置与牙列缺损部位仅有一薄层骨，因此不建议进行种植修复。（3）显示了铰链机制的原理。（4）计划近中移动28，除28以外的其他牙齿都作为支抗单位。这些牙用铸造的夹板进行连接、固定。该夹板伸出两个横腭杆，一个连接于14、24之间，另一个从16伸出。16舌面的垂直管用来连接16伸出的横腭杆，并作为该横腭杆旋转的中心，为28近中移动提供引导。加力单位是两个横腭杆之间螺旋拉簧，作用力在阻抗中心水平。通过引导机制维持牙弓宽度。（5，6）治疗后的情况。（7）23、28之间行固定桥修复后。（8～11）显示牙根经过上颌窦的牙齿移动，且牙槽突的宽度增加。（该病例由A Fontenelle矫治）

悬臂梁应放入磨牙颊面管内，并将后牙连成一整体以避免磨牙的移动。此时，咬合力也是后牙支抗的一部分。例外的情况是，上颌磨牙需要远中倾斜的患者，就可以在上前牙舌侧粘接暂时性打开咬合的树脂。悬臂梁放入磨牙颊面管内，将对磨牙产生远中倾斜、扭转和伸长的作用，但由于前、后牙都需要移动，因而没有支抗的特殊要求（图7.38）。

对于主力矩需要作用于一颗或多颗牙的情况，如上切牙的根舌向转矩，需要将转矩辅弓放入切牙托槽并以点接触的形式系结于后牙。然而这种方法会导致切牙的伸长（图7.39）。悬臂梁也可以对单颗牙施加根颊向转矩。当需要直立磨牙时，悬臂梁的一端放入磨牙颊面管，另一端系结于前牙。同样的方式悬臂梁一端放入磨牙颊面管，并使用舌弓固定磨牙，另一端可用于尖牙（和/或前磨牙）颊舌向的矫正。对于需要直立或扭转尖牙的情况，悬臂梁在矫治部位即尖牙处入槽，另外两端分别系结于前、后牙的支抗单元："风车式"悬臂梁（图7.40）。

点接触式的作用力点与弓丝系结部位的阻抗中心的位置关系决定了在该部位产生的力矩。正畸医生使用助力臂可以在水平向和垂直向任意改变力的作用点（图7.32）。

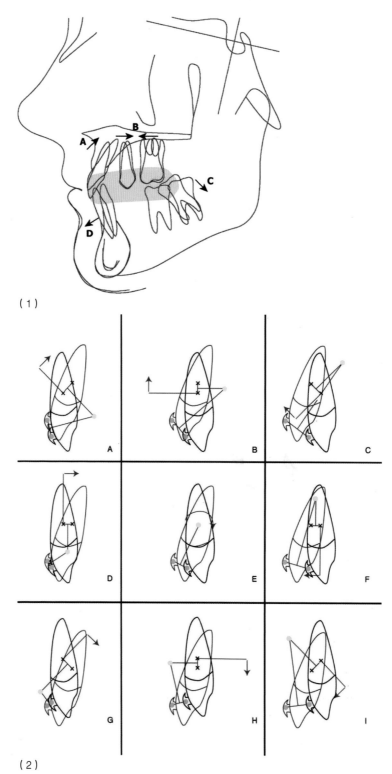

（1）

（2）

图7.37 实现困难的牙齿移动所需的力。（1）箭头A产生根舌向转矩和压低力。B提供后牙牙根相向移动。C直立并压低下颌磨牙；D产生下切牙压低和唇向平移［经Fiorelli等（2003）允许］。（2）纠正直立切牙的方法。上面一排是合并压低，中间一排牙齿阻抗中心在垂直方向无移动，下排是合并升高。图中显示了需要的作用力。其中A、B、D图中的牙齿移动是困难的，因为所需力的作用点在牙齿范围之外。这种情况就只能采取两个向量力机制。［摘自Melsen和Fiorelli（2000），经Quintessence出版社允许］

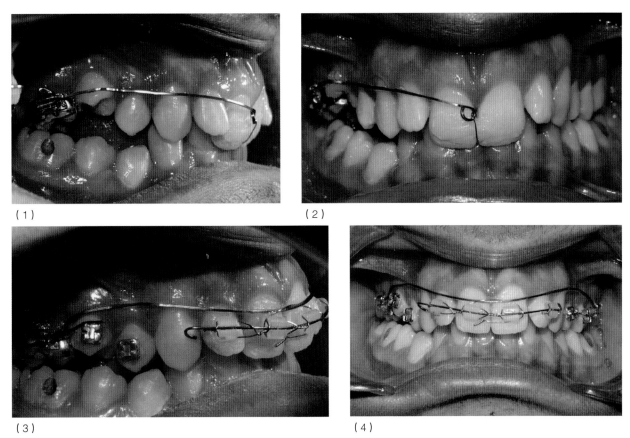

（1）　　　　　　　　　　　　　　　　　　（2）

（3）　　　　　　　　　　　　　　　　　　（4）

图7.38　（1，2）右上磨牙伸出的悬臂梁作用于两个上中切牙。它对磨牙产生伸长和远中倾斜的作用，并对中切牙产生压低和唇倾的作用。（3）16伸出的悬臂梁对15产生伸长力。（4）弓丝用来压低和唇倾上前牙。

当悬臂梁加力时，产生的力通常垂直于结构轴（图7.16）。改变悬臂梁的形状，产生的力就会出现微小偏差，通过弯制曲（主要的结构）可以获得更多重要的改变。悬臂梁的不同设计将引起作用力方向的改变，从而导致牙弓长度的增加或减少。Dalstra和Melsen（1999）描述了5种主要的悬臂梁形状：（G）后倾曲；（A）圆弧形；（B）对数曲线；（F）多用途弓；（C）由两种尺寸弓丝和两个小圈曲组成的悬臂梁。Fiorelli和Melsen（1992—2022）以及Fiorelli和Merlo（2015）还描述了其他形状（D、E、H和I），其中加力曲有助于明显改变力的作用线。对于压低前牙矫正深覆𬌗的情况，悬臂梁的形状尤为重要。这时，首先需要判断治疗后患者牙弓长度应该增加还是减少。牙弓长度增加可以通过几种形态的悬臂梁来实现：其中多用途弓将产生最大的牙弓长度增加，其次是后倾曲。如果圆弧形悬臂

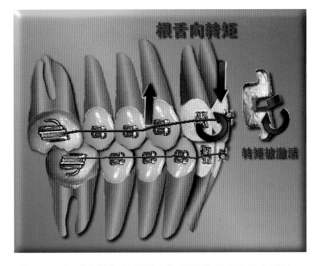

图7.39　根舌向转矩弓丝放入切牙托槽后产生的力系统。

梁均匀分布于弓丝，它将产生垂直向力，而对数曲线形悬臂梁将使牙弓轻微收缩、长度变短。如果治疗初期导致牙齿前倾，而后期再进行内收，这将导致周围组织需要进行完全相反的改建，这不仅不利于组织健康，还延长了矫治疗程；因此

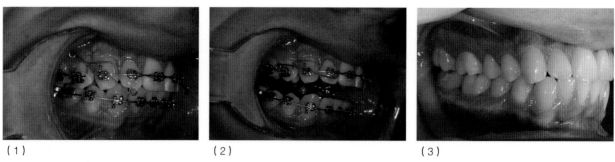

（1）　　　　　　　　　　　（2）　　　　　　　　　　　（3）

图7.40　（1）"风车式"悬臂梁加力前。（2）"风车式"悬臂梁加力。（3）治疗后。这种悬臂梁可以理解为两个向量机制。两个臂的不同加力方式，会导致不同的效果。

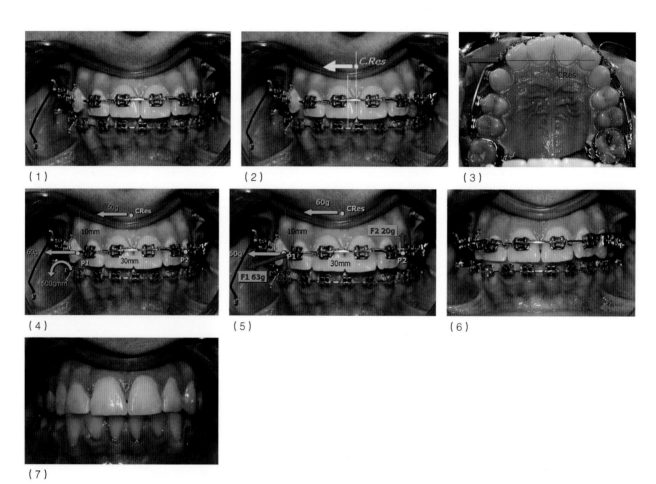

（1）　　　　　　　　　　　（2）　　　　　　　　　　　（3）

（4）　　　　　　　　　　　（5）　　　　　　　　　　　（6）

（7）

图7.41　（1~7）两个向量力用于中线调整，牙齿向右平移以及在水平方向的少量旋转（详见正文）。CRes：阻抗中心。

在治疗开始就应当选择恰当形状的悬臂梁，这一点十分重要。

如果悬臂梁是由不同尺寸的弓丝组成，后牙段使用较粗的弓丝而前牙段使用较细的弓丝，就可以改变悬臂梁的结构轴。其中心点就是焊接细弓丝的位点。

两个向量力的作用机制

如果期望的作用力线很遥远且无法用一个简单的悬臂梁来实现，那么两个悬臂梁的组合可能是解决方案（Fiorelli et al. 2003）。其力学设计是基于比较简单的数学原理，也可以使用T3DO软件（IOSS GmbH–www.ioss–ortho.com）来完成。

图7.41的病例显示了传统矫治器不能实现的牙齿移动，而通过联合使用两个悬臂梁来完成。

图7.41所示的病例，治疗目标是向右平移上颌切牙。由于4颗切牙排列整齐，因此可以将其作为整体进行任何的移动。由于不需要冠状面的旋转和任何的垂直向移动，因此力的作用线应当经过这组牙齿的阻抗中心，且仅产生水平向力。由于咬合平面内上颌牙弓需要发生少量的旋转，因此力的作用线应在预估的阻抗中心的前方2~3mm。这将导致切牙的逆时针旋转从而关闭13近中间隙。使用较硬的不锈钢丝将4颗切牙连成整体以获得组牙的移动。

通过作用于P_1和P_2的两个向量力获得所需的合力［图7.41（5）］。作用于P1的力提供了需要的水平力。由于这个力的作用线在阻抗中心下方10mm，因而对4颗切牙有倾斜作用。故而通过作用于P1的20cN伸长力与作用于P2的20cN压低力形成力偶，来抵消切牙的倾斜。使用测力计检查了加力大小。矫治器放置10周后，出现了期望的牙齿移动。

结论

成人患者的矫治，面临的主要挑战是设计合适的矫治器以减少牙齿的往复移动、缩短治疗时间。

只有在明确了矫治目标之后，才能选出最简单的矫治器。由于成人复杂错𬌗牙列很少能够满足直丝弓矫治器的先决条件，因此通常选择确定的静态力系统矫治器。大部分被正畸医生认为具有挑战性的牙齿移动，所涉及的力系统往往超过了传统矫治器的加力范畴。而两个悬臂梁的联合应用以及助力臂的使用为一些典型问题提供了解决方案。请登录本书的配套网站（www.wiley.com/go/melsen），浏览由我同事矫治的成人病例。

第8章

支抗
Anchorage Problems

Birte Melsen, Carlalberta Verna

引言

不论临床医生推崇何种矫治技术或矫治理念，正畸学的支抗控制都被认为是关键要素。支抗不足可能是正畸治疗最大的限制因素，因支抗不足，经常看到不期望的副作用。对于成人患者的治疗，许多获得支抗的传统方法用途有限。

对于年轻的、有生长潜力的患者，牙齿移动取决于正在进行的生长和正畸矫治器产生的变化之间的相互作用与影响。在正畸文献中经常看到"有利的和不利的生长型"等表述，清晰地反映了生长发育对于正畸治疗结果的重要影响。对于成年患者，没有生长干扰矫治器产生的力的作用，牙齿移动更能反映出施加的力系统。然而，软组织平衡和肌肉功能仍然会影响以改变牙弓形态或面部高度为目的正畸治疗效果。

定义

首次提到"支抗"这一概念是在《标准化牙科手册》中，将其解释为"抵抗正畸力或正畸力的反作用力的结构"（Ottofy 1923）。这一定义并没有赋予该词任何明确的意义，但是它比Daskalogiannakis（2000）的定义，即支抗丢失是不期望的，更为清晰。在《正畸学词汇表》中支抗被定义为反作用力部位对不期望的牙移动的抵抗。Proffit给出了一个更加具体的定义，支抗是对反作用力的抵抗，通常由其他牙齿或腭、头、颈部或骨内种植体提供（Proffit et al. 2019）。

支抗的分类

传统的支抗可以分为口内支抗和口外支抗（Melsen and Verna 1999）。口内支抗分为颌内支抗和颌间支抗。

- 口内的颌内支抗又可分为牙支抗和牙外支抗。在牙外支抗情况下，反作用力不会分布到其他牙齿，而是作用在其他组织，如腭黏膜（如Nance弓）或其他装置（如弓丝或金属种植体）
- 颌间支抗包括Ⅱ类、Ⅲ类颌间牵引，以及各种咬合调整装置如Herbst、咬合矫正器和各种在上下颌牙弓间传递力的矫治器。咬合本身也是颌间支抗的一种
- 口外支抗是指反作用力作用于头部、颈部或同时作用于头颈部或颏部

制订矫治目标时应当决定哪些牙需要移动，即作用力部位，以及哪些牙属于支抗，即反作用力部位。对于拔牙间隙的关闭，支抗被分为（Burstone 1982）：

- A类支抗，间隙的关闭主要由前牙内收来完成
- B类支抗，间隙的关闭由基本相当的前牙内收、后牙前移来完成
- C类支抗，间隙的关闭主要通过后牙前移来完成

由于前牙和后牙都需要移动，因此B类支抗是最容易实现的情况。而A类和C类支抗较难实现，尤其是C类支抗，它要求前牙尽量不移动而使后牙前移。

尽管每一种正畸矫治器都属于力平衡状态，但临床会用许多不同的方法以实现差动牙移动。当使用连续弓丝排齐时，力的分布将是牙弓中每颗牙齿间相互位置关系的结果（Burstone and Koenig 1974），此时主动矫治单元和被动支抗单元没有区别。差动牙移动只能通过片段弓矫治器来实现（Burstone 1962，1966；Ricketts 1980；Mulligan 1998）。矫治器连接于作用力部位即需要移动的牙列部位，而不需要移动的支抗部位通常用来提供矫治力。不论何种矫治器，支抗部位受到的反作用力将维持整个系统的平衡。根据牛顿第三定律，矫治器产生的合力矩和合力均等于零。然而，力的作用线可以通过距离阻抗中心的不同位置，因此对于作用力部位和反作用力部位力矩/力比值可能会不同，从而产生差动牙移动。当力的作用线与殆平面不平行时，通过受力单位的旋转来维持平衡，图示为改变殆平面的病例（图8.1）（Melsen and Bosch 1997）。

在以下章节，将介绍支抗的基本原理，并讨论其科学和力学背景。

颌内支抗

传统的支抗的概念是基于用多数牙对抗少数牙（图8.2）。

这一概念信奉的原则是支抗单位不会发生不期望的移动，因为反作用力没有达到使其移动的阈值。这一假说被下面的学者证实，Quinn和Yoshikawa（1985）在6个临床研究中发现每颗牙齿受力水平和移动速度存在线性关系；Freeman（1965）没有使用牙齿的数目，而是根据牙根表面面积赋予不同牙齿的支抗值。然而，无论是牙齿的数目还是牙根的表面积都不能代表牙齿抵抗

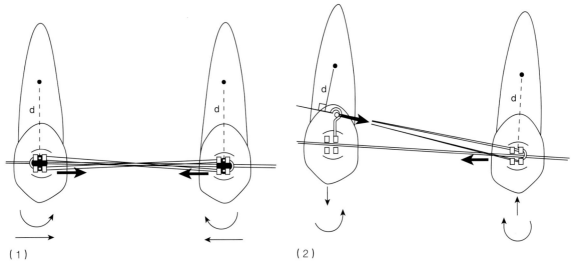

图8.1 （1，2）如果力的方向不平行于咬合平面，那么在两个部位将产生不同的力矩，垂直方向的力会影响咬合平面。

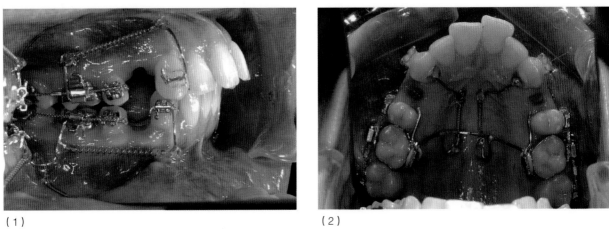

图8.2 用6颗后牙作为支抗远中移动尖牙。尽管在支抗单位中有较多的牙齿，但是这种装置经常导致支抗丢失。咬合力可以防止支抗丢失。（1）通过助力臂连接镍钛拉簧来远中移动尖牙。（2）为了避免尖牙扭转，腭侧也使用助力臂。

移动的能力，因为牙槽骨表面与牙根表面的相关性仍然模糊，正如近些年关于牙槽骨的Micro-CT研究（Dalstra et al. 2006）所证实的，牙槽骨的高度、密度和质量存在极大差异（图8.3）。

对于"多数牙可以抵抗少数牙移动"理论，更合理的解释可能是基于咬合对支抗的贡献。

对于多数牙可以抵抗少数牙移动的假设，一直没有得到科学研究的证实。1967年，Weinstein证实很小的力就可以移动牙齿。近些年关于正畸牙齿移动的最适矫治力的研究进一步表明，没有科学研究表明存在启动牙齿移动的力的阈值（Ren et al. 2003）。哪怕是最小的力，导致了牙周膜内

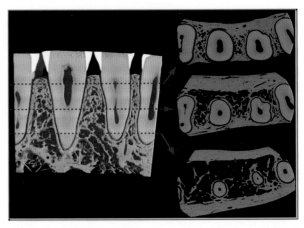

图8.3 人牙槽骨显微X线影像。注意根的密度在冠方部分为最高，在根尖部分为最低。（由M. Dalstra提供）

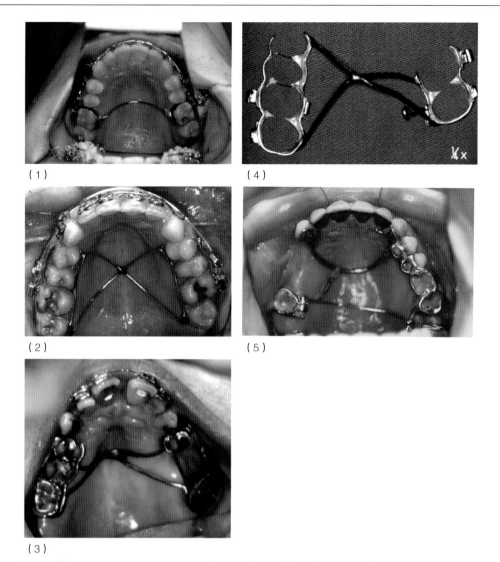

（1）

（4）

（2）

（5）

（3）

图8.4 （1）横腭杆用于加强支抗。（2）金属交叉杆固定后牙，增强支抗。（3）焊接于带环的金属交叉杆。（4）金属杆焊接于后牙的铸造带环上。（5）从13到28铸造的加强支抗装置。通过螺旋拉簧连接支抗单元和横腭杆来近中移动17，横腭杆的左端为铰链轴。横腭杆可以防止17向近中移动时发生扭转。关于"铰链机制"的详细说明，见第7章图7.29。

应力–应变分布发生微小的改变，就可能触发相应的组织反应。这也意味着正畸治疗中常用的重力并不一定能促进牙齿移动，但可能会产生副作用，如引起玻璃样变等，而延迟牙齿移动（Reitan 1967）。

　　另外一个常用的加强支抗的方法是使用硬丝，如横腭杆、下颌舌弓、铸造装置或用硬的不锈钢丝，将支抗单元的牙齿固定成一个整体（图8.4）。

　　刚性钢丝的优点是防止支抗单元内牙齿的相对移动。使用硬的被动钢丝且支抗单元范围较大，使得咀嚼功能得以维持，从而咬合力可以有效抵消使支抗单元移动的力。但是，弯制被动弯曲的粗弓丝十分困难。因此可以将弓丝直接粘接于支抗部位的牙齿上（图8.5）。支抗部位的牙齿也可以使用纤维加强型复合树脂来进行固定（Freudenthaler et al. 2001a，b）（图8.6）。

　　使用刚性弓丝来加强支抗的建议似乎与其他学者的观点（McLaughlin et al. 2001；Damon 2005）存在分歧，他们认为牙齿滑动（主动矫治部位）应当在硬的弓丝上完成。其目的在于避免弓丝发生弯曲，如果在较软的弓丝上进行牙齿滑动将导致不期望的牙齿倾斜和支抗丢失。这也会导致明显的弓丝颤动，从而增加牙根吸收的概

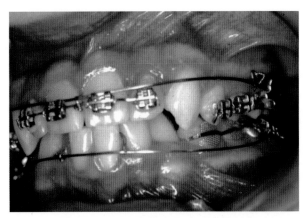

图8.5 颊侧被动装置由0.021英寸×0.026英寸不锈钢丝与小金属片焊接而成。这些下颌被动装置可以直接粘接于治疗过程中相互位置保持不变的牙齿表面。

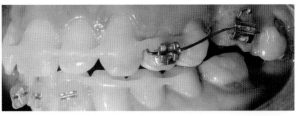

（1）

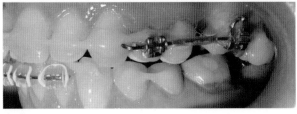

（2）

图8.6 （1，2）纤维加强型复合体固定支抗部位。主动矫治部位是需要直立的磨牙。（由CJ Burstone和P Depasquale提供）

率。然而坚硬的弓丝产生的摩擦力较大，而且MBT（McLaughlin，Bennet，Trisi）技术中的向后结扎需要经常重新加力（图8.7）。

刚性弓丝比弹性弓丝能够提供更大支抗——这一假设可以用摩擦力和约束阻力来解释，随着弓丝尺寸的增加，摩擦力和约束阻力均增大（Drescher et al. 1989；Kusy and Whitley 1997）。摩擦力与弓丝-托槽接触的面积呈正相关，而约束阻力与弓丝-托槽之间的夹角有关（Kusy and Whitley 1999；Thorstenson and Kusy 2002；Kusy 2004）。

另一个传统的观点是由Tweed（1966）提出的"支抗预备"的概念，至今仍被许多医生使用。这一概念的基础是力的方向和牙根之间的角度与该牙齿的支抗大小有关。在支抗预备过程中，弯制后倾曲使下颌磨牙和前磨牙向远中倾斜，通常每颗牙相对前面一颗牙齿更向远中倾斜5°。这样Ⅱ类牵引几乎垂直于远中倾斜的牙齿，因此预计远中倾斜的牙齿比正常倾斜度的牙齿有更大的支抗。为了解释该假说背后的原理，分别在有支抗预备和无支抗预备的情况下，对牙齿受力后骨吸收区和沉积区的分布进行了分析。从科学的角度来说，这一假说无法得到支持，实际上其效果可能与预期相反。后倾曲会导致咬合打开、下颌向

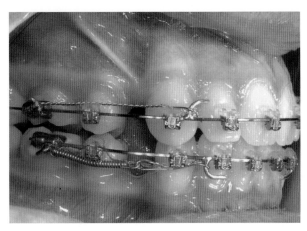

图8.7 第一前磨牙拔除后，使用向后结扎远中移动尖牙。

后旋转，这些会加重已经存在的Ⅱ类错𬌗（图8.8）。

另外，磨牙的远中倾斜会大大减少咬合力，因此也失去了咬合的有利作用。这一理论也与支抗牙应当保持稳定的观点相悖，支抗牙周围的细胞活性应当尽可能低，以最大限度发挥支抗潜力。

由于骨皮质与骨松质的骨转化的差异，Ricketts（1976a，b）提出了"骨皮质支抗"的概念。该理论是基于这种现象，即磨牙作为支抗前，当其牙根接触或进入颊侧骨皮质时，由于骨皮质的阻力较大，因此牙齿的支抗潜力也增加。但是，没有证据表明牙根不能在骨皮质中移动，实际

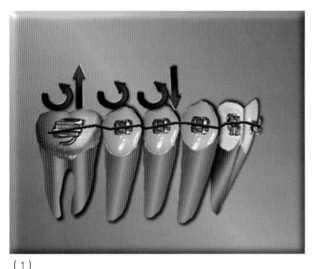
（1）

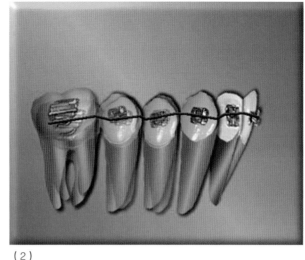
（2）

图8.8 通过磨牙远中直立进行支抗预备，使颌间Ⅱ类牵引更加垂直于后倾磨牙的牙根。（1）支抗预备过程中产生的力系统。（2）支抗预备导致的牙齿移动。

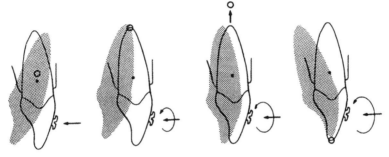

图8.9 不同的牙齿移动类型取决于作用于托槽上的力矩/力的比值。

上在动物模型中出现的牙槽骨开裂、骨开窗和牙根暴露已经证实了相反的结论（Thilander et al. 1983）。"骨皮质支抗"的关键可能是施加作用力与牙齿移动之间出现滞后。由于骨皮质中完成骨改建的成骨细胞、破骨细胞少，因此其滞后时间比骨松质长。于是牙齿在骨皮质中的初始移动被推迟，然而一旦牙齿开始移动，就可以在骨皮质中继续移动。

差动支抗

"差动支抗"由Burstone（1982）和Melsen等（1990）提出，其基础是倾斜移动比平移（整体移动）更容易实现，并且作用于托槽的力矩/力的比值决定了牙齿移动的类型（图8.9和图8.10）。其局限是在加力过程中必然会产生垂直向分力，如果没有咬合力或辅助装置来抵消，就会引起不

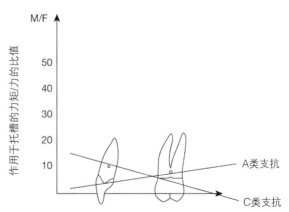

图8.10 A类支抗和C类支抗。在A类支抗中，前牙移动，后牙作为支抗单位。力的作用线位于前牙阻抗中心的下方，并通过磨牙的阻抗中心。间隙关闭时，前牙发生控制的倾斜移动并压低，后牙整体向前移动并伸长。在C类支抗中，该作用力将使前牙发生整体向后移动并伸长，后牙发生近中倾斜移动并压低。

牙齿倾斜移动及压低

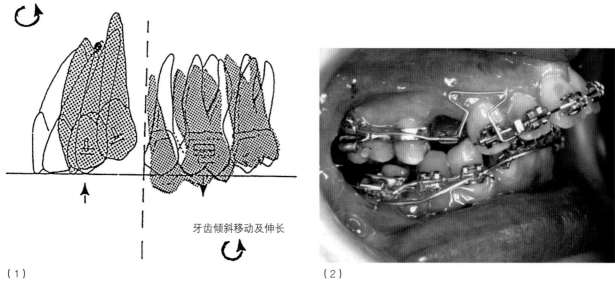

牙齿倾斜移动及伸长

（1）　　　　　　　　　　　　　　　　　　　　　（2）

图8.11　（1）显示了差动支抗引起的副作用，由于T形曲对后牙产生了过大力矩。这导致后牙的远中倾斜，从而形成两个殆平面，这可以通过保持支抗单元的力矩低于产生后牙倾斜移动的水平来避免。（2）T形曲产生的力矩过大而导致后牙远中倾斜的临床病例。

期望的牙移动（图8.11）。作用于后牙的垂直分力和较大的力矩使得后牙段向远中倾斜，而导致形成两个殆平面以及前磨牙处的早接触。Burstone和Koenig（1976）建议戴用高位头帽和短外弓口外力来抵消后牙段的伸长和远中倾斜。但这种方法并不是很理想，因为口外牵引仅是间断使用，而且力值大小往往与关闭间隙的力不相等。

软组织支抗

为了解决与患者依从性相关的问题，许多医生设计了能降低患者依从性影响、完全由医生控制的口内装置（Hilgers 1992；Jones and White 1992；Carano and Testa 1996；Fortini et al. 1999；Carano et al. 2002）。这种矫治器大部分是用于远中移动上颌磨牙，由加力部分和支抗部分组成。例如Nance弓，由紧贴硬腭前部的树脂基托，通过两根坚硬的不锈钢丝连接到前磨牙或磨牙带环组成（图8.12）。然而，尚无证据表明硬腭黏膜可以抵抗磨牙的近中移动、不会被挤压而发生炎症、缺血和坏死等问题。有研究对此类无依从性装置矫治后的效果进行评估，得出磨牙远中移动

的代价是支抗显著丢失、前磨牙和前牙唇倾斜度增加（Ngantum et al. 2001；Taner et al. 2003；Fortini et al. 2004），证实了这些装置无法提供绝对支抗。

另一种使用软组织作为支抗的方法是使用唇挡。然而，这主要应用在生长发育期的患者。

无偿支抗

一种完全不同类型的支抗是所谓的"无偿支抗"，是指对于支抗单位受到不期望的作用力无须付出代价。其原理在于反作用力的作用部位是计划要拔除的牙齿，所以对牙弓中要保留的牙齿没有任何副作用。通过仔细的生物力学分析设计，通常可以将不希望的力转移到需要拔除的牙齿上。支抗牙齿可能在同一象限内，甚至在作为支抗单位时将会被移到牙弓外。这种方法对于治疗中预计同一象限内需要拔除前磨牙、双侧不对称的患者是有用的。图8.13中的患者是从正颌外科转诊来的，因其单侧咬合干扰而导致颞下颌关节紊乱病（TMD）。在使用完全平衡殆垫治疗后，症状消失，但仍然存在反殆，左侧后牙仅有

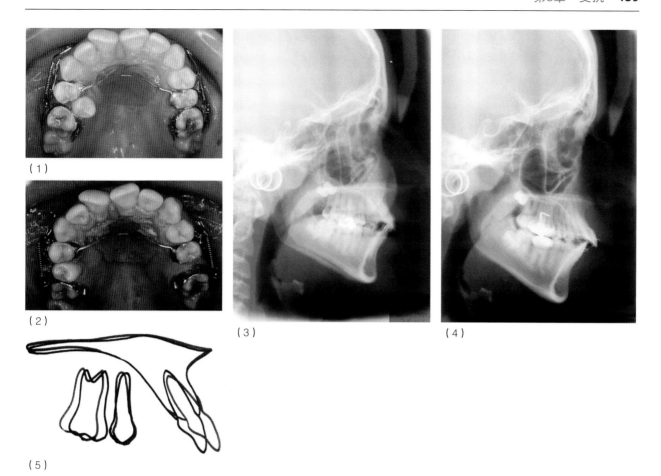

图8.12 一名14岁男孩使用Nance弓作为支抗远中移动上颌磨牙。（1）治疗开始时，使用片段推杆装置同时远中移动第一磨牙、第二磨牙。支抗部位包括腭部的Nance丙烯酸托（腭部支抗）和通过不锈钢丝连接的前磨牙带环（牙支抗）。（2）加力后5个月的上颌牙弓：第一磨牙远中移动获得了Ⅰ类磨牙关系。（3）治疗前头颅侧位片。（4）加力5个月后的头颅侧位片。（5）治疗前、治疗中的头影描迹图的上颌重叠（硬腭结构重叠）。显示Nance弓和前磨牙近中的全部牙齿无法抵抗近中向的反作用力，支抗丢失明显，表现为前磨牙的近中倾斜和切牙的唇倾。另外，第一磨牙也发生了不期望的远中倾斜。（由Moschos A. Papadopoulos提供）

少量咬合接触。为了保持下颌的结构位置，不能使用颌间弹性牵引。在这个病例中，支抗牙就是计划拔除的右上第一前磨牙。患者因正畸治疗已经拔除了3颗前磨牙，上颌牙弓不对称。这种不对称是由于单侧拔除24后间隙关闭控制不理想而导致一侧上颌牙弓塌陷。

"无偿支抗"的原理也被用于纠正上下牙弓在同一侧塌陷的牙弓不对称（图8.14）。

在所谓的不拔牙病例中，如果第三磨牙萌出间隙不足，经常需要拔除。然而，第三磨牙也可以用作无偿支抗，如图8.15所示病例。另一种无偿支抗是利用根骨粘连的牙齿。Guyman等（1980）使恒猕猴侧切牙发生根粘连，研究了

根粘连牙的使用。Parker等（1964）通过拔除牙齿、60～75分钟后再植，而建立根粘连牙齿模型。期间拔除牙髓，将牙根干燥。再植术后8周牙齿发生粘连，并进行加力。在加力过程中，牙齿一直保持稳定。实验结束后进行组织学观察，发现牙根表面发生替代性吸收。许多学者使上颌乳尖牙发生粘连，然后利用它作为前方牵引的基础（Kokich et al. 1985；Omnell and Sheller 1994）。尽管利用粘连的乳尖牙进行前方牵引治疗很有效，但其缺点是这种治疗的年龄限制很大。如果牙齿是自发性粘连，如常见的第二乳磨牙根粘连，或是由于创伤导致的根粘连，就可用来在任意方向上移动同颌的牙齿。Kofod等（2005）用因

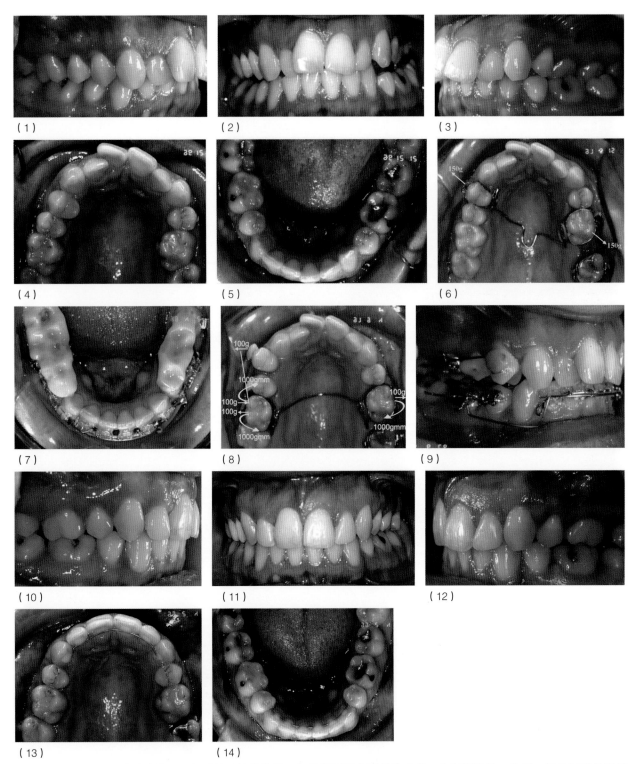

图8.13 （1~3）口内咬合像，下颌骨处于结构位置，如果想要不出现其他症状，必须保持这一位置。因此不能使用颌间弹性牵引。（4，5）上下弓的𬌗面照片。注意上颌牙弓的不对称是在拔牙后关闭间隙时造成的。（6）14作为支抗。首先使用的矫治器是横腭杆，使14颊侧移动，使26颊向、远中移动，从而矫正了后牙反𬌗。（7）下颌位置由下牙粘接𬌗垫来维持。（8）第二个矫治器。上颌使用有扩弓作用的横腭杆。左侧扩宽是需要的，而右侧的扩弓力通过悬臂梁传递给14。（9）左侧反𬌗纠正的结果，即造成14正锁𬌗，此时可以将其拔除。（10~14）治疗后照片。以右上第一前磨牙作为支抗扩弓纠正了左侧反𬌗，然后将其拔除。

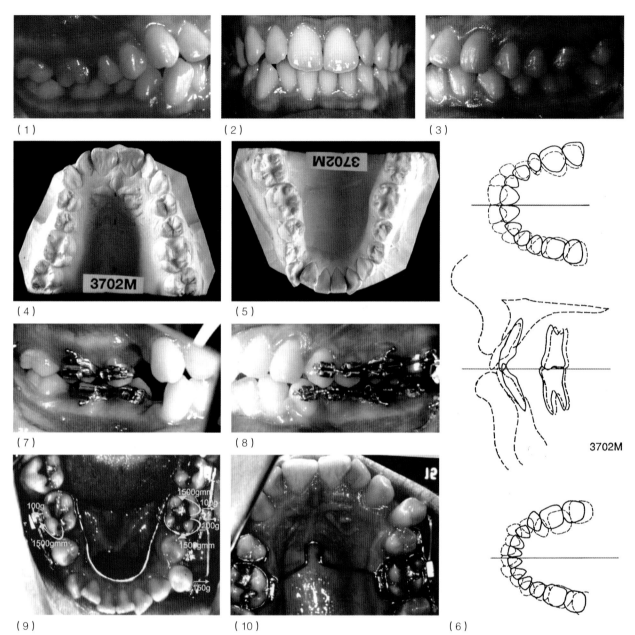

图8.14 （1~3）治疗前口内像。患者为双颌前突，计划拔除4颗第一前磨牙。（4，5）研究模型的殆面像，显示上、下颌右侧的牙弓都存在塌陷。（6）VTO显示右侧需要进行扩弓以获得对称的牙弓形态。（7，8）拔除右侧上、下第一前磨牙。（9）施加矫治力。左侧扩弓的力被传递到前磨牙。上颌用横腭杆、下颌用舌弓进行双侧扩弓和远中扭转。右侧的扩宽是需要的；左侧，放置悬臂梁，使其对前磨牙产生颊向力。该悬臂梁对磨牙的反作用力正好抵消了磨牙区扩宽和扭转。图中显示了该装置产生的不对称扩弓效果。（10~12）单侧扩弓后，设计拔除的前磨牙被扩宽了。（13~15）一旦完成期望的扩弓，作为支抗的前磨牙发生了颊向移位，此时可以拔除。实现了上下颌的单侧扩弓，而没有引起任何副作用，可以结束治疗。（16~20）治疗后的口内像。

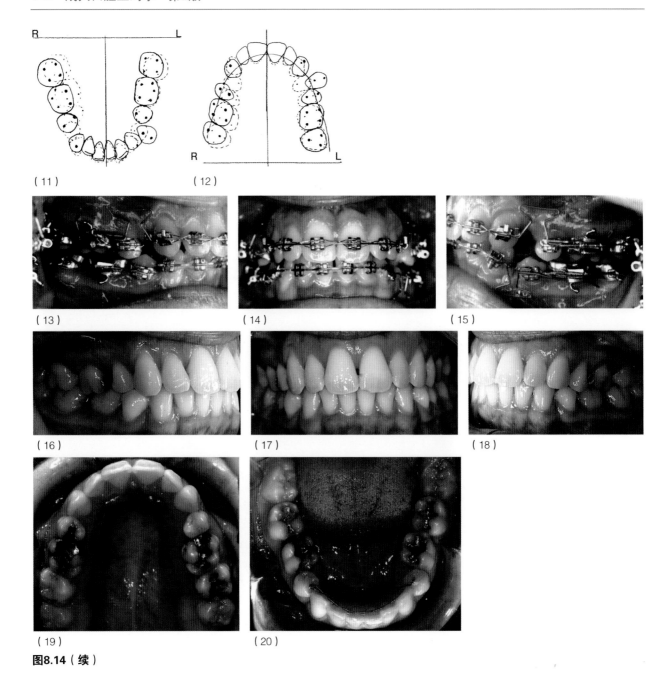

（11）　　　　　　　　　　（12）

（13）　　　　　　　　　　（14）　　　　　　　　　　（15）

（16）　　　　　　　　　　（17）　　　　　　　　　　（18）

（19）　　　　　　　　　　（20）

图8.14（续）

外伤导致根粘连的上颌切牙矫正远中错殆，之后用牵张成骨的方法将粘连的牙齿和颌骨伸长至正常咬合水平（图8.16）。

颌间支抗

颌间弹性牵引是在1904年由Baker提出，今天被广泛应用于固定矫治器。颌间牵引作为支抗（Kanter 1956）源于：需要在某个方向移动单颌的牙齿，同时对颌牙齿需要向相反方向移动。颌间牵引的副作用是其垂直向分力导致牙齿伸长和

殆平面的倾斜（图8.17）。其缺点是：作用力的间断性、依赖于患者的配合以及不可避免的切牙倾斜。

咬合跳跃装置，如Herbst矫治器和Jasper Jumper矫治器，是不依赖患者依从性的矫治器，通常作为A类支抗治疗安氏Ⅱ类错殆，也可以用于难度较大的C类支抗病例（图8.18）（Fiorentino and Melsen 1996）。与颌间牵引类似，咬合跳跃器也会产生垂直向力，但对上颌磨牙和下颌切牙产生的是压入力。

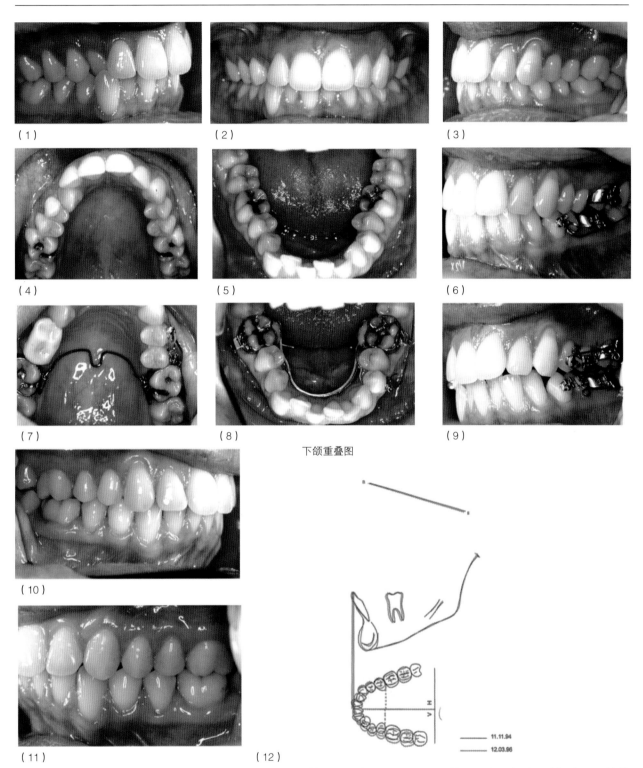

下颌重叠图

图8.15 （1~5）患者的主诉为尖牙区反殆和下颌牙弓拥挤。牙弓分析显示下颌牙弓的不对称。（6）左侧下颌牙弓的扩宽是通过从第三磨牙伸出悬臂梁来完成，之后该牙需要拔除。（7）在右侧牙齿咬合面粘接复合树脂殆垫，防止下颌位置的改变。（8，9）在排齐时，下颌戴入舌弓以维持牙弓宽度。（10，11）治疗后。（12）三维牙弓分析表明，左侧下颌牙弓已经采用第三磨牙作为支抗进行扩宽。

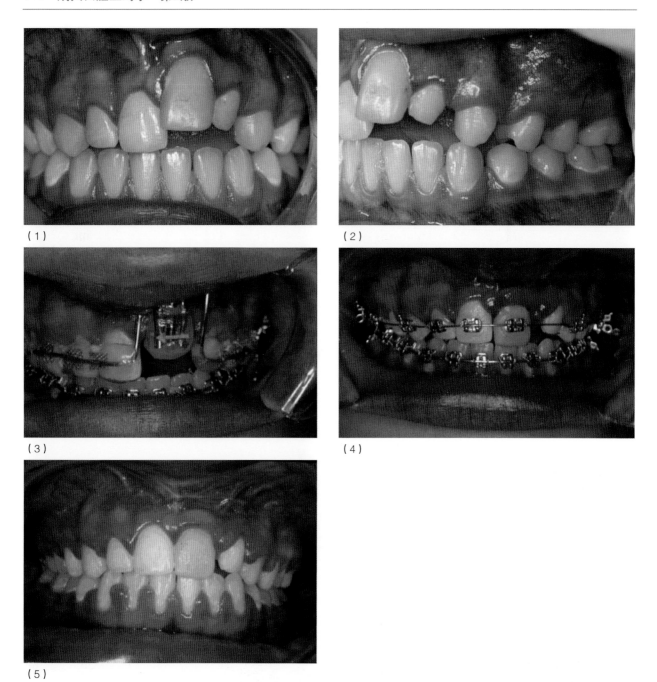

（1）　　　　　　　　　　　　　　　　　　　　（2）

（3）　　　　　　　　　　　　　　　　　　　　（4）

（5）

图8.16　（1）治疗前的口内像。左上中切牙若干年前由于脱位、再植发生牙根粘连。（2）将粘连牙齿作为支抗牙，矫正双侧后牙的远中关系。（3，4）矢状向关系得到矫正后，通过牵张成骨的方法伸长粘连牙齿及周围牙槽骨。（5）牵张成骨结束后的照片。[Kofod等（2005），经Elsevier许可]

咬合

　　在各种颌间支抗的方法中，咬合可能发挥着最重要的作用。为了维持正常功能，不干扰牙周膜的本体感觉输入十分关键。然而咬合接触对支抗单位的稳定作用并没有得到足够的重视。在正畸治疗中，来自咬合的、牙周膜本体感觉输入常常被改变。咬合接触减少可能是引起殆力降低的原因（Bakke et al. 1992）。有学者认为正畸治疗中咬肌的活动会减少（Miyamoto et al. 1996），因此咀嚼训练被认为是增加最大牙尖交错咬合接触及咬合力的有效方法，尤其是针对无生长潜力

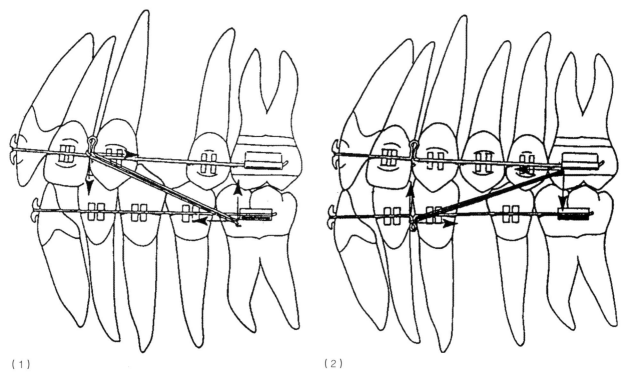

（1）   （2）

图8.17 （1，2）应用Ⅱ类、Ⅲ类颌间牵引产生的作用力。

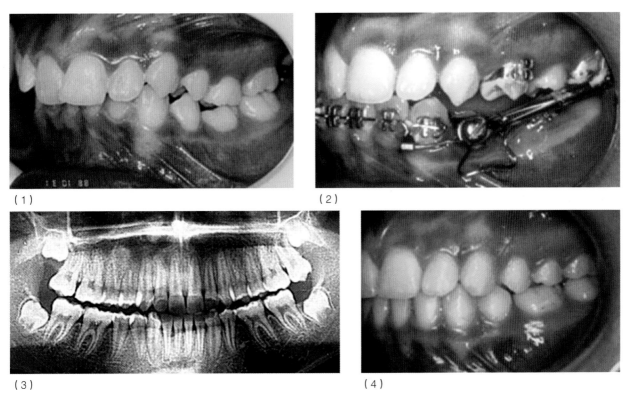

（1）   （2）

（3）   （4）

图8.18 （1）深覆盖患者，35先天缺失，75滞留。（2）Herbst矫治器用来矫正矢状向不调，由于35先天缺失，所以左侧戴用Herbst矫治器增加支抗、近中移动下颌磨牙来关闭间隙。（3）全口曲面断层片显示磨牙近中移动。（4）治疗后的咬合。［经Fiorentino和Melsen（1996）许可］

的患者（Miyamoto et al. 1999）。而且增强咀嚼肌功能似乎可以增加骨皮质的密度（Bresin et al. 1999）。

咬合力可以通过全尺寸、坚硬的弓丝将后牙固定成一个整体来维持，也可以使用传统横腭杆、上颌交叉腭弓或者下颌舌弓来进一步增强。除了使用金属丝或纤维加强型复合体将牙齿固定成一整体外，也可以通过𬌗面垫牙来增加咬合刺激，以最大限度增加咬合接触（图8.13和图8.15）。

对于成人患者，有些患者初诊时后牙就已经固定为一个整体，例如，TMD患者为了维持下颌位置后牙粘接了再定位𬌗垫（Melsen and Verna 1999），或者矫治计划设计下颌再定位的患者（第7章图7.1）。𬌗垫的优点是可以包括缺牙的部位，因此增加了牙齿的咬合反馈，甚至是无接触的对颌牙。对于一些成人患者，如多数后牙缺失、后牙有良好的固定桥的情况，𬌗垫可能是唯一的解决办法（图8.18）。

在一些成年患者中，𬌗垫是唯一可能的解决方案。这种情况发生在后牙区有修复效果良好的固定桥的患者（图8.19）。

𬌗平面的倾斜度对咬合力也有很大影响。当𬌗平面倾斜度较大时，咬合力降低，支抗容易丢失（Mavreas 1991）。维持咬合稳定可以防止垂直向支抗的丢失，如果下颌不发生向后旋转，就不会发生矢状向支抗的丢失。最先感知咬合改变的是患者，即使是轻微的咬合变化也能感知到。当患者反映咬合有改变，这也许是改变力系统或降低力值的提示。应当鼓励患者进行咀嚼和锻炼，以刺激并加强咬合对牙周膜的本体感觉输入（Spyropoulos 1985）。

力作用的时间差异

除了上述提到的原则外，在支抗使用的基本原则中也提到了力的作用时间。Proffit等（2019）提到"临床经验表明，人对力的作用时间存在阈值，为4～8小时，如果力持续更长时间，就会产生更有效的牙齿移动"。

对于A类支抗的病例，可以交替使用颌间或颌内牵引来加强支抗，避免支抗牙齿受力超过8小

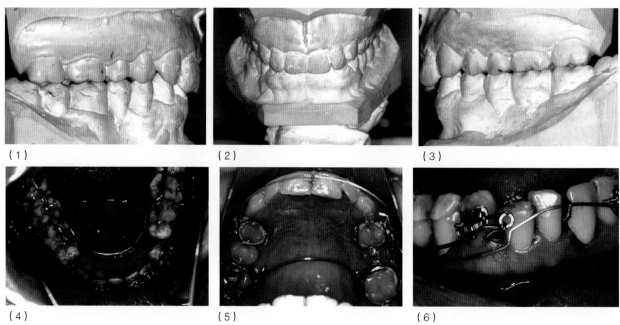

（1）　　　　　　　　　　　（2）　　　　　　　　　　　（3）

（4）　　　　　　　　　　　（5）　　　　　　　　　　　（6）

图8.19　（1～3）一名进行了大量修复治疗的患者的研究模型，下颌牙弓两侧有两个固定桥。用舌弓固定的、两个薄的完全平衡𬌗垫作为支抗，压低、唇倾下切牙。（4，5）支抗单元由两个覆盖后牙固定桥的后牙𬌗垫组成。切牙需要唇倾，但没有使用托槽，而是用粘在舌侧的金属丝来固定。内倾的切牙被唇倾和压低。（6）在固定桥和切牙之间形成的间隙由尖牙近中倾斜移动所关闭。（7～9）治疗后的照片。

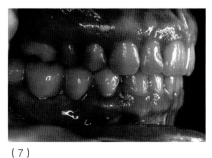（7）

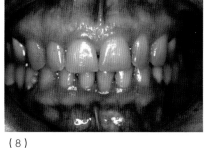（8）

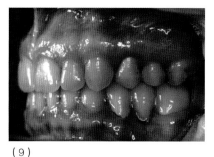（9）

图8.19（续）

时，因为超过8小时支抗牙将发生移动（Proffit and Fields 2000）。如果这一经验性观点成立，那么设计支抗时就应当牢记这一点。根据这一理论，如果支抗牙受力小于或等于8小时，将不发生移动。这一理论的生物学推理很难理解，即为了维持一定的骨改建水平，每天骨的受力时间可能限定在几个小时内。此外，Hayashi等（2004）在一项动物实验中证实，作用时间为8小时的间断力比持续力产生的牙齿移动少37%，即便如此，其牙齿移动量还是超过了支抗单位可接受的移动量。然而，加力方式似乎比力值大小有更大的影响（van Leeuwen et al. 1999）。

维持支抗的最佳方法是不破坏支抗单位的细胞的静止状态。使用绝对支抗就是基于这个原则。

结论

上述的支抗方法都集中在避免支抗单位的不期望的牙齿运动。下面将重点介绍"牙外支抗"。

口外支抗

自1866年以来，人们就开始使用诸如口外弓之类的口外支抗装置。Kingsley是第一个报道使用口外弓矫正上前牙前突的学者（Weinberger 1926）。治疗效果既有牙性又有骨性改变，但这种改变是暂时的，治疗结束后牙齿和骨骼的改变都有一定程度的复发（Melsen 1978；Melsen and Dalstra 2003）。另外，Alwali等（2000）报道了与使用头帽相关的严重的牙根吸收。但是，头帽口外弓仍然经常用于儿童正畸患者（Marcotte

1990；Pavlick 1998；Ferro et al. 2000；Kalunki et al. 2020）。

口外支抗对成人患者并没有实际应用。磨牙通常位于颧牙槽嵴下方（Atkinson 1951），有限元分析表明远中移动磨牙将降低咬合力传导至颅底的效率（Cattaneo et al. 2003）。

骨性支抗

通常情况下，尤其当矫治成人患者时，正畸医生会遇到支抗牙齿不足的问题，或者支抗单位的移动是无法接受的情况。骨性支抗的发展解决了这一问题。首次尝试在基骨使用骨性支抗可以追溯到1945年，当时Gainsforth和Higley将13mm长的钴铬钼螺钉植入混血狗的下颌升支并即刻加力。所有螺钉被施加了140～200g的力，在植入后16～31天松动。尽管这个实验失败了，但它为未来该领域的研究提供了启发。1983年，Creekmore和Eklund（1983）报道了一个病例，25岁女性患者的上颌切牙被植入在前鼻嵴下方的金属种植钉压低、唇倾。然而，当时这一报道并没有引起大家的关注，主要是推荐修复用种植体作为支抗使用。

修复用种植体

牙科种植体越来越多地被应用于口腔修复中，而在修复治疗之前种植体也可以作为支抗。Gray等（1983）首次进行了相关研究，将种植钉植入兔股骨，愈合4周后施加60～180g力。研究发现与受力水平无关，种植钉均保持稳定，并且认为种植钉是现代正畸有用的辅助手段（图

8.19）。许多学者将牙种植体作为正畸支抗，并设计了特殊的上部结构以便于使用（Gray et al. 1983；Kokich et al. 1985；Douglass and Killiany 1987；Odman et al. 1988；Matthews 1993；Shroff et al. 1996；Goodacre et al. 1997；Favero et al. 2002；Ong and Wang 2002）。

当使用修复用种植体作为支抗时，作为治疗计划的一部分，确定种植体的确切位置是至关重要的。如果在种植体植入前，尚未明确最终的咬合关系及牙弓内牙齿位置，这可能会在治疗结束时产生无法解决的问题，如图8.20所示的病例。在制订正畸治疗方案之前就植入了种植体。植入前并没有考虑矢状向、垂直向的不调以及不对称的殆平面，由于错误的植入位置导致最终修复的结果不令人满意。如果其植入位置稍靠前或靠后，最终的结果将更有利。

图8.21展示一例经过精心设计的病例，使用种植体前移下颌第二磨牙。

如果患者需要种植体作为修复的一部分，那么建议在正畸治疗开始就植入修复种植体，待其愈合后可用作支抗。但这种方法并不能常规使用。一些患者不需要种植修复，还有一些患者种植前需要行骨移植和/或上颌窦提升术，而等待愈合，使支抗使用延迟将可能导致错殆畸形进一步加重。反过来，种植体植入的部位往往又需要通过正畸治疗移动牙齿为植入做准备。

暂时支抗装置

另一种骨性支抗是使用暂时支抗装置（TADs）（Leo et al. 2016；Jones et al. 2020），这已经被证明非常有效，尤其是对成人患者。暂时支抗装置可分为不同的类型。

根据种植体骨内部分的表面处理情况分为两类，一类是基于牙科种植体，另一类则是源自外科螺钉和弓丝（框8.1）。前一类骨内部分的表面是经过喷砂处理或有特殊镀膜以增加骨整合，Branemark等（1977）将骨整合定义为"骨组织

和负载种植体表面间直接的、结构和功能性连接"，是微观层面上的骨–种植体结合。对于这类种植体，植入后要经过一段时间的愈合才能承受咬合力或正畸力。腭部种植体、骨膜下种植体和磨牙后区种植体都属于这一类型。另一类暂时支抗装置是从外科领域发展来的，使用的种植体表面光滑。微型钛板以及大部分的暂时支抗装置都属于这一类。

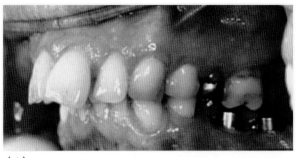

（1）

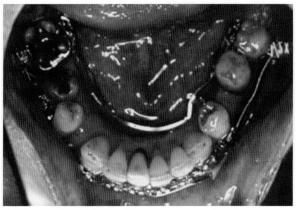

（2）

图8.20 （1）患者正畸治疗前植入了2枚种植钉。（2）正畸治疗中，种植钉与前牙之间的距离或大或小，不利于选择合适的修复体。

框8.1 口内骨性支抗分类

起源于–牙种植体–滞后时间
- 修复种植体
- 腭部种植体
- 骨膜下种植体
- 磨牙后区种植体
- 正畸种植体

源自外科螺钉–临时支抗装置（TAD）–即刻加载
- 微型钛板单点接触
- 微型种植体单点接触
- 微型种植体二维（2D）控制
- 微型种植体三维（3D）控制

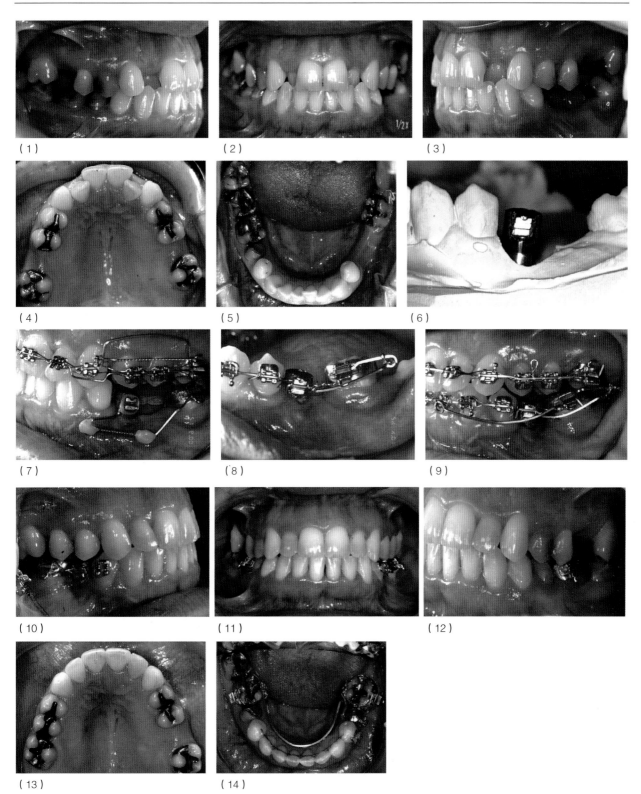

（1）　（2）　（3）

（4）　（5）　（6）

（7）　（8）　（9）

（10）　（11）　（12）

（13）　（14）

图8.21　（1~5）患者16、26、36、35缺失，希望进行修复治疗。计划关闭26、36处的间隙。保留16间隙，因为关闭16间隙将导致17无咬合。（6）植入35修复种植体，经过一段时间愈合，将其作为支抗直立、前移37。（7）种植体添加上部结构并激光焊接托槽，在35托槽和37颊管伸出的两个助力臂之间放置螺旋弹簧，近中移动37。舌侧的另一个助力臂用于控制扭转。37近中移动后，应用两个悬臂梁机制实现牙齿的直立和压低。（8）从种植体伸出的悬臂梁被用来直立、压低磨牙。（9）从磨牙颊管伸出的第二个悬臂梁用来产生直立磨牙的力矩。（10~14）治疗后的照片。

腭部种植体

一种专门设计用于腭部和磨牙后区的种植体系统（Straumann Orthosystem®，瑞士巴塞尔Straumann AG研究所）被开发出来（Wehrbein 1994；Wehrbein et al. 1996）（图8.22）。一项临床研究报道了6例安氏Ⅱ类成人患者，使用经喷砂和酸蚀处理的钛种植体，直径为3.3mm，长度为4mm或6mm，作为间接支抗内收上颌切牙。组织学分析显示，在骨组织和植入体之间的界面骨-种植体接触良好，这表明经过长时间正畸加力，正畸种植体很好地整合到宿主骨中（Wehrbein et al. 1998）。

之后，Straumann腭种植体为正畸矫正提供了有效的支抗控制。在正畸治疗期间种植体植入于腭部，适用于青少年（12岁及以上）和成年人患者。

第二代腭部种植体是长度减小的螺钉，种植体的骨内部分长4.2mm，颈部高1.8mm。由纯钛制成，有两种不同的直径（4.1mm和4.8mm）。动物研究表明，尽管它们的长度较短，但仍能进行充分的骨整合，以提供有效的长期支抗（Wehrbein et al. 1997）。

腭部种植体长度较短，使其特别适用于垂直骨量较低的区域如腭部，其厚度可通过头颅侧位片进行评估。腭部种植体的植入和取出程序比微螺钉稍复杂一些。

种植体一般在12周愈合期后加载，尽管最近的研究表明，即使腭部种植体即刻加载4N的力，其成功率（作者估计为90%）在前6个月内没有显著变化（Jung et al. 2011）。

腭部种植体在正畸力作用下仍保持其位置的稳定性，并且提供多种支抗解决方案（Wehrbein et al. 2009）（图8.23）。

腭部微种植体、植入部位和力学机制

在过去的20年里，暂时支抗装置（TADs，尤

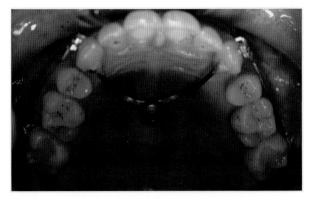

图8.22　腭部种植体用在支抗丢失后远中移动磨牙。

其是微螺钉种植体）已成为正畸学中常见的治疗方法。现在牙槽突是最佳的植入部位（Melsen and Costa 2000；Wilmes 2008），然而文献报道，口腔正畸医生面临的颊侧微种植钉的平均失败率为10%~30%。据报道，前腭部种植钉的失败率为1%~5%，明显低于其他区域。在前腭部，具有充足的骨量和优质的骨，附着黏膜相对薄，而且牙根损伤的风险较小。失败率最低的理想区域似乎位于腭皱的正后方，即从腭皱远端延伸至16和17磨牙水平，此处是一个具有足够骨量和较薄软组织层的区域（图8.24，T形区域）。具有可替换基台的微型种植钉系统（如德国Benefit，PSM）被开发出来，使其能够应用于正畸力学机制中（图8.25）。对于更高要求的支抗需求，可以使用两枚或三枚微种植钉，并与微型钛板相连接（Beneplate19，1.1mm或0.8mm，图8.26）。通过弯曲微型钛板和金属丝，使其与微种植钉相匹配（图8.27）。

微种植钉的植入与机械适配

如果患者对使用针头注射器感到担忧，可以只使用局部麻醉剂（凝胶）植入微种植钉。对于成年患者，由于腭中缝附近的骨质密度非常高，因此应使用导钻预先钻孔（深度为2~3mm）。对于骨矿化度相对较低的儿童和青少年，不需要进行预钻。植入直径为2mm或2.3mm、长度为9mm

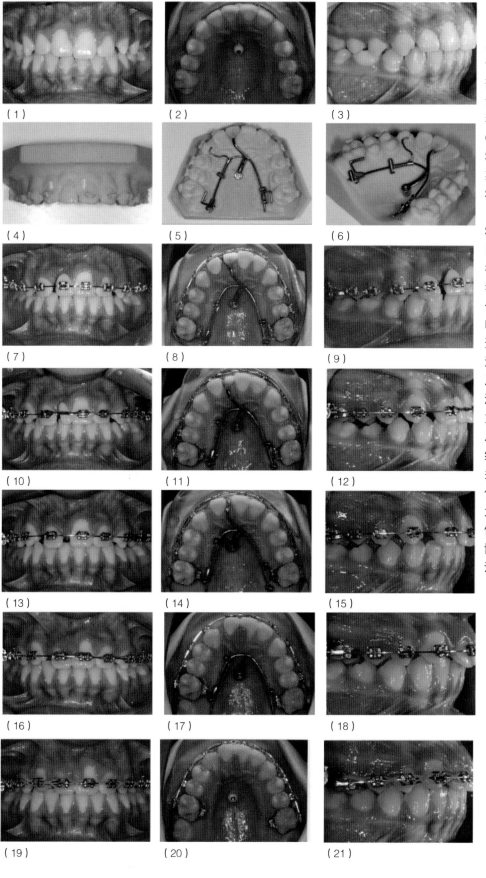

(1) (2) (3) (4) (5) (6) (7) (8) (9) (10) (11) (12) (13) (14) (15) (16) (17) (18) (19) (20) (21)

图8.23 （1~4）一名11岁7个月的男孩，11牙根外伤后发生牙根替代性吸收和粘连。计划拔除11、近中移动右上余牙。（5，6）植入腭种植体（Straumann，Orthosystem®，Basel，Switzerland），愈合期后，通过CARES® Scanbody转移系统（Straumann，Basel，Switzerland）采集数字印模并产生种植体上部结构。上部结构由被动部分和主动部分组成。被动部分包括设计不移动的26和临时修复体。主动部分是通过一个镍钛拉簧施行的滑动机制。（7~12）在后牙近中移动过程中，逐渐缩小暂时修复体，没有支抗丢失。（13~21）在后牙近中移动结束时，中线对齐，右侧为完全远中关系，并且12留出间隙以代替11。（由瑞士巴塞尔大学牙医学中心儿科口腔健康和正畸科的Engeler博士和Kanavakis博士治疗）

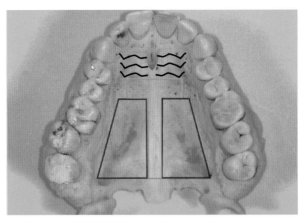

图8.24 尸体上颌骨图片：推荐的植入位置（T形区域）位于腭皱后方。其后面和外侧的骨很薄。（由Benedict Wilmes 提供）

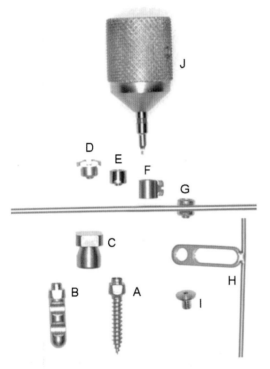

图8.25 Benefit/Beneplate系统：（A）微螺钉种植体。（B）实验室模拟零件。（C）印模帽。（D）金属丝就位的金属丝基台。（E）托槽基台。（F）标准基台。（G）槽沟基台。（H）钢丝就位的Beneplate。（I）固定螺丝。（J）固定基台用螺丝刀。（由Benedict Wilmes 提供）

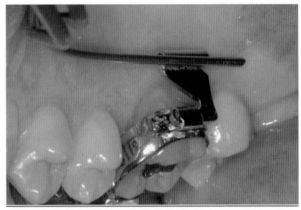

图8.26 Benetube口内适配，用于微螺钉种植体支持式滑动杆。（由Benedict Wilmes提供）

（前牙区）和7mm（后牙区）的微种植钉，即可提供高度稳定性。在许多情况下，矫治器可以在口内进行适配，这当然意味着需要更多椅旁时间（图8.26）。另一种方案是在实验室中进行调节适配，方法是采用硅橡胶印模，并使用印模帽和实验室模拟零件将口内装置转移到石膏模型上（Wilmes and Drescher 2009）（图8.25）。

腭部微种植体的临床应用

对于上磨牙远中移动，可以使用Beneslider滑动机制，并且已被证明是一种有效的磨牙远移装置（图8.27）。使磨牙近中移位关闭上牙弓间隙，可以使用Mesialslider作为直接支抗装置（Wilmes and Drescher 2008；Wilmes et al. 2009）。Mesialslider使临床医生能够将单侧或双侧上颌磨牙近中移动。由于切牙没有被固定，因此可以矫正中线偏斜。Mesialslider可用于近中移动远端牙齿来关闭上牙弓中的间隙，如缺失的前磨牙（图8.27）、切牙或尖牙（图8.28）。在许多单侧缺牙的情况下，中线偏向一侧。矫正中线、关闭缺牙侧间隙和远移对侧后牙的首选矫治

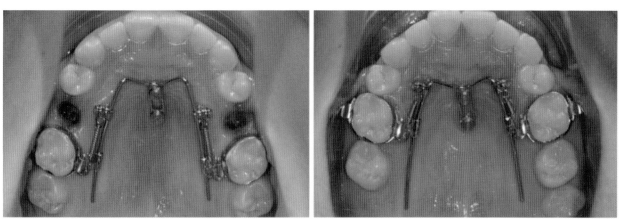

图8.27 临床缺失上颌第二前磨牙的情况：使用Mesialslider近中移动双侧磨牙。（由Benedict Wilmes提供）

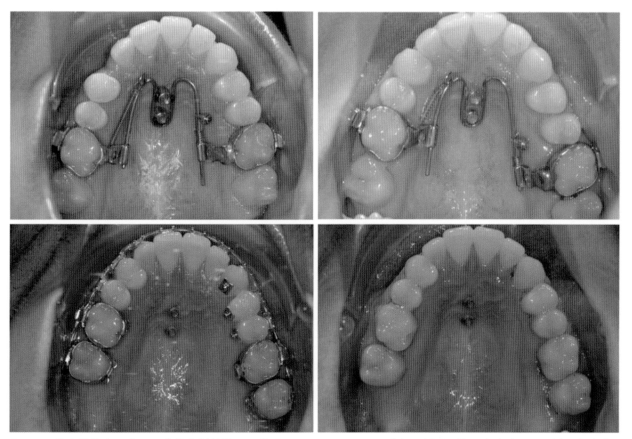

图8.28 临床缺失右上尖牙、中线偏斜的情况：使用Mesial–Distalslider进行一侧后牙的近中移动、另一侧远中移动。（由Benedict Wilmes提供）

器是Mesialslider和Beneslider的组合，即Mesial–Distalslider（Wilmes et al. 2013）（图8.28）。对于存在横向不调和/或上颌后缩的Ⅲ类患者，使用快速上颌扩张（RME）装置并结合前牵引面罩来促进上颌生长。为了避免传统牙支持式矫治器引起的并发症，一些学者报道了骨支持式RME矫治器。一种非常常用的方法是所谓的混合Hyrax，它一半是牙支持式，一半是骨支持式（Wilmes et al. 2009，2010）。

结论

综上所述，腭部TADs与基台的使用显著地扩展了正畸治疗和矫形治疗的适应证。植入和取出都是微创手术；正畸医生可以自行植入微螺钉并即刻加力。通常，微螺钉可以在不麻醉的情况下取出。前腭部是我们首选的植入区域，因为它具有优质的骨，微螺钉的松动和失败率均相对较低。植入于附着黏膜的预后较其他部位好，且无损伤牙根的风险。在下颌骨，微型钛板，如Bollard钛板或Mentoplate被推荐用于矫形治疗和正畸治疗。

骨膜下种植体

1995年，Block和Hoffman设计了骨膜下种植体，是将一种薄的钛合金片植入骨膜下。朝向骨的一侧有网格并用75μm的羟基磷灰石（HA）镀膜，另一侧预置了螺纹孔可以放置各种基台（图8.29）。骨膜下种植体可以提供所需的最强支抗。与腭部微种植体支抗一样，骨膜下种植体也被用作间接支抗。腭部微种植体和骨膜下种植体具有相同的缺点，即植入费用较高和加力时间的延迟。此外，骨膜下种植体产生骨整合依赖于一个殆板施加的压力，殆板在植入后的第一个月需要每天24小时佩戴。患者的依从性会影响种植体的失败率。

当使用骨支抗时，仅仅考虑支抗钉的稳定性是不够的，当Block和Ambruster（2001）使用骨膜下种植体将磨牙向远中移动时，他们试图将位于上颌结节的磨牙向翼突移动，即使使用骨支抗，如果没有空间，也不可能移动牙齿。

磨牙后区种植体

腭部微种植体主要作为其他类型支抗的替代方法。然而磨牙后区种植体支抗则扩大了各种正畸治疗的可能性。Roberts等（1989，1990）展示了一些病例，磨牙后区种植钉被作为间接支抗，成功地将第一磨牙、第二磨牙压低并远中移动到萎缩的磨牙拔除部位。之后，Higuchi和Slack（1991）对7名成人患者进行了首次前瞻性临床

研究，评价第三磨牙区的骨整合钛钉是否能够承受负荷。经过4~6个月的愈合，对种植钉施加150~500g、作用时间不等的正畸力，总疗程为17~30个月。在整个矫正过程，种植钉在临床上和影像学都保持稳定。有学者对种植体周围的骨进行了组织形态学研究，并评估了多个物种的骨改建活动（Garetto et al. 1995）。发现骨转化率的增加与时间和负荷均无关，因此我们得出结论：固定的骨内种植体的长期稳定性与骨改建活性的持续提升有关。

这与Trisi和Rebaudi（2002）的研究结果一致，他们在对不同加力时长的正畸负荷的人磨牙后区种植体取出进行组织学分析。然而，正畸力的加载并不是骨改建的主要决定因素。Chen等（1995，1999）进行了有限元分析，目的是研究不同咬合力和正畸力对种植体周围区域应力–应变分布的影响。他们发现，卸载后磨牙后区种植体周围的骨改建模式与承受额外负荷的种植体相同，因此得出结论：交界面活跃的骨改建是对骨皮质和钛之间弹性模量不匹配的反应。在该研究中，正畸力的增加对种植体周围的机械参数的影响不大。

即刻加力的暂时支抗装置

第二种类型的骨性支抗基本上是从外科螺钉发展而来，颧骨结扎除外。所有这类支抗装置都具有光滑的表面，可以即刻加力（Costa et al.

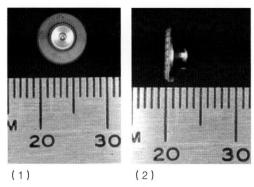

图8.29 （1）显示了骨膜下种植体的一侧，可以连接其他装置。（2）骨膜下种植体的侧面观。

1998；Umemori et al. 1999；Bernhart et al. 2001；Lee et al. 2001；Park et al. 2001；Bae et al. 2002；De et al. 2002；Sherwood et al. 2002；Sugawara et al. 2002；Keles et al. 2003；Kyung et al. 2003；Maino et al. 2003）。

颧骨结扎

颧骨结扎术是一种价廉的替代种植体支抗的方法，用于治疗覆盖过大且牙齿支抗不足的患者。在这些患者中，由于缺乏骨或常常出于经济原因，后期无法采用种植体作为修复的一部分。Melsen等（Melsen et al. 1998）首次提出颧骨结扎作为后牙缺损或缺失患者的支抗解决方案（图8.30）。

手术是植入颧骨丝所必需的，在局部麻醉下进行的。在颧牙槽嵴的上方黏膜做长约1cm的切口，在颧牙槽嵴上钻一个水平骨管。将一根双股0.012英寸的不锈钢丝拉过水平管，并在颧牙槽嵴的前方进行结扎。用针线缝合切口，弯曲并调整手术钢丝，以便建立合适的施力点。颧骨结扎丝可作为唇倾、过长的上前牙的内收支抗。结扎线可以即刻加载25~50cN的力。颧牙槽嵴的骨质通常很好，因此在大多数情况下在加载时能够承受金属丝并提供足够的支抗（Cattaneo et al. 2003）。当力集中在一个最小的区域时，金属丝将逐渐在颧骨内移位，从而向外脱出。几个月后，15个病例中有3个金属丝脱出，这一事实证实了上面的假设。在这几例病例中，外科医生在颧牙槽嵴上开的洞离骨表面太近。在其余12个病例中，金属丝维持了所需的3~6个月的时间。

颧骨结扎相关的缺点是需要手术干预和力的作用线范围受限。

微型钛板

微型钛板用作正畸支抗同样源自其在正颌手术中的应用。最早在1985由Jenner和Fitzpatrick提出将微型钛板放置于颧牙槽嵴，之后被其他学者相继采用（Jenner and Fitzpatrick 1985；Sugawara et al. 1999；Umemori et al. 1999；Erverdi and Keles 2003；Sugawara and Nishimura 2005）。第一磨牙、第二磨牙根尖颊侧的单骨皮质螺钉固定的微型钛板可以压低磨牙3~5mm。

DeClerck等（2002）设计了一种带有三孔的微型钛板，由三枚助攻型钛微螺钉固定，伸出一个正畸加力部位。作者报道了27例使用这种支抗钛板进行上颌尖牙内收，除了轻微的炎症外，没有出现严重的并发症和失败（图8.31）。这种微型钛板的缺点是植入和取出均需要手术干预。另一个缺点是加力点的定位是受限的，与颧骨结扎类似。

微螺钉种植体

骨性支抗系统中使用最多的一类是单枚微螺钉种植体。市场上不同的微螺钉种植体数量迅速增长（Papadopoulos and Tarawneh 2007；Leo et al. 2016；Ramírez-Ossa et al. 2020）。暂时性微螺钉种植体的长度、直径、螺纹、骨内和骨外部分的设计各不同，一般来说在各种病例报道中出现，缺少机械、生物力学或生物学研究支持。在决定使用微螺钉种植体之前，必须考虑几个方面（框8.2）。

材质

虽然许多微螺钉种植体都没有提供确切的规格，但其中大多数是由Ⅳ型或Ⅴ型钛合金制成，这也是永久修复种植体的成分。对Aarhus®微螺钉种植体和Leibinger®手术螺钉（Stryker Leibinger股份有限公司，Freiburg，Germany）的生物相容性进行了测试（Melsen 2005）（图8.32）。

来自利昂的正畸微螺钉种植体（OMI®，利昂，佛罗伦萨，意大利），是由1.4441手术钢制成，目前仍用于创伤医学，短期使用后要取出，但禁止在神经外科中使用。用于Aarhus®微螺钉种植体的合金是Ti6AL-4V ELI acc ASTM F 136-02a

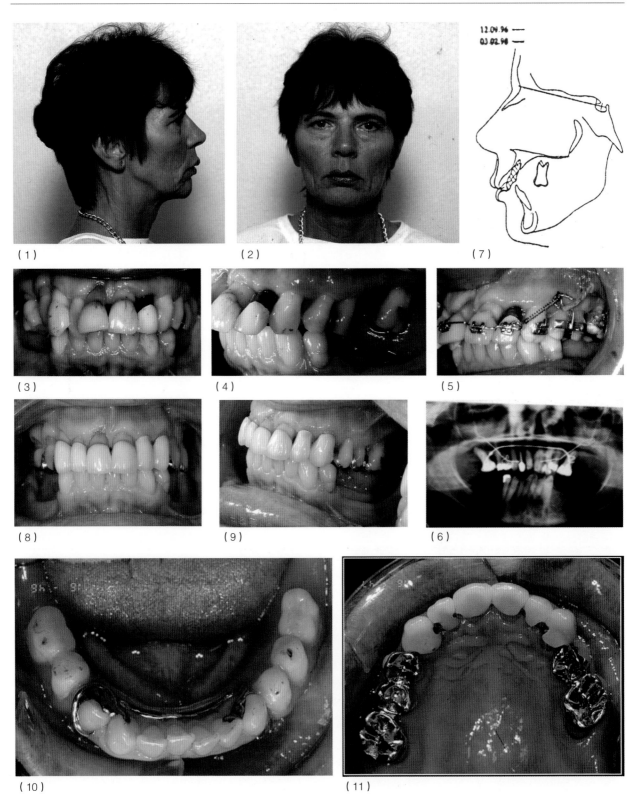

（1）　　　　　　　　（2）　　　　　　　　（7）

（3）　　　　　　　　（4）　　　　　　　　（5）

（8）　　　　　　　　（9）　　　　　　　　（6）

（10）　　　　　　　　　　　　　　　（11）

图8.30　（1~5）一名患者治疗前的照片，患者深覆盖，没有足够的牙齿提供常规支抗。注意功能不足的咬肌和颞肌。（5，6）颧骨结扎作为支抗用于压低、内收上前牙。（7）头影测量描迹图显示牙齿的移动。（8~13）治疗后照片。注意面部肌肉平衡的改善。请注意：上前牙是由一根连接在两颗前磨牙上的钢丝连接起来的，每颗牙齿都有单独的牙冠，所以如果其中一颗牙齿出现问题，只需移除这个牙冠并重新修复，如果牙冠是这样连接起来的，就可以这样做。

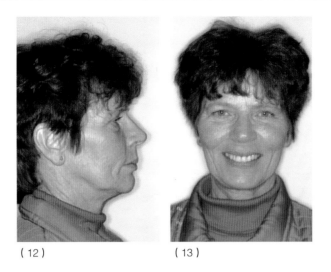

（12） （13）

图8.30（续）

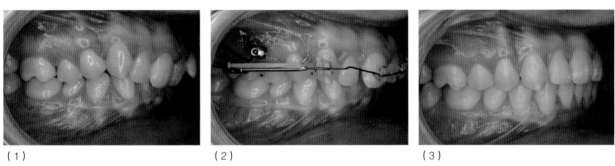

（1） （2） （3）

图8.31 应用微螺钉种植体作为支抗。（1）治疗前口内像。（2）通过牵引带推簧的滑动钩，开始远中移动磨牙。前磨牙和侧切牙不粘接托槽。（3）治疗后的口内像。患者采用不拔牙矫治，双侧后牙均通过骨性支抗向远中移动。在第一磨牙近中植入微螺钉可能会干扰牙根的远中移动。没有使用Ⅱ类颌间牵引。（由Hugo de Clerk提供）

框8.2　与TADs相关的重要方面
材质
骨内部分的设计
黏膜部分的设计
微螺钉种植体的头部设计
螺钉旋入器
植入部位
植入过程
抗生素
力的传导
并发症
螺钉的其他用途
医源性影响
失败

（MEDICON eG，图林，德国）（图8.32）。该合金无毒，强度高，弹性模量低，有抗磁性。

骨内部分的设计

骨内部分的设计在不同类型微螺钉种植体中有很大差异。

微螺钉的长度和直径各不相同。长度将根据植入的部位而变化，而直径则因不同的制造商而不同（Lietz 2008）。最细的微螺钉直径为1mm，允许在距离较近的相邻牙根之间植入，但具有较高的折断风险（Hourfar et al. 2017）。而直径的少量增加可显著降低折断风险（图8.33）。

微螺钉可以设计为圆柱形，也可以是圆锥形。体外研究表明，与锥形螺钉相比，圆柱形螺钉具有更好的初始稳定性（Sakoh et al. 2006；Lietz et al. 2007）。有限元分析表明，最大应力集中在植入时的螺钉尖端和取出时的颈部（Dalstra et al. 2004）。因此，建议选择整体为圆柱形的设计，只是尖端为圆锥形，并且有坚实的颈部。穿过颈部的孔，可能会削弱微螺钉，并导致取出时折断。

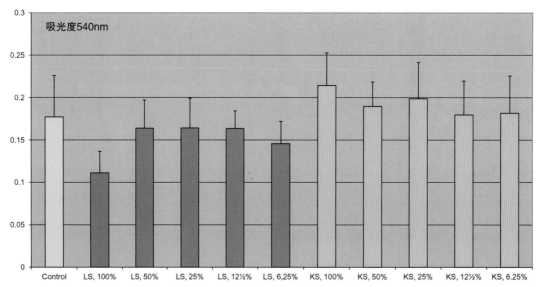

图8.32 外科用Leibinger种植钉与Aarhus微螺钉种植体的生物相容性的比较。（由Dorthe Arenholt Bindslev提供）

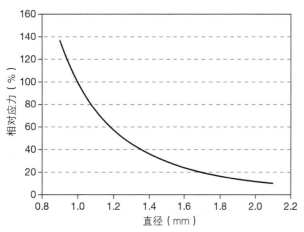

图8.33 螺钉直径与相对应力之间的关系。（由Michel Dalstra提供）

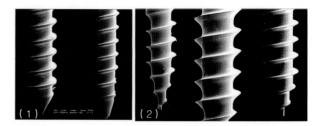

图8.34 （1）两种助攻型TADs。左侧为Spider Screw®；右边是tomas®钉。请注意，螺纹是圆钝的，直径和螺纹角度也略有不同。（2）3种非无菌自攻型TADs。从左至右依次为：Aarhus微型种植体、Dual-Top®和LOMAS螺钉。很明显，螺纹是不对称的。螺纹呈不对称切割，因而增大了对伸长力的抵抗。螺钉被交付时，可能会有微小的颗粒附着在表面，使用前必须对螺钉进行清洁和消毒。［由B Ludwig等（2008）提供］

微螺钉有助攻型或自攻型，两种螺纹存在不同（图8.34）。助攻型微螺钉通过压力植入，且需要预钻，而自攻型螺钉通过切开植入，旨在将损伤降到最低。这可以通过非对称螺纹来实现，其中切割的部分是水平的，可以抵抗拔除力。计算得出最佳的螺纹角度为11°，相对于1.5mm微螺钉最佳的切口深度为0.025mm（Melsen et al. 2017）。

自攻型螺纹不需要预钻，手动植入的，这是其优点，因为触碰到牙根会立刻被觉察到，而用导钻进行预钻则不是这样。

大多数微螺钉种植体的直径范围为1.1～2.5mm。在牙根之间时，首选细的种植钉，因为种植钉直径越小，碰触到牙根的风险就越小。然而，由于机械强度与直径密切相关，越细的种植钉折断的风险越大（图8.33）（Dalstra et al. 2004）。螺纹切割可以是对称的或不对称的。对于初级稳定性，根据拉出试验的应力–形变分布，不对称螺纹切割在拉出实验中表现出更大的阻力（图8.35）。

黏膜部分的设计

微螺钉种植体的经黏膜部分应足够光滑，以尽量减少菌斑积聚的风险。在现有产品中，几个产品的颈部长度从一毫米到几毫米不等，而其他

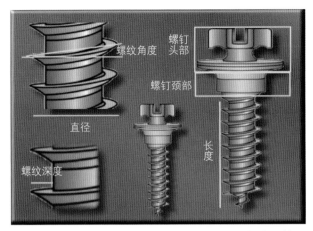

图8.35 Aarhus微型种植体的详细结构，骨内部分是基于有限元模型设计的。材料性能包括上述合金和人骨皮质的性能，并以最小的损伤和最大的稳固为目的。经黏膜部分光滑，直径比骨内部分大，使牙医能够观察到颈部何时到达骨膜。颈部的冠状部分应比头部大，更容易保持黏膜的清洁和健康。头部有一个十字槽沟，在二个维度上可模拟托槽。

产品则没有或只有一种颈部长度（图8.36）。

微螺钉种植体的头部设计

根据其头部形态，微螺钉可以对黏膜外部分提供一维、二维或三维控制，骨性微螺钉种植体可以分为三种（图8.37）。

第一种包括仅提供单点接触的螺钉，因此只能用于直接支抗。头部可以是钮扣状或钩状，颈部有孔或无孔，如Absoanchor®（韩国Dentos）（Kyung et al. 2003）。

二维控制的微螺钉是颈部有孔，如Spider螺钉®（意大利Sarcedo HDC公司），LomMas正畸微螺钉支抗系统®（Mondeal医疗器械有限公司，Tuttlingen，Germany）、M.A.S（Avegno Micerium股份有限公司，Italy）（Lin and Liou 2003；Carano et al. 2004，2005）和Dual-Top®（Rocky Mountain Orthodontics，USA）。

三维控制的微螺钉头部是托槽样设计。因此它可以作为间接支抗。这种类型的有Aarhus®微螺钉种植体、Spider®螺钉（Maino et al. 2003）和Dual-Top®（Rocky Mountain Orthodontics，USA）。1998年Costa等首次提出Aarhus®微螺钉种

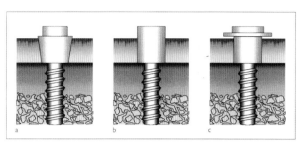

图8.36 经黏膜颈部直径与头部直径的关系。为避免微螺钉周围发炎，建议微螺钉颈部直径应小于（a）或等于（b）微螺钉头部直径。如果牙龈被部分微型螺钉头覆盖，那么微螺钉周围的牙龈就难以清洁。[经Lietz等（2008）许可；Ludwig等（2008）许可]。

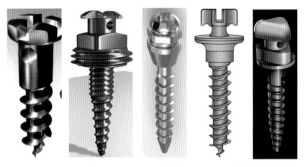

图8.37 不同的TADs，不同的切割，不同的颈部和头部。

植体（图8.30），但此后在市场上出现不同设计的产品（图8.37）。

螺钉旋入器

螺钉旋入器也可能因包绕在螺钉颈部的螺丝刀设计而不同，如Allan手柄，嵌在螺钉头部的方形或六角形孔内旋转。后一种设计削弱了颈部，而增加了折断的风险，特别是在取出时以及颈部有穿孔的情形。Allan系统有一个手柄，其套筒可以包围整个头部，然后锁定，不允许发生任何相对旋入器的微小移动。一旦微螺钉离开了无菌托盘，它就可以被植入骨内而不发生摇晃，手柄也可以很容易地分离，因此没有力传递给微螺钉种植体。

植入部位

微螺钉植入的部位取决于不同种植体的设计（Kanomi 1997）。干颅骨被用于研究，以评估理想的正畸微螺钉种植体植入部位的骨密度

和厚度。许多学者描述了不同部位面部骨骼的厚度（Costa et al. 1998，2005；Henriksen et al. 2003）。骨皮质的厚度存在很大差异，从几百微米到几毫米。上颌的最佳植入部位是磨牙后区、颧下嵴、腭部、鼻嵴下和牙槽突。在下颌，微螺钉种植钉可以植入磨牙后区、牙槽突和正中联合

（如不干扰颏肌的附着）（图8.38）。在一项使用NewTom DVT9000的研究中，从200名年龄在20～40岁的患者中，选取了50个上颌三维图像。根据这项研究，当前磨牙和磨牙区域牙槽嵴顶上8mm处骨量过窄时，应避免在上颌结节及牙根间植入（Carano et al. 2005）。

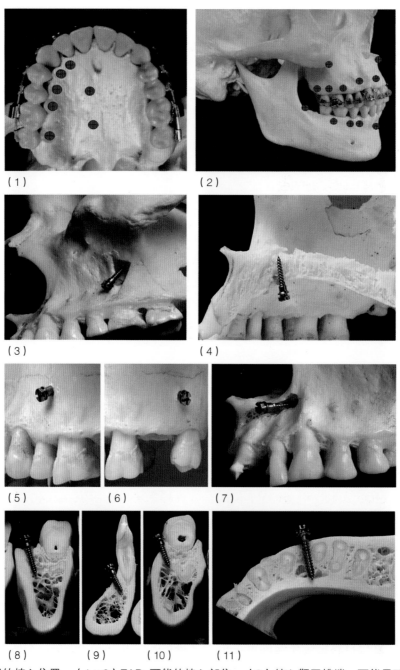

图8.38 微螺钉不同的植入位置。（1，2）TADs可能的植入部位。（3）植入颧牙槽嵴，可能导致上颌窦穿孔但并未产生任何不良影响。（4）腭部植入。（5，6）牙根之间植入。（7）前牙牙根之上。重要的是不要刺穿鼻底。（8～10）如果在正中联合植入，植入点与颏肌的附丽重合可能会出现问题。因而建议使用微螺钉作为间接支抗，微螺钉可以放置在尖牙远中并与尖牙固定，然后用作支抗。（11）贯穿骨皮质的微螺钉主要用于无牙颌，重要的是微螺钉不穿透舌侧骨板。

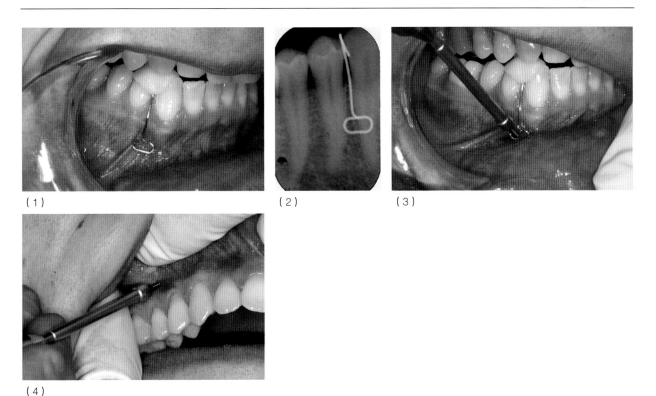

（1）　　　　　　　　　　　　　　　　　（2）　　　（3）

（4）

图8.39　植入过程。（1）将正畸金属丝制作的导板放置在计划植入的位置。（2）拍摄X线根尖片准确确定植入位置。（3，4）微螺钉植入时应保持黏膜紧实，避免植入时黏膜包裹在微螺钉周围。请注意，植入角度与牙根长轴成45°。植入位置应尽可能位于附着龈上。

在上颌，植入方向通常为与骨表面成45°～70°，而在下颌植入的方向可能更加垂直于骨面。对于无牙区，可以选择贯穿骨皮质的种植钉，因为骨小梁常常很稀疏，双重骨皮质种植钉可以提供更多的稳定性。

植入过程

使用自攻型种植钉，一般不需要预钻。市场上自攻型种植钉有Aarhus®微螺钉种植体、Lomas正畸微螺钉支抗系统®和Dual-Top支抗系统®。由于不需要预钻，因此建议正畸医生自己植入种植体。关于植入，扭矩值被认为是一个重要因素（Di Leonardo et al. 2018）

第一步确定植入的部位。弯制正畸金属丝作为导板，用光固化复合材料将金属丝固定在植入部位邻近的牙齿上。根尖片上的椭圆形有助于判断X线片是否于倾斜角度拍摄。如果X线片的椭圆形与原始形状一致，则可以使用X线片指导种植体的植入位置（图8.39）。可以使用手术

导板（Morea et al. 2005）或特殊支架（Kitai et al. 2002），但不是必需的。

关于避免交叉感染，种植钉植入过程与拔牙过程的要求基本类似。医生戴口罩、戴手术帽、按手术标准洗手、戴无菌手套。局部麻醉后，牙科助理用0.02%氯己定擦拭患者嘴唇和植入部位。然后打开无菌器械包，选择合适的种植钉。在植入过程中，助手协助拉紧黏膜，避免黏膜被种植钉的螺纹卡绕［图8.39（4）］。

即便使用自攻型种植钉，有时也需要预钻1～2mm的引导孔。这是在骨皮质厚而致密的情况下，如下颌正中联合或磨牙后区。这些部位如果不进行预钻，可能会导致种植钉精细的尖端弯折。预钻深度只有1～2mm深，应使用比种植钉本身细0.2～0.3mm的钻头。钻头应低速使用，并冲洗冷却。在需要预钻的情况，应在与手术植入牙种植体一样的环境中进行。如果达不到该要求，就应当由外科医生或牙周医生植入。

不仅骨皮质的厚度很重要，黏膜的厚度也

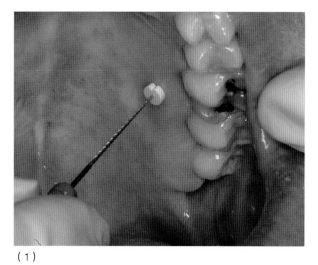

（1）

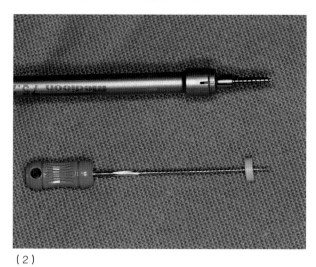

（2）

图8.40　（1）使用内科根管锉评估黏膜厚度。（2）根管锉的使用示例。

很重要，因为它将决定微螺钉种植体头部加载时的旋转中心。应该用探针测量黏膜厚度，或者用根管锉更好，根管锉上有一个标记表明厚度（图8.40）。然后微螺钉植入应避开探针刺入的部位，而在邻近部位。采取这种措施是为了减少将上皮细胞带入骨内的风险。

尽可能在附着龈植入微螺钉种植体，这样可以将局部刺激降到最低（图8.41）。如果无法在附着龈植入，一种解决方案是将种植体覆盖在黏膜下，只在黏膜上露出一根金属丝或结扎丝（图8.41）。在某些情况下，局部刺激是不可避免的。这尤其适用于下颌正中联合颊侧植入的微螺钉种植体。由于缺乏角化龈和颏肌的活动，可能导致种植体周围肉芽组织的生长（图8.41）。如果口腔卫生维护良好，种植钉的脱落和感染很少发生。

应指导患者仔细清洁种植钉周围。在植入种植钉第一天，建议使用0.02%氯己定对种植钉周围进行擦拭。

抗生素

一些学者推荐使用抗生素，但不应常规使用。当需要进行预钻时，感染的风险显著增高，尤其是在同一部位重复植入时。严格无菌操作以避免感染至关重要，因为这样可以避免使用抗生素。

力的传导

Dalstra等（2004）研究了微螺钉将不同大小作用力传导至周围骨的情况。

基于有限元分析，这些学者计算了垂直于2mm直径的微型种植体长轴施加50cN载荷时所产生的应变。他们评估了不同皮质厚度和不同骨小梁密度下产生的应变，发现在薄骨皮质和低密度骨小梁的情况下，应变值可能超过微骨折的值，从而导致种植钉松动（Frost 1992）。

植入在人尸体解剖骨的微螺钉的三维有限元模型进一步表明，微螺钉以倾斜方式移位，表明微螺钉的尖端将朝着与头部相反的方向移位，从而在作用力的方向上产生拉应力（Dalstra et al. 2004）。一般情况下，表面骨皮质的应力比内部骨小梁的应力水平高，但发生的应变刚好相反。尽管骨小梁产生的应变峰值为2.465微应变，而骨骼应变的一般数量级为10～100微应变，恰好在生理负荷范围内（图8.42）。骨皮质的厚度对于将载荷从种植钉传递到颌骨起着关键作用，而骨小梁的刚度（或密度）只起次要作用。

基于这些分析，建议即刻加力使用产生50cN确定力的镍钛弹簧。这比使用弹性牵引更可取，因为力的变化更小、衰减速度更缓慢。如果骨骼密度较大，就可以施加更大的力。然而，仍然推

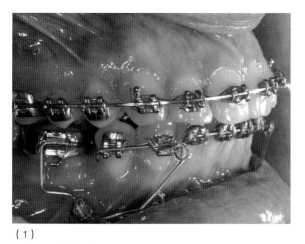

（1）

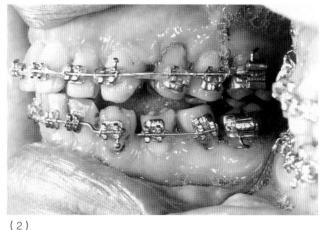

（2）

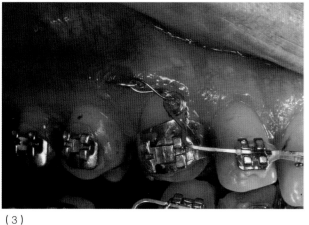

（3）

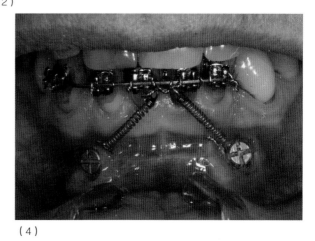

（4）

图8.41 （1）微种植体植入在可活动牙龈上。微种植体间接提供支抗，TMA™金属丝穿过头部槽沟，产生使前牙唇倾和磨牙直立的力。（2）微种植体植入颊牙槽嵴，被黏膜覆盖。（3）微种植体植入前磨牙之间。通过在微种植体托槽放置不锈钢丝，使受力点向远中移位，从而避免对黏膜的压迫。（4）微种植体植入正中联合处的非角化黏膜，显示黏膜反应性过度增生。

荐开始时使用轻的、大小已知的力。

组织对应力的反应

到目前为止，关于新一代骨支抗即刻加载的组织反应的研究较少（Melsen and Costa 2000；Ohmae et al. 2001；Deguchi et al. 2003；Luzi et al. 2005）。根据用颧骨结扎作为支抗进行矫治所获得的经验，可以预计骨组合螺钉稳定性的保持是纯机械性的（Costa et al. 1998；Melsen and Costa 2000）。据推测，来自钢丝的集中压力会导致局部骨坏死。这将导致金属丝在骨内逐渐移位。然而，对长尾猕猴进行的组织学研究（Melsen and Costa 2000）显示，当载荷为25cN或50cN时，骨－微螺钉的接触面和微螺钉附近的骨密度增加。观

察时间为植入后1周至6个月。

在6个月的观察期中，骨密度继续增加。骨与微螺钉的接触也随着时间的推移而增加。加载250cN和50cN之间没有差异。在处死前的两个不同时间点用荧光染料进行骨标记，用来评估矿化表面/骨表面（MS/BS）和矿化沉积率（MAR μm/d）。研究得出，靠近微螺钉的骨主要是编织骨，其骨转化明显高于一般的牙槽骨（图8.43）（Melsen 2005）。

平滑种植体和骨整合种植体附近的组织反应似乎都与正畸加力无关（Chen et al. 1999；Wehrbein et al. 1999；Ohmae et al. 2001；Trisi and Rebaudi 2002；Deguchi et al. 2003；Fritz et al. 2004）。有限元分析表明，正常的功能负荷以及种植体与周

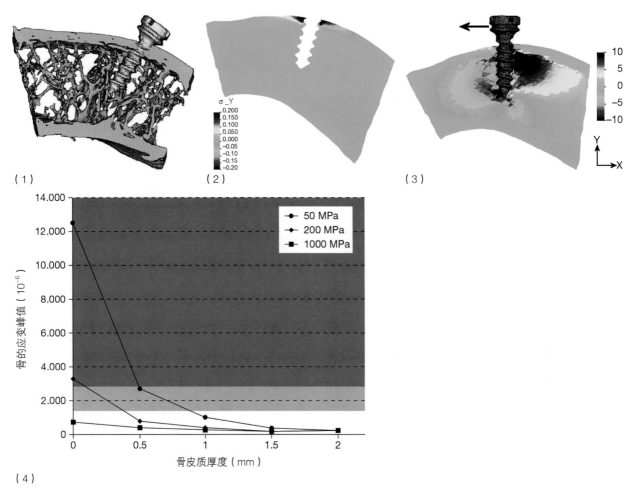

（1）（2）（3）（4）

图8.42　（1）2mm的种植钉植入于人尸体解剖骨，施加50cN的力，力的方向与螺钉长轴垂直。旋转中心位于骨皮质的内缘。（2）加力的结果是应力集中在骨皮质。（3）应变集中在骨松质。（4）骨骼中出现的应变峰值取决于骨皮质的厚度和骨松质的密度。在图中的深灰色区域，由于超负荷，种植钉有很大脱落风险。在浅灰色区域，脱落风险降低，而在白色区域，骨密度很可能会因为负载而增加。（经Michal Dalstra许可）

围骨的刚度不同会导致应变差异，这是种植体周围骨的骨转化率升高的主要原因（Chen et al. 1995，1999）。然而，对牙槽骨萎缩区的种植体施加作用力后，牙槽突将沿着受力方向发生重建（图8.43）。

加力

　　根据上述动物实验，如果力控制良好，微种植体可以即刻加力。除了之前提到的Melsen等的论文（Melsen and Costa 2000；Melsen 2004）、Ohmae等（2001）、Deguchi等（2003）和Luzi等（2009），其他文献均未提及加载的力值。施力时间从几分钟到8周不等。似乎没有关于即刻加载中等大小力的禁忌证。

正畸力学

　　在植入种植体之前，应仔细设计与骨性支抗使用相关的力学机制。力的作用线应尽量与种植螺钉长轴垂直。无论何种方向的力矩，如果对种植体周围的骨组织产生剪切力，将导致种植体的松动。在进行力学设计时，非常重要的是要考虑到种植体不能妨碍预期的牙齿移动。力学的例子可参见本书的配套网站：www.wiley.com/go/melsen（见病例3～6）。

TADs作为支抗的其他应用

　　当谈到支抗时，我们通常谈论的是避免不希望的牙齿移动。在过去的10年中，人们一直在关

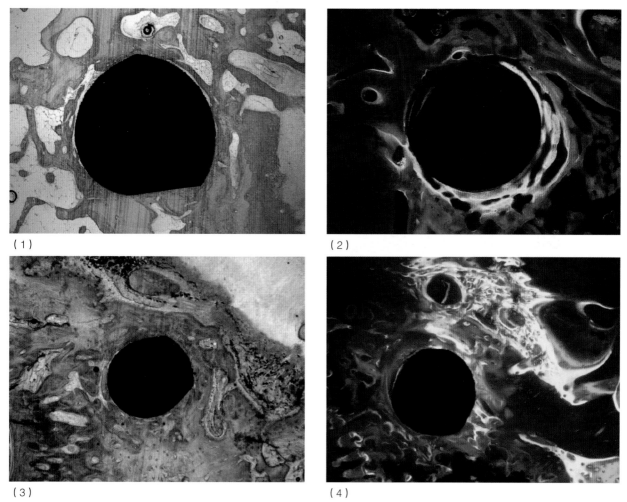

图8.43 （1）微螺钉加力2周后的显微图。（2）种植体周围骨组织可见大量四环素标记物。（3，4）加力3个月后，骨沿着加力方向改建。

注应用TAD开展牙槽骨段的移位。这种方法首先由Triaca等（2001）提出，他们将下颌切牙段围绕一个特殊的铰链轴进行移位。结果是切牙向前倾斜，长期随访显示，切牙唇倾超过10°导致了牙龈退缩（Joss et al. 2012；Antonarakis 2017）。另一种方法，将切牙唇向牵引与切牙根尖下的牙槽骨切开相结合，用后牙段作为支抗，使切牙有可能向前平移而不发生唇倾。

适应证

微种植体的适应证并没有明确定义，但文献综述似乎表明最常见的应用是前牙内收和磨牙压低（Papadopoulos and Tarawneh 2007）。大多数已发表的与骨性支抗相关的应用都是病例报道，介绍一种新装置用于替代其他支抗方法，通常是代替头帽（Park et al. 2001；Kyung et al. 2003；Kaya et al. 2009；Buschang et al. 2011）。还有一些情况是用微螺钉种植体作为支抗实现之前无法完成的牙齿移动。

自1997年来，Aarhus大学主要在下列情形应用微螺钉种植体：

（1）没有足够牙齿用于常规支抗的患者。

（2）作用于支抗单位的力将产生不良反应的患者。

（3）三维空间方向上需要不对称牙齿移动的患者。

（4）在某些情况下作为正颌手术的替代方案。

（5）作为支抗移动牙齿，目的是为种植修复提

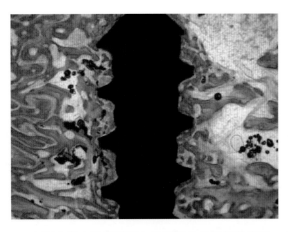
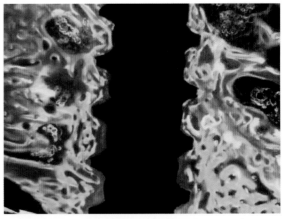

图8.44 左图为腭中缝附近植入微种植体的组织学表现。右图四环素和钙素活体染色显示靠近腭中缝处有活跃的骨改建。为了获得牢固的支抗,建议使用由钢板连接的两颗微种植体(见Wilmes关于腭部种植体的有关内容)。

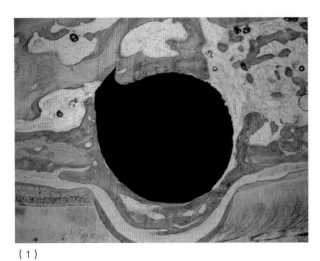
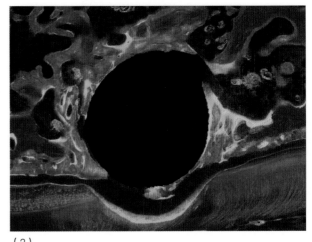

(1)　　　　　　　　　　　　　　　(2)

图8.45 (1,2)植入微种植体过程中引起的牙根损伤的愈合情况。

供骨。

(6)移动骨。

(7)作为骨的维持装置。

(1)(3)(5)可以看作是矫治器系统缺乏平衡的情况。

并发症

初始稳定性对于支抗的维持至关重要。据报道,失败率为10%~25%,并且微型钛板和独立式微螺钉种植体之间无差异(Cheng et al. 2004)。在一项前瞻性研究中,学者发现解剖位置和种植体周围软组织是影响预后的重要因素。这证实了Aarhus大学正畸科进行的一项研究,该研究显示植入在非角化黏膜的种植体脱落率比植入在附着龈的脱落率更高。Miyawaki等(2003)认为,螺钉直径小、下颌平面角陡以及种植体周围炎是导致种植体脱落的危险因素。

种植体碰到牙根会怎样

使用手动植入手柄,当微螺钉种植体与牙根接触时,牙医会明显感知到并且可以选择新的植入部位。这样,对牙根的损害就会很小,而且通常可以自行恢复。根据一项组织学研究,人为造成根损伤时,这些损伤会自发地通过形成细胞性牙骨质进行修复(图8.45)。当使用牙科手机植入时,即便在低速下,由于缺乏触感,不能发现牙根损伤的风险更大。

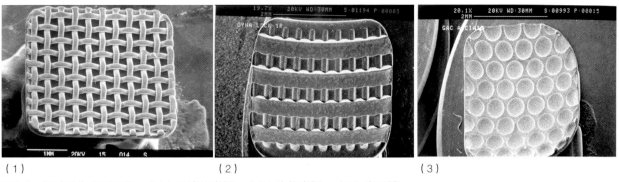

图9.2 机械固位金属托槽：（1）网格状底板。（2）沟状底板。（3）沟凹槽。

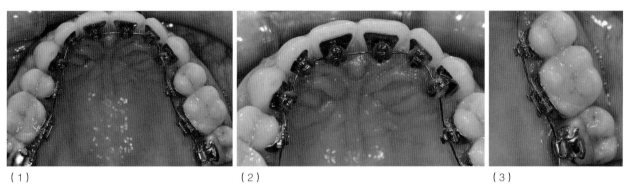

图9.3 （1~3）舌侧矫治器（Win，Bad Essen，Germany）。

矫治器一样，舌侧矫治器能够在三维方向上控制牙冠和牙根位置，并遵循了将方形弓丝置入方形槽沟的基本原则。舌侧托槽的设计与唇侧有很大不同，最关键的问题是舌侧托槽间距小，因此在治疗初期建议使用镍钛丝（Ni-Ti），减少复诊次数和弓丝的更换。

聚碳酸酯托槽

最初尝试使用不同的材料制作托槽时就包括聚碳酸酯材料。虽然在治疗的早期阶段这些托槽的美观效果还算令人满意（图9.4），但随使用时间的延长，托槽外观变差，而且没有足够的强度承受较长疗程，不能充分表达转矩，抵抗变形和断裂的能力差（Miura et al. 1971；Reynolds 1975）。一些生产商开发了金属槽沟的聚碳酸酯托槽，在保持美观的同时，减小弓丝和槽沟间的摩擦力，更好地表达转矩［图9.5（1，2）］（Thorstenson et al. 2003）。带有金属槽沟的聚碳酸酯托槽在转矩力作用下变形小（Sadat-Khonsari et al. 2004），托槽底板通过化学固位粘接于牙面（图9.6）。

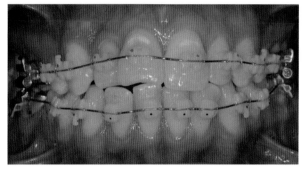

图9.4 全口粘接的聚碳酸酯托槽（Brillant，Forestadent，Pforzheim，Germany）。

陶瓷托槽

陶瓷托槽在1986年首次问世（图9.7）。几乎所有陶瓷托槽都使用三氧化二铝陶瓷，有多晶体（图9.8）和单晶体两型。理论上单晶体氧化铝陶瓷托槽的强度更高，但当托槽表面存在裂纹时，即使是非常细小的裂纹，也很容易扩展，使托槽的断裂强度显著降低，甚至低于多晶体氧化铝陶瓷托槽（Flores et al. 1990）。临床上需要的托槽是既有陶瓷的美观，又有金属的机械性能，这种需求推动工业研究开发出氧化锆陶瓷托槽；这种托槽有令人可喜的美观和生物机械性能，如硬度、

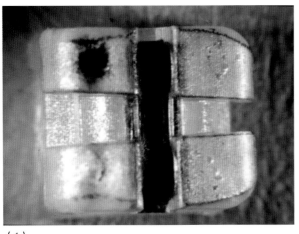

（1）

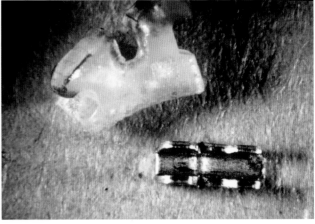

（2）

图9.5 （1，2）带金属槽沟的聚碳酸酯托槽（Spirit，Ormco，Glendora，California）。

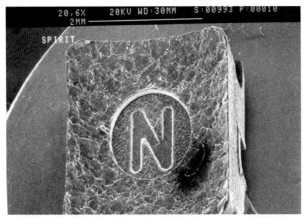

图9.6 化学固化聚碳酸酯托槽底板的扫描电镜照片（SEM）（Spirit，Ormco，Glendora，California）。

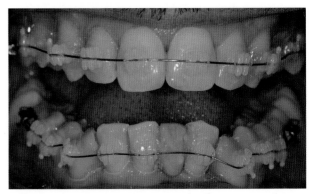

图9.7 全口粘接的陶瓷托槽（Clarity Advanced，Unitek/3M，Monrovia，California）。

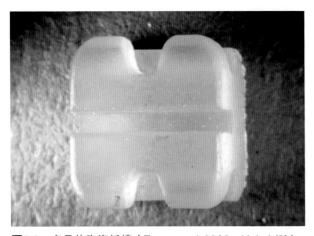

图9.8 多晶体陶瓷托槽（Transcend 6000，Unitek/3M，Monrovia，California）。

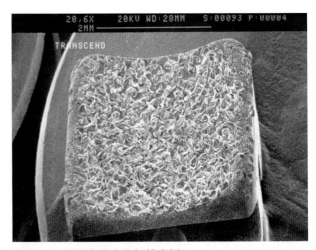

图9.9 机械固位的陶瓷托槽底板。

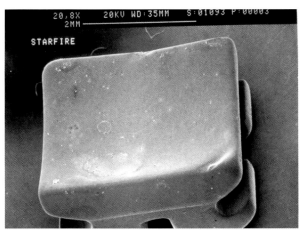

图9.10　化学固位的陶瓷托槽底板。

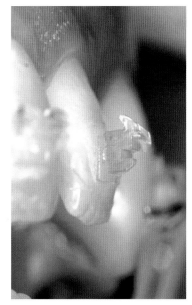

图9.11　两个结扎翼断裂。

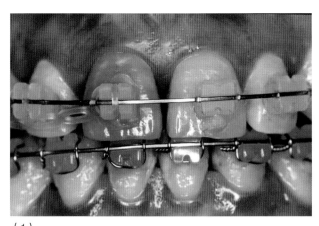

（1）

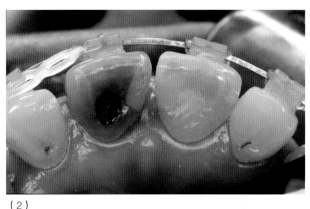

（2）

图9.12　（1，2）上颌切牙由于与对侧下颌陶瓷托槽发生接触而产生牙釉质磨损。

耐磨性、抗压性、滑动摩擦系数小、耐潮湿和口腔内液体侵蚀（Condo et al. 2005）。陶瓷托槽粘接于牙釉质表面是通过两种方式：一种是托槽底板的凹陷和/或微蚀刻产生的机械固位（图9.9），另一种是使用硅烷偶合剂产生的化学固位（图9.10）。机械固位的方式更有利于托槽的去除，而且更安全。不建议使用非混合粘接剂粘接陶瓷托槽；大多数的临床医生倾向于使用光固化粘接剂（Odegaard et al. 1990；Swartz 1988）。氧化铝陶瓷托槽的优点是美观，耐化学腐蚀、硬度高、从某种角度上说强度高；缺点是延展性差、制造难度大、费用高（Swartz 1988）。陶瓷托槽的某些机械性能可能给临床工作带来困难，包括断裂强度低、

延展性差和硬度高。陶瓷托槽的断裂强度低，托槽的折断率高于金属托槽。表现为受到压力时，金属托槽会发生变形，而陶瓷托槽由于缺乏塑性形变，随负荷增加会突然断裂。如果在弓丝上加入额外的转矩可能会使结扎翼发生断裂（Scott 1988；Holt et al. 1991；Johnson et al. 2005）（图9.11）。当弓丝结扎入槽沟时，结扎翼的下方会受到拉力，这是陶瓷托槽最易发生断裂的部位之一。正是由于这个原因，对于使用陶瓷托槽的患者，在治疗的后期应配合使用转矩辅弓来控制切牙的最终位置。陶瓷托槽的硬度远高于牙釉质，如果托槽与牙釉质发生咬合干扰，会迅速发生牙釉质的磨损（Swartz 1988；Viazis 1989）［图9.12

（1，2）］。为了避免这种情况的出现，可以在上牙弓使用陶瓷托槽，下牙弓使用金属托槽；大多数患者能够接受这样的托槽使用方法，因而是解决这个问题切实可行的办法。由于陶瓷托槽的槽沟与弓丝间产生的摩擦力大于金属托槽，因此确定最适矫治力的大小和控制支抗是比较困难的（Angolkar et al. 1990；Kusy et al. 1990；Pratten et al. 1990）。陶瓷托槽的表面较金属托槽更多孔和粗糙（图9.13）。虽然单晶体陶瓷托槽的表面较多晶体光滑，但两者的摩擦阻力相似。托槽表面可以磨损弓丝表面，尤其是β-钛丝，小的碎屑从弓丝表面剥脱并粘接在托槽上，导致滑动阻力增加（Angolkar et al. 1990）。弓丝的摩擦阻力从高到低依次为β-钛丝、镍钛丝和不锈钢丝，其中β-钛丝显著高于另外两种。静摩擦和滑动摩擦力随托槽与弓丝间夹角的增加而成比例地增加，也随弓丝尺寸的增加而增加（Cacciafesta et al. 2003；Nishio et al. 2004）。近来带有金属槽沟的陶瓷托槽问世［图9.14（1，2）］，这种设计减小了滑动摩擦阻力（Thorstenson and Kusy 2003）。陶瓷托槽的另一个缺点是去除时发生结扎翼断裂和牙釉质损伤。陶瓷托槽的粘接强度较高，去除时可能产生牙釉质裂纹（Winchester 1991；Jeiroudi 1991；Alzainal et al. 2020；Ferreira FG et al. 2020）（图9.15）。建议使用生产商专门设计和推荐的去托槽钳去除陶瓷托槽，多数去除部位

在托槽–粘接剂界面，没有牙釉质损伤的风险，是去除陶瓷托槽最安全的方式（Theodorakopoulou et al. 2004；Ferreira et al. 2020）。新型陶瓷托槽Clarity可以在托槽中间发生折叠而被安全去除［图9.16（1～4）］。虽然陶瓷托槽历经长足的

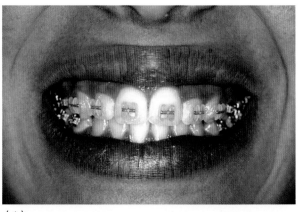

（1）

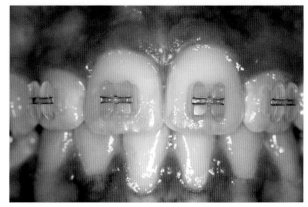

（2）

图9.14 （1，2）带金属槽沟的陶瓷托槽（Clarity，Unitek/3M，Monrovia，California）。

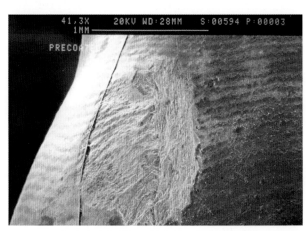

图9.13 陶瓷托槽槽沟表面的扫描电镜图像。

图9.15 去除陶瓷托槽后釉质表面出现裂纹的扫描电镜图像。

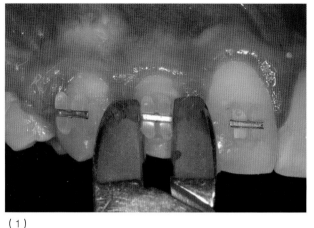

（1）

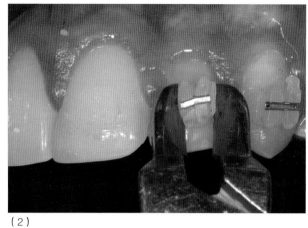

（2）

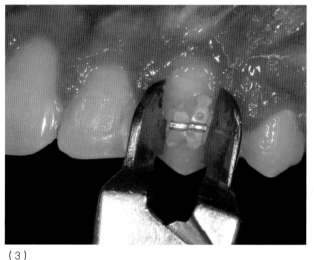

（3）

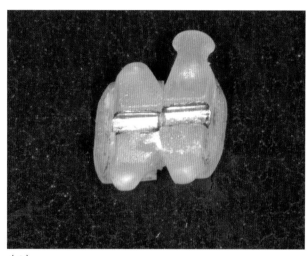

（4）

图9.16 （1～4）陶瓷托槽Clarity的去除过程：注意托槽中间发生折叠。

改进，但大多数的临床医生还是常规使用金属托槽（Alzainal et al. 2020）。

自锁托槽

虽然第一代自锁托槽Russell出现于20世纪30年代初期（Stolzenberg 1935），但自锁托槽的理念直至20世纪70年代早期仍处于朦胧状态。在过去的几十年里出现了许多自锁托槽系列，包括Edgelok（Wildman et al. 1972），Mobil-lock，SPEED（Hanson 1994）（图9.17），Activa（图9.18），Damon SL Ⅱ（图9.19）和SL Ⅲ（Damon 1998），Time（Heiser 1998），SmartClip（图9.20）和BioQuick［图9.21（1，2）］托槽。虽然这些托槽的形状功能不同，但每种托槽，不论主动还是被动，都使用了可以活动的第四个壁

（如硬质滑动盖或弹簧夹或弹性臂或唇面滑动板）将槽沟限定为管状，不需要再使用结扎丝或弹性结扎圈。一些研究已经证实自锁托槽的摩擦力显著低于传统托槽（Read-Ward et al. 1997；Pizzoni et al. 1998；Cacciafesta et al. 2003）。然而低滑动摩擦力在使用无摩擦的方法关闭间隙时是不利的：在使用关闭曲关闭间隙时，托槽不能稳定地受弓丝控制以预防可能出现的牙齿倾斜。自锁托槽适合使用轻力，初期排齐效率高，更换弓丝时所需的工具少，所需的椅旁时间短（每个牙弓更换弓丝需3～4分钟），并显著降低正畸医生或助手在弓丝更换过程中刺伤食指或拇指的风险（Maije et al. 1990；Forsberg et al. 1991；Bagramian et al. 1998；McNamara et al. 1999）。随机临床试验（RCTs）显示自锁托槽（SLBs）与传统托槽

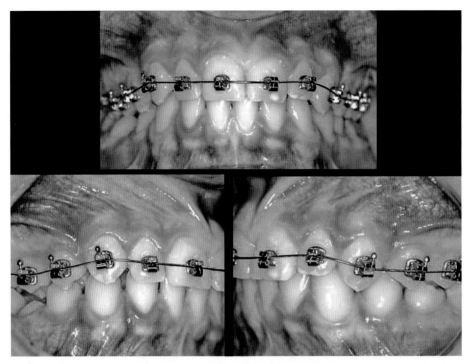

图9.17　SPEED托槽（Strite Industries，Cambridge，Ontario）。

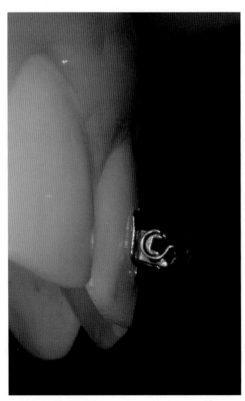

图9.18　Activa托槽。

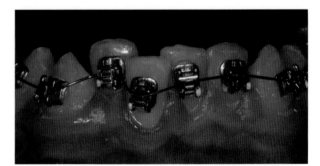

图9.19　Damon SL II 托槽（Ormco，Glendora，California）。

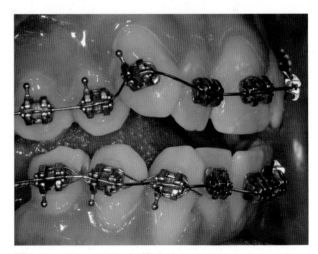

图9.20　SmartClip托槽（Unitek/3M，Monrovia，California）。

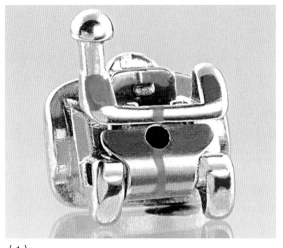

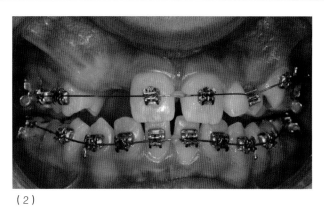

（1）

（2）

图9.21　（1，2）BioQuick托槽（Forestadent，Pforzheim，Germany）。

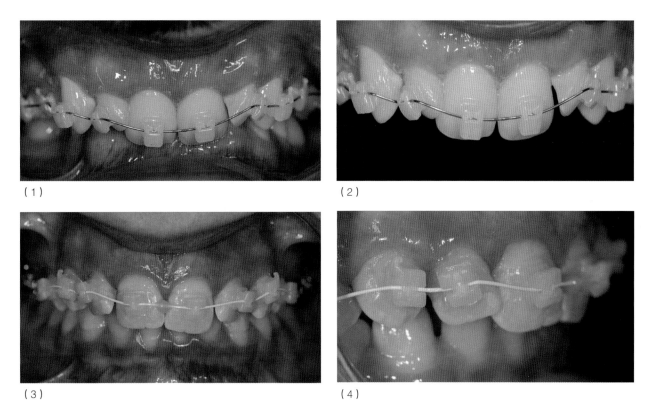

（1）

（2）

（3）

（4）

图9.22　（1，2）Clarity超级自锁托槽（Unitek/3M，Monrovia，California）。（3，4）TruKlear托槽（Forestadent，Pforzheim，Germany）。

（CBs）相比，在以下方面并没有临床优势：增加牙弓横向宽度，间隙关闭和正畸治疗效率。当然还需要更高水平的，包含随机和对照组设计的临床研究进一步验证了这些结论（Dehbi H et al. 2017；Yang et al. 2018）。近来，陶瓷自锁托槽已经问世［图9.22（1~4）］。

粘接要素

成功的粘接需要注意以下3个方面：牙齿表面的准备、托槽底板的设计和粘接剂。除了牙釉质表面，成年患者可能还需要将托槽粘接于金冠、瓷冠、树脂或塑料修复材料的表面。牙齿表面准备的目的是创造一个可以使用粘接剂粘接托槽的最佳表面。成功粘接的托槽能够承受每天的咀嚼和其他功能不脱落。托槽脱落不仅降低治疗效率，影响疗程，也给患者和家长带来不便。经过处理的牙齿表面可以与置于托槽底板的粘接剂产生化学耦合。粘接剂是一种合成材料，其主要化学成分是树脂。这种树脂也存在于无填料树脂材料中，如粘接剂、底漆或粘接树脂。粘接的另一个目的是在牙齿表面形成一层薄的、紧密结合的树脂封闭层。临床上通过将底板覆有粘接剂的托槽轻轻挤压于牙面，使多余的材料溢出来实现。这层树脂也会和托槽底板上的同类材料发生化学结合。不论牙齿表面是金合金、陶瓷、塑料还是牙釉质，目的都是一样的，与托槽底板的材料产生化学粘接，形成一层粘接树脂。粘接正畸矫治器（粘接于牙齿的唇面或舌面）的最佳步骤是：

- 清洁
- 牙釉质表面处理
- 涂底漆
- 粘接
- 光固化（需要时使用）

医疗设备

通常使用的材料和设备如下。当然，医生可能会根据需要做一些改动或增减使用的材料。

（1）抛光膏和无氟浮石。

（2）抛光弯角机头和慢速手机。

（3）高速钻（需要做牙面预备时用）。

（4）微蚀刻。

（5）高速吸头。

（6）气-水枪。

（7）口镜。

（8）刮治器或探针。

（9）有护舌和吸唾装置的开口器。

（10）托槽定位器。

（11）短的和长的棉卷。

（12）吹干机头。

（13）独立小毛刷或涂药棒。

（14）用于分装材料的液体容器或一次性纸张。

（15）注射器包装的酸蚀剂。

（16）粘接剂或底漆。

（17）用于口腔修复材料表面粘接的额外蚀刻剂和底漆。

清洁

在粘接托槽前先去除覆盖于牙齿表面的有机薄膜是很重要的（Aboush et al. 1991）。方法为将橡皮杯或抛光刷安置于低速旋转手机上，使用浮石与水的混合物或抛光膏，对牙釉质表面进行清洁［图9.23（1）］。用水冲洗牙面去除浮石碎

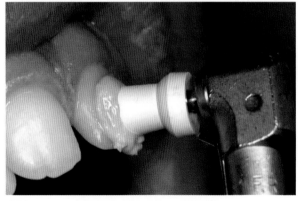

（1）

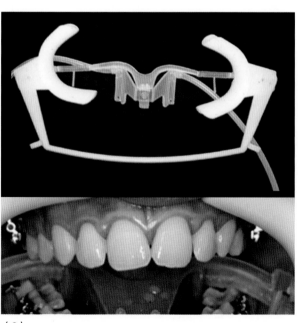

（2）

图9.23 （1，2）使用浮石进行牙面预备。

屑，无油空气彻底吹干。在这一过程中需要使用开口器、吸唾器和棉花或棉卷［图9.23（2）］。开口器能够起到撑开口唇的作用，不再需要手持口镜牵拉口角。开口器的生产厂家比较多，可以根据患者选择大小合适的，或有护舌板和吸唾管的开口器。吹干机头也能帮助隔离来自腮腺唾液管的唾液。辅助吸唾管对唾液分泌过多的患者非常有益。建议使用高速吸头抽吸口腔中的唾液、清除蚀刻剂和水雾。为了避免蚀刻剂流到口腔中的其他部位，应先吸除多余的蚀刻剂，然后冲洗/抽吸。

体外（Lindauer et al. 1997）及临床研究（Barry 1995；Ireland and Sherriff 2002）均表明先用浮石抛光釉面对复合树脂和玻璃离子类粘接剂的粘接强度和脱落率没有显著影响。因此，如果需要增加粘接强度，建议使用微蚀刻剂50μm的氧化铝粉（喷砂）对牙釉质表面进行3秒钟喷砂处理（Alzainal et al. 2020）［图9.24（1，2）］。

牙釉质表面处理

Buonocore（1955）首先提出使用磷酸处理牙齿表面，他发现用酸蚀刻金属表面时，涂料对金属表面的附着力提高了，从而增加了粘接强度。没有经过处理的牙釉质表面不能产生机械性或化学性黏合，不能有效粘接托槽。酸蚀能够溶解钙盐改变牙釉质表面结构，增加微小凹陷的数量和大小。正畸粘接剂中的液体树脂能够渗入这些凹陷中形成树脂突。一旦光照固化，这些指状树脂突就和牙釉质表面紧密粘接在一起，即牙釉质表

面覆盖一薄层树脂。这些树脂可以和被覆在托槽底板上的更黏（更稠）的合成粘接材料产生化学粘接。由于深入牙釉质中树脂突的机械锁结作用是至关重要的，所以对牙釉质表面进行正确的处理，并保护好处理后的釉面，是成功粘接托槽的关键。

隔湿后必须保证操作区域完全干燥［图9.23（2）］，对牙釉质表面进行粗化处理，使用磷酸酸蚀釉面15～30秒（Alzainal et al. 2020）［图9.25（1）］。酸蚀时间过长不仅不会增加反而会减少粘接固位力。这是因为过多的钙盐溶解，与额外的碎屑一起填补了酸蚀后形成的裂隙，反而减少了液体树脂可流入的缝隙，减少了树脂突的长度，降低了粘接力。为了简化酸蚀过程，建议使用磷酸凝胶而不是溶液：凝胶更易于操作，能够限制工作区域，避免刺激牙龈缘和引起出血。就牙釉质表面处理效果而言，凝胶和溶液没有显著性差异（Brannstrom et al. 1989）。经过酸蚀，少量较软的釉柱间质被去除，在釉柱间形成开放的孔隙，因此粘接剂能够深入牙面［图9.25（2，3）］。整个粘接过程，牙釉质表面应避免被唾液污染，因为唾液会引起再矿化；一旦污染，需要再次酸蚀（Zachrisson 1985）。酸蚀后，冲洗牙釉质表面彻底去除酸蚀剂，以无水无油空气吹干，釉面呈现白垩色［图9.25（4）］。最近的研究也表明微蚀刻是成功粘接的关键（Alzainal et al. 2020）［图9.24（1，2）］。如果酸蚀后出现牙龈出血，建议先使用快速光固化材料覆盖出

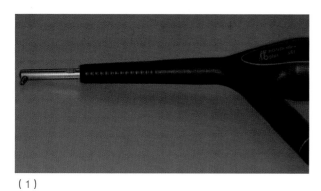

（1）

图9.24　（1，2）使用喷砂枪。

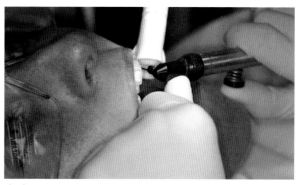

（2）

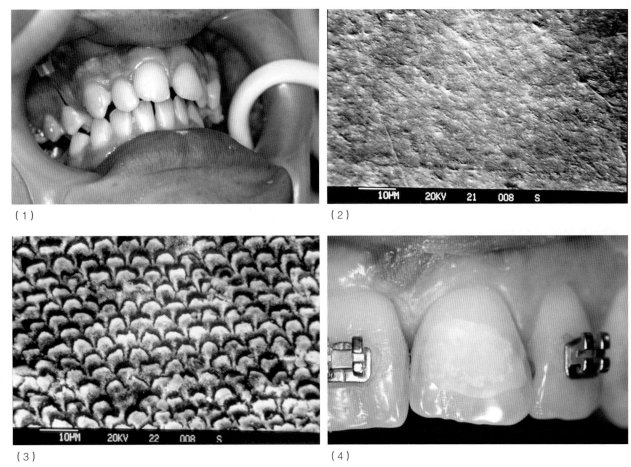

图9.25 （1）37%磷酸酸蚀牙釉质表面。（2）未酸蚀釉面的扫描电镜照片。（3）酸蚀后釉面的扫描电镜照片。（4）酸蚀后的釉面呈白垩色。

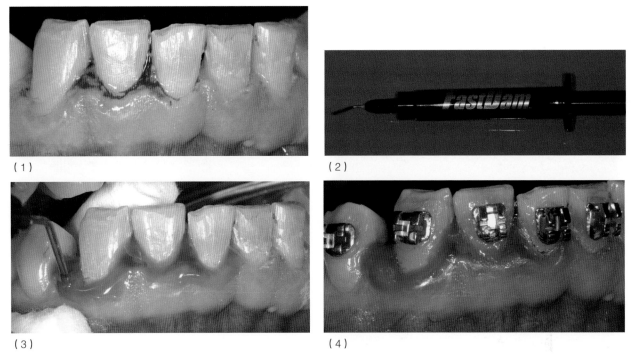

图9.26 （1）微蚀刻后牙龈出血，（2，3）建议在出血的牙龈表面覆盖一层保护性光固化材料，避免血液污染牙釉质表面，（4）然后再完成托槽粘接。

血牙龈形成保护层，避免处理好的牙釉质表面被血液污染，再进行粘接〔图9.26（1~4）〕。最近的一项研究表明，Er：YAG、Er、Cr：YSGG激光蚀刻能够产生满足临床要求的剪切粘接强度（SBS），与酸蚀剂相比有较多优点，可以代替酸蚀剂用于正畸托槽粘接（Mollabashi et al. 2019）。

过氧化脲美白牙齿会降低粘接强度，尤其是在美白后不久就粘接托槽（Azizi F et al. 2020）。

磷酸使用的注意事项和对患者的保护

磷酸酸蚀剂是中等强度的酸。医护应充分了解酸蚀剂的危险和注意事项，采取措施避免对牙龈和黏膜产生损害。

（1）所有牙科工作人员在拿取这些材料时均应戴手套。

（2）患者的保护包括隔离皮肤，口腔黏膜和眼睛，避免意外接触酸蚀剂。

（3）戴用护目镜保护眼睛。避免越过患者的面部拿取东西。

（4）酸蚀剂与组织接触的时间越长，酸造成的损伤就越大。

（5）注意酸蚀剂放置的部位，做好隔离，避免酸蚀剂和口腔黏膜接触。

（6）一旦酸蚀剂与口腔黏膜或者眼部接触，立刻用水冲洗。

涂布底漆

用泡沫小球或小刷子沿牙龈–切缘方向将液体树脂一次性涂抹于酸蚀后的牙面〔图9.27（1，2）〕，树脂能够渗入到酸蚀牙面的孔隙中，形成树脂突，使粘接材料和牙面产生机械性锁结。Klilponen L等（2019）对底漆是否能够改进金属和陶瓷托槽的粘接特性进行了研究，发现硅烷用作底漆能够显著增加陶瓷托槽的粘接强度。

自酸蚀底涂剂（SEPs）将酸蚀剂和底漆结合在一个产品中，简化了正畸粘接过程，节省椅旁时间〔图9.28（1~6）〕（Ajlouni et al. 2004；Bishara et al. 2005b；Bilen and Çokakoğlu S 2020；Ibrahim AI et al. 2020）。SEPs只能与直接粘接光固化粘接剂配合使用。SEPs粘接金属和陶瓷托槽较常规酸蚀底漆两步法安全，而且产生的微渗漏少，剪切粘接强度足够（Bilen and Çokakoğlu S 2020；Ibrahim AI et al. 2020）。Farhadian等（2019）的研究显示，虽然两种方法在金属托槽的粘接强度上没有显著性差异，但是SEPs能显著减少牙釉质表面残留的粘接剂的量。

在一项关于SEP和常规酸蚀底漆两步法粘接金属托槽的研究中，使用光固化合成粘接剂，比较了平均椅旁操作时间和6个月、12个月的平均托槽脱落率。结果显示SEP较两步法显著减少了粘接托槽的椅旁操作时间（$P < 0.001$）。整体的

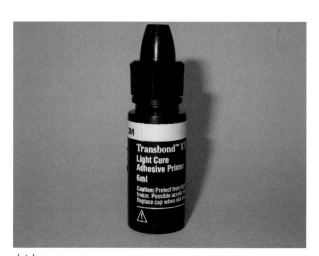

（1）

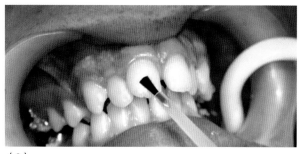

（2）

图9.27 （1，2）使用液体底漆封闭（Transbond XT，Unitek/3M，Monrovia，California）。

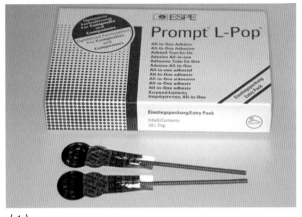

（1）

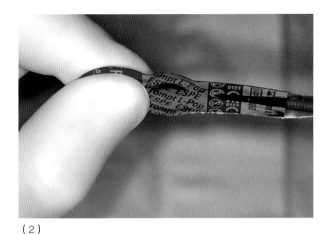

（2）

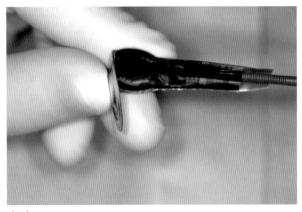

（3）

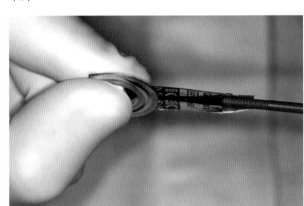

（4）

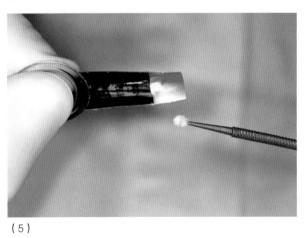

（5）

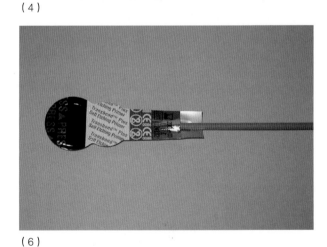

（6）

图9.28 （1~6）使用自酸蚀底漆。

托槽脱落率和每名患者的平均托槽脱落率没有显著性差异和临床意义（Aljubouri et al. 2004）。而且，与常规酸蚀底漆相比，使用SEPs造成的牙釉质损失少，去除托槽后残留于牙釉质表面的粘接剂数量少。扫描电镜的检查显示这种非冲洗型牙釉质表面的处理方法较传统的磷酸酸蚀方法产生的粘接类型更加保守（Hosein et al. 2004；Vicente et al. 2005）。近来出现了一种新型的能够抗菌

和释放氟的粘接剂：其中的SEP含有抗菌单体，粘接剂中含有氟化钠（Bishara et al. 2005b）。粘接失败的常见原因是液体污染，为了解决这个问题研发了一些亲水的材料：不受湿度影响的底漆（moisture-insensitive primers，MIP），能够在潮湿的环境中产生更高的粘接强度（图9.29）（Rajagopal et al. 2004）。在潮湿的环境中（存在水和唾液），耐潮底漆MIP与化学固化树脂产

生的粘接强度略高于传统的底漆；但是，如果MIP与光固化树脂一起使用，无论是干燥的还是潮湿的酸蚀牙面，其产生的粘接强度相似。因此MIP应当与光固化复合树脂一起使用（Grandhi et al. 2001）。另外，不论使用传统的还是亲水的底漆，如果牙釉质表面存在血液污染，都会使粘接强度显著降低，不能达到临床要求（Cacciafesta et al. 2004c）。

粘接

在牙面涂布薄层液体树脂后，在托槽底板上放少量粘接剂，将托槽放置在牙釉质表面正确的位置上，使用托槽定位器辅助确定托槽的垂直向位置，然后向牙面压紧［图9.30（1~4）］。粘接剂的种类不同，可以自行固化或光照固化。粘接剂应当有足够的黏度以保证在固化前托槽不会发生移动。

现在有许多不同类型的粘接剂可以选用：
– 复合树脂（由玻璃离子和二甲基丙烯酸酯单体组成）［图9.31（1，2）］。

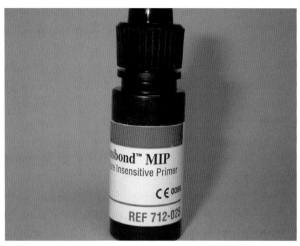

图9.29　不受湿度影响的底漆（MIP，Unitek/3M，Monrovia，California）。

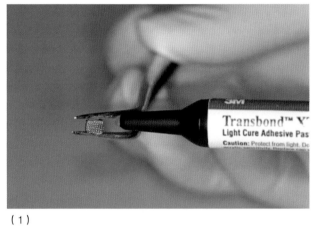

（1）

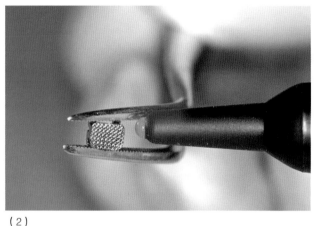

（2）

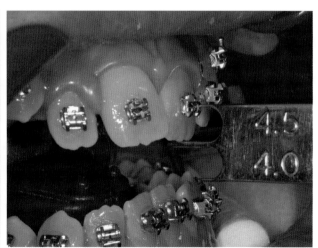

（3）　　　　　　　　　　　　　　　　　（4）

图9.30　（1~4）将粘接剂放置在托槽底板上，使用托槽定位器粘接托槽。

– 玻璃离子水门汀或GICs（由液剂和粉剂组成，手工混合或使用胶囊剂型自动混合，粉剂为氟化铝硅酸钙玻璃，液剂为典型的聚丙烯酸共聚物的水溶液）。

– 树脂改良的玻璃离子水门汀或RMGICs（由GICs和复合树脂组成）（Craig 1997）［图9.32（1，2）］。

有研究比较了玻璃离子水门汀GIC和复合树脂在直接粘接托槽时的临床表现，结果显示复合树脂的粘接失败率显著低于GIC：建议在使用细丝进行有限的正畸治疗时可以使用GIC代替复合树脂（Oliveira et al. 2004）。而可流动的复合树脂不建议用于正畸托槽的粘接，由于其剪切粘接强度（SBS）很低（Uysal et al. 2004）。GICs能够

与牙釉质、牙骨质、牙本质、非贵金属和塑料产生化学性结合（Hotz et al. 1977）。GICs的潜在优势是能够在潮湿的环境下使用，不需要酸蚀，能长时间向邻近的釉面释放氟离子。而且它们还可以从外界如含氟牙膏中再吸收氟，成为可充式的缓慢释放氟的泵装置（Hatibovic-Kofman and Koch 1991）。GICs最大的缺点是粘接强度低，这一点已经在体内（Miguel et al. 1995；Miller et al. 1996）和体外（Rezk-Lega and Ogaard 1991）的实验中得到证实。为了保留GICs的优点并改进其粘接强度，将GICs和复合树脂结合在一起开发出树脂改良的玻璃离子水门汀RMGICs。光固化RMGICs克服复合树脂怕潮和玻璃离子机械锁结强度低的缺点，保留了GICs原有的临床优势。一

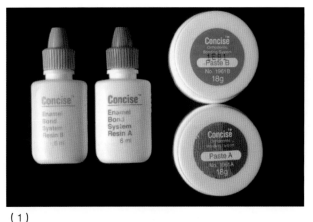

（1）

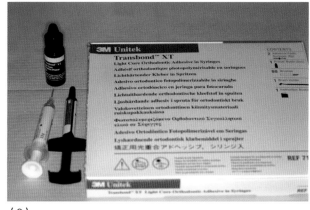

（2）

图9.31 （1）化学固化和（2）光固化复合树脂。

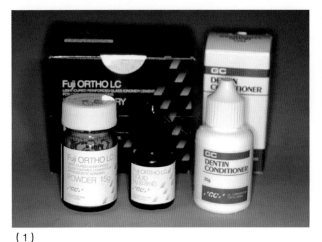

（1）

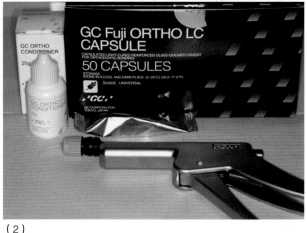

（2）

图9.32 光固化树脂改良玻璃离子（1）粉剂/液剂型和（2）胶囊型。

些研究显示使用光固化RMGICs时托槽底板下牙釉质的脱矿减少（Vorhies et al. 1998；Wilson and Donley 2001）。如果光照聚合的时间短，RMGICs产生的粘接强度近似或略高于光固化复合树脂，但低于自固化复合树脂；24小时后所有粘接剂的粘接强度均有显著增加（Wendl et al. 2004）。

为了减少粘接托槽的椅旁时间，正畸医生现在可以选用已经在底板上预置粘接剂的陶瓷和金属托槽［图9.33（1，2）］。托槽底板预置的粘接剂其成分近似于常用粘接剂，差别主要是各成分的比例不同。对粘接剂进行少许改良可以预置在托槽底板上，预置粘接剂的陶瓷托槽其剪切粘接强度与未预置粘接剂的近似；但预置粘接剂的金属托槽其剪切粘接强度显著低于未预置粘接剂的。陶瓷和金属托槽间这种粘接强度的差异有以下两种原因：一是粘接剂组成成分的改变，二是两种托槽底板的固位机制不同。所有的托槽/粘接剂组合均产生满足临床使用的剪切粘接强度（Bishara et al. 1997；Verstrynge et al. 2004）。

粘接托槽的步骤包括放置托槽，定位，压紧稳定，去除多余的粘接剂［图9.34（1~4）］和光固化。如果能够认真地去除多余的粘接剂，并保持良好口腔卫生，那么粘接于口内的正畸装置就不会对牙龈产生不利的影响；相反，如果有多余的粘接剂邻近牙龈边缘，就会对牙周组织的产生不利影响（龈炎和龈增生），并且可能在粘接剂周围产生脱矿（Zachrisson 1977a）。

间接粘接

准确定位托槽和合理使用弓丝是正畸治疗取得理想效果的关键。托槽定位不准会带来不利的牙齿移动：转矩、扭转和垂直高度的问题。粘接剂的出现给正畸治疗带来了改变，简化了固定矫治的过程（Nawrocka and Lukomska–Szymanska 2020）。粘接托槽的方法有两种：直接粘接法和间接粘接法。直接粘接法简单快速（尤其是只粘接几颗牙齿时），且较间接粘接法（IDB）节省费用。但随着口内三维扫描、数字化影像重建及3D打印技术的使用，间接法粘接托槽越来越普遍（Layman 2019；Nawrocka and Lukomska–Szymanska 2020）。在数字化流程出现以前，间接法粘接托槽需要许多复杂且费时的步骤。Silverman等在1972年首次提出间接法粘接托槽，然后Newman在1974年提出。首先制取石膏或者树脂模型，用可溶解的材料或者复合材料将托槽暂时粘接在模型牙面上，然后使用转移托盘（常用快速固化的硅橡胶或热成型板）将托槽从模型转移到口内牙面上。所有的托槽都被固位在转移托盘内同时进行粘接［图9.35（1~7）］（Zachrisson et al. 1978；Aguirre et al. 1982）。转移托盘必须保证足够的强度和准确的空间形态，有合适的弹性能够顺利就位，而且去除托盘时不

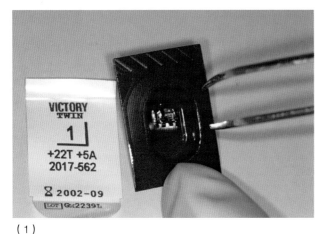

（1）

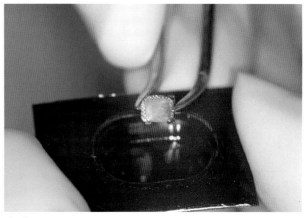

（2）

图9.33 （1，2）预置粘接剂的金属托槽（APC，Unitek/3M，Monrovia，California）。

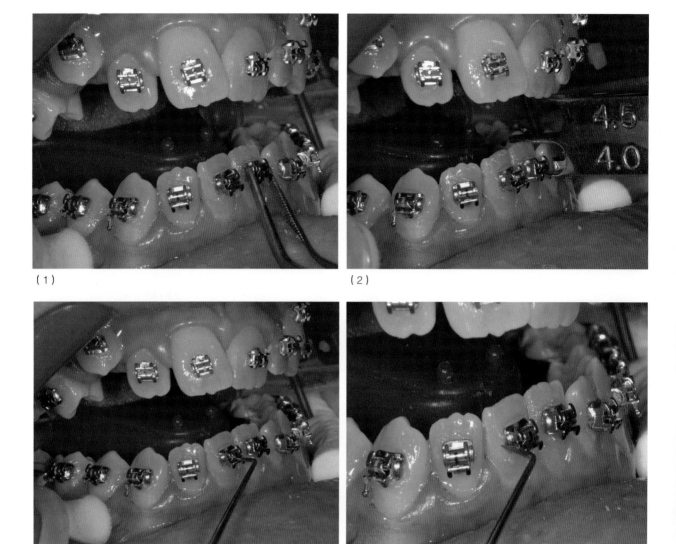

图9.34 托槽粘接过程：（1）放置在牙面上。（2）调整位置并做垂直方向的检查。（3）在牙面压紧。（4）去除多余的粘接剂。

会使托槽脱落。间接粘接托槽的方法有多种，以前最常用的是硅橡胶印模和双封闭剂技术。一些研究结果显示间接法粘接托槽定位的准确性一般高于直接法（Thomas 1979；Hodge et al. 2004）。托槽定位更准确的原因是在第一阶段将托槽粘接于模型上不受临床条件的限制，例如隔湿，患者的配合度及有限的操作时间（Grunheid et al. 2016）；当然将托槽放置在牙齿模型上及转移到口内的过程中也存在一些影响准确性的因素，如转移托盘制作的误差、局部存在污染或软组织干扰、托槽牙面间粘接剂的厚度、临床操作的误差。已经有学者研究了托盘和牙齿类型对转移托

槽准确性的影响（Castilla et al. 2014；Grunheid et al. 2016）。对转移托盘的研究集中在真空热塑压膜板、硅橡胶材料和两种的复合材料。Dorfer等比较了3种间接粘接托槽技术，发现转移托盘使用硅橡胶的比单用真空热塑板的托槽定位的准确度显著增高（Dorfer et al. 2006）。Castilla等也得到相似的实验结果，比较了5种转移托槽技术对托槽定位准确性的影响，发现硅基托盘转移托槽的准确度高，稳定性好，单用真空热塑板转移托槽的稳定性较差（Castilla et al. 2014）。

当今，可以使用一些软件在计算机辅助测量的帮助下准确地定位托槽，大大节省实验室时

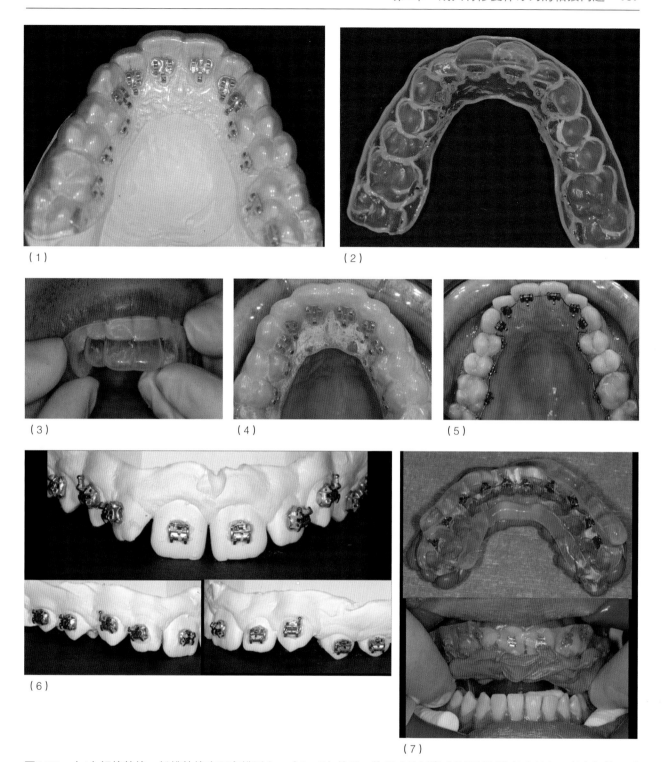

（1）　　　　　　　　　　　　　　　　　（2）

（3）　　　　　　　（4）　　　　　　　（5）

（6）

（7）

图9.35　（1）间接粘接：托槽粘接在石膏模型上，（2~7）然后，使用硅胶树脂或热塑板制作转移托盘，所有托槽同时间接粘接。

间。这种方法不仅能够节省时间，还因为托槽定位准确，减少了治疗中托槽再定位及弓丝弯制的需要，从而提高效率（Layman 2019）。直接和间接法将托槽粘接在牙釉质表面的剪切粘接强度无显著性差异（Yi et al. 2003；Iglesias A et al. 2020；Nawrocka and Lukomska–Szymanska 2020）。两种方法所产生的平均托槽定位错误是相似的：垂直方向上［图9.36（1）］的错误较近远中方向上

［图9.36（2）］的明显，再次是倾斜角度的错误［图9.36（3）］，上牙弓托槽的定位错误较下牙弓显著（Hodge et al. 2004）。在最近的一项研究中，Möhlhenrich等（2020）比较了不同间接粘接技术和托槽形态（有和没有牵引钩）对托槽放置和多余粘接剂溢出的影响。发现双PVS（聚乙烯基硅氧烷）组转移托槽的准确性最好。带牵引钩的托槽定位的准确度降低，且粘接剂溢出较多。在间接粘接中使用PVS制作转移托盘，能准确地转移托槽位置。PVS团状物操作起来非常容易，也很便宜，缺点是溢出的多余粘接剂比较多，尤其是带牵引钩的托槽或颊管。

现在大多数的正畸医生常规采用直接粘接技术，但在一些特殊的情况下会使用间接粘接技术，如粘接舌侧矫治器时，因为舌侧托槽在直视下是很难准确粘接的（Alexander et al. 1982）。当今间接粘接技术中数字化托槽定位已经融入常规临床工作。正如Layman（2019）所描述的，从数字化托槽放置到传统的椅旁托槽转移，将会更加精准地实现治疗计划。Czolgosz等（2021）在一项随机对照实验中发现，计算机辅助的间接粘接所需的椅旁时间明显少于直接粘接，而包括数字化托槽定位在内的整体时间则多于直接粘接。计算机辅助的间接粘接较直接粘接更容易发生托槽突然脱落。在这些条件下，计算机辅助托槽间接粘接较直接粘接更贵。

这种计算机辅助技术能够节省医护椅旁操作的时间，显著减少实验室操作时间，提高了临床效率。而且，高效制作间接转移托盘扩展了从业者的实践技能，也是投资数字化设备的回报（Layman 2019；Nawrocka and Lukomska-Szymanska 2020）。

光固化

光固化装置有许多种：传统卤素灯［图9.37（1）］，发光二极管或LED［图9.37（2，3）］和等离子体弧光灯［图9.37（4，5）］。关于照射距离（0.3mm和6mm）的研究发现，对于卤素灯而言照射距离对剪切粘接强度没有显著影响，而LED灯随照射距离增加产生的剪切粘接强度减少，等离子体弧光灯随照射距离增加产生的剪切粘接强度增加（Cacciafesta et al. 2005b）。由于等离子体弧光灯在减少照射时间的情况下不会显著增加托槽粘接的失败率，因此被认为是传统卤素灯的先进的替代品（Ip et al. 2004；Neugebauer et al. 2004；Cacciafesta et al. 2004b，c）。新一代LED灯和等离子弧光灯的照射时间相似，其显著优点是重量轻、便于携带，而且可以制成无线装置。

牙冠或修复体表面的粘接

当代成人正畸患者增加，他们的口内可能有冠，桥（烤瓷，金，非贵金属等）或其他修复体（银汞，复合树脂等）需要粘接托槽（Buyukyilmaz et al. 1995；Zachrisson et al. 1995；Sinha et al. 1997；Andreasen et al. 1988；Smith et al. 1988；Alzainal et al. 2020）。近来材料和技术

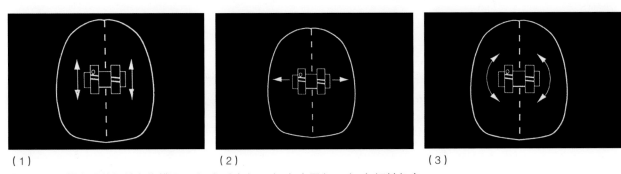

（1）　　　　　　　　　　（2）　　　　　　　　　　（3）

图9.36 可能出现的托槽定位错误：（1）垂直向。（2）水平向。（3）倾斜角度。

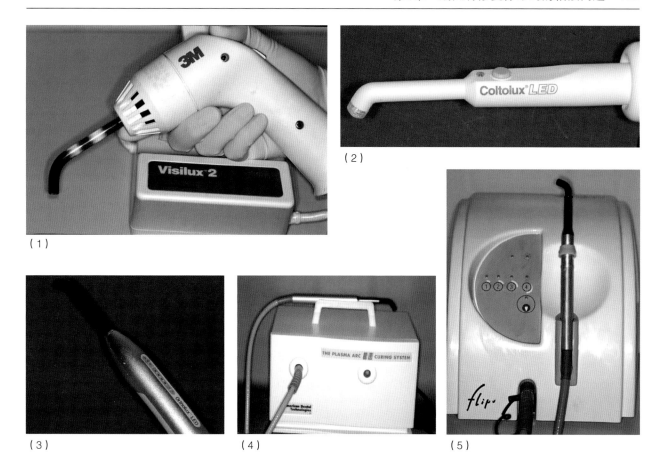

图9.37 不同的光照装置：（1）传统卤素灯。（2）LED。（3～5）等离子体弧光灯。

的进步使得在修复体而不是牙釉质的表面粘接托槽成为可能。如果粘接带环很困难甚至是不可能时，将托槽直接粘接在独立的烤瓷或金冠修复体上是不错的选择。为了能够将矫治器直接粘接在烤瓷、非贵金属或金的表面，正畸医生需要采用新的材料和方法。微蚀刻（使用100μm三氧化二铝粉3秒钟）对于大面积银汞、金或其他非贵金属表面的粘接是非常重要的；这些粒子起到研磨作用，产生固位表面，其与高充填复合树脂产生的粘接作用大大增强，至少达到300%。金属底漆（图9.38）的均匀涂层能够在所有贵或非贵金属与任意粘接剂间产生化学结合（Gross et al. 1997；Alzainal et al. 2020）。银汞合金的表面情况较粘接剂对粘接强度有更大的影响（Sperber et al. 1999）。选择合适的处理剂［图9.39（1）］和粘接剂，并对修复体表面做适当的预处理（如微蚀刻或使用砂纸盘、金刚石车针对修复体表面进

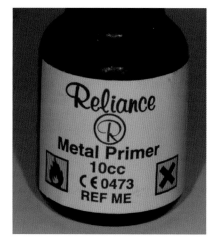

图9.38 金属底漆（Reliance, Itasca, Illinois）。

行粗化处理），金属、塑料或陶瓷托槽也能粘接在丙烯酸或复合树脂冠及修复体的表面（Borzangy 2019）［图9.39（2～5）］。在烤瓷表面使用传统的酸蚀方法来粘接机械固位的托槽是行不通的：最常用的是9.6%氢氟酸（HF）凝胶酸蚀2～4分钟［图9.40（1）］（Wood et al. 1986；Edris et al. 1990；Alzainal et al. 2020；Tahmasbi et al. 2020）。因为材料对组织的刺激性强，建议使用橡皮障，并在牙龈处放置胶体屏障。氢氟酸酸蚀整个烤瓷表面后，使用处理剂［图9.40（2）］和粘接剂（微机械粘接）［图9.40（3~7）］。微蚀刻、使用氢氟酸和硅烷底漆（化学粘接）后，再使用高充填树脂作为粘接剂，产生的剪切粘接

强度最高，对烤瓷表面的破坏最大，在去除托槽时出现烤瓷冠断裂的风险也最大（Alzainal et al. 2020；Tahmasbi et al. 2020）；另一方面，氰基丙烯酸盐粘接剂产生的剪切粘接强度最低，居中的是RMGIC和传统方法，即使用37%磷酸（H_3PO_4）酸蚀，复合树脂作为粘接剂（Wood et al. 1986；Zachrisson et al. 1996；Ajlouni et al. 20005；Bishara

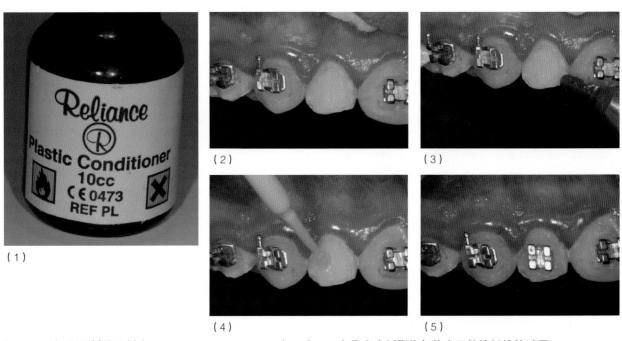

图9.39 （1）塑料处理剂（Reliance，Itasca，Illinois）。（2~5）临床在树脂修复体表面粘接托槽的过程。

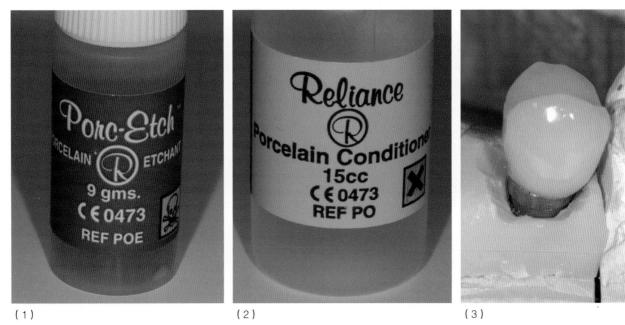

图9.40 （1）烤瓷酸蚀剂。（2）表面处理剂。（3~7）临床在烤瓷冠表面粘接托槽的过程。

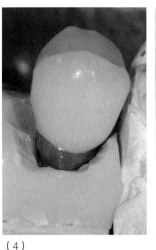
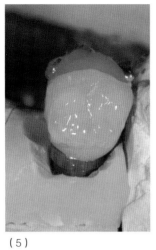
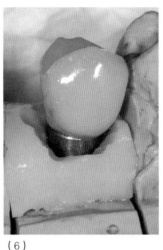
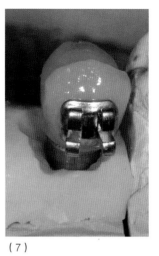

（4）　　　　　　（5）　　　　　　（6）　　　　　　（7）

图9.40（续）

et al. 2005a，b，c；Fan et al. 2005；Larmour et al. 2005）。对于烤瓷表面的处理也可以选择使用激光照射（2W，20秒）；形成多孔但没有裂纹的表面。在激光照射后使用硅烷底漆获得的粘接强度高（Akova et al. 2005；Kara et al. 2020）。最近，Reliance公司开发了Assure Plus，是一种可用于所有表面的粘接剂，潮湿或者干燥的正常/异常牙釉质、牙本质/牙骨质、复合树脂、金、银汞、不锈钢、氧化锆陶瓷、丙烯酸树脂/桥体牙、烤瓷牙等（图9.41）。

去除托槽

去除正畸装置（使用细丝剪或Weingart钳或特制的去除钳）［图9.42（1～5）］和牙齿表面残留的粘接剂（使用去除钳或刮治器，或碳化钨钻和反角手机，然后使用圆盘、浮石打磨抛光）［图9.43（1，2）］应当遵循正确的程序。这个过程的目的是尽可能地恢复牙齿表面到治疗前的状态，不出现牙釉质的断裂、裂纹、脱矿或缺损（Zachrisson et al. 1979；Diedrich 1981；Thompson et al. 1981）。去除金属托槽最安全的办法是通过托槽底板的形变使粘接断裂，但是对于陶瓷托槽而言这种方法是不可行的，因为陶瓷托槽在发生形变前已经断裂了。为了保护牙釉质可以使用电热法去除陶瓷托槽：加热使粘接剂软化，然后很

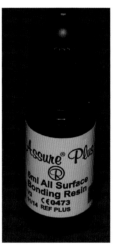

图9.41　Assure Plus（Reliance，Itasca，Illinois），一种可以用于所有表面的粘接树脂。

容易将托槽去除（Rueggerberg et al. 1990）。正畸医生也可以使用激光法去除陶瓷托槽：激光的能量能够降解粘接剂（Azzeh et al. 2003；Bai et al. 2004；Hayakawa 2005）。激光照射后陶瓷托槽的粘接强度显著降低，使用低于一般机械去除力的力值就能去除陶瓷托槽，减少牙釉质损伤的风险。然而激光产生的热量可能会损伤牙髓，应当针对不同的粘接剂和托槽，选择合适的激光，不仅能减少风险，还能提高效率。去除牙面残留的粘接剂时，高速碳化钨手机或超声刮器产生的牙釉质损失最多，低速碳化钨手机或去除钳产生的牙釉质损失最少。为了减少酸蚀和托槽去除过程

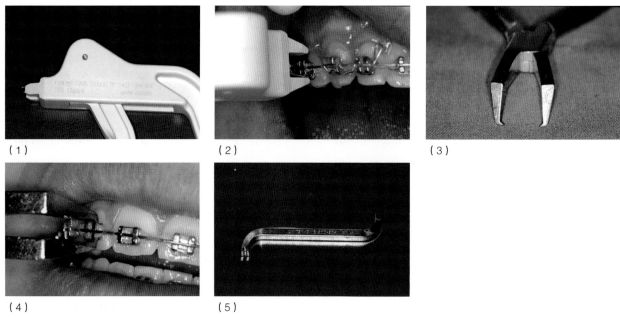

（1）　　　　　　　（2）　　　　　　　（3）

（4）　　　　　　　（5）

图9.42　（1~5）用于去除托槽的各种装置。

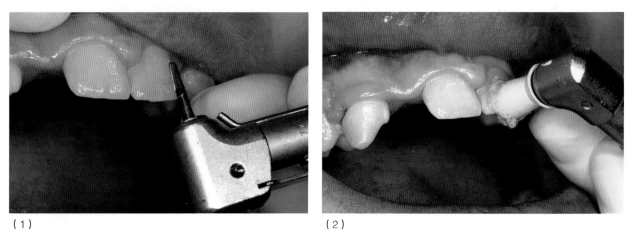

（1）　　　　　　　　　　　　　　（2）

图9.43　去除粘接剂的方法：（1）碳化钨车针［图9.40（1）］和（2）用浮石抛光。

中对牙釉质造成的损伤，可以使用磷酸与酸化氟化磷酸盐（APF）混合物的凝胶代替磷酸，托槽的粘接强度并不减小（Kim et al. 2005）。

不锈钢装置的再次使用

不锈钢托槽可以再次使用：再次使用的和新的不锈钢托槽间托槽粘接失败率没有显著性差异，不论是上颌还是下颌，前牙还是后牙。金属托槽的再次使用既利于环保，也节省费用。正畸医生应当了解关于托槽再次使用的各方面信息，同时患者也应当被告知他们所使用的托槽类型

（Cacciafesta et al. 2004a，b，c）。在正畸临床上，已去除的不锈钢托槽可以用不同的方法再处理：火烧后喷砂、火烧后超声清洁，火烧及超声清洁后再硅烷化处理、只火烧或喷砂或使用绿岩石进行粗化处理、喷砂是最有效地去除底板粘接剂的方法，并且与新托槽相比粘接强度没有显著降低；对于火烧和超声处理后的金属托槽而言，硅烷的使用并不能增加粘接强度。如果只进行火烧处理，金属托槽再粘接的强度最小，其次是使用绿岩石进行粗化处理的（Quick et al. 2005）。

带环

直至今天，唯一有效的放置固定正畸装置的方法是将其焊接在带环上，然后将带环粘接于牙齿上。早在20世纪初正畸先辈们就使用夹状的带环，围绕磨牙通过螺丝钉拧紧。20世纪60年代，预成型金属带环得到推广使用，继而出现了与每颗牙齿解剖形态相吻合的各种带环。使用带环而不是直接粘接正畸装置的适应证包括（Graber and Vanarsdall 1994）：

（1）通过正畸装置牙齿将受到间歇重力。常见的是上颌第一磨牙带环，通过口外弓，头帽施加口外力［图9.44（1）］，或者上颌快速腭中缝扩大［图9.44（2）］。

（2）牙齿同时需要唇侧和舌侧的矫治装置。常见于上下颌第一磨牙使用横腭杆或舌弓［图9.44（3）］或Jasper Jumper［图9.44（4）］。

（3）临床牙冠短小的牙齿。

（4）牙齿的表面情况不适合直接粘接，如氟斑牙。

在当代正畸临床，前牙多采用直接粘接法，

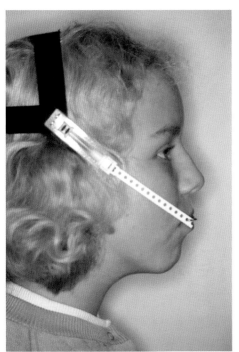

（1）

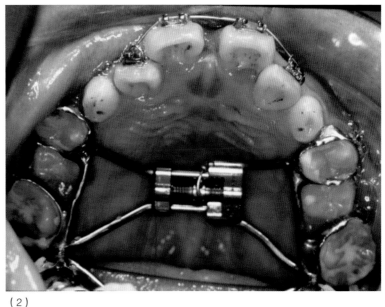

（2）

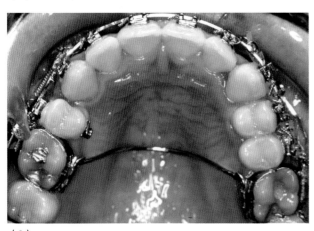

（3）

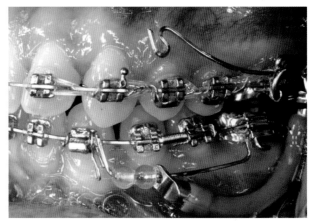

（4）

图9.44　（1~4）一些使用带环的情况。

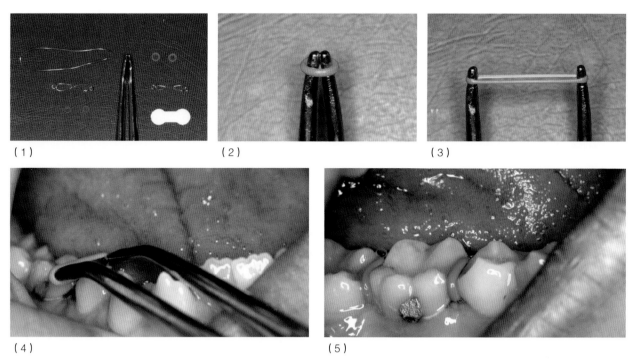

（1）　　　　　　　　（2）　　　　　　　　（3）

（4）　　　　　　　　　　　（5）

图9.45　（1）不同的分牙装置。（2～5）分牙圈的使用过程。

前磨牙可能会使用带环，青少年的第二前磨牙常使用带环，磨牙建议使用带环，切牙和尖牙的带环只在极少数的情况下使用。为了准确地安放带环，需要先分牙［图9.45（1）］。分牙的方法有好几种：最常用的是弹性分牙圈［图9.45（2～5）］，不锈钢分牙簧（图9.46）和黄铜丝［图9.47（1～3）］。在粘接带环前，这些分牙装置至多放置1周。患者分牙时会感觉疼痛，因此应采用患者能耐受的最简单方式，便于安放和去除。分牙装置去除后应当清洁牙面，使用无油的浮石或打磨膏去除菌斑，并用水冲净。预成带环就位需要使用重力和特殊器械［图9.48（1）］：使用手指按压带环𬌗面边缘［图9.48（2）］，从牙齿的远中面开始使用带环就位器［图9.48（3）］。然后让患者咬住末端呈锯齿状的器械［图9.48（4）］；最后手工修整开放的边缘［图9.48（5）］。遵循生产厂家推荐的使用方法是非常重要的，因为预成带环就是按照特定的就位顺序设计的。例如上颌磨牙带环应当先用手指龈向压迫带环的近远中边缘使其接近牙齿的边缘嵴，然后在近中颊侧和远中舌侧转角处加压使

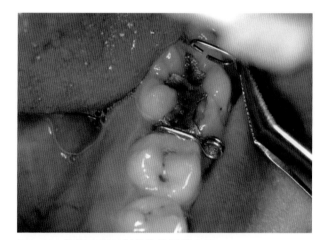

图9.46　使用金属丝制作的分牙簧分牙。

带环就位［图9.49（1）］。下颌磨牙带环应当先用手指压迫邻面，然后沿颊侧而不是舌侧边缘施加重的咬合力使其就位［图9.49（2）］。已经调整好就位的带环常用玻璃离子［图9.50（1）］、RMGICs［图9.50（2）］或复合树脂（多元酸改良的复合树脂）［图9.50（3）］粘接，它们能够向牙釉质的表面释放氟离子，减少带环边缘或下方的牙釉质脱矿（Wilson and Donley 2001）。为

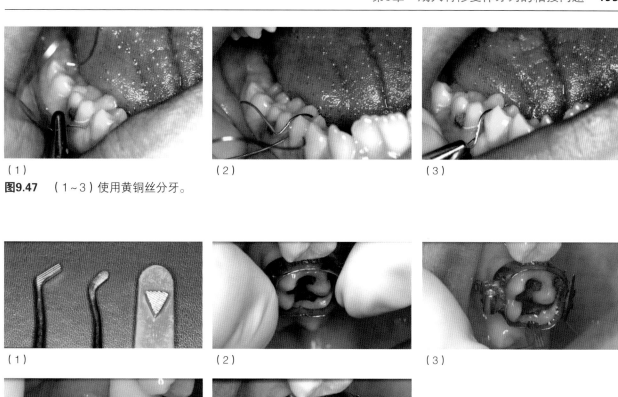

（1）　　　　　　　　（2）　　　　　　　　（3）

图9.47　（1~3）使用黄铜丝分牙。

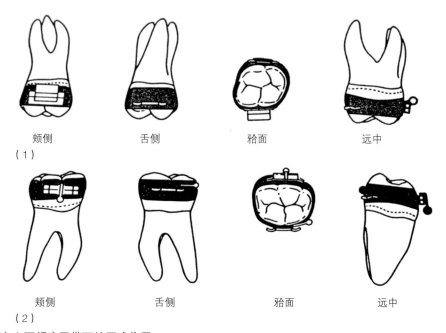

（1）　　　　　　　　（2）　　　　　　　　（3）

（4）　　　　　　　　（5）

图9.48　（1）带环就位所需工具。（2~5）临床粘接带环的过程。

颊侧　　　　　舌侧　　　　　殆面　　　　　远中
（1）

颊侧　　　　　舌侧　　　　　殆面　　　　　远中
（2）

图9.49　（1，2）上下颌磨牙带环的正确位置。

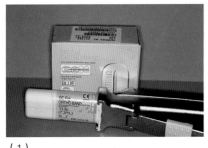

（1）

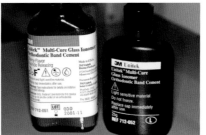

（2）

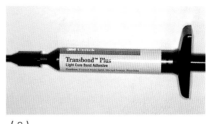

（3）

图9.50 （1~3）粘接带环用的粘接剂。

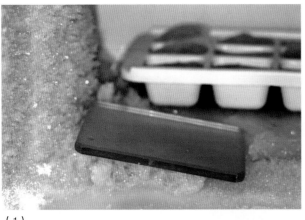

（1）

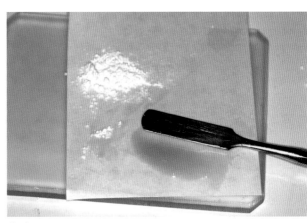

（2）

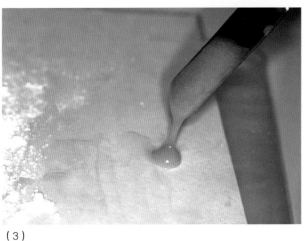

（3）

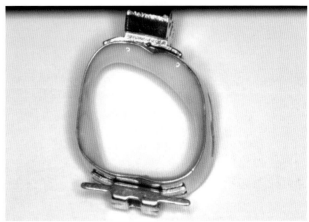

（4）

图9.51 （1~4）冷板技术调拌水门汀粘接带环

了更好地与牙面粘接，带环的内表面可以做微蚀刻处理。粘接带环时需隔离相应的牙齿，对于下颌的牙齿应当在舌与磨牙间放置棉卷。使用冷混合板［"冷板技术"；图9.51（1~3）］和大调拌刀粘接带环比较容易，粘接剂必须覆盖带环的全部内表面［图9.51（4）］。带环就位时应当用戴手套的手指盖住带环的𬌗面，使粘接剂能够从带环的龈缘溢出，再使用刮刀去除，如果需要的

话，在被粘牙齿𬌗面上方1~2mm处光照粘接剂40秒，初始固化后，在光照不能达到的地方化学固化会持续进行使粘接剂硬化。

辅助装置和美学牵引扣

辅助装置是固定矫治器的组成部分，如常规放置于上颌第一磨牙上的口外弓管。口外弓管是45mL或51mL的圆管，用来插入口外弓的内弓

或粗的辅助唇弓。它们位于槽沟的龄方，方便弓丝插入，易于保持清洁。强烈建议所有的患者在磨牙上使用辅弓管，上下颌第一恒磨牙上的辅弓管是方管；位于主弓管的龈方，可以使用片段弓技术。

在Burstone设计的用于片段弓技术的矫治器中，尖牙的托槽上也有方形的辅弓管，用于关闭拔牙间隙；因此Burstone尖牙托槽不仅有方形槽沟和还有容纳关闭曲的垂直管，连接前后牙段。在唇侧矫治装置中常规使用夹钩，用于Ⅱ类、Ⅲ类、锁𬌗交互或颌内牵引。

片段弓技术中，在关闭拔牙间隙控制支抗或压低牙齿时会使用舌侧弓丝：为了控制牙齿移动，舌侧附件可以是水平向的舌侧鞘或垂直向的双管。

常在舌侧放置楔、扣、鞘或圈曲用来交互牵引，并在间隙关闭时控制前磨牙和尖牙的扭转，或用于阻生尖牙的助萌。

薄型复合树脂扣比金属扣或又大又贵的陶瓷托槽更好用、更美观，常与可摘隐形矫治器或舌侧矫治器联合使用，控制牙齿的垂直向位置，矫治扭转和配合牵引矫治牙齿近远中向位置关系（图9.52），也可以和隐形牙套一起实现一些很难的牙齿移动（Kravitz and Kusnoto 2007）。临床操作过程包括微蚀刻，牙齿隔湿，在预粘接扣的牙面酸蚀和涂布底漆。直接将分离圈置于牙面，使用低黏度复合树脂，让它流过分离圈的边缘形成牵引扣的底部基座。如果没有低黏度的复合树

脂，也可以在标准黏度的复合树脂中加入底漆以降低其黏度。树脂和分离圈一起固化20秒，然后轻轻剥除分离圈。如果需要，可以使用金刚砂车针修正牵引扣的形状和斜面坡度。可以使用弹性O形圈代替分离圈以减少牵引扣的高度。O形圈应该剪成两半，增加牵引扣基座的宽度，因为O形圈的内径太窄，做成的牵引扣的基座太窄不能承受重力（Kravitz and Kusnoto 2007）。

正畸隐形矫治中可以使用相似的在技术椅旁快速地制作附件［图9.53（1，2）］。复合树脂的选择会影响附件粘接是否成功。Kravitz等（2018）建议使用Tetric EvoCream（shade T），一种高黏度的纳米复合修复材料，或者使用Transbond LR，一种高黏度用于舌侧保持的膏剂，这种材料很容易买到，而且使用简单方便。在附件模板中单个附件的龈方切割小裂缝，学者建议使用结扎丝切断剪。制作小裂缝的部位可以在每

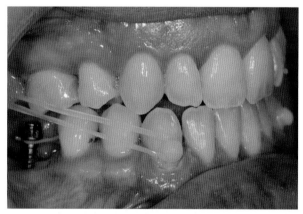

图9.52　舌侧矫治中使用唇侧美观牵引扣用于Ⅲ类牵引。

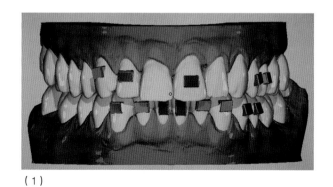

（1）

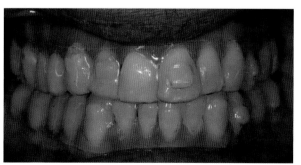

（2）

图9.53　（1，2）正畸隐形矫治中的颊侧附件。

一个附件处，也可以只在后面的大的附件处。在粘接附件时，使用开口器暴露牙齿，使用自酸蚀粘接剂做处理。在初始固化后，光照灯可以向附件模板移近一些。然后，附件模板可以从裂缝处起始轻轻取下来。作者建议使用的工具是镰刀刮除器，而不是牙科探针，虽然镰刀刮除器有可能会撕裂附件模板（Kravitz et al. 2018）。如果在治疗中使用旧的牙套作为模板粘接脱落的附件，也可以使用上述方法。

支抗的需求和增强

正畸治疗中正确的生物力学设计需要确定主动单位（需要移动的牙齿）和被动单位，即承担反作用力的单位（用作支抗的牙齿）。为了获得最大支抗，可以在支抗单位使用硬的被动弓丝，有时会直接粘接在牙面上，即使在舌侧矫治的患者中也可以使用这种方法（图9.54）。在美学方面更好的选择是纤维加强复合树脂（FRCs），这种材料不仅有与金属相似的刚度，还有与牙齿相似的色泽，几乎看不见。FRCs已被广泛用于牙科制作冠、表面粘接桥、根管修复、牙周和正畸夹板（Scribante et al. 2018）。Burstone、Kuhlberg（2000）和Freudenthaler等（2001）都建议在正畸治疗中使用FRCs。FRCs可以将几颗牙粘在一起成为一个稳定单位以增强支抗。非常适用于那些美观要求高，不希望露出任何口内金属装置的患者。

一个典型的使用FRCs的案例是远中直立磨牙需要加强支抗时，可以用FRCs将支抗牙在唇侧和舌侧粘接成一整体。钛钼合金丝（TMA）弯制的悬臂梁可以有效地直立磨牙，FRCs可以加强支抗，减少矫治器的暴露［图9.55（1，2）］。

舌侧矫治中也常在牙齿的颊侧使用FRCs（Cacciafesta et al. 2005a，b）。可以通过在后牙的颊侧使用FRCs来加强支抗，同时左右对侧牙齿可以使用传统的或定制的横腭杆固定到一起［图9.56（1，2）］。FRC条带（A&O，Stick Tech Ltd.，Turku，Finland）粘接在左侧前磨牙至第一恒磨牙、右侧尖牙至第一恒磨牙的唇面，将这些牙集合在一起成为一个稳定的支抗单位［图9.56

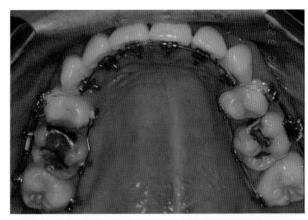

图9.54 在舌侧矫治中，双侧后牙颊侧使用刚度大的不锈钢丝加强支抗。

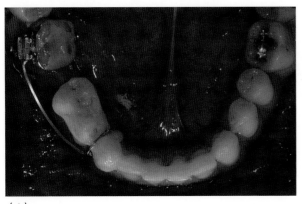

（1）

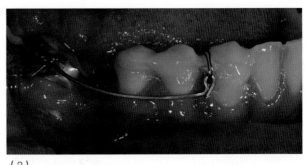

（2）

图9.55 （1，2）使用TMA悬臂梁直立磨牙。FRCs可以在牙齿的颊侧和舌侧使用加强支抗，减少矫治器的暴露。

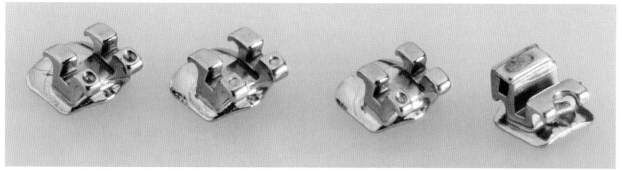

图10.1　使用过的托槽。其颜色的改变提示冶金变化。

（Martin-Camean et al. 2015）。

近年来，用作临时支抗装置的微型种植体（TADs）受到了广泛的关注，不同成分的种植体产品日益增多。大部分种植体支抗是由Ti-6Al-4V合金（钛含有少量铝和钒，以提高强度和抗疲劳性能）制成的，此外还有不锈钢和非合金的"纯"钛材料。TADs的生物相容性受许多因素的影响，如成分、腐蚀性、表面特性、在患者口内保留的时间。迄今有关TADs生物相容性的研究十分有限（如Chen et al. 2019）。在兔模型中，植入Ti-6Al-4V的TADs后，在兔的肾脏、肝脏和肺中均检测到低剂量的Ti、Al和V（de Morais et al. 2009），其剂量水平远低于从食物和饮品中摄入的平均水平，且远未达到中毒浓度。Szuhanek等（2020）在两个不同的体外试验中发现，TADs的生物相容性取决于组成成分。镍敏感患者应考虑使用非合金纯钛种植体，而不是钛合金和不锈钢材质的。

有关正畸矫治器组分的基因毒性试验得到的结果是相互矛盾的。目前对这些试验背景的讨论尚未得到长期的生物相容性研究的证实（综述，Martin-Camean et al. 2015）。

正畸患者体液中的镍

唾液

虽然大量的体外实验已经研究了正畸合金的腐蚀性能，但正畸矫治器在口内环境中的腐蚀性能却知之甚少。腐蚀产物可以直接通过口腔或胃肠道黏膜被吸收。而口腔黏膜对于正畸患者而言是防止口内装置机械刺激的保护性屏障（图

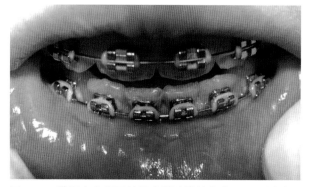

图10.2　嘴唇上有明显的固定矫治器的印迹，显示矫治器与口腔黏膜有密切接触。

10.2）。

由于唾液的分泌是持续不断的过程，因此研究唾液中金属离子的含量是十分复杂的。一些众所周知的因素如温度、唾液的质和量、菌斑、食物和饮料的理化性能，口腔的健康情况都可能对结果产生影响。此外，一些生理变量如一天中的不同时间、一般的健康状况、饮食和唾液流速也有显著的影响。因此学者们认识到在分析唾液样本中的金属成分时，个体间及个体内部的变量实在太多。尽管研究方法比较有限，还是有一些学者研究了正畸患者唾液样本中金属离子的水平（Martin-Camean et al. 2015；Imani et al. 2019）。有研究发现治疗初期唾液中金属离子的含量增高，随治疗时间的推移又逐渐降低（如Agaoglu et al. 2001；Petoumenou et al. 2009）。然而有的研究却发现在治疗的第一个月金属离子水平增加，随后呈波动升高，直至矫治器拆除后的几个月（Martin-Camean et al. 2015；Velasco-Ibanez et al. 2020）。有学者提出假设，在口腔环境中金

属的表面会形成一层钝化膜，减少了金属离子的释放。钝化膜的破坏可能导致金属离子释放增加（Imani et al. 2019）。

大多数的文献均认为唾液中的离子浓度在个体间及个体内部差异很大，强调唾液样本以及实验过程的有限性，因此关于体内正畸矫治器释放的金属离子量迄今没有确定的结论，然而似乎少于每日通过饮水和食物摄取的量（Eliades et al. 2003a；Martin-Camean et al. 2015）。

血液/血浆/尿液

口内合金的金属离子释放到唾液中，吞咽后是否会在血液和器官中聚集受到大家的普遍关注。一些研究试图阐明正畸患者的血液或血浆中是否含有矫治器中的金属离子。在这个领域内的研究结果也是相互矛盾的。一些早期研究的结果显示戴全口固定矫治器的患者治疗前后血液中的镍均未达到可测出的剂量（如Bishara et al. 1993），而更多的近期研究结果显示在正畸治疗过程中，患者血中镍、铬、钛和锌含量显著增高（Agaoglu et al. 2001；Quadras et al. 2019；Velasco-Ibanez et al. 2020）。所报道的金属离子增高后的水平远达不到中毒的程度。金属离子含量增高对免疫系统可能产生的影响也进行了研究，如镍诱导T淋巴细胞产生的细胞因子可能会刺激牙龈组织增生（Pazzini et al. 2016）。

一些研究发现尿中镍和钛含量的升高与正畸治疗期间唾液样本中金属离子水平的波动相关（Menezes et al. 2007；Velasco-Ibanez et al. 2020）。这些发现的生物学意义尚不清楚，有必要进行更多的研究。

临床影响因素

弓丝的滑动、与托槽之间的摩擦及金属丝结扎都可能会加速腐蚀，进而加速矫治器中金属离子的释放（Sifakakis and Eliades 2017）。

刷牙可以显著增加合金中金属的释放，尤其是金属基合金和使用牙膏的情况下（Wataha et al. 2003）。虽然这些研究并不包括正畸合金，但在正畸领域中提示我们，患者使用牙膏刷牙时金属离子的释放会普遍增加，尤其是从镍基合金中。虽然实验室的研究结果可能与临床的真实情况有出入，但建议使用镍基合金时，用粗糙度低的牙膏刷牙比较好。推测镍基合金中镍的高释放可能与刷牙时合金表面的保护性氧化层被破坏有关。最近的综述得到的结论是，高氟浓度、长时间接触氟离子和酸性pH环境会减少钝化层，从而降低无镍的钛合金的耐腐蚀性（Houb-Dine et al. 2018）。

重复使用

热处理后重复使用的托槽会释放更多的金属离子（Huang et al. 2004；Sfondrini et al. 2010）。这可能是由于托槽受热引起的，加热托槽的目的是去除托槽底板的粘接剂。有假设提出焊料，合金的孔隙率和合金成分的晶粒尺寸在不同的品牌间有所不同。也有报道不同品牌托槽间结扎翼和底板的材料存在不同（Eliades et al. 2003b）。由腐蚀和重复使用引起的镍释放可以发生在表面以下5～10μm（Eliades et al. 2002）。

镍过敏症——与正畸相关的流行病学研究

关于牙科患者中镍过敏的流行病学研究很少（例如，Gölz et al. 2015；Ahlström et al. 2019）。现有的文献表明正畸治疗与镍过敏风险增加之间没有显著相关性（Gölz et al. 2015）。在正畸治疗中诊断有过敏反应的发生率非常低，为0.03%～0.3%（Schuster et al. 2004a；Volkman et al. 2007）。

德国对68个正畸诊所的问卷调查显示过敏反应的发生率是1∶430（Schuster et al. 2004a）。报道的多数反应是口外的（唇部裂纹，口周炎症，面部和手足湿疹），多数与口外弓的使用有关。口内的反应较少包括红斑，肿胀和龈炎。因过敏反应而终止正畸治疗的发生率只有0.03%（1∶3150）。在过敏人群中0.07%会保留矫治器继续正畸治疗，0.13%（1∶810）会更换成无镍或低镍含量的矫治器。最近在美国进行的相似研究显示与镍相关的不良反应发生率为0.03%

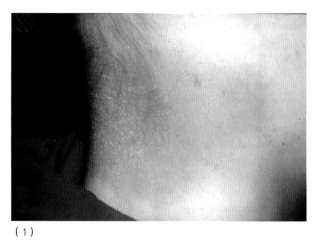
（1）

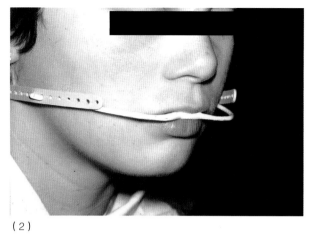
（2）

图10.3　（1，2）与口外弓金属部分相邻近的部位出现接触性皮炎。（由A Hensten教授提供，University of Tromsø, Norway）

（Volkman et al. 2007）。

对牙科合金中金属过敏的临床表现

镍能够引起IgE介导的（速发型）和细胞介导的（迟发型）过敏反应。特别是在工业环境中，金属成分的挥发有发生吸入性职业性 I 类过敏反应的风险（如荨麻疹，哮喘，鼻炎，胃肠紊乱和过敏反应）。与采矿和建筑业中所产生的粉尘不同，在金属熔融和加热的过程中产生高度分散的可吸入气溶胶（Hostýnek 2002）。迟发型过敏反应一般表现为皮炎，湿疹和偶发的口腔炎。皮炎和荨麻疹是镍过敏的主要表现，可以发生在直接接触区域，也可以发生在较远区域（继发性出疹）。

与正畸合金相关的过敏反应已在文献中有描述，并证明了在敏感个体中产生的镍过敏反应具有多样性的特点。

口内反应

在已经证实的对口内正畸合金过敏的病例中，其症状从微不足道的轻度红斑（例如，Kolokitha and Chatzistavrou 2009），到大的红斑状损害或溃疡（如Veien et al. 1994；Counts et al. 2002），主观症状从轻度疼痛到重度烧灼痛，以致影响正常的口腔功能（Noble et al. 2008）。有学者强调，在少数病例中镍过敏的症状表现为与口腔卫生无关的重度龈炎（Counts et al. 2002；

Pazzini et al. 2009，2010，2016）。最近有报道提出，敏感个体中出现的牙龈增生并不是过敏反应，而是由局部刺激性因素诱发释放的细胞因子引起的，例如金属镍（Pazzini et al. 2016）。总之，已经明确是由镍或其他金属引起的口内副作用的病例报道是比较少的。

口外反应

从对口内含镍正畸矫治器发生过敏反应的病例报道中发现，绝大多数病例的损害发生在口外，口内没有任何症状（如Jacobsen and Hensten-Pettersen 2003；Kerusuo and Dahl 2007；Feilzer et al. 2008；Kolokitha and Chatzistavrou 2009）。一些报道显示戴用口外弓的患者在直接接触或邻近金属装置的皮肤上出现损害（图10.3）。直接接触的皮肤处可出现疼痛、水疱和溃疡（如Jacobsen and Hensten-Pettersen 1989，2003）。在较远处也可以出现皮肤湿疹，如脸、手指、眼睑、手臂、躯干和脚。

有许多文献报道了皮肤湿疹的出现和扩大与口内固定矫治器的安放、更换或加力有关，这些病例中极少伴有口内症状。正畸患者常见的镍过敏症状有口角炎、唇部裂纹或较严重的口周和面部湿疹（如Feilzer et al. 2008；Ehrnrooth and Kerosuo 2009；Kolokitha and Chatzistavrou 2009；Silverberg et al. 2020）（图10.4）。远处皮肤的

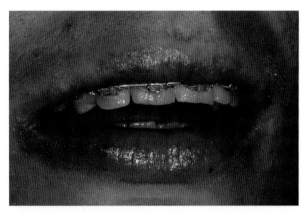

图10.4 对镍过敏的25岁女性正畸患者出现唇炎，没有口内症状。她能够耐受固定矫治器，除了使用含铜镍钛丝（Cu–Ni–Ti）外，没有任何皮肤反应。

湿疹损害也有报道，如眶周、眼睑、耳朵、头皮、手指、胸部、背部、手臂和脚（如Veien et al. 1994；Bishara 1995；Ehrnrooth and Kerosuo 2009；Silverberg et al. 2020）（图10.5）。也有病例报道了已经愈合的皮肤损害在正畸复诊（如弓丝加力或更换新的弓丝）后复发和加重（Jensen et al. 2003）。有多篇文章指出皮肤损害在使用镍钛（Ni–Ti）丝时加重，使用不锈钢或钛钼合金丝（TMA）时减轻（如Counts et al. 2002；Mancuso and Berdondini 2002；Schultz et al. 2004）。在口内没有症状的情况下，也可以在出人意料的远处皮肤出现损害，如脚或躯干，可能是早期损害的再次发作（Trombelli et al. 1992；Kerosuo and Kanerva 1997）。

依据现在收集到的病例报道，可以总结出对

口内正畸矫治装置的过敏反应比较少见，如果出现过敏反应，主要表现为口外湿疹样损害，有时也会出现在远离口腔的区域。除非是特别严重的病例，这些反应可能被误诊或漏诊。

对牙科合金中铬、钴和钛的过敏反应

1925年首次报道了由铬酸盐引起的过敏性接触性皮炎，至今仍然很普遍。六价铬化合物被认为是所有铬离子中致敏性最强的。普遍认为铬自身不能成为半抗原，没有致敏性，铬的这个特性与镍相比是完全不同的。理论上，汗液或血浆能够将金属铬转变为具有致敏性的铬酸盐，唾液对于口内含铬的装置可能也有相似的作用（Kanerva and Aitio 1997）。由牙科合金释放的铬或其他金属和金属盐是否会引起过敏反应还不清楚。罕见病例报道述及患者戴入金属支架修复体后出现全身湿疹样皮炎（Pantuzo et al. 2007）。患者对镍和铬的皮肤敏感测试为强阳性，一旦不戴修复体皮炎就会消退。在大多数的病例中过敏反应归因于金属铬，而实际上镍才是致敏物。正畸患者中只有极少数的皮炎是对铬过敏，镍的皮肤过敏性试验为阴性（Veien et al. 1994）（图10.6）。在置入不锈钢正畸矫治器后出现皮炎，当矫治器去除后消退。极少数病例报道由牙冠修复体中的铬引起系统性接触性皮炎（Guimaraens et al. 1994）。

对牙科材料中的钴过敏是非常少见的（Vamnes

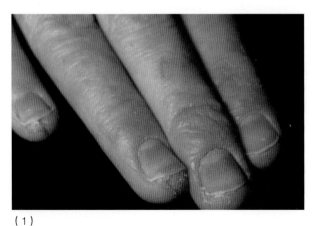

（1）

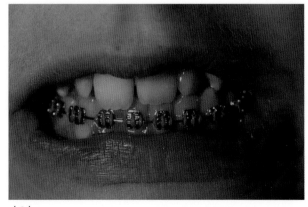

（2）

图10.5 （1，2）一名15岁的女孩戴用固定矫治器后手部皮肤出现水疱，口内没有症状。铬酸盐皮肤过敏试验呈阳性。（由Dr N Veien提供，Aalborg，Denmark.）

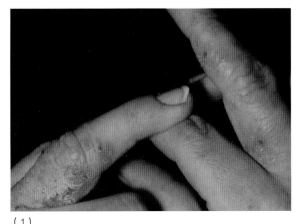 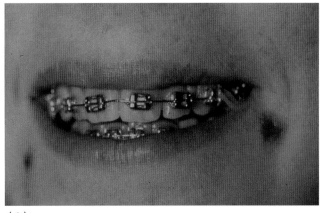

（1）　　　　　　　　　　　　　　　　　　（2）

图10.6　（1，2）一名13岁的女孩戴用固定矫治器几个月后手部皮肤出现水疱，没有口内症状。口腔对镍的敏感试验呈阳性。（由Dr N Veien提供，Aalborg，Denmark.）

et al. 2004；Mittermüller et al. 2018）。钴过敏可能与镍和/或铬过敏同时存在，也可能单独存在（Duarte et al. 2018）。一般人群中钴过敏的发生率约为2.5%（Alinaghi et al. 2019；Duarte et al. 2018）。

如前文所述，钛过敏的发生率尚未确定，但目前认为钛过敏是很罕见的。尚缺乏对钛过敏反应的可靠的、标准化的检测方法（Fage et al. 2016；Comino-Garayoa et al. 2020）。在某种情况下，钛离子可以释放入体液或组织中，存在于口腔环境中的种植材料引起了大家的关注（如Fage et al. 2016；Comino-Garayoa et al. 2020）。最近对一组正畸患者进行了研究，描述自觉存在的钛过敏症状（Zigante et al. 2020）。发现没有共同的症状模式。现有文献认为，随着种植需求的快速增长，了解对钛、"纯"钛中的杂质和钛合金的过敏反应非常重要，需要更多的信息（如Fage et al. 2016；Comino-Garayoa et al. 2020）。

口腔暴露（正畸装置）在预防镍过敏中的可能作用

越来越多的证据证明口腔长期暴露于低镍环境中可能会降低对镍刺激的敏感性。Van der Berg等（1986）首先在一项对理发师和护士的前瞻性研究中发现，如果在孩童时代接受过正畸治疗，戴用了一些含镍的口内装置，其镍过敏的发生率显著低于未接受正畸治疗的个体。随后的一些对开始正畸治疗的青少年进行的研究证实了口腔早期接触释放镍的矫治器，可能会引导出对镍的耐受状态（如Todd and Burrows 1989；van Hoogstraten et al. 1991，1992；Kerosuo et al. 1996；Lindsten and Kurol 1997；Mortz et al. 2002）。最近的研究表明，在打耳孔前进行正畸治疗的患者出现镍过敏的风险明显低于打耳洞后的患者（Gölz et al. 2015）。美国儿科学会在最近的一份政策声明中建议，"如果计划要使用正畸金属矫治器，应该在正畸治疗结束后再打耳洞"（Silverberg et al. 2020）。

总结和建议，包括无镍材料的选择

根据现有的文献，由牙科合金，包括正畸矫治器，引起过敏反应的风险相当低（Kolokitha et al. 2008；Gölz et al. 2015）。而且，即使患者通过诊断试验证实存在镍过敏，也不一定会在接触含镍的牙科合金时出现不良的口内反应（Jensen et al. 2003）。

虽然大多数的正畸患者——包括皮肤的镍过敏试验呈阳性的——能够耐受传统的正畸矫治器，不出现与金属相关的不良反应，但对于一些对镍高度敏感的患者应避免使用镍含量高的矫治器（如含Cu-Ni-Ti丝）。这些患者中的一部分可能能够耐受不锈钢矫治器。在少数的一些病例中，可能需要完全避免使用含镍的合金，可以选择无镍的或镍含量很低的产品来替代。不同类型的涂层通过减少摩擦和腐蚀来减少金属离子的释放和细菌的附着。可选择的弓丝有无镍的TMA丝或纯钛丝或镀金丝或覆有塑料/树脂包膜的Ni-Ti丝，这些弓丝腐蚀的可能性小。可选择的托槽有不同种类的陶瓷托槽、聚碳酸酯托槽、纯钛甚至是镀金的托槽。已知对镍或托槽合金中存在的其他金属有过敏的患者不建议加热重复使用托槽。

口外弓也有改进，选择口外没有金属部分暴露的；这种口外弓的螺钉是塑料的或有塑料包膜的金属螺钉。已经有报道称在对镍过敏的患者中成功使用了钛制作的腭部快速扩大装置（例如，Maspero et al. 2018）。

目前越来越多的努力集中在改进涂层技术以及改善弓丝成分，以减少金属离子的释放，降低摩擦和最大限度地减少细菌附着（Bacela et al. 2020）。

粘接和水门汀材料

合理地选择和使用正畸粘接材料需要充分了解材料的化学成分和物理性质。当代的正畸粘接材料包括很多类，如水门汀［磷酸锌，聚羧酸锌，玻璃离子水门汀（GICs）等］、树脂、树脂改良的玻璃离子和多聚酸改良的复合树脂。遗憾的是迄今按法规要求公开材料成分的信息还是很有限的（如安全性表格）（Michelsen et al. 2003；van Landuyt et al. 2011），而且最近有研究证实一些不明确的、有潜在危害性的物质可能会从材料中释放，如树脂基牙科材料（Arenholt-Bindslev et al. 2009；Pelourde et al. 2018）。新的欧盟医疗器械规例（欧盟委员会2017）将于2021年生效，可能会在一定程度上改善这种情况。规定要求必须提供某种材料的全部成分，主要组分的定量信息，各组分的作用。尤其是可能引起CMR（致癌、致突变和生殖毒性）的成分和干扰内分泌的成分，即使低到0.1%也必须说明。ISO4049-聚合物基修复材料（ISO2019）要求说明材料中按质量≥1%的成分（不论是否存在潜在危险）和任何按质量≥0.1%的CMR成分。

合成物，降解/释放

磷酸锌水门汀

是氧化锌和磷酸溶液反应的产物。一些品牌的磷酸锌水门汀还含有大约10%的氟化物，以氟化锡的形式存在。除了磷酸溶液的酸性外，这种材料的危险性很小。只要依照生产商的说明来使用，没有文献报道有与材料相关的副反应。

聚羧酸锌水门汀

是氧化锌和聚羧酸溶液反应的产物。可以加入氟化物以达到防龋的目的。按照生产商介绍的方法使用，没有与材料相关的副反应的报道。

玻璃离子水门汀

氟铝硅酸钙玻璃粉与聚丙烯酸混合，通过酸碱反应形成聚羧酸盐水门汀基质。传统GICs用作粘接带环的材料，没有副作用的文献报道。

树脂改良玻璃离子和多聚酸改良复合树脂（compomers）

这两种材料中都包含有水门汀和树脂成分，树脂是决定生物相容性的主要成分。树脂改良玻璃离子包括能释放金属离子的玻璃粒子，能溶于水的聚丙烯酸和可光固化的亲水单体，如甲基丙烯酸羟乙酯（HEMA）。多聚酸改良复合树脂（compomers）结合了GICs可以释放氟的特性和复合树脂的机械性能。这些材料均由可以释放离子的玻璃粒子和可以发生聚合的有机基质组成。除了传统的单体外，compomers的有机基质中还含有双功能单体，即可以与甲基丙烯酸酯发生彻底的聚合反应，也可以在水溶液中通过酸碱反应结合从玻璃离子中释放的金属离子。这些材料的生物性能主要与树脂相有关（见下文）。

粘接树脂

是单体的混合物，主要是甲基丙烯酸酯［如双酚-A-双甲基丙烯酸缩水甘油酯（Bis-GMA），二甲基丙烯酸氨酯（UDMA），双甲基丙烯酸二缩三乙二醇酯（TEGDMA），乙二醇二甲基丙烯酸酯（EDGMA）或甲基丙烯酸乙酯（HEMA）］，不同的品牌成分不同。依据聚合引发的机制，粘接树脂可以分为化学固化型（双糊剂），光固化型和光-化学固化型（化学引发，光照固化）。添加剂通常占粘接树脂的1%～2%，所添加的化学物质依据品牌和聚合反应引发、调控的类型而互不相同。粘接树脂中还经常加入一些填料。粘接树脂通常用于酸蚀后的釉质表面，如用38%磷酸凝胶酸蚀。自酸蚀树脂由于其粘接强度较低，不太常用于粘接托槽。此外，粘接树脂聚合需要光固化单元（light-curing units，LCUs），目前主要使用的LED（发光二极管）LCUs辐射出射度（mW/cm²）一般在1000mW/cm²和2000mW/cm²，光波主要为蓝光（400～500nm）。

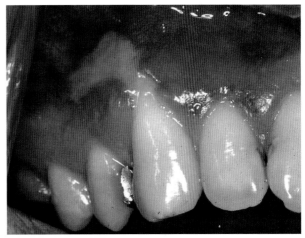

图10.7　13龈缘处复合树脂修复24小时后，邻近部位出现刺激性黏膜反应。

树脂/合成材料［树脂改良玻璃离子，多聚酸改良复合树脂（compomers）和粘接树脂］的局部和系统的毒性反应

　　树脂/合成牙科材料的共同特性是树脂在聚合反应中的聚合转化是不彻底的，特别是用来粘接金属托槽的时候。在已固化的材料中都残留有大量未聚合的成分。有报道聚合转化率为35%～77%（Fujioka-Kobayashi et al. 2019）。已经有研究证明来源于树脂基牙科材料中的一些成分对机体可能是有害的（如细胞毒性、致敏性、致突变和激素样作用）（van Landuyt et al. 2011）。此外，一些有害的降解产物，如甲醛，可以在几周内释放入口腔并达到临床相关浓度（Oysaed et al. 1988；Ruyter 1995；van Landuyt et al. 2011），聚合物生产的托槽（聚甲醛）也会释放出甲醛（Kusy and Whitley 2005）。

　　一些研究特别关注正畸粘接树脂的细胞毒性和局部刺激性（Huang et al. 2008；Jagdish et al. 2009；Taubmann et al. 2020）。光照过程会显著影响光固化粘接材料的残留单体量，如果光照强度不足，聚合转化率低，就会有更多的未聚合成分被释放（Purushothaman et al. 2015）。化学固化粘接剂残留单体的量最多。因为基质与催化剂混合，增加了聚合物的孔隙率；增强了氧对聚合反应的抑制作用，增加单体的释放量（Eliades et al. 1995；Eliades and Eliades 2001）。同样，如果化学固化粘接剂的固化时间长，也会增加氧对聚合反应的抑制作用，增加单体释放量（Eliades et al. 1995）。

　　近来口内操作产生的纳米颗粒，如在去除树脂材料时，对患者及牙科从业人员的危害受到关注（van Landuyt et al. 2012）。而大量水雾和大口径吸唾管的使用能显著降低这种风险（Schmalz et al. 2017）。如今，面屏的常规使用进一步降低了其对身体健康的影响。

　　现在临床使用的树脂基类牙科材料的潜在危害性尚不确定，迄今的观点是由于合成物的组成成分较多，所以各个产品的生物相容性可能不同。但是，由于这类材料与生物相关的成分（如Bis-GMA，UDMA，TEGDMA或HEMA）和合成过程是一样的，因此包括正畸粘接材料在内的树脂基牙科材料的基本生物相容性是相似的。体外实验显示在树脂聚合后不久，其中的成分就可以释放到口腔中并达到一定浓度，引起口腔黏膜的刺激性反应（van Landuyt et al. 2011）（图10.7）。这种反应可能是短期的，因为大多数成

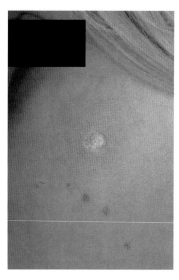

图10.8 一名13岁女孩左侧面颊部的化学性烧伤。由前一天粘接托槽时不小心滴落的酸蚀剂引起。当患者自觉有液体滴落引起皮肤疼痛时，即刻使用流水反复冲洗数分钟。第二天皮肤损伤明显，现在周围形成红斑。经过一段时间治疗，遗留一小瘢痕。

分的释放量随着时间的推移而减少。然而有关这方面的病例报道是很少见的，从理论上讲黏膜的刺激反应可能被忽视了，忽视的原因可能是反应不重或者被误诊。迄今，仍没有文献报道在粘接全口固定矫治器后，残留物质的释放量，当然研究的结果也不能直接应用于临床（Eliades et al. 1995；Kloukos et al. 2015）。虽然单独一个部位使用的粘接材料相对较少，但是粘接全口矫治器患者其接触的材料和底漆的总量是比较高的，高于对一颗或几颗牙齿进行修复的患者。而且正畸粘接剂中的树脂含量显著高于修复材料，后者含有60%～80%的无机填料用来改善材料的机械性能。现今粘接全口固定矫治器的正畸患者在治疗中及治疗后，到底有多少粘接材料被释放到口内还不知道。

如前文所述，在使用树脂前一般用磷酸凝胶酸蚀牙釉质表面。酸蚀剂可能会造成眼睛损伤，并具有皮肤腐蚀性（图10.8）。因此，磷酸凝胶的不慎溢出可能会导致皮肤、眼睛或软组织的损伤，需小心使用，特别当取出棉卷，用水雾和大容量吸唾器去除酸蚀凝胶的时候。患者应该戴用护目镜和前巾，特别注意不要越过患者的面部传递工具或材料（Evans et al. 2014；Steele et al. 2014）。

LCUs也可以因使用错误导致口内软组织烫伤（Spranley et al. 2012）。此外，还可以对牙科从业者带来眼睛损害（蓝光损害）（Fluent et al. 2019），建议使用防护屏障。

双酚A（BPA）是一种在工业中广泛使用的化学物质，体内和体外实验均证实双酚A可以从Bis-GMA合成树脂中释放出来的，这种材料可以用于牙齿修复，也可以用于正畸粘接（Halimi et al. 2016）。BPA的释放量取决于材料聚合的程度，通常情况下是非常少的。如果固化良好，BPA的释放量远低于欧洲食物安全局（EFSA 2015）规定的每日可接受的摄入量（TDI），即每千克体重4μg［4μg/kg bw（body weight）］，而且在几天后就检测不到了。在2018年最近的一项研究中，正畸粘接材料固化后BPA的释放略有升高，但与对照组没有显著性差异（Becher et al. 2018）。虽然双酚A并不是粘接材料的组成成分，但它在单体的制造过程中是必需的，因此可能作为杂质存在。世界卫生组织（WHO）（2009）把BPA列为内分泌干扰素，并显示弱雌激素活性。在动物实验中，BPA表现出对健康的不利影响，如影响激素活性、哮喘、糖尿病、肥胖、行为改变、癌症、不孕和生殖畸形。然而临床的证据并不恒定（Becher et al. 2018）。在一些研究中，雄性大鼠按照5μg/kg bw口服BPA后出现牙釉质矿化缺陷（Jedeon et al. 2013，2014），然而，大鼠的BPA代谢与人类不同。新发健康风险科学委员会（Scientific Committee on Emerging and Newly Identified Health Risks，SCENIHR）（欧洲委员会，2015）给出的结论是，由口腔材料导致的BPA接触量低于可以接受的摄入量（TDI），即每日每千克体重4μg（4μg/kg bw），因此对人类健康构成的风险可以忽略不计。然而，这个话题仍备受争论，因为BPA是激素样物质，即使浓度非常低，也会与相应的细胞受体发生相互作用，产生特定的生物学效应，这可能导致所谓的双相剂量-反应关系（Mandrup et al. 2016）。此外，欧洲食品安全局EFSA将限值4μg/kg bw解释为"暂定"，

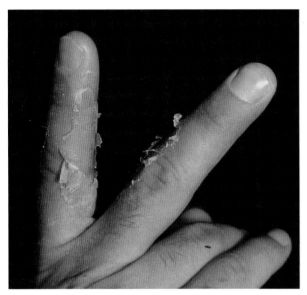

图10.9　一名40岁男性牙医，由牙科材料甲基丙烯酸酯引起的职业接触性过敏性皮炎。

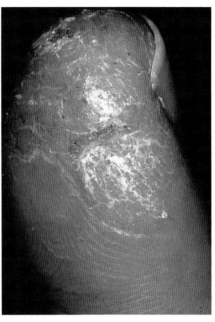

图10.10　一名56岁男性牙医，由牙科材料甲基丙烯酸酯引起的职业接触性过敏性皮炎。

就是因为这是尚未解决的问题（Becher et al. 2018），有关讨论仍在继续。最近（2022）EFSA建议将2015制定的BPA的限值再降低1000000倍。这样每一种牙科树脂材料都需要重新进行风险评估。尽管如此，从口腔正畸粘接材料中释放的BPA仍然非常低，而且是短时的。

树脂基材料的过敏反应

一些报道称由于职业暴露导致过敏反应的发生率增加，强调牙科树脂基材料的致敏性（Schmalz and Arenholt-Bindslev 2009；Sananez et al. 2020）（图10.9和图10.10）。

HEMA、TEGDMA、Bis-GMA和UDMA是常见的过敏原（Bishop and Roberts 2020）。在非牙科领域中（如美甲行业），HEMA是最常见的职业过敏原。一项对牙科从业人员进行的14年回顾性研究也显示，HEMA（除其他丙烯酸酯外）是主要的过敏原（Heratizadeh et al. 2018）。在芬兰，据报道牙医是发生接触性过敏性皮炎风险最高的职业，牙科护士排第四（Kanerva et al. 1999）。牙科树脂材料中的甲基丙烯酸酯是已发现最常见的致牙医过敏的原因（Kanerva et al. 1999）。瑞典，

1995—1998年有174名牙科从业人员因为手部湿疹而去职业皮肤病科就诊（Wrangsjo et al. 2001），其中22%对（甲基）丙烯酸酯的皮肤过敏试验呈阳性（Wrangsjo et al. 2001）。之后又有文章报道了由牙科丙烯酸树脂引起的职业性哮喘和鼻炎的发生率增加，逐渐引起了大家的注意（Bishop and Robert 2020）。此外有学生报告将未固化的粘接树脂置于丁腈手套上，下方的皮肤出现发痒和发红的损伤，这些学生对HEMA的过敏试验呈阳性（Sananez et al. 2020）。

几乎没有研究者将注意力集中在正畸领域的职业性问题（Jacobsen and Hensten-Pettersen 1989，2003；Kerosuo et al. 2000）。Kerosuo等（2000）对芬兰的正畸从业人员进行了关于职业方面的问卷调查，72%的被调查者进行了回复。42%的应答者出现过手部皮肤病（如红、痒和皲裂等）。28%的正畸医生出现过与职业有关的呼吸道问题，常见的症状有咳嗽、鼻塞、流涕、支气管炎和呼吸困难。有呼吸道症状的个体中，63%是对临床干燥空气的反应，而17%可能是由接触牙科材料引起的。包括正畸医生在内的全部牙科从业人员中，21.5%出现过由牙科材料引起

的症状。甲基丙烯酸甲酯和乳胶手套是引起症状的两个最常见原因。丙烯酸树脂的不良反应来源于使用过程中存在的单体和磨改过程中产生的粉尘。有一个病例，只是进入了牙医处理合成材料或丙烯酸树脂的房间里，就引发了呼吸道反应（Kerosuo et al. 2000）。

在另一项关于职业的问卷调查中（Jacobsen and Hensten-Pettersen 2003），121名以前接受过调查的（Jacobsen and Hensten-Pettersen 1989）挪威正畸医生，皮肤病的发生率从40.1%降到17.4%，显著降低的原因可能是保护措施的提升。8%的皮肤病患者认为其症状产生的原因是操作合成物和丙烯酸树脂。5名正畸医生出现了与化学成分相关的呼吸道/系统性和眼部反应，其中有2名是由调磨丙烯酸树脂时产生的粉尘引起的。

一个典型的病例是一名48岁女性正畸助理医师，她的皮肤问题十分严重（Hamann et al. 2003）。双手红斑、瘙痒和脓疱及指尖皮肤裂纹的症状持续了10年。在休假期间，她手部的皮肤彻底愈合了。她对正畸常用粘接材料中的三种甲基丙烯酸酯进行了皮肤过敏试验，全部呈阳性。通过在常规的操作程序中采取完善的保护措施，如操作粘接材料时不接触皮肤，不久后她又能从事正畸助理医生的工作了。

迄今几乎没有文献报道牙科患者对牙科树脂有过敏反应（Arenholt-Bindslev et al. 2009）。一项大范围研究包含500名自述对牙科材料发生不良反应的患者，其中416名患者的过敏试验可疑阳性。234名患者对一种或多种欧洲标准中包括的牙科材料过敏测试阳性，然而只有70名患者表现出与临床症状相关的过敏测试阳性反应，而且可以在口内检测出阳性物质。已经发现金属（如镍、钯、钴等）是主要的过敏原，其次是发生率非常低的丙烯酸树脂，如EGDMA、甲基丙烯酸甲酯（MMA）或者TEGDMA（Mittermüller et al. 2018）。

已经证实的过敏反应有口内红/白/苔藓样损害；唇部水肿；面部起疹；荨麻疹；哮喘样症状和一些很少见的过敏反应（Goncalves et al. 2006；Arenholt-Bindslev et al. 2009；Mittermüller et al. 2018）。与正畸材料相关的病例报道非常少（Hutchinson 1994；Barber et al. 2018）。现代社会丙烯酸树脂的使用越来越多，其与牙科使用的材料完全相同或有相似的结构，在众多的甲基丙烯酸树脂和丙烯酸树脂间都有交叉反应，也包括牙科用的材料（Kanerva 2001）。这些事实提示，将来对甲基丙烯酸树脂和丙烯酸树脂过敏反应的发生率会增加。如今在非牙科行业，对（甲基）丙烯酸树脂过敏的情况已经越来越多，如印刷业和人工美甲行业（Arenholt-Bindslev et al. 2009；Bishop and Roberts 2020）。

建议

在过去的几十年里，许多正畸粘接材料快速地进入和退出市场。正畸医生应当持怀疑的态度，通过获取充分的信息来选择和使用这些材料。已有充分的证据证明树脂基粘接材料有致敏的可能性，使用时应非常细心，尽量避免与皮肤接触（"no-touch technique"）。一次性使用手套（乳胶和丁腈）的屏障作用很小或没有（Munksgaard 1992；Baumann et al. 2000；Bishop and Roberts 2020；Sananez et al. 2020）。还应注意使用足够的水雾和强吸来避免吸入研磨时产生的粉尘和气溶胶（Schmalz et al. 2017）。

由粘接树脂释放的物质，即使在浓度很低的情况下，也可能引起过敏反应。到目前为止，来自生产商的材料成分信息仍是不充足的（Bishop and Roberts 2020）。但在这方面已经对生产商提出了进一步的要求（见前文）；现在还不清楚能够预防哪种程度的过敏反应（Bishop and Roberts 2020）。不过幸运的是患者对树脂基牙科材料的过敏反应比较少见，但确有发生，症状表现多种多样。如果怀疑有过敏反应，应当转诊给专科医师进行检查。

可摘矫治器

丙烯酸树脂基托和活化剂

与丙烯酸树脂矫治器相关的黏膜反应并不少见（Wishney 2017），症状有红疹、溃疡、苔藓样损害、丘疹和唇炎（Vilaplana and Romaguera 2000）。要找到引起黏膜反应的直接原因是很困难的，可能的原因有机械的、微生物的、有刺激性/毒性的或致敏性的（图10.11）。可摘矫治器采用的聚甲基丙烯酸甲酯（PMMA）是由甲基丙烯酸甲酯单体（MMA）聚合而成，聚合引发的方式有加热或化学引发剂，如二甲基-p-甲苯胺或过氧化苯甲酰。微波也可以引发聚合反应产生PMMA。光固化基托树脂的成分在不同的产品间有所不同，但它们的主要成分都是二甲基丙烯酸酯，与牙科复合树脂、粘接剂和正畸粘接材料相似（见前页）。MMA向PMMA的聚合转化并不彻底，在新形成聚合物的间隙中充填有初始粉剂中的聚合物微珠。树脂基托材料中也包括一些添加剂，如塑化剂、抗氧化剂、催化剂和填料。

已经证实热固化、光固化和化学固化的牙科PMMA材料中都存在有机合成物、化学添加剂以及降解产物的释放，如MMA单体、甲醛、甲基丙烯酸、苯甲酸、酞酸二丁酯、联苯、苯甲酸苯酯（PB）和水杨酸苯酯（PS）（Lygre et al. 1994, 1995；Kopperud et al. 2011）。许多研究都已经证明PMMA中有残留的单体成分，且化学固化或光固化树脂的聚合转化率低于热固化，故热固化PMMA中残留和释放的MMA单体少于化学固化和光固化PMMA（Lygre et al. 1994, 1995）。

已经固化的材料中聚合物与单体的比例会影响物质的渗出，如果初始混合时单体的比例高，固化后残留的单体水平也高（Lamb et al. 1983；Kedjarune et al. 1999）。

Baker等（1988）发现正畸患者在戴入化学固化树脂矫治器后1周就能在唾液中检出MMA，且在矫治器表面唾液中的浓度比整个唾液的平均浓度高4倍。血液和尿液中没有检出MMA。这一结果被后续的研究证实，且发现PMMA中释放入唾液的甲基丙烯酸甲酯主要出现在材料固化后的第一天，然后显著减低（Singh et al. 2013）。Lygre等（1994）在戴用粉化法（powdering technique）制作的化学固化甲基丙烯酸甲酯矫治器患者的唾液中，检出有机合成物和痕量苯甲酸苯酯（一种刺激性/细胞毒性介质；可能是引发剂过氧化苯甲酰的降解产物）及苯基水杨酸苯酯（一种已知的过敏原；常作为吸光剂添加在塑料中）。35%的患者黏膜反应直接出现在矫治器的下方。学者认为使用粉化法（powdering technique）制作的化学固化树脂矫治器释放合成物的量显著高于预混法（pre-mix technique）。此外，与涂塑法（spray-on method）相比，用面团法（doughing method）制备的试样中残留MMA的含量更高（Iça et al. 2014）。

由于释放模式不同，化学固化树脂较热固化树脂的细胞毒性大（Goiato et al. 2015）。因此，建议对化学固化的PMMA再进行热处理以减少细胞毒性（Jorge et al. 2003）。有研究显示不同产品间因成分的变化，其细胞毒性水平各不相同（Barron et al. 1993；Schuster et al. 1995），细胞毒性物质的释放可能会对细胞产生长时间的毒性作用（Lindsten and Kurol 1997）。PMMAs聚合后的残余单体和释放的化学添加剂都可能对口腔黏膜产生刺激，引起炎症和过敏反应（Lind 1988；Arenholt-Bindslev et al. 2009；Geurtsen 2009；Pituru 2020）。

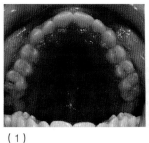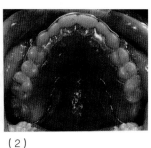

（1）　　　　（2）

图10.11 （1，2）腭黏膜接触活动正畸矫治器后出现红斑，属于刺激性反应，但和过敏反应相似。

体内研究表明，安德森激活剂（andresen activator）中的单体可能导致口腔黏膜上皮细胞的DNA损伤（Faccioni et al. 2019），但其临床相关性尚未明确（Souza et al. 2019），而且与金属矫治器一样，去除矫治器后不良反应就消失了（Martin-Camean et al. 2015）。还需要更多的研究明确这方面的情况。

根据光固化基托树脂材料的组成和释放性能，可以认为这种材料不良反应的风险与合成充填材料和粘接材料一样。迄今尚无有关的患者不良反应的病例报道。

建议

许多研究结果显示PMMAs在聚合后的前24小时内释放物的量最高（Kopperud et al. 2011；Iça et al. 2014），因此建议为了尽量减少可能的刺激性/过敏性物质的释放，新的矫治器尤其是化学固化/光固化聚合物制作的，应当在水中浸泡至少24个小时后再给患者戴用。

软性保持器和训练器

许多时候会选择使用软性可摘矫治器，如正位器、保持器和所谓的"训练器"。不同的正畸医生对这种矫治器的使用频率不同，在芬兰（大约400万人口）约有2万名儿童使用过软性训练器（European Commission 2002）。软性矫治器可以由不同的材料制成，如聚氯乙烯（PVC）、聚氨酯、硅树脂、乙烯共聚物等。PVC基软性材料包含有塑化剂/软化剂，常用的是二乙基己基邻苯二甲酸酯（DEHP）。在过去的10年中，塑化剂的添加量受到越来越多的关注，尤其是DEHP和其他邻苯二甲酸酯，因为有证据证明它们有激素样作用（类似雌激素）。在大多数的PVC产品中均含有邻苯二甲酸酯，包括小孩的软性挤压玩具。在一些国家中，已经禁止在可能入口的儿童产品中添加超过0.1%的DEHP，如出牙咀嚼器、安慰奶嘴和幼儿玩具（European Commission 2018）。除了在PVC产品中作为塑化剂，邻苯二甲酸酯也

广泛用于其他领域，如化妆品，现在也被禁用（European Commission 2009）。具有雌激素样作用的物质如邻苯二甲酸盐或BPA（见前文），在一些工业化国家中被怀疑有损害生殖健康的可能性（European Commission 2016）。一些动物实验已经证实了邻苯二甲酸酯有生殖和发育毒性，而且对野生动物的观察也支持这一结论。一般人群可以从多种途径接触到包括邻苯二甲酸酯在内的雌激素样物质，如医学途径。一些国家和国际机构总结了人们从医学用品中接触到邻苯二甲酸酯，尤其是DEHP的情况，并发表了深入的研究报告（European Commission 2016）。报告指出最重要的相关用品包括静脉存储袋、输液器和各种类型的导管，也包括牙科使用的软性正畸材料（European Commission 2016）。因此，不管是未出生还是已出生的儿童，都有很大的风险会受到DEHP的不利影响。现有的有限信息提示，这类物质对男性生殖系统发育的有害作用与接触的剂量相关（European Commission 2016）。DEHP也被怀疑和女性的性早熟有关（Wen et al. 2015）。2021年5月生效的新医疗器械规章要求添加邻苯二甲酸酯超过0.1%时必须证明其合理性（欧洲委员会2019），并在标签信息中声明。

迄今在软性正畸PVC保持器中邻苯二甲酸酯的含量还不能确定，但依据一些尚未公布的信息，可能达到30%～40%。欧盟进一步报道了可能释放DEHP的牙科材料，包括正畸使用的化学固化或光固化甲基丙烯酸甲酯中可能含有6%～8%的邻苯二甲酸酯（European Commission 2002）。因为已经可以用其他的材料来替代DEHP，对于是否仍继续使用可以释放DEHP的儿童正畸矫治器持怀疑态度，因为这种矫治器需要每天戴用几个小时，且与口腔黏膜密切接触，释放的DEHP容易被肠黏膜吸收。虽然没有人群接触DEHP PVC后发生不良反应的报道，即使是婴儿或其他高接触人群，但是使用这类产品一定要三思，只有在充分地权衡利弊后才能使用（European Commission

2002）。迄今还没有文献就正畸软性可摘矫治器进行细致的报告。

近来有报道称暂时的义齿软衬材料可能含有高达50%的邻苯二甲酸酯，短期内（30天）就能从材料中释放出来。其中两种材料第一天邻苯二甲酸酯的平均释放量就超过成年人每日耐受量（TDI）的11倍和32倍（Munksgaard 2004）。基于对30天释放数据的计算显示，其中一种材料平均每日塑化剂的释放量是TDI的6.6倍，而且邻苯二甲酸二丁酯是从义齿的基托材料中释出，能够在戴用新义齿的患者的唾液中检出少量（Lygre et al. 1993）。义齿释放研究的结果不能直接用于正畸领域，因为正畸材料和义齿材料的组成并不完全相同。迄今就正畸使用的甲基丙烯酸酯矫治器中DEHP的释放情况还没有公开发表的文章。

与义齿基托材料和衬垫材料相比，软性正畸矫治器主要用于儿童。他们比老年人更容易受到激素样物质的不良影响。正畸领域对这个问题需要更深入的研究。

此外，体外试验证实双酚A（见前页）可以从许多正畸材料中释放出来，如保持器。经过机械处理和热循环，一个加热固化的正畸保持器在人工唾液中浸泡的前三天可以检测到BPA释放（Kotyk and Wiltshire 2014），以后就检测不到了。用于制作保持器的其他检测材料中没有发现有BPA释放。BPA的释放量少于暂定的TDI即4µg/kg bw（European Food Safety Authority 2015）。在一项临床研究中，检测到BPA从可摘Hawley保持器（含有聚丙烯/乙烯共聚物）释放到唾液中；释放量在1周后减少（Raghavan et al. 2017）。其他热固化和化学固化的材料（含有甲基丙烯酸酯）释放的BPA较少，尤其是热固化的材料。学者认为BPA的释放量远低于暂定的每日可耐受剂量4µg/kg bw。通过体外细胞培养的方法，对透明热塑聚氨酯保持器的雌激素活性进行研究，结果显示没有雌激素活性（Al Naqbi et al. 2018）。前文已述，一些特定的产品会释放BPA，释放量非常低，且几天以后

就检测不到了。

建议

正畸医生应当要求供应商提供充分的信息，并认真评估材料的成分后，再选择使用软性正畸矫治器，这也是新的欧盟法规的要求（European Commission 2017）。因为已经有合适的替代材料，所以尽量选用没有激素样物质释放的产品。对相似但不完全相同材料的释放试验提示，软性矫治器应当在患者戴用前在水中浸泡至少24小时（图10.12）。

无托槽隐形矫治器

近年来，所谓无托槽隐形矫治器的使用快速增长。热塑材料也可以用来制作无托槽隐形矫治器。它的组成成分包括聚氨酯和其他弹性体（Gracco et al. 2009），或者聚丙烯、聚碳酸酯、热塑性聚氨酯和乙烯/醋酸乙烯酯共聚物。在体外研究中（Schuster et al. 2004b），老化的聚氨酯基材料样品（Invisalign®）在乙醇-水溶液中浸泡后不会释放可检测到的单体或副产物。后来的一项研究（Kotyk and Wiltshire 2014）也没有发现隐适美®材料中有BPA释放。体外实验没有发现隐适美®矫治器对人类牙龈成纤维细胞有细胞毒性，没有

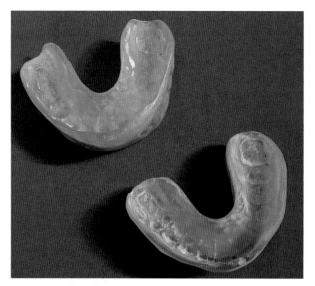

图10.12 已经使用了1年和1年半的软性保持器/正位器。其颜色和软硬度的改变提示材料性能的改变，部分原因可能是一些未充分结合物质的释放和水分的吸收。

发现有雌激素活性（Eliades et al. 2009）。2018年用相似的材料制作了保持器，研究结果与上述研究一致（Al Naqbi et al. 2018）。

其他材料

牵引皮圈和橡皮链

乳胶牵引皮圈和橡皮链是正畸中的常用材料。弹性橡皮链使用的时间（两次复诊间）长于牵引皮圈，牵引皮圈由患者自行戴用并每日更换。不同国家间普通人群中乳胶过敏的发生率不同，为1%~2%间（Nguyen and Kohli 2020）。在过去的数十年间，对乳胶制品成分的过敏反应日益成为国际关注的健康问题，最重要的是职业暴露，而且有些患者的反应很严重（Nguyen and Kohli 2020）。在生产乳胶制品的过程中已经采取了改进措施，尽量减少接触天然橡胶蛋白和生产过程中添加的化学品（De Jong et al. 2002）。

天然橡胶胶乳、生产乳胶的化学品和甲基丙烯酸甲酯一起，是引起牙科从业人员接触性过敏性皮炎最常见的原因（Munksgaard et al. 1996；Kanerva et al. 1999；Wrangsjö et al. 2012）。在正畸治疗中经常使用的乳胶弹性圈逐渐受到关注。多数研究关注正畸弹性圈的物理和机械性能，关注其生物相容性的文章只有少数几篇。在挪威对正畸医生进行的连续两次的问卷调查显示，患者对包括橡皮链在内的乳胶产品过敏反应的发生率约为3：10000，在两次调查间，过敏反应的发生率似乎有少量增加（Jacobsen and Hensten-Pettersen 2003）。

一些研究调查了乳胶和非乳胶正畸弹性材料的生物相容性。一般情况下，含乳胶的弹性材料较不含乳胶的刺激性大（Martinez-Colomer et al. 2016），而且在相同的试验条件下呈现更多孔的表面结构。

众所周知，对天然橡胶胶乳的不良反应和接触有关，如乳胶手套和医用导管。尽管乳胶弹性材料在正畸中已经广泛使用，但几乎没有相关临床不良反应的报道。对正畸橡胶弹性材料过敏反应的常见症状是颊黏膜或唇黏膜的疼痛、烧灼感或瘙痒，伴有或者不伴有红斑和/或肿胀的客观体征（Hain et al. 2007）。

建议

虽然正畸患者中对橡胶弹性材料的过敏反应十分少见，但正畸医生也应当知道这种问题是可能出现的。如果已经证实或高度怀疑患者对乳胶过敏，应当使用不含乳胶的替代品。这类产品在替代乳胶弹性材料推广使用前，应进一步改进其物理和机械性能（Hain et al. 2007）。

结束语

正畸患者可能会接触大量的有潜在危险性的物质。依据现有的文献资料，正畸患者中与材料相关的不良反应的发生率为1：400~1：300。正如本章开篇所说的，机械刺激产生的不适与疼痛和口腔卫生的保持是正畸患者每天所面临的，患者和医生不得不容忍和接受这些问题。基于这一背景，与材料相关的不良反应可能会被忽视和漏诊。

为患者利益着想，正畸医生应当知道可能出现的与材料相关的不良反应，并采取措施预防、缓解或至少部分减轻这种反应，如修改矫治器形状使其更易于耐受。正畸医生尤其应该注意的是镍的过敏反应，可能会出现在远离口腔的部位。在一些领域内，尤其是软性可摘矫治器的物质释放，还需要进行深入的研究。

此外，正如本章纲要所提及的，正畸医生和助理团队应该意识到他们所使用的材料有产生不良反应的风险。他们会不时接触这类材料和这类材料凝固后的产品。尤其是树脂材料，标准手套不能给皮肤提供充分的保护以防止直接接触，因此应尽可能使用非接触操作。

正畸材料的更新快速，且公众对材料生物相容性的认知度越来越高，强烈建议正畸医生在充分评估材料的性能和生物相容性后再选择使用。

第11章

牙周病患者的正畸治疗
Patients with Periodontal Problems

Birte Melsen

牙周病的流行状况

　　成人正畸患者中，因牙周疾病所致的错殆畸形占相当大的比例。在西方社会，牙龈退缩、牙周附着丧失以及牙周探诊深度大于4mm的罹患风险随年龄增长而显著增加的现象已很普遍（Hugoson et al. 1995；Albandar 2002a，b）（图11.1）。全身及局部因素是导致牙周病发生发展的成因（表11.1）

　　对稍年长的成人进行正畸治疗时，评估患者的牙周状态至关重要。这与治疗青少年和较年轻成人正畸患者不同，因为青少年和较年轻成人正畸患者的牙龈炎及牙周炎的相关性不强。Shei等（1959）发现，随着年龄的增长，口腔卫生状况对牙槽骨高度的影响作用显著增加（图11.2）。一项对25岁以下学生和40岁以上教师进行的口腔卫生对比实验进一步证实了上述结论。学生组及教师组在实验的21天期间均不进行口腔卫生维护。结果显示，稍年长的教师组牙面菌斑堆积量及龈炎发生速度均高于稍年轻的学生组（图11.3）（Holm-Pedersen et al. 1975）。

错殆畸形与牙周病

　　错殆畸形不会直接造成牙周组织的损伤（Geiger et al. 1972；Shaw et al. 1980）。但是，研究也发现未经治疗的错殆与牙周病的快速进展相关，而正畸治疗可减慢牙周病的进展（Harrel and Nunn 2001；Reichswage and Rydesky 2002）。一些研究提示，某些错殆特征因其与牙周病密切相关性而被认为是牙周病的危险因素。如牙周袋与牙列拥挤（el-Mangoury et al. 1987；Staufer and Landmesser 2004）、牙槽骨高度与牙列拥挤（Jensen and Solow 1989）以及骨丧失和牙齿扭转（Peretz and Machtei 1996）。现在的观点更倾向牙列拥挤与牙周病的关系是间接的，一些研究已证实在拥挤区域的菌斑堆积更显著，这是导致牙

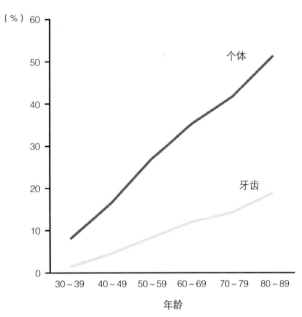

图11.1 年龄增长与牙周支持组织丧失增加的相关关系。［重绘自Albander（2002b），经许可］

表11.1 牙周病发生发展的影响因子

全身因素	局部因素
性别	口腔卫生
遗传因素	未经治疗的龋齿
社会地位	义齿修复
大体健康状态	微生物因素
宿主免疫	拥挤
吸烟	𬌗因素

周病的直接因素（Ingervall et al. 1977；Buckley 1981）。另外，Chung等（2000）证实与牙列非拥挤区域相比，牙列拥挤区域的牙周病原体数量显著增加，包括螺旋体属、运动型杆菌属、梭形杆菌属、二氧化碳噬纤维菌属、直肠弯曲菌属以及微小消化链球菌属。Diedrich（2000）也指出拥挤不仅导致菌斑的滞留，还改变了此区域牙龈及牙槽骨的形态。Helm和Petersen提出，要控制拥挤对牙周的影响，就需根据拥挤区域的特殊形态配备特殊的、专业的口腔卫生指导和治疗。

牙周炎和牙列拥挤相互影响、互为因果。牙周病常常导致前牙移位，而使下牙列更拥挤，进而很难维持牙周的健康状态（Towfighi et al. 1997）。唯一与牙周附着丧失有直接关系的

错𬌗畸形是深覆𬌗，其对上切牙舌侧及下切牙唇侧的撞击直接导致附着的丧失（Sanavi et al. 1998）（图11.4）。𬌗力分布不均匀可能是错𬌗畸形导致牙周病的另一途径。许多研究一再证实（Ericsson and Lindhe 1982，1984；Svanberg et al. 1995）虽然在牙周健康的状态下，咬合创伤产生的异常颤动力本身不会导致牙周附着丧失，但在牙周炎存在时，这种异常𬌗力会加重牙周附着的丧失（Burgett 1995）。

𬌗创伤对牙周病的间接作用可理解为其经常造成牙齿松动。牙齿松动已被证实是牙周病的危险因素，它进而导致特殊牙周致病菌增加，从而造成牙周附着的快速丧失（Grant et al. 1995；Melsen et al. 1998）。同样的，如果牙周健康维持不好，那正畸过程中牙齿动度的增加也会成为牙周病的危险因素。

正畸治疗与牙周病

在过去的25年间，成人正畸与牙周病逐渐成为学术关注焦点。Miethke和Melsen（1993）以"成人正畸和牙周病"为关键词检索1984—1993年间的文献得到104篇。其中31篇为病例报告，24篇纵向研究，9篇横向研究。采用同样关键词检索1994—2003年的文献共得到261篇文献（表11.2）。

大多数患者寻求正畸治疗的目的是期盼改善牙齿的美观性和整体预后。然而，应该明确告知患者正畸治疗本身并不能对牙周炎的进一步发展具有保护作用。

正畸治疗对牙周健康的影响是有利有弊的。Zachrisson及其同事研究发现，一方面正畸治疗可能导致牙周附着的丧失，尤其是关闭拔牙间隙时（Sjolien and Zachrisson 1973；Zachrisson and Alnaes 1973）。另一方面，正畸治疗可以通过改善口腔卫生从而促进牙周健康。他们对38名儿童纵向观察发现，经过正畸治疗儿童的口腔卫生好于未经治疗组（Alstad and Zachrisson 1979）。

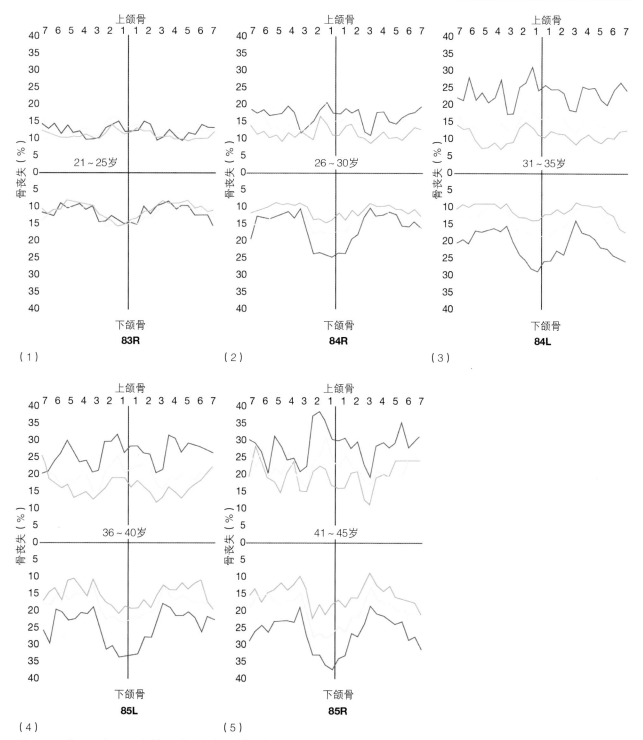

图11.2　（1~5）不同年龄口腔卫生与牙槽骨水平的关系。可见随年龄增长，两者的关系更紧密。［重绘自Shei O，Waerhaug J, Lovdal A和Arnulf A（1959）Alveolar bone loss as related to oral hygiene and age. J Periodontol 26, 7–16.］

不过，文献及动物实验研究均报告了若缺乏足够的口腔卫生维护，正畸治疗会对牙周造成不利影响及造成的医源性损伤。研究一致发现将牙齿移向感染的垂直型骨缺损区域会加重结缔组织附着的损伤（Ericsson and Thilander 1978；Wennstrom et al. 1993）。这些实验是通过给狗造成实验性牙周病完成的。有牙周病的成人患者牙周组织反应更不乐观，因其对牙周病的抵抗力更低。

正畸所致的医源性损伤与年龄相关，年龄

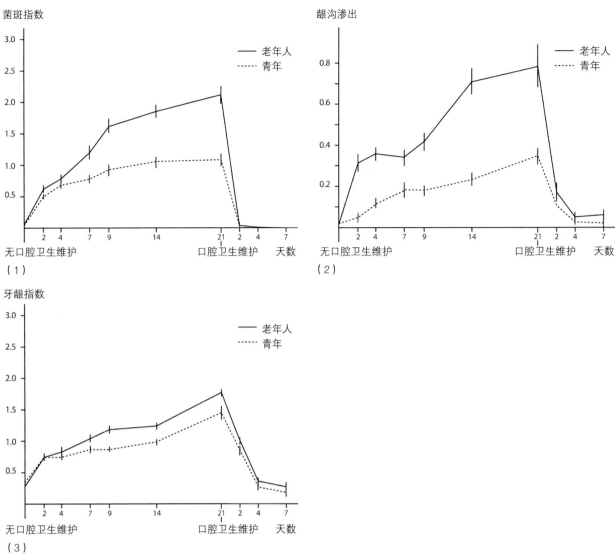

图11.3 缺乏口腔卫生维护对较年轻和较年长成人牙周的影响。图中展示了3周不进行口腔卫生维护后的结果。菌斑聚集量（1）和龈沟炎性渗出（2）以及牙龈指数（3）在年长成人组均较稍年轻成人组高。［重绘自Holm Pedersen P, Agerbaek N和Theilade E (1975), Experimental gingivitis in young and elderly individuals. J ClinPeriodontol 2,14–24, 经许可］

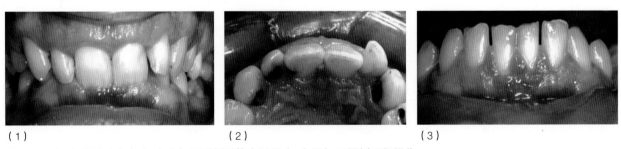

图11.4 （1）深覆𬌗患者（2）上切牙舌侧受撞击以及（3）下切牙唇侧牙龈损伤。

表11.2　以成人正畸和牙周病为关键词检索的文献

	1984—1993	1994—2003	2010—2020
总数	104	261	630
病例报告	31	116	197
临床试验	33	24	156
矫治技术	20	85	197
综述	19	28	92

稍长的成年人正畸治疗风险更大。研究发现10年前接受过正畸治疗的年轻成人的牙周状态与未经治疗的同年龄段的错𬌗患者相比，存在包括菌斑感染、探诊出血、牙周袋深度、牙龈退缩、附着丧失及牙槽嵴高度等牙周的各方面均无明显差异（Polson et al. 1988）。Coversely、Lupi（1996）等研究88名成人正畸患者，发现治疗过程中从釉牙骨质界到牙槽嵴顶的牙槽骨高度降低超过2mm的患者占19%~37%。但在这项研究中并未提及患者口腔卫生的信息。而良好口腔卫生的重要性一再被Eliasson等（1982）和Boyd等（1989）强调。他们也发现，若治疗过程中口腔卫生维护良好，那么正畸治疗不但不会造成医源性损伤还会对牙周健康大有益处。

另外，Vanarsdall（1995）从更务实的角度提出对维护口腔卫生的看法，认为不是所有的患者都能很好地配合常规的口腔卫生维护程序。他推荐采用能减少牙周再感染概率的折中治疗，同时配合充分的牙周治疗。

近来的趋势倾向于不拔牙，采用自锁托槽大量的扩弓。但是，边缘骨因此付出的"骨代价"增高。采用CBCT评估上颌前磨牙区边缘骨变化显示：使用Damon自锁托槽治疗的80%患者边缘骨丧失量超过20%，而采用In-Ovation治疗组边缘骨丧失量为14%（Cattaneo et al. 2011）。

牙周病患者正畸治疗的适应证

对牙周病患者正畸治疗前需考虑下述问题：
- 寻求正畸治疗的牙周病患者的特点是什么
- 谁真正从治疗中获益

不同于正畸医生对治疗需求的客观判断，患者往往是出于对牙齿的感观关注来寻求治疗（Tervonen and Knuuttila 1988；Lundegren et al. 2004）。患者会因其牙齿变得无法接受来寻求治疗。大多数牙周病患者都有随着疾病发展牙齿逐渐移位的经历（图11.5）。重要的是在实施治疗前要判断牙周病和错𬌗的发展是否处于缓慢阶段，或者患者能否将牙齿的移位与其口腔局部（拔牙）或全身（骨代谢的改变）的某些特殊改变相联系。

牙齿移位导致的错𬌗畸形与牙槽骨高度的改变密切相关。这可以由牙周炎症本身引起（Hugoson et al. 1998；Albandar and Rams 2002），也可以是不良刷牙习惯的副作用所致（Pattison 1983；Spieler 1996；Smukler and Landsberg 1984；Litonjua et al. 2003）。随着牙槽骨高度的降低，牙齿的抗力中心向根方迁移。𬌗力作用下会导致切牙唇倾伸长。同时，水平向力作用于倾斜的牙槽骨壁导致牙根和骨壁的剪切分离。由此逐渐形成一个恶性循环，导致更明显的牙齿移位和更大的剪切分离力（图11.6）。

牙周病患者错𬌗畸形的典型表现是深覆𬌗、深覆盖以及逐渐出现的上切牙间隙和下切牙拥挤。在切牙区的典型表现是切牙的唇向扇形散开，有时也可见单个牙周病牙的伸长（Dierich 1999）。后者常见于上颌侧切牙并与其特殊的解剖结构有关。上颌侧切牙的舌侧裂隙常内卷形成舌侧鞘，有时在牙内形成舌侧窝。这有利于牙周致病菌的生长，从而引起牙周感染，使局部牙周压力增加牙槽骨丧失，进而导致牙齿伸长（Chen

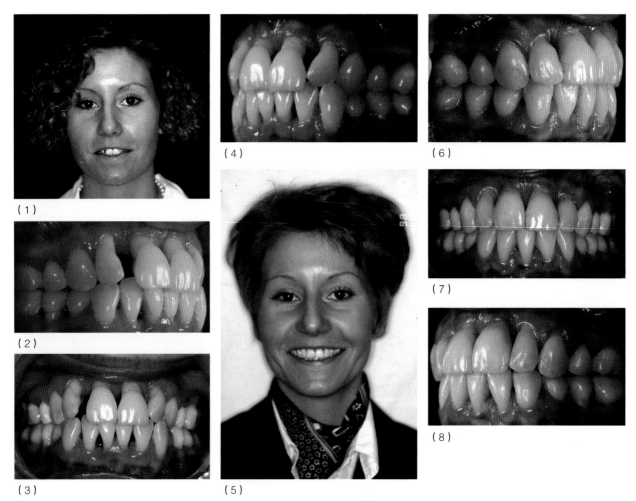

图11.5　（1~4）做完牙周手术后需正畸治疗的成人患者治疗前照片。牙周手术后牙间隙及前牙三角间隙变大。她主诉舌经常伸入间隙中且口齿不清。（5~8）正畸治疗压入、内收上切牙之后，注意临床冠变短。

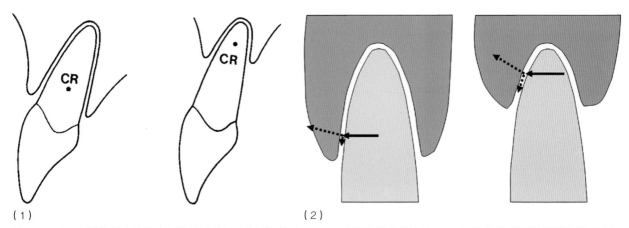

图11.6　（1）牙槽骨高度降低对抗力中心（CR）的影响。（2）当牙齿受水平向力时，力转化成对牙周韧带的剪切力导致牙齿的相对伸长。牙槽骨表面倾斜度越大，剪切力造成的伸长越显著。

et al. 1990；Fristad and Molven 1998）（图11.7）。切牙唇向散开会打破其内外原有的肌肉平衡。一旦下唇因吞咽、发音或行使其他功能置于上切牙舌侧，就会导致牙周的恶化或错𬌗畸形的加重。有时前牙覆盖的增加源于后牙的缺失（图11.8）。大多数患者会因为美观受影响而求医。

那么是否所有伴有牙周病的错𬌗畸形患者都能从正畸治疗中获益呢？要解决这一问题首先要在确定正畸治疗方案前明确患者是否愿意进行必要的牙周治疗，并能维护其已经减少的牙周组织的相对健康。即使这样，仍要认识到早期有牙周病病史的患者为高危患者（Loe and Morrison 1986）。那些因牙周病继发错𬌗或原有错𬌗因牙周病加重的患者，若不借助正畸治疗，仅仅通过牙周和修复治疗是无法达到满意效果的。若没有健康的牙周组织支持，移位牙行使正常功能时的

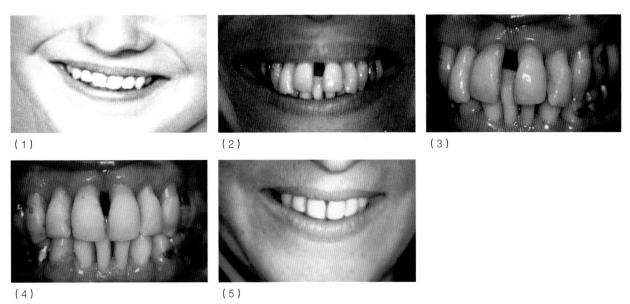

（1）　　　　　（2）　　　　　（3）

（4）　　　　　（5）

图11.7　（1）患者20岁左右的照片，可见上颌侧切牙较中切牙短。（2，3）26年后，侧切牙较中切牙长。侧切牙由于牙周病伸长。经过牙周手术后牙周组织较健康，但咬合不好。（4，5）正畸治疗后，重建美观的微笑

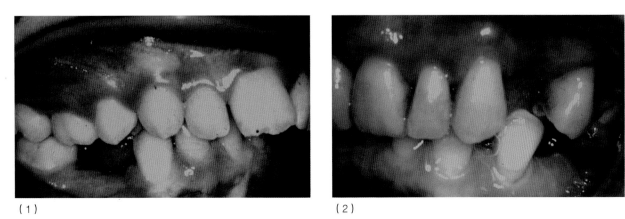

（1）　　　　　（2）

图11.8　（1，2）前牙因后牙缺失向远中倾斜导致深覆𬌗的口内像。

自然负荷也会导致牙周组织的进一步损伤及牙齿的持续移位。这时仅依赖修复治疗很难达到患者的美观要求。大多数患者需要通过正畸治疗建立新的功能平衡，或者尽可能建立一个有助于达到良好修复重建的咬合。

成人患者正畸治疗的适应证包括：

- 牙弓内的问题：不利于保持最佳口腔卫生的异常或为修复缺失牙必需的正畸治疗
- 牙弓间的问题：咬合偏移无法行使正常功能
- 功能性移位：异常殆力引起的错殆

对于许多患者来说，其问题不止一项：

- 牙弓内问题包括：不好的牙龈外形、冠根比例失调、牙槽骨不平整、骨缺损、上切牙间隙（唇向散开）、牙根过度邻近、拥挤、倾斜和扭转、现存牙的排列异常
- 牙弓间问题包括：矢状向（覆盖的增大或减小）；垂直向（深覆殆及开殆）；横向（反殆及交叉殆）
- 可能加重错殆的异常功能包括唇向散开的切牙覆盖下唇，以及后方及侧方的异常殆力导致的牙齿磨耗

这些患者的正畸治疗目标是建立能优化修复并维持稳定的咬合。另外，还应把美观及解决患者的主诉作为治疗目标。

牙周病患者所需的牙齿移动包括矢状向和横向移动以矫正拥挤、直立向缺牙间隙倾斜的牙

齿、压入或内收唇倾的牙齿，以及关闭切牙间隙。若要水平向移动牙齿，一定要考虑骨缺失所致的抗力中心根方迁移对力与力矩比值的影响，并根据具体的牙齿做相应的调整（图11.6）。此外，重要的是要记住为了避免剪切力，所施加的正畸力中要包含压入力。

唇向散开、伸长上切牙的治疗

牙槽骨水平向吸收丧失的患者，其散开的前牙常伴有唇倾和伸长，需要进行内收和压入治疗。单纯内收唇向散开的切牙会导致覆殆的加深。Melsen等（1989）对30名（5男，25女，年龄22~26岁）牙槽骨水平向丧失、深覆殆需压低的患者进行了连续观察研究，以确定压入对牙周组织的影响。研究发现，24名患者由于牙周病的进展而使错殆畸形加重，6名患者因拔除后牙使覆殆加深。

所有的患者在正畸治疗前都经历了保守的牙周治疗，包括牙周刮治、根面平整及口腔卫生指导。其中15名患者还接受了改良的Widman翻瓣术已将牙周袋深度减少至≤3~4mm（图11.9）。这个手术不可避免的副作用是临床冠的加长。从而使牙齿畸形更严重以至于患者经常面临（半开玩笑）"你是希望门牙更长还是短一些？"的选择。所有患者都接受了正畸治疗。牙周手术1周后可以采用片段弓主动压低前牙。支抗部分由两

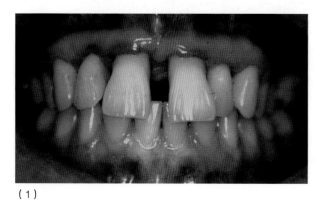

（1）

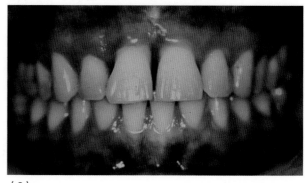

（2）

图11.9 一名要求治疗唇向散开上切牙的患者。（1）正畸前，牙周治疗后口内像可见临床冠加长。（2）治疗后口内像可见因牙齿压入临床冠缩短。

侧的磨牙和前磨牙通过1~2根0.036英寸的不锈钢横腭杆相连而成。前牙段由一个全尺寸的不锈钢片段弓连成整体，以压入和内收（图11.10）。根据牙周的状态，选择TMA丝或两个悬臂簧作为压入辅弓提供每颗牙5~20g的压入力。加力弓丝及施力点的选择依赖于对抗力中心的估计，由此得到适宜的压入和内收或压入与开展的结合力（Dalstra and Melsen 1999）。相关矫治器设计见第7章。

在6~8个月的正畸治疗中，一直配合牙周监控。包括家中口腔护理指导以及牙周科医生的定期检查。治疗的变化结果来自评估治疗前后的口内像、头颅侧位片、上切牙根尖片及研究模型。根尖片上牙槽骨高度的评估依赖于一种能保证重复性的特殊的持片夹（图11.11）。根尖片显示了牙槽骨边缘向冠方的移位情况。重叠前后的根尖片可以计算出治疗的变化。

30名患者治疗后牙槽骨平均增长7%，变化范围为增长22%到降低15%（表11.3）。其中19名患者治疗后牙槽骨支持显著改善，5名患者治疗前后没有变化，5名患者牙槽骨吸收加剧。其中2名患者是因为口腔卫生维护欠佳，1名患者是舌前伸的压力抵抗内收的前牙，导致切牙内收过程中松动。

以硬腭为X轴，过翼上颌裂点垂直于X轴的直线为Y轴建立坐标系在头颅侧位片上评估上切牙的移动（图11.12）。参加研究的患者均为成人，因此参考点是稳定的。评估抗力中心较好的方法

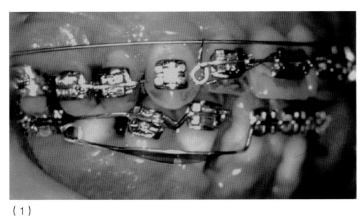
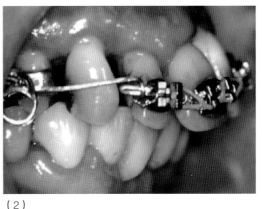

（1）　　　　　　　　　　　　　　　　　　　　（2）

图11.10　压入牙矫治器。（1）0.018英寸的TMA弓丝，需最大压入和最小内收时用。（2）压入和内收的三段弓丝。

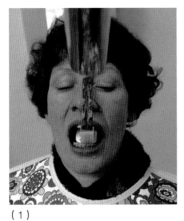
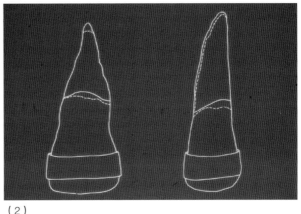

（1）　　　　　　　　　（2）

图11.11　（1）特殊的持片夹可保证牙齿前后一致的曝光。（2）根尖片描记图可见压入前后牙槽骨边缘水平。大多数病例可见少量的牙根吸收。

表11.3 牙槽骨量的改变（%）

均值	最小	最大
6.76	−1.5	+22

表11.4 牙齿压入（mm）

	最小	最大
根尖	−2	5
抗力中心	−0	4
切缘	−2	6

表11.5 牙冠长度减少（mm）

均值	最小	最大
−1.08	+2.1	−3.8

是制作一个中切牙模板，并在距牙槽边缘40%的位置标注抗力中心。用此模板最大限度地与治疗前后头颅侧位片上的切牙相吻合来评估切牙的移动。研究结果显示根尖垂直向移动范围为伸长2mm到压入5mm。根尖的伸长见于内倾的切牙被唇向移动并压入时（表11.4）。最大的根尖压入见于内收唇倾的切牙同时配合压入时。抗力中心的压入范围为0~4mm，而切缘的位移介于伸长2mm到压入6mm间。

除了覆𬌗的改变，模型上还可观察到临床冠高度平均减少了1.08mm（表11.5）。28名患者表现为临床冠高度缩短，2名患者牙龈退缩加剧牙槽骨边缘暴露。这与其缺乏足够健康的牙周有关。这一前瞻性的临床研究得出下述结论：对于由水平向骨缺失及牙齿伸长导致覆𬌗加深的病例，通过正畸压入可以改善牙槽骨边缘高度。至于未观察到牙周袋探诊深度增加，可以解释为牙周附着的增加或是形成了长上皮附着（图11.13）。

治疗后的根尖片显示压入牙周围有锥形垂直向骨缺失。这种骨缺失在治疗后数月消失，牙槽骨密度也增加（图11.14）。牙槽骨密度增加得益

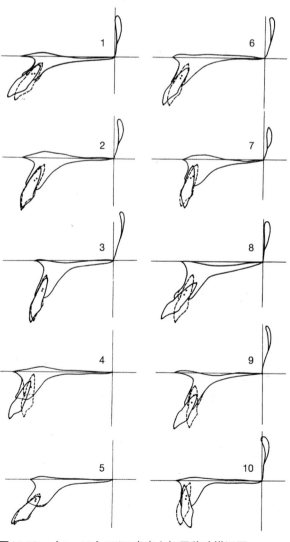

图11.12 （1~10）10/30患者上切牙移动描记图。

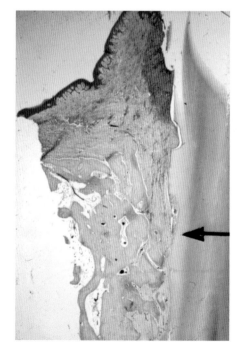

图11.13 长上皮附着。

与手术后3周的表现相同。压入而未配合口腔卫生维护的牙齿表现为临床冠缩短，牙龈红肿、炎症、探诊出血且牙槽骨高度较未压入牙显著降低（图11.21）。配合口腔卫生维护的牙齿临床冠高度同样减少，但牙龈与牙齿紧密贴合未见病理性牙周袋（图11.22）。组织学观察可见，牙根近远中参照凹痕均位于牙槽骨边缘下显示根的整体压入。

组织形态学分析提示，若在严格的牙周维护配合下压入，牙齿能被真正压入骨组织，没有

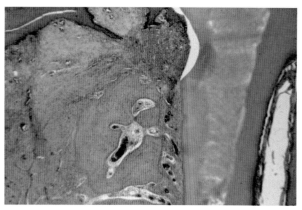

图11.19 经数周压入而未配合口腔卫生维护的组织切片显示牙槽骨边缘吸收。参照凹痕仍位于骨边缘上方。

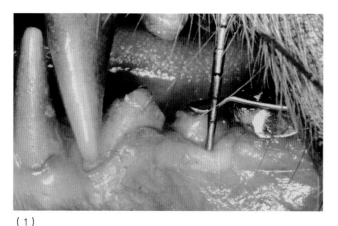

（1）

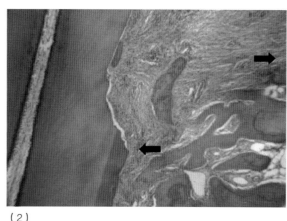

（2）

图11.20 （1）口腔卫生维护配合下，压入一个前磨牙3周。矫治器由0.018英寸TMA丝从磨牙区延伸到前磨牙𬌗面。（2）组织切片显示参照凹痕位于骨边缘下方。凹痕区可见骨岛和吸收并存，提示可能处于修复过程。

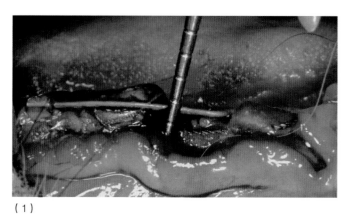

（1）

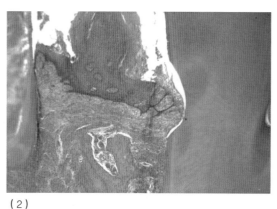

（2）

图11.21 （1）未配合口腔卫生维护压入3个月的临床照片。2颗前磨牙用0.018英寸TMA丝从磨牙区延伸到前磨牙𬌗面同时压入，可见牙龈严重感染，探诊出血。（2）相应的组织切片显示压入牙的参照凹痕到达邻牙的根尖水平，提示骨边缘的活动性吸收。

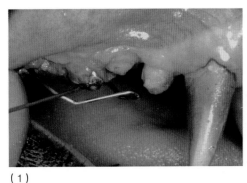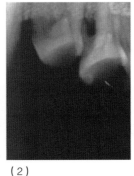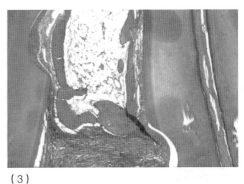

（1）　　　　　　　　　　（2）　　　　　　　　　（3）

图11.22　（1）口腔卫生维护配合下压入前磨牙6个月的临床照片。用0.018英寸TMA丝从磨牙区延伸到前磨牙骀面压入，可见牙龈健康，无牙周袋形成。（2）前磨牙压入3个月的根尖片。（3）组织切片可见不同高度的参照凹痕表示不同程度的牙齿压入。且压入牙的牙周附着恢复到正常水平。未压入的邻牙细胞性牙骨质延伸进凹痕区域，但两牙的附着水平显著不同。

牙槽突高度降低，没有牙周炎症（图11.23）。参考凹痕位于上皮连接根方约1.5mm，骨边缘根方约1.3mm的位置。凹痕区域内衬一层细胞性牙骨质，并向冠方延伸。上皮连接改建到最初的水平，非常接近骨边缘。可观察到，一些病例略高于骨边缘，另一些病例略低于骨边缘。胶原纤维由牙槽骨向根尖方延伸到牙周膜。除根尖区域牙周韧带被压缩外，其他区域牙周韧带内衬细胞结构。在只有一颗相邻前磨牙压入的病例，可见结缔组织附着水平在压入牙和未压入牙间的明显区别。后者的牙周治疗导致新的牙骨质沉积在凹痕的根方，这也证实了Caton等的发现（图11.22）。组织学未发现活动的牙根吸收，但可见一些根尖区的吸收缺损在修复（图11.24）。

三因素方差分析结果显示口腔卫生和压入均是影响结果的主要因素。且口腔卫生和压入之间有明显的相关性。测量结果见表11.6和表11.7。

一些重复性研究的结论显示，健康的牙周和探诊深度的减少在持续轻柔的根方压入力作用下，可以使水平向骨缺损的牙齿产生牙周新附着。

垂直向骨缺损患者的治疗

有垂直向牙周袋患者的治疗是许多研究的主题，研究发现将牙齿移到垂直向缺损区不会导致牙周附着的获得。即使是牙龈显著改善的病例也不能忽视移动有病理性牙周袋的牙齿可能造成牙周附着丧失的风险。根据牙齿移动的类型不同，矫治方法各有不同。

对于需进行部分压入的牙齿移动，正畸治疗前牙周探诊深度必须减小。这通常需要将龈缘向根方移位，但垂直向骨缺损的患者难以达到。对于这类病例，可在正畸治疗前进行组织引导再生术（GTR）和/或给予生长因子（图11.25和图11.26）。利用膜性材料的GTR技术和采用釉基质蛋白的再生治疗与正畸压入相结合均被成功地用于二壁和三壁骨袋病例的治疗，且疗效很好（Kraal et al. 1980；Diedrich 1996a，b；Diedrich et al. 2003）。

考虑牙周病牙的修复治疗方案时，另一个可供选择的方法是伸长垂直向骨缺损的牙。这也适用于龈缘较其他牙更向根尖方的病例。龈缘整平往往对骨水平产生有益的效果。一些临床（Ingber 1974，1989；Mantzikos and Shamus 1997，1999；Roth et al. 2004）和基础实验（Van Venrooy and Yukna 1985）研究阐述了伸长牙齿的特殊效果，并达成了共识，即正畸伸长牙齿是构建牙槽突的可推荐方法。这可以在包括种植的修复治疗前完成（图11.27）。

垂直向骨缺损往往导致牙齿倾斜，而直立倾

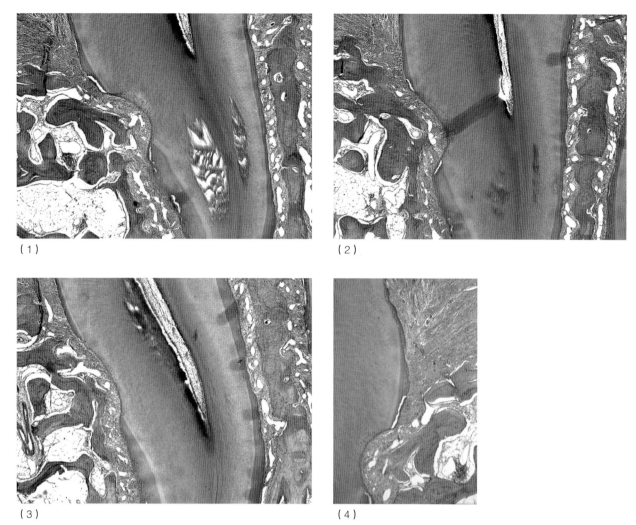

（1）

（2）

（3）

（4）

图11.23　（1~4）牙压入3个月的组织切片，显示参照凹痕始终位于骨边缘下方，而牙周附着位于骨边缘上方。

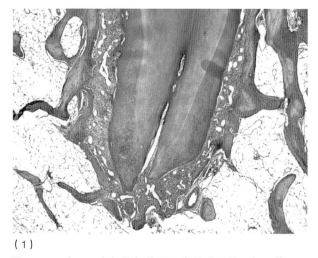

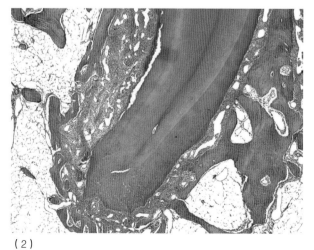

（1）

（2）

图11.24　（1，2）组织切片显示未见明显的牙根吸收。

表11.6 压入导致的附着改变。AE-EJ，凹痕的根尖缘到釉牙骨质界的距离

正畸治疗	牙周治疗	变量	样本量	均值	标准差
未压入	无口腔卫生维护	AM-EJ	6	−0.1	0.67
	有口腔卫生维护	AM-EJ	8	0.3	0.32
压入	无口腔卫生维护	AM-EJ	10	0.9	0.75
	有口腔卫生维护	AM-EJ	24	1.5	0.76

表11.7 压入导致的附着改变。AE-BL，凹痕的根尖缘到骨边缘的距离

正畸治疗	牙周治疗	变量	样本量	均值	标准差
未压入	无口腔卫生维护	AM-BL	6	0.1	0.50
	有口腔卫生维护	AM-BL	8	0.4	0.31
压入	无口腔卫生维护	AM-BL	10	0.3	0.28
	有口腔卫生维护	AM-BL	24	1.5	0.29

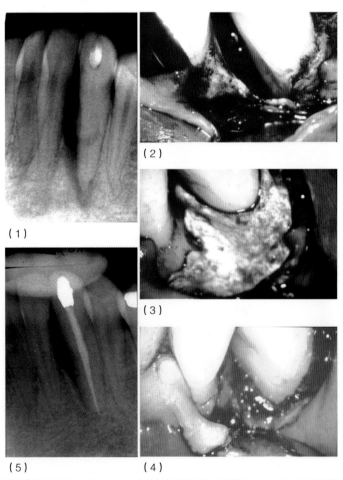

图11.25 （1，2）垂直向骨缺损的下颌尖牙。（3）机械清创术后，放置Gore-Tex膜并重置龈缘。（4）6个月后去除膜，可见垂直向缺损区充满且附着向冠方重建。（5）治疗后根尖片。（由Kirsten Warrer提供）

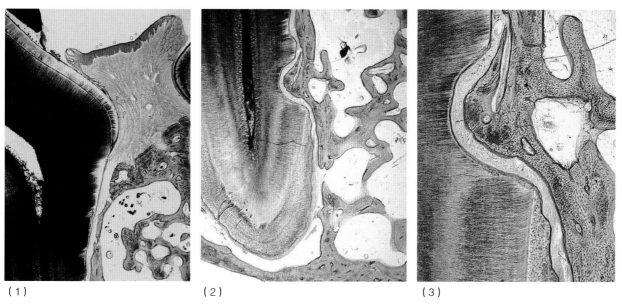

（1）　　　　　　　　　　（2）　　　　　　　　　　（3）

图11.26 经过机械/化学清创术后行再生治疗（釉基质蛋白）的牙齿采用正畸压入后的组织切片。（1）骨边缘水平。（2）压入前手术设置凹痕的区域，与器械达到的最深点一致。（3）凹痕区放大图。［引自Diedrich P, Fritz U, Kinzinger G和Angelakis J (2003) Movement of periodontally affected teeth after guided tissue regeneration (GTR) – an experimental pilot study in animals. J OrofacOrthop 64, 214–227. 经Springer Science和Business Media允许 ］

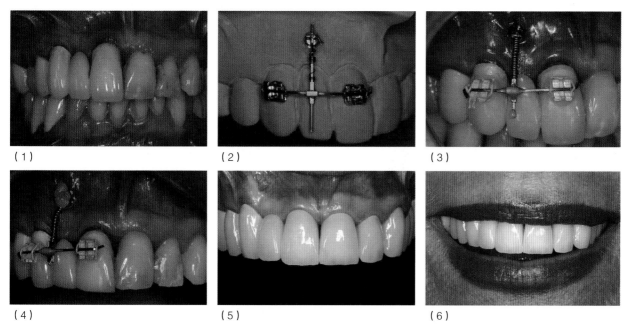

（1）　　　　　　　　　　（2）　　　　　　　　　　（3）

（4）　　　　　　　　　　（5）　　　　　　　　　　（6）

图11.27 （1～6）伸长边缘骨缺损的上切牙导致边缘骨水平不美观。重做烤瓷冠前，切牙被带骨伸长以重建骨边缘。一个迷你种植钉作为支抗。［引自Roth A, Yildirim M和Diedrich P (2004) Forced eruption with microscrew anchorage for preprosthetic levelling of the gingival margin. Case report. J OrofacOrthop 65, 513–519. 经Springer Science和Business Media允许 ］

斜的牙齿被认为对附着的恢复有益（Kraal et al. 1980）。Brown［引自Cohen（1984）］对人磨牙的组织学研究发现直立的倾斜牙可见新附着和新骨的形成。Gerraci等（1990）也发现向垂直向骨缺损部位直立猴牙可致新附着形成。所有的上述研究中，正畸治疗前均进行牙周治疗，正畸治疗过程中进行牙周维护。

不过，Poison等（1984）研究发现，往垂直向骨缺损部位直立牙不会改变附着水平。Wennstrom等（1993）阐述了将牙齿移向垂直向骨缺损部位的不利影响。他们在比格犬口内人为造成垂直向骨缺损，观察正畸牙齿移动的影响。他们发现将牙齿移向骨缺损区会增加牙周组织的进一步破坏的概率。牙周的健康状态是进行牙齿移动包括压入的决定因素。

正畸牙齿移动的牙周界限是什么
矢状向移动

大多数正畸患者面临一个关键问题就是到底是拔牙还是扩弓。这个问题对成人正畸患者尤其重要。因为成人，拔牙矫治往往导致软组织侧貌的不良后果。唇倾下切牙可以替代拔牙矫治方案来解决下牙列拥挤和前牙深覆盖问题。在一些病例中，唇倾下切牙是有益的，因为它可使颏唇沟变浅而改善软组织侧貌。有关下切牙最适位置的决定仍在争论。Diedrich（1996）推断，若认真考虑特殊的解剖形态，仔细监控牙龈健康和矫治力系统，那么牙齿能和其周围的牙周组织同时移动。这解释了为何一些学者发现唇倾和牙龈萎缩无关联（Artun and Krogstad 1987；Wennstrom et al. 1987；Ruf et al. 1998；Artun and Grobety 2001），而另一些学者认为唇倾下切牙是危险因素（Dorfman 1978；Hollender et al. 1980；Steiner et al. 1981；Genco 1996；Djeu et al. 2002；Joss-Vassalli et al. 2010；Renkema et al. 2015）。

把矢状向开展作为一个导致下切牙骨开裂可能危险因素的问题是通过一个临床病例对照试验研究提出的。这个实验包括150名年龄（33.7±9.5）岁的患者。他们的下切牙都明显唇倾。按年龄和性别与等待接受相同治疗的对照组匹配（Allais and Melsen 2003）。治疗过程中，牙弓长度平均增加3.4mm（图11.28）。

口内照片记录显示若干有牙龈萎缩的患者与对照组的不同，但两者的牙龈萎缩均值无显著性差异。为了评估上述150名患者唇倾下切牙过程中牙龈萎缩的发病率及严重程度，治疗前后的牙龈萎缩、角化性牙龈上皮宽度、感染及可见菌斑均由标准的口内像进行记录。牙齿唇向移动量通过在模型测量治疗前后牙齿的不同位置估算（Melsen and Allais 2005）。

治疗中未见明显的牙龈萎缩加剧。牙龈萎缩均值治疗前为0.20mm，治疗后为0.34mm。两者相差的0.14mm低于测量误差且没有临床意义（Baumrind and Frantz 1971）。超过1.0mm的牙龈萎缩的发病率由治疗前的21%增加到治疗后的35%（P<0.05），只有2.8%的患者牙龈退缩超过2mm。5%的患者治疗前的牙龈退缩改善。

当采用逻辑回归分析尝试确定骨、牙槽突、龈及软组织参数这些有用的危险因素与骨开裂的关系时发现，只有牙龈基线退缩（P<0.001）、牙龈生物型（P<0.01）、牙龈炎症（P<0.003）相关。未发现正畸治疗与牙龈退缩的进展相关。

Lindtoft（2015）进行回顾研究发现，150名患者中有100名患者的牙周组织丧失是由于牙龈退缩平均增加了0.44mm（范围为0.26～0.70mm）所致。危险因素包括：年龄偏大（>45岁），创伤性咬合，粘接固定保持器以及牙龈薄生物型。其中并未包含非常重要的口腔卫生维护因素，是因为所有参与的患者都保持了良好的口腔卫生。此外，患者间牙周炎症轻重程度误差较大，结果的有效性也偏低。

审视上述研究结果可见，对下切牙向前移动的关注多基于切牙唇倾而结论的得出既没有考虑矫治力系统也没有考虑治疗中口腔卫生的维护。

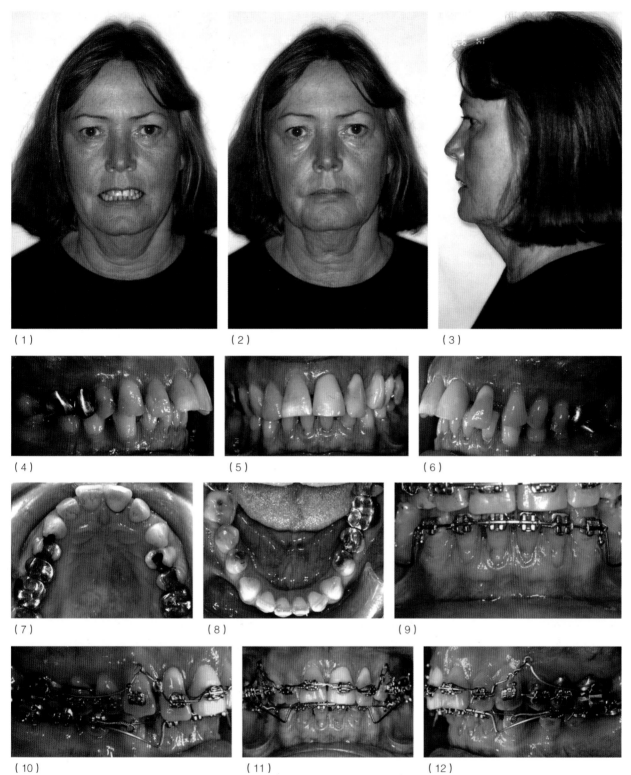

（1）　　　　　　　　　　（2）　　　　　　　　　　（3）

（4）　　　　　　　　　　（5）　　　　　　　　　　（6）

（7）　　　　　　　　　　（8）　　　　　　　　　　（9）

（10）　　　　　　　　　　（11）　　　　　　　　　　（12）

图11.28　（1~8）一名56岁的女性患者，她在儿时拔除了下颌第一磨牙使下前牙舌倾导致覆盖大。考虑到她的年龄，手术不合适，从软组织侧貌考虑拔除上前磨牙、内收上前牙也不合适。因此决定唇向开展下前牙以创造间隙置于尖牙远中种植修复。（9）治疗开始时龈缘位置。（10~14）采用舌弓配合旁侧弓的矢状向开展。（15~17）采用带垂直阻挡曲的连续TMS唇弓直立根尖完成。（18~25）治疗结束时的状态。治疗以在前磨牙区植入种植体结束。现在患者下颌双侧均有3颗前磨牙。下前牙段为控制性倾斜，没有附着丧失，没有骨开裂。（26，27）治疗中牙齿移动描记图。

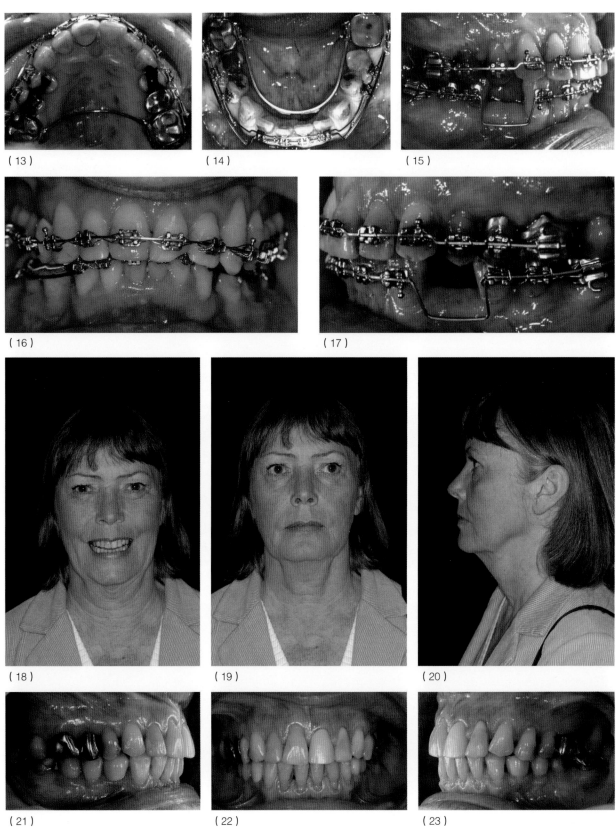

（13）　（14）　（15）

（16）　（17）

（18）　（19）　（20）

（21）　（22）　（23）

图11.28（续）

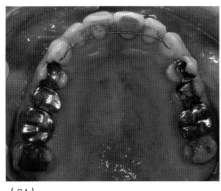
（24）

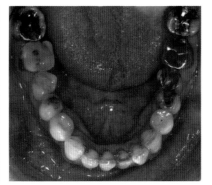
（25）

重叠：

整体重叠（稳定结构）
硬组织： 上颌A点的轻度内收
软组织： 上唇轻度内收，颏唇沟显著减小

初诊：1999年9月 ——
最终：2001年6月 ——

下颌重叠（稳定结构）
切牙： 有控制的压入和唇展
磨牙： 牙根近中移动
下颌旋转： 轻度向前旋转
𬌗图： 下前牙前移5mm

初诊：1999年9月 ——
最终：2001年6月 ——

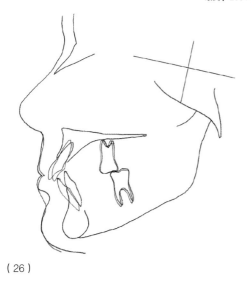
（26）

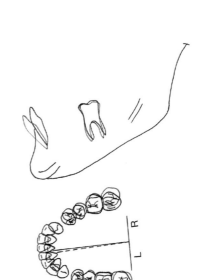
（27）

图11.28（续）

不同的矫治力系统可以导致牙齿和骨一起移动或只是穿过骨移动（Melsen 1999），这也可以解释一些学者发现的不利后果。唇向移动下切牙时，重要的是不要倾斜，因为倾斜会导致牙槽骨边缘弯曲和局部坏死。另外，如果移位是由牙根移动引起的，则在牙槽突的唇侧有骨形成。奥胡斯（Aarhus）研究中的大多数患者都是这种情况［图11.28（1，2）］。一名患者的口内像显示前牙拥挤和深覆𬌗，如图11.28的（3，4）所示。上切牙唇倾压入解决深覆𬌗和拥挤。在下牙弓，下

切牙唇向移动获得正常覆盖，并为种植体修复第二前磨牙创造空间。下切牙的高度没有增加［图11.28（5，6）］。20年后牙龈水平没有改变。

横向移动

根据Wennstrom等学者（1987，1993）"牙齿不能被移出牙槽突"的假说，横向扩弓也被认为是牙周破坏的危险因素。这一观点得到Vanarsdall和Secchi（2005）的支持，他们在证实成人患者上颌扩弓增加骨开裂风险之后反对成人患者横向

扩弓。Riedel和Brandt（1976）也不建议将横向扩弓作为治疗目标，因其复发的风险较高。然而，扩弓的类型似乎有重要的影响。Handelman和其同事（Riedel and Brandt 1976；Handelman 1997；Handelman et al. 2000）观察一组采用牙和软组织支抗腭向扩展的成人患者发现治疗前后冠高度无显著性差异。Bassarelli等（2005）也未发现差异。近期研究发现，用大尺寸唇弓和自锁托槽扩弓导致骨丧失是常见的副作用（Cattaneo et al. 2011）。

对于有横向不调的成人患者，外科辅助扩弓是可推荐的解决方法。Carmen等（2000）发现与正畸扩弓相比外科辅助扩弓造成较少的牙周损伤，这一结论也被Garib（2006）证实。但是，Cureton和Cuenin报道了外科辅助扩弓后切牙牙周的损伤。可见，与扩弓相关的危险因素是有争议的。对牙周限制问题的回答可能依赖于局部环境和牙齿移动类型。盲目推荐扩弓缺乏科学背景，且经常会导致边缘骨的损失（Cattaneo et al. 2011）

牙周病患者治疗顺序

正畸治疗前牙周组织必须健康，且治疗中及治疗后牙周组织维持健康状态。若牙周健康未得到控制，不能进行正畸治疗。

因此，任何正畸治疗均应以治疗的积极性和指导性开始，指导性是在牙周刮治和去除影响口腔卫生的因素如充填物悬突后对维持良好口腔卫生的引导。其他影响口腔卫生的病理性因素如龋齿和/或根尖病变均应在正畸治疗前得到治疗（框11.1）。重要的是要让患者建立对治疗及维持治疗效果的共同责任感。治疗前要将所需治疗费用及时间清楚地告知患者。只有当患者很好地理解并接受治疗程序，才能制订详细的需多学科配合的治疗方案。

牙齿移位同时导致的继发错𬌗往往不仅仅只是水平向移位，而伴随有牙齿伸长移位。因此矫治这类唇向散开移位牙齿的力系统通常包含压入牙齿的成分。由于压入牙齿有导致龈上菌斑和牙石进入龈下的风险，因此完善的牙周健康状态是避免医院性损伤的关键（Ericsson and Thilander 1978）。

保证正畸移动牙周围探诊深度不超过3mm是必要的。以目前牙周治疗的水平，即使是深牙周袋的病例，也建议采取保守的治疗方法。只要没发生牙齿松动，就是可以接受的（Badersten et al. 1985a，b，c；1987a，b）。但是，由于牙齿移动的组织反应类似于炎症，因此在组织水平保证牙周健康是至关重要的。Waerhaug（1952）在拔牙前对牙齿进行了彻底的刮治，拔除牙齿后发现牙周袋探诊深度在3～5mm间的牙齿60%刮治满意，而探诊深度＞5mm的牙刮治结果甚至更糟（表11.8）。如果要获得健康的牙周，需进行开放的刮治和根面平整。对于水平向骨缺损的牙齿，可选择改良Widman翻瓣术。这一术式的优点是为软组织与根面的紧密贴合提供了可能，对暴露组织的损伤最小且暴露的根面最少。

牙周袋减小后，就可以开始正畸治疗。一旦戴入矫治器，患者必须得到关于佩戴矫治器维持口腔卫生的指导。另外，要确保矫治器不能在

框11.1 关键程序
- 口腔预防
- 修复治疗
- 牙体治疗
- 拔牙
- 临时修复

表11.8 龈下菌斑控制成功和失败比率及探诊深度的影响[a]

	牙周袋深度 3mm		牙周袋深度 3～5mm		牙周袋深度 ＞5mm		合计	
	数	%	数	%	数	%	数	%
成功	52	83	36	39	6	11	94	44
失败	11	17	56	61	51	89	118	56
合计	63	100	92	100	57	100	212	100

[a] 53颗牙齿的212个牙面的评估结果。

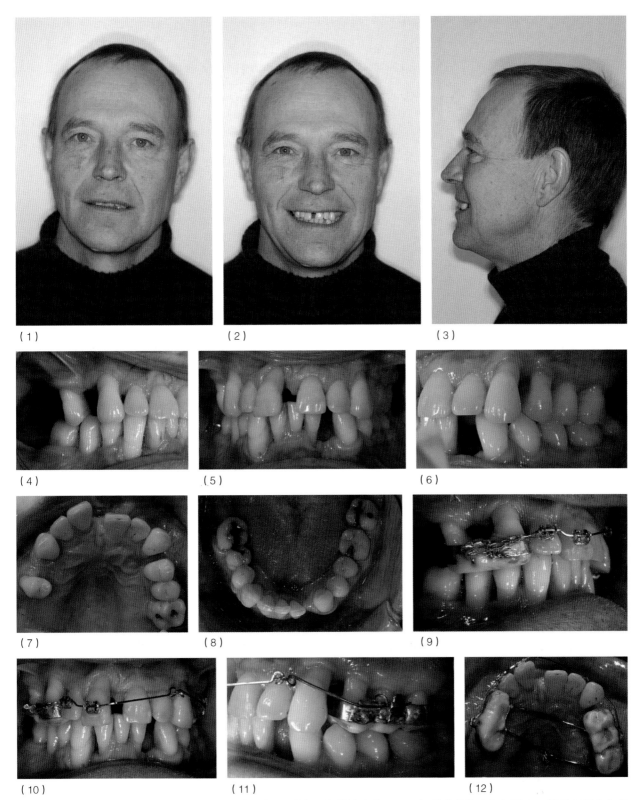

图11.29 （1~8）一名55岁的男性患者，有长期牙列畸形变差的病史，且不知道这种状态可以避免。新的牙医告知他治疗的可能性。他来找正畸大夫时已做过牙周手术。（9~12）上牙列移位最显著的牙齿已被压入并用一个悬臂簧拉向中线。双横腭杆和加强𬌗垫用作支抗。（13~17）随着右上中切牙的移动，其他切牙戴上矫治器。下颌，右下尖牙颊侧骨缺失妨碍中线的矫治。（18）正畸治疗结束后，对右上中切牙进行结缔组织移植。（19~26）治疗后情况。一个铸造保持器固定在上前牙区，一个固定桥作为下牙列的保持器。（27，28）治疗前后根尖片显示骨边缘水平得到改善。

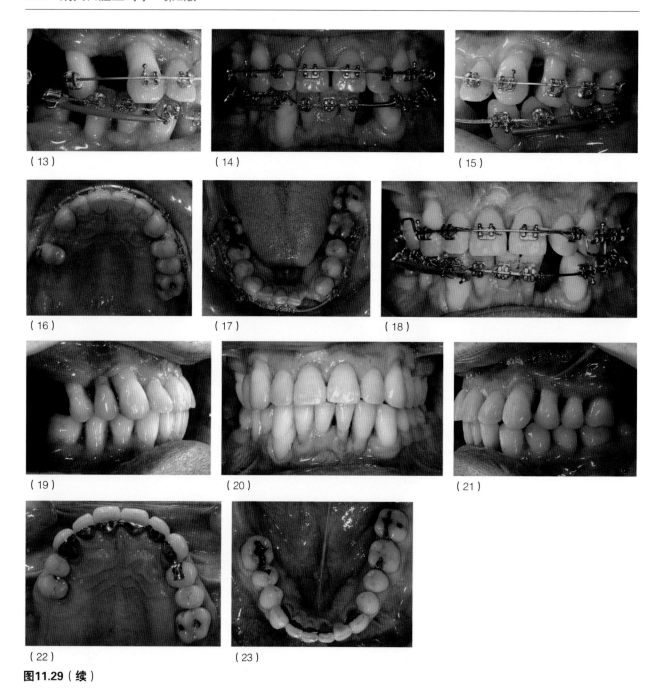

图11.29（续）

任何方面影响健康牙周状态的维护。正畸治疗过程中，也许需要额外的牙周治疗，包括膜龈手术（图11.28）。

最后一个问题自然关系到治疗的稳定性。对于成人患者，治疗后的稳定性很难预测。这样的治疗通常是妥协性治疗。且一般来说，这样的患者需采用活动或固定保持器终身保持。不过，长期的随访显示治疗结果的保持有助于牙周健康及

机械保持的维护。有关治疗顺序将在第12章和第13章详细讨论。

牙周病患者正畸治疗小结

临床研究和动物实验研究均显示牙周治疗和正畸治疗相结合不仅能防止未来畸形的恶化，还能改善牙周健康状态。图11.29展示了一个严重的牙列畸形持续变差的病例。

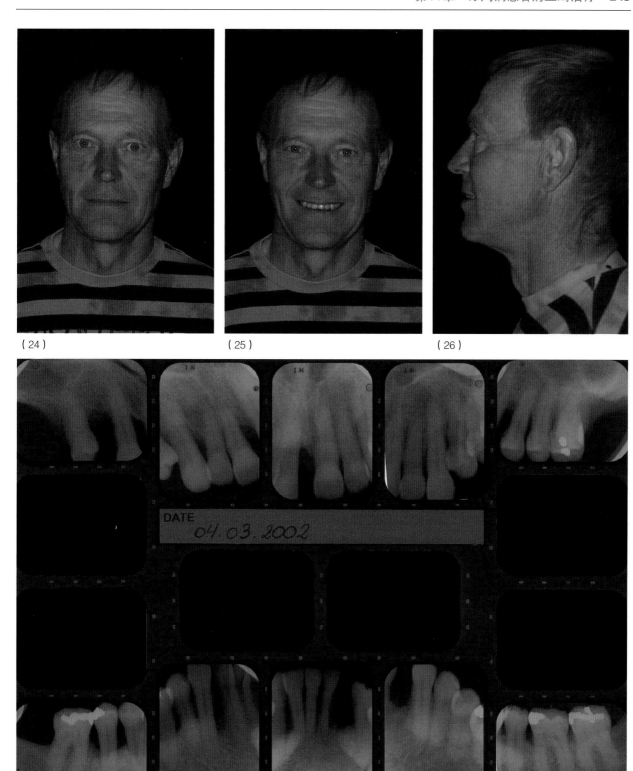

（24）　　　　　　　　（25）　　　　　　　　（26）

（27）

图11.29（续）

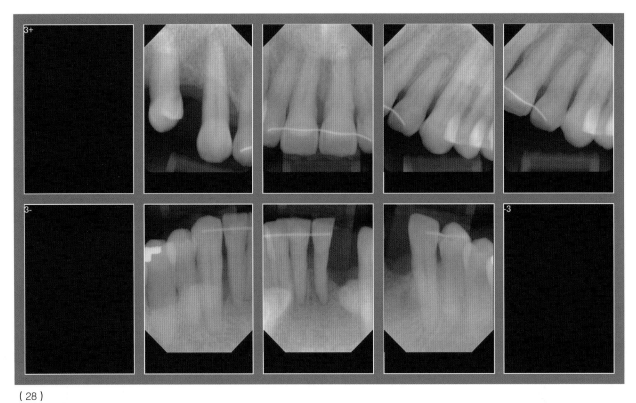

（28）

图11.29（续）

第12章

前牙牙周病患者的正畸系统治疗
A Systematic Approach to the Orthodontic Treatment of Periodontally Involved Anterior Teeth

Jaume Janer

单颗牙齿的牙龈退缩

本章将重点介绍已经或即将出现前牙单颗牙齿牙龈退缩患者的正畸治疗原则。其不包含刷牙所致的牙龈退缩，这种情况常见于尖牙，也不包括薄龈型的多颗牙齿的牙龈退缩。

病因和发病率

当牙齿的龈缘位于其釉牙骨质界（CEJ）根方时，称为牙龈退缩。青少年和成人单颗牙齿牙龈退缩发病率的相关文献很少。Stoner和Mazdyasna（1980）对15岁的青少年下切牙区进行了普查，结果表明其假性牙龈退缩的发病率为17%，即牙齿具有较长的临床牙冠，但并不伴有牙根的暴露，而真正的牙龈退缩的发病率仅为1%。Ainamo等（1986）对7岁、12岁和17岁青少年的研究发现牙龈退缩的发病率分别为5%、39%

和74%。Brown等（1996）评估了13岁以上美国儿童的牙周状态，他们发现，虽然在任何一个年龄组牙周病的受累程度和患牙数目并不是很大，但随着年龄的增长，发生牙龈退缩和附着丧失的概率有所增加。这一研究结果与Gorman（1967）、Loe等（1992）和Khocht等（1993）的研究结果相符。无论口腔卫生好坏都可能发生牙龈退缩，前者更多影响的是牙齿的唇颊面（Loe et al. 1992）。单颗牙齿的牙龈退缩最易发生于下中切牙，其次是上下尖牙，但相比于下中切牙，尖牙牙龈退缩的发生率要小得多。

有学者推测首先出现牙槽骨裂，进而形成牙龈退缩，但这一推断并没有得到证实。对人类干颅骨的研究表明（Elliot and Browers 1963; Rupprecht et al. 2001）骨裂是一个普遍现象，牙槽骨越薄越容易出现这种情况。我们都清楚在断层扫描（CT）技术出现之前，并没有可以测量牙

Adult Orthodontics, Second Edition. Edited by Birte Melsen and Cesare Luzi.
© 2022 John Wiley & Sons Ltd. Published 2022 by John Wiley & Sons Ltd.
Companion Website: http://www.wiley.com/go/melsen-adult-orthodontics

齿牙槽骨厚度的可靠的间接手段（传统影像）。Lost（1984）用外科手段治疗了113颗牙龈退缩的牙齿，他发现牙龈退缩的最低点至牙槽骨裂间的平均距离是2.8mm，且具有相当大的个体差异。随着CT技术的出现，有研究发现正畸治疗内收下切牙时，其唇舌侧牙槽骨的厚度减少，在某些病例中可能发生了骨裂，但这些骨裂并未引起牙龈退缩（Sarikaya et al. 2002）。但这项研究只持续了3个月，所以不能排除3个月后有新骨的生成。然而，这项研究表明骨裂并不总能引起牙龈的退缩。

导致牙龈退缩的相关因素包括：菌斑导致的炎症、牙齿不齐、刷牙、正畸治疗、高位的系带附着、龋齿、龈下修复体和各种复合因素（Snyder 1982；Khocht et al. 1993）。对于单颗牙齿的牙龈退缩，特别是唇侧位的下中切牙和尖牙，覆盖于这些牙齿唇侧的硬和/或软组织数量不足似乎是出现退缩的主要因素，而与正畸治疗无关。

角化龈的数量

许多研究旨在确定防止牙龈退缩所需的角化龈的最小量值。人们普遍认为牙龈角化量少或没有角化龈的牙齿不一定发生牙龈退缩（Browers 1963；Lang and Loe 1972；Kennedy et al. 1985；Wennstrom et al. 1987；Freedman et al. 1992，1999）。Coatoam等（1981）认为对于牙周健康、没有牙龈退缩的患者而言，只要其角化龈的量不小于2mm，就可以接受正畸治疗。

在儿童中，当牙龈炎症有所好转（Powell and McEniery 1982），唇侧位的下中切牙排齐后（Andlin-Sobocki et al. 1991；Andlin-Sobocki and Persson 1994），其牙龈退缩会得到改善。下切牙在牙弓中越突出，它的角化龈就越少（Bowers 1963；Rose and App 1973），当唇倾的下切牙向舌侧移动时，其角化龈的宽度会增加（Dorfman1978；Nygan et al. 1991）。考虑到唇

缘软组织对牙齿前倾的抵抗力，唇缘软组织的厚度比宽度更重要，尤其是在菌斑引起的牙龈炎症的情况下（Steiner et al. 1981；Wennstrom et al. 1993）。

牙龈退缩和下切牙的唇倾

在现代正畸中，我们更多的是通过扩展牙弓宽度和唇倾下切牙来解决下切牙的拥挤问题，较少选择拔除1颗切牙或2颗前磨牙。

为了探查牙齿位置对牙龈退缩的影响，学者们进行了各种各样的人类和动物学的实验研究，结果表明成人和青少年下切牙的正畸唇倾不会导致牙龈退缩（Ruf et al. 1998；Artun and Grobety 2001；Djeu et al. 2002；Allais and Melsen 2003），但缺乏长期纵向的研究结果。Artun和Krogstad（1987）对手术治疗的安氏Ⅲ类患者的牙龈情况进行了研究，结果显示当下切牙唇倾度增加10°以上时，牙齿临床冠高度略有增加。回顾相关动物实验研究结果，应该注意以下几点：

- 实验所用动物主要为健康的猴或狗
- 在某些情况下，使用的是上切牙而不是下切牙（Karring et al. 1982；Wennstrom et al. 1987）
- 动物实验所应用的机械原理和矫治器设计不同于常规的临床正畸治疗

a. 总之，动物实验中下切牙的唇倾会引起；

   i. 牙齿临床冠长度的小幅增加

   ii. 骨裂

   iii. 显微镜下的组织学分析，或黏骨膜翻瓣手术后的评估发现没有或仅少数牙齿出现了结缔组织附着的丧失

b. 此外，当将这些牙齿移回到以前的位置时，骨丧失或骨裂会恢复，这可能是因为健康的嵴上纤维软组织在外伤力引起的吸收后具备形成骨的能力（Batenhorst et al. 1974；Steiner et al. 1981；Engelking and Zachrisson 1982；Karring et al. 1982；Nyman et al. 1982；Wennström et al. 1987）。

依据上述研究结果我们推断，当通过唇倾下切牙解决拥挤时，如果下切牙的角化龈比较薄，那么易于发生骨裂、牙龈变薄和牙龈缘向根方移位。这时，它会成为一个薄弱点，在菌斑存在时引起牙龈退缩（Steiner et al. 1981；Wennstrom 1996）。

临床指南

可以根据以下情况来判断是否需要增加角化龈的宽度：①上前牙或是下前牙；②成人或是儿童；③正畸或是非正畸患者；④已经出现或是具有牙龈退缩的倾向。对于角化龈宽度不足的患者，无论患者的年龄如何，如果他/她不需要正畸治疗，那么没有必要通过手术增加角化龈的宽度来改善牙周健康（Hangorsky and Bissada 1980；Wennstrom and Lindhe 1983；Persson and Lennartsson 1986）。然而，如果成人患者牙龈退

缩影响到前牙美观且患者笑线较高时，则需要借助外科手段解决牙龈退缩的问题，以改善患者的美观。

用于牙根覆盖或者牙龈增量的牙周整形手术可以有效地减少牙龈退缩的问题，但部分和完全牙根覆盖的比例在不同手术术式间及同一术式内显示出明显差异（Roccuzzo et al. 2002）。对存在牙龈退缩或有牙龈退缩风险的正畸患者，建议采用不带蒂的游离上皮或结缔组织移植，因为这种术式可以获得更大的牙龈厚度。有文献认为在移植区域形成的牙龈附着类型在一定程度上属于结缔组织和上皮，结缔组织大多覆盖于退缩区域的根尖部分和侧面，上皮位于牙根表面的大部分区域（Wennstrom and Pini Prato 2003）。结缔组织的牙龈移植可以用于上下牙弓，但因为移植后颜色的匹配问题，游离上皮的牙龈移植只能用于下前牙区。在正畸治疗开始很久前接受过游离上皮牙

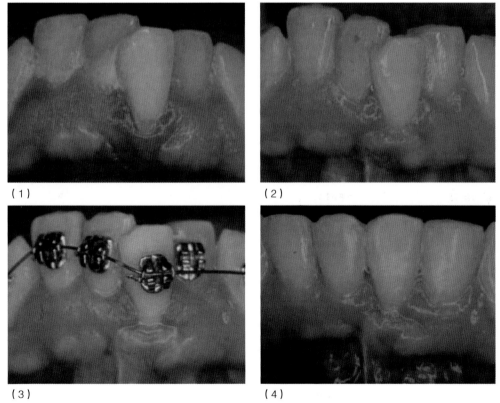

（1）　　　　　　　　　　　　　　（2）

（3）　　　　　　　　　　　　　　（4）

图12.1　36岁女性患者，下切牙拥挤和31的牙龈退缩。采用非拔牙矫治，在正畸治疗前实施游离上皮下牙龈移植手术。（1~4）31在正畸治疗开始前和游离上皮牙龈移植术后及正畸治疗中和正畸治疗后。（5，6）治疗前后的拾像。（7，8）治疗前后的口内正面像。

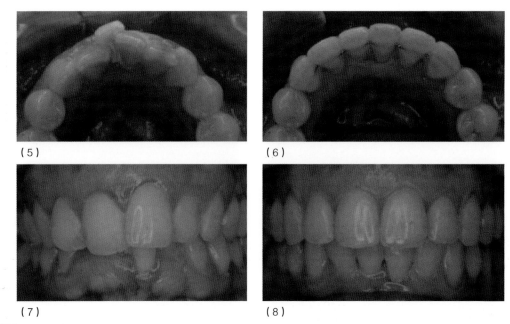

（5） （6）

（7） （8）

图12.1（续）

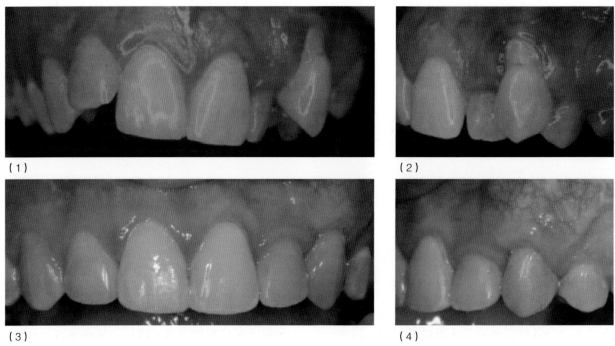

（1） （2）

（3） （4）

图12.2 37岁女性患者，上牙弓狭窄，左上尖牙唇侧位，伴有严重的牙龈退缩。在正畸治疗开始前23接受了游离上皮下结缔组织牙龈移植手术。多学科联合治疗前后对比：（1~4）上前牙，（5，6）前面观，（7，8）牝面观，（9，10）笑像。

龈移植的年轻患者中，会在其成熟期观察到移植牙龈缘向冠方迁移，这被称为蠕变效应。

值得强调的是，通过使用超弹性弓丝和低摩擦力的自锁托槽系统，正畸力可以被更轻柔地传递到牙周组织。这种轻力实现了骨重建，允许牙齿发生唇颊侧的扩展而不引起骨吸收（Handelman

1996）。尽管目前没有科学证据支持上述说法，但临床经验证实在没有牙周损害的情况下发生了更大范围的牙齿移动。

在成人患者中，最常受累的牙齿是部分或全部位于牙弓外的上下尖牙和唇侧位的下中切牙。对伴有牙龈退缩的成人而言，建议在正畸治疗开

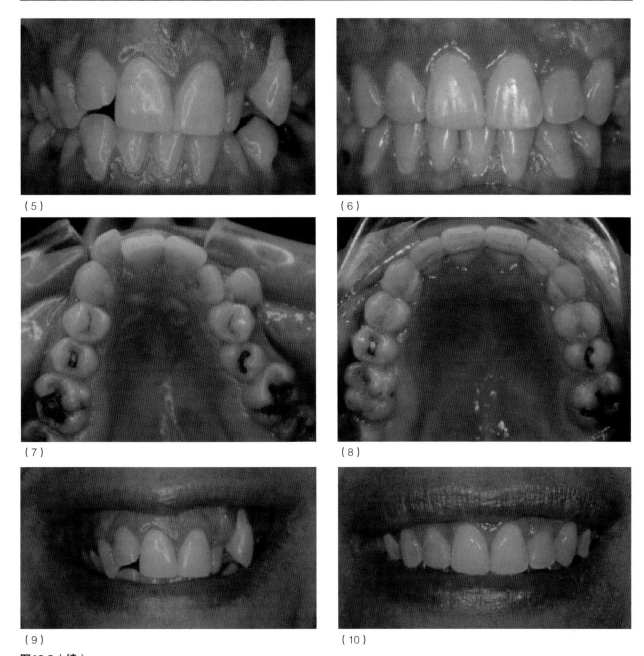

（5）　　　　　　　　　　　　　（6）

（7）　　　　　　　　　　　　　（8）

（9）　　　　　　　　　　　　　（10）

图12.2（续）

始之前进行牙龈移植手术（图12.1和图12.2）。

对于唇侧位的下切牙，如果其角化龈宽度足够，当需要唇倾切牙排齐时，防止正畸治疗中和治疗后的牙龈退缩的牙龈移植手术可做可不做（图12.3和图12.4）。

切牙进行性间隙
病因、发病率和鉴别诊断

在牙周病文献中，上前牙间隙逐渐扩大（PSI）被称为病理性牙齿移位，其被定义为维持牙齿正常位置的力遭到破坏，从而导致牙齿位置的改变（Chasens 1979）。

切牙进行性的间隙（PSI）是牙齿位置发生病理性变化的最明显标志。与增龄性改变所引起的生理性牙列拥挤不同，切牙进行性的间隙具有以下特点：受累牙齿往往是切牙，尤其是上切牙；存在散在间隙，这些间隙呈进行性的增加。然而，尽管有些前牙散在间隙随年龄的增长而增加，但它们并不是PSI，包括：

• 牙列一直有间隙，如Bolton指数例不调或由于

舌体功能或形状的改变所导致的一些牙性安氏Ⅲ类错殆畸形（非常少见）

- 因某个前牙缺失引起邻牙移位，从而导致前牙区的散在间隙
- 存在牙龈增生的牙列

PSI的病因尚不清楚，Towfighi等（1997）和Martinez-Canut等（1997）的研究认为中重度牙周炎患者PSI的发生率达到30%~56%。而且，如果缺失的后牙超过3个，那么PSI的发生率将进一步增加（Martinez-Canut et al. 1997）。牙周骨组织的丧失可能是导致PSI的原因。基于牙齿位置平衡理论，休息位时舌的力量与唇、颊肌的力量相互

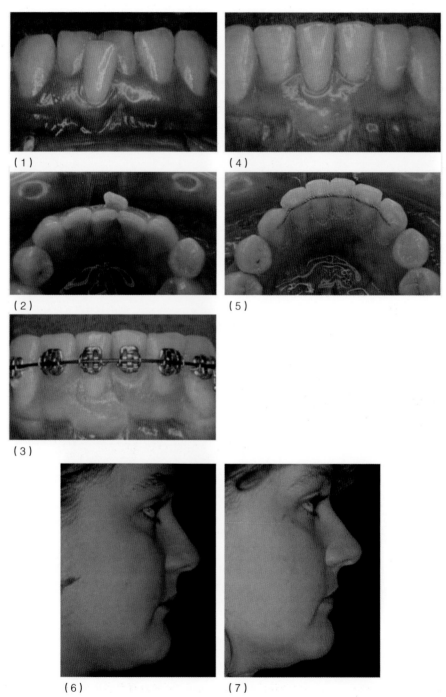

（1）　　　（4）

（2）　　　（5）

（3）

（6）　　　（7）

图12.3　22岁女性患者，凹面型，下中切牙唇侧位，角化龈宽度尚可。在开始非拔牙矫治前进行游离上皮牙龈移植手术，以防止正畸治疗后发生牙龈退缩的风险。（1，2）治疗前，（3）治疗中，（4，5）正畸治疗后。（6~9）正畸治疗前后的软组织侧貌和头颅侧位片。

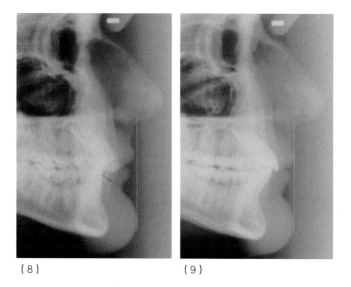

（8）　　　　　　　　　　（9）

图12.3（续）

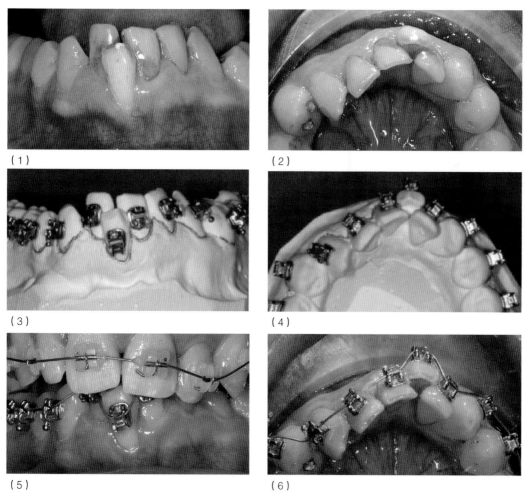

（1）　　　　　　　　　　（2）

（3）　　　　　　　　　　（4）

（5）　　　　　　　　　　（6）

图12.4　42岁患者，下切牙区拥挤，41的角化龈宽度窄且薄。决定通过扩展牙弓宽度和唇倾切牙检验软组织对正畸治疗的反应。非拔牙矫治，使用低摩擦力的自锁托槽和高弹性弓丝，没有做牙龈移植手术。（1，2）治疗前，（3，4）粘接托槽的患者模型，（5，6）托槽粘接阶段，（7，8）治疗5个月后，（9）下前牙区的牙齿改建情况和（10）正畸治疗后。

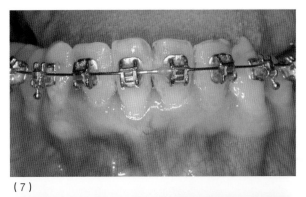

（7）

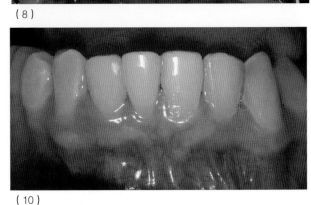

（8）

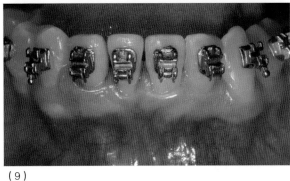

（9）

（10）

图12.4（续）

抵消（Proffit 1978）。当发生骨丧失时，牙齿的抗力中心发生改变，因此舌体对切牙的压力引起了牙齿的移位，从而导致散在间隙的发生。

在牙周急性炎症阶段，前牙区会出现少量间隙，经过传统牙周治疗或手术治疗后，这些间隙可能被部分或完全逆转。有学者认为这种少量的间隙是PSI的初始阶段（Hirschfeld 1933；Manor et al. 1984；Brunsvold et al. 1997；Gaumet et al. 1999；Singh and Deshpande 2002）。骨丧失的进展程度、是否伴有深覆𬌗和/或牙齿的丧失等因素决定了该病症是否会进展成为真正的PSI。

总之，PSI这个术语应该仅适用于那些患有慢性牙周炎的个体，其在某一阶段，由于切牙唇倾在前牙区出现了散在间隙。这些个体可能伴有牙列缺损和/或深覆𬌗，也可能不伴有这些畸形（图12.5）。

治疗

需要强调的是，对于PSI患者，单纯的牙周治疗不能关闭牙弓内的间隙或者防止间隙的进一步发展。因此，需要牙周、正畸、修复（当存在牙齿缺失时）多学科的联合治疗。临床医生还不应低估PSI对患者微笑的破坏性影响。患者就诊的目的之一是希望得到令人满意的笑容，因此包括正畸治疗在内的多学科的联合治疗是非常必要的（图12.6）。

只要上下切牙间存在足够的覆盖关系，通过内收上切牙，正畸医生很容易关闭上前牙区的散在间隙。对于深覆𬌗患者，PSI的治疗变得更具挑战性。对这些患者而言，治疗的第一步是打开咬合，之后才能实现上前牙的内收。打开咬合的方法包括以下几种：使用带有前牙平面导板的改良式哈雷保持器（框12.1）；直立前倾的后牙；对存在后牙区牙列缺损的患者，在正畸治疗开始前放置临时性的修复体。有关这些案例说明图，请访问本书的伴随网站www.wiley.com/go/melsen，其列举了3个存在PSI、牙源性深覆𬌗、覆盖不足的病例，展示了不同的打开咬合的方法。

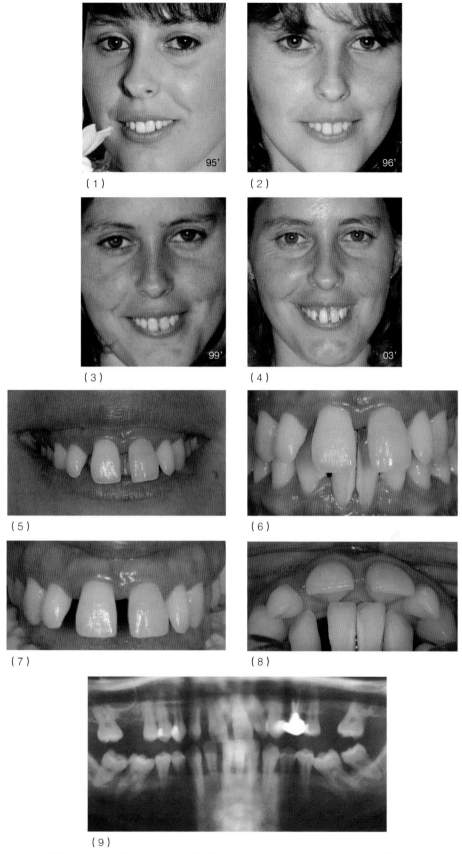

图12.5 （1~4）35岁女性患者，慢性牙周炎，PSI的进展。（5~9）正畸就诊时的口内情况。

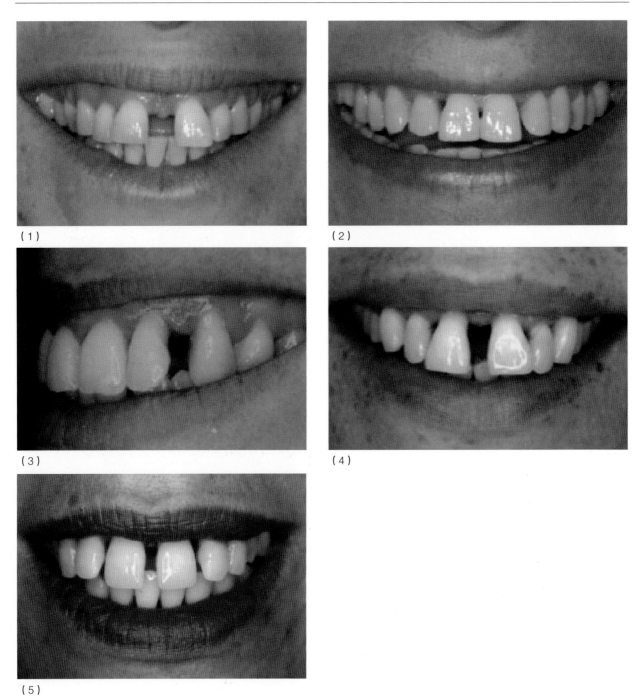

（1）

（2）

（3）

（4）

（5）

图12.6 （1~5）伴有PSI和慢性牙周炎患者的不美观的笑容。

框12.1 改良式哈雷保持器

- **描述**：活动的聚乙烯腭侧导板，固位装置为磨牙上的箭头卡环或类似装置，可配有或无唇弓，上切牙和尖牙的腭侧带有平面导板，其使上下后牙脱离接触。为了防止负荷过重，下切牙应接触平面导板

- **效应**：它可以通过下后牙被动性地萌出而暂时性地打开前牙咬合，下颌骨发生顺时针旋转，使前牙覆盖增加。增加的覆盖允许内收上前牙的间隙，同时不会干扰下前牙（图12.7）

- **使用方法**：在正畸治疗过程中，除进食外，患者需要每天24小时佩戴。对慢性牙周炎患者，一般在3~4个月内可以打开咬合。标准顺序如下：①佩戴哈雷保持器打开咬合；②下牙列粘接固定矫治器，同时佩戴哈雷保持器，直至整平下牙列；③停止戴用哈雷保持器，上牙列粘接固定矫治器关闭间隙；④正畸治疗结束后，上下颌粘接舌侧丝保持器，同时夜间佩戴新的哈雷保持器

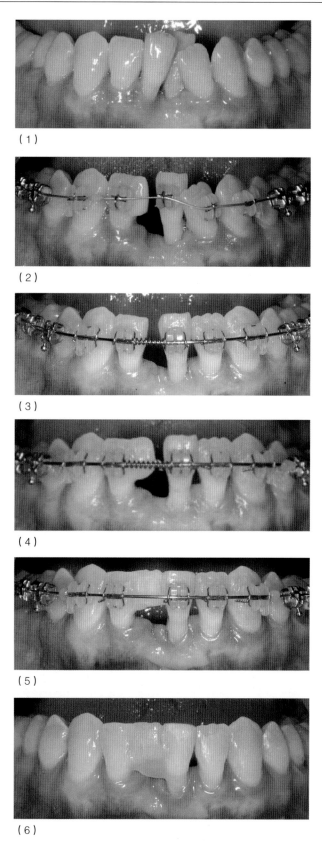

（1）

（2）

（3）

（4）

（5）

（6）

图12.9　（1，7）53岁的患者，牙列拥挤和下中切牙的牙槽骨吸收。（2~6）拔除了右下中切牙。治疗计划为：排齐牙列，纠正牙弓宽度，为修复41开展间隙。（8，9）注意左下中切牙对牙齿移动的反应。

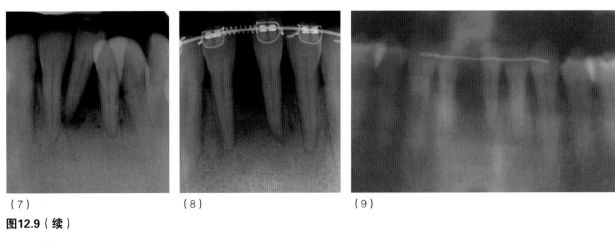

（7） （8） （9）

图12.9（续）

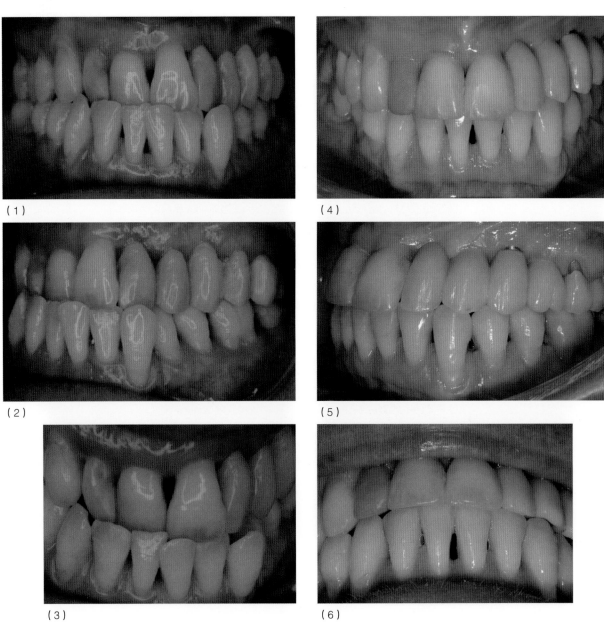

（1）

（2）

（3）

（4）

（5）

（6）

图12.10 45岁的患者，慢性牙周炎症，牙列的缺损和安氏 Ⅲ 类的牙性、骨性错𬌗。（1~3，7，10）初始状态。（4~6，9，11）多学科联合治疗的最终结果。头颅侧位片；（7，9）治疗前后和（8）和正颌手术前。治疗方案：牙齿去代偿，手术治疗前移上颌。在这种类型的错𬌗中，不建议通过唇倾上切牙来纠正前牙反𬌗。

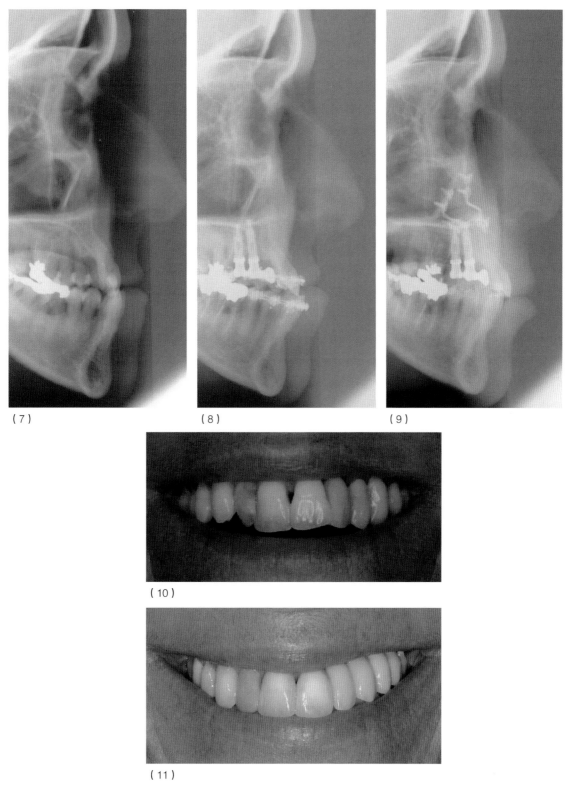

（7）　　　　　　　　　　（8）　　　　　　　　　　（9）

（10）

（11）

图12.10（续）

- 尽量使用不带有牵引钩和曲的唇弓
- 为了防止尖牙间的间隙复发，建议在尖牙远中使用树脂阻止球，而不建议使用尖牙间的连续结扎
- 在每一次正畸复诊时清除任何色斑和钙化的菌斑

在治疗伴有牙周组织丧失的上切牙时，最影响美观的是龈乳头的缺失。骨吸收量和牙龈萎缩量越大，"黑三角"减少的可能性就越小。随着异位的牙齿被排齐，还会出现一些"黑三角"。因此在正畸治疗开始前，应向患者解释这些可能出现的问题。

前牙牙周手术的可行性、类型和程度

上前牙区牙周手术的可行性、类型和程度是最重要的。对于伴有骨吸收和牙周袋的患者，如果保守的牙周治疗不见成效，那么强烈建议使用相对保守的牙周手术以减少牙齿临床冠高度、牙根暴露以及降低"黑三角"增大的可能性。

牙龈形态

对于牙周健康的牙齿而言，当其进行垂直向位移时，牙龈的形态伴随着切牙的移动而改变，临床冠的长度保持不变（图12.11）。对于伴有牙槽骨丧失或牙周袋的前牙而言，无法预测牙龈形态的变化情况（图12.12和图12.13）。

牙齿解剖形态

- 正畸医生经常遇到一些牙体解剖形态欠佳的成人患者，他们或者是因为牙齿位置异常，或者是因为牙龈退缩而导致切牙牙冠长度不调。在这些病例中，正畸医生需要通过牙体改形来掩饰牙体解剖形态的不调。对于由于骨吸收和龈退缩而导致临床冠变长的患牙，通过牙齿改形来提高冠根比不仅可以改善患者的美观，而且对前牙的功能也起到积极的作用

压低和伸长

正畸力压低牙周健康的牙齿时，牙齿的临床冠会变短。目前没有关于牙齿压低是否影响人类牙周组织结构的相关研究。例如，压低牙齿是

否会获得更多的结缔组织附着。这方面的结果只能通过组织学的研究方式才能得到证实，由于各种各样的原因，目前还无法达到。Murakami等（1989）对猴子进行了实验研究，他发现牙齿被压入后，其牙龈的移动量是牙齿移动量的60%，而牙齿的临床冠变短，龈沟加深的量为牙齿移动量的40%。但是，这项数据来源于对牙齿压入的即刻研究结果，不能确定这些变化是永久性的还是暂时性的。而且，此研究中所发生的牙龈增生现象在成人或儿童的正畸治疗中很少见。但值得一提的是所有牙齿的结合上皮都位于CEJ上方，未发生根方的移位。

在另一项对猴子的研究中，Melsen等（1988）对牙周支持组织已降低的牙齿进行了压低，结果表明这些牙齿获得了0.7～2.3mm的结缔组织附着。且所有牙齿的CEJ都在边缘骨水平以下。当对伴有骨吸收和深覆𬌗的30名正畸患者实施压入力时，根尖片的评估结果表明19名患者的骨支持量有所增加。可能的原因是在压入过程

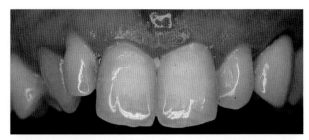

（1）

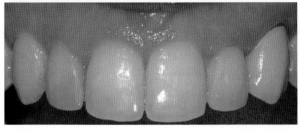

（2）

图12.11 （1，2）在牙周健康的牙列中，随着正畸治疗的结束，牙龈形态很容易恢复。左侧尖牙的结果很难预测。伸长右侧侧切牙，维持了其牙龈轮廓。

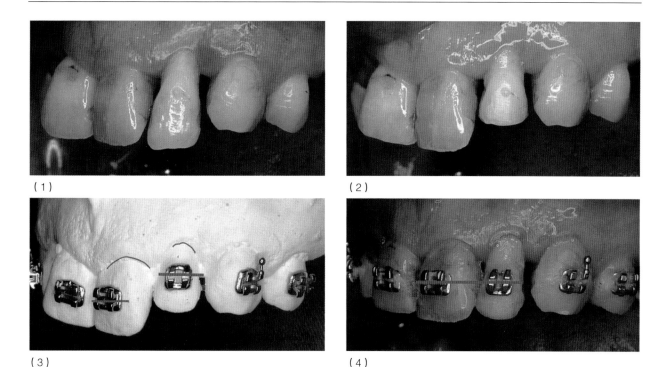

图12.12 伴有骨吸收和不同程度牙龈退缩的牙齿的牙龈形态的恢复是很难预测的。（3）22托槽的放置位置，其目的是恢复牙龈边缘，（4）整平后的结果。（1）治疗前和（2）修整22牙冠高度后。

中，形成了骨下袋，骨下袋很窄以至于牙周探针无法进行测量。因此，不能得出压入牙齿可以获得结缔组织附着的结论。相反，结合上皮可能会延伸至边缘骨水平以下。压入作用还导致了牙齿临床冠高度减少了0.5～1.0mm（Melsen et al. 1989）。

Cardaropoli等（2001）压入了10颗上颌中切牙，这些中切牙存在牙槽骨吸收、骨下袋、牙齿伸长和间隙问题。正畸治疗后，他们发现患牙的牙周袋深度变浅，临床冠长度改善，根尖片上的牙槽骨量有所增加。Vanarsdall（1985）建议整平牙周支持组织下降的相邻牙齿CEJ间的嵴骨。伴有牙槽骨吸收的牙齿往往比邻牙伸长，因此建议使用高速手机降低临床冠长度。然而，如果存在牙槽骨水平吸收，那么需要应用正畸力进行压入或伸长的牙齿移动。

对已伸长的上切牙是实施压入力、伸长力或是两种力的结合，取决于患者的需要。如果只有

一颗有轻度牙龈退缩的切牙发生了伸长，那么无论会获得怎样的附着，都建议对其进行压入，这种情况并不多见。更常见的情况是多颗切牙的临床冠变长，且伴有不同程度的牙龈退缩、牙龈边缘形态不规则。这种情况下，一些牙齿需要被压入，一些需要被伸长，以后可以根据邻牙的情况降低牙冠高度（图12.13）。正如上文所提及的，对牙周支持组织降低的牙列而言，很难预测牙周组织的轮廓。应当牢记临床研究结果表明临床冠高度的降低量最多为1mm，对于牙根已暴露临床冠变长的切牙而言，单纯压入不能改善美观，因为前牙仍旧会显得很长。而且，如果在正畸治疗后需要对切牙进行修复治疗，那么伸长切牙比压入切牙更有意义。应当小心解释正畸治疗后在放射片上经常观察到的牙槽骨重建。可能骨量保持稳定，但是它的形态发生了改变。如果真如此，这就解释了临床探诊深度的改善和骨下缺损减少的现象。

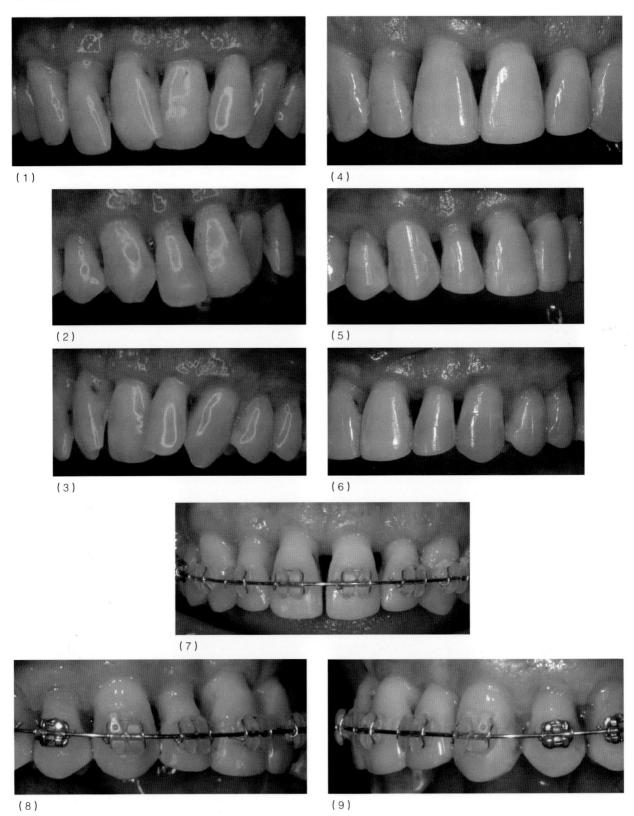

图12.13 （1~3）54岁的患者，慢性牙周炎、牙龈退缩和前牙拥挤。（7~9）正畸治疗6~8个月后，再次评估托槽的位置和牙齿的位置。修整牙齿形态以减少三角间隙、改善笑线和增加冠根比例。（4~6，10，11）正畸治疗1年后。

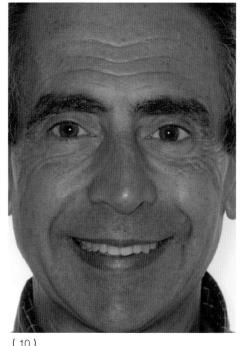

（10）

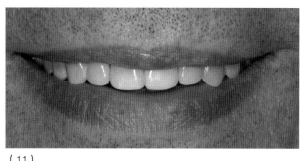

（11）

图12.13（续）

临床检查

无论患者是否已经进行过牙周治疗，正畸医生必须亲自进行基本的牙周检查，以确定患者实际的牙周状态。以下关于前牙牙周和牙齿状况的基本信息是正畸医生开始正畸治疗前应该收集的：

- 口腔卫生状况

- 探诊是否出血

- 骨吸收的量：大多数情况下高质量的曲面断层片就足以评估前牙的骨水平，但是如果存在拥挤，建议加拍根尖片

- 临床探诊牙周袋深度：特别是对伴有骨吸收的患者和存在牙龈袋且伴有牙龈退缩的患者

- 牙龈退缩和龈乳头是否缺失

- 牙齿位置：是否有拥挤或间隙，如果有间隙，那么间隙是稳定的还是进行性增加

- 牙齿解剖形态：牙齿的形态是方形的还是三角形的，牙根暴露的程度，是否存在牙齿的磨耗和磨耗的程度，切嵴的厚度和冠根长度比例关系

- 上切牙的牙齿动度和牙性震颤（咬合时牙齿的震动和动度）

治疗

慢性牙周炎是牙周疾病中最常见的类型，患者的前牙常需要多学科的联合治疗。骨吸收的量和牙周治疗的结果决定了病例的严重程度与预后情况。

正畸治疗前

对于轻度至中度牙周炎，没有明显的咬合创伤和深的牙周袋的患者，应教育他们如何保持口腔卫生：

- 没有证据表明需要向整体人群进行以预防牙龈炎和牙周炎为目的的口腔卫生宣教。然而，对于牙周炎患者，仔细清洁牙齿的邻面是最为重要的，因为这些区域的菌斑堆积易引起支持骨的吸收和牙龈的退缩（Echeverria et al. 2003）。而且，牙齿邻面是最易患牙周炎的区域（Warren and Charter 1996）。需要使用牙线清除牙齿邻面的菌斑，因为刷牙不能有效清除这个区域的菌斑。推荐使用特殊的牙线

（Superfloss，Oral–B），其由3部分组成：一个末端硬的穿针器，可以越过邻牙间的正畸唇弓；一个弹性的牙线可以清洁牙齿邻面和一个常规的牙线。建议患者每日晚饭后或刷牙前使用牙线清洁一次，并告知他们，在使用牙线时可能会引起牙龈出血

- 建议使用电动牙刷，而不是手动牙刷，尽管这与文献的研究结果相反（Boyd and Rose 1994；Heintze et al. 1996；Heasman et al. 1998；Thienpont et al. 2001）。因为患者需要花费很多时间清洁牙齿邻面，使用电动牙刷可以简化这一过程。如果患者的正畸疗程比预期的多出2个月，那么电动牙刷的效果就更显著。上下前牙区刷牙需要的时间平均为90秒，主要用于清洁唇侧牙面（Van der Weijden et al. 1993）

- 建议使用牙间隙刷清除托槽周围和托槽间的菌斑，但是不建议将间隙刷用于牙齿邻接点以下的区域，因为这样会损害牙齿间的牙龈组织

- 非手术性的牙周治疗——刮治和根面平整。通过去除暴露的根面牙石来平整牙根表面不会影响牙周的愈合过程——清洁程度、出血指数、探诊深度和临床附着龈的获得。但是对前牙区暴露牙根的根面平整，特别是邻牙区域，会减少固定矫治正畸患者菌斑的堆积。因此，无论这一做法是否会引起牙本质过敏症状都建议进行

中重度牙周炎患者

- 卫生宣教：当发生了广泛的牙龈退缩和龈乳头消失时，与牙线相比，间隙刷能更为有效地清洁牙齿邻面间隙

- 非手术的牙周治疗：Badersten等（1984）评估了重度慢性牙周炎患者经过非手术性牙周治疗后的效果，结果表明其出血指数和牙周袋探诊深度明显下降，甚至12mm牙周袋的患牙也得到了明显改善。这证明了刮治和根面平整的有效性。在成功地进行了刮治和根面平整后，多数情况下会形成广泛的结合上皮，这有助于牙龈

附着于牙骨质表面。尽管非手术牙周治疗不是抵抗牙周炎的最有力方法，但是与手术切除深的牙龈袋所造成的前牙伸长，影响美观的方法相比，非手术治疗是一个可接受的妥协的方法

- 一些研究认为牙齿松动对牙周治疗的结果存在负面影响（Fleszar et al. 1980；Pihlstrom et al. 1986；Burgett et al. 1992）。如果上前牙区出现了咬合创伤和牙齿松动，那么建议使用带有前牙平面导板的改良式哈雷氏矫治器，使前牙暂时性地脱离咬合

- 当刮治和根面平整不能清除牙周炎症，出血持续存在时，建议对这些存在骨下缺损的区域实施开放式翻瓣清创术。开放式翻瓣清创术，除了手术本身带来的牙龈退缩外，应避免其余任何不必要的牙龈退缩，因为牙龈的退缩会导致不可逆的不美观的后果，对笑容产生影响。这点也适用于笑线较低的下前牙区。因此，通过手术手段清除牙周袋不是必需的选择，即使牙周探诊深度等于或大于6mm，因为它增加了进一步发生附着丧失的风险（Caffey and Egelbert 1995）

牙周再生技术，例如引导性组织再生术（GTR），结合使用移植材料和釉基质蛋白可以提高牙周手术后受累前牙的牙周状态（Cortellini and Tonetti 2000）

- 在以下情况下，患者可以开始进行正畸治疗：
  - 菌斑水平令人满意
  - 牙周状态健康
  - 患者的动机强烈

正畸治疗中

- 牙周炎患者正畸治疗的疗程应控制在16个月以内

- 正畸治疗中每6个月拍摄曲面断层片，对牙槽骨的水平进行评估，曲面断层片还可以用于评估托槽放置的位置是否准确

- 每隔4～6个月进行一次专业的口腔卫生清洁。每次正畸复诊应探诊牙龈、清除菌斑，特别是

下切牙区和上前牙间的菌斑

综合考虑

- 使用轻力

- 托槽的位置：

  - 在粘接托槽时应考虑牙龈缘、笑线、牙根平行度和牙齿临床冠的高度等因素

  - 相比直接粘接技术，间接粘接技术更便于操作者从模型的各个角度观察牙齿的解剖形态和在牙弓中的位置，因此粘接的托槽位置更为精确

- 牙齿的改形：在正畸治疗开始前，有时需要对牙齿的解剖形态进行调整。在这种情况下，可以首先在石膏模型上勾勒出牙齿改形后的轮廓，然后再在牙齿上进行操作。但在这个阶段，不需要对牙齿的邻面进行改形（图12.14）。在正畸治疗中：6~8个月时，应在放置不锈钢丝和β-钛镍方丝（TMA Ormco）前拍摄曲面断层片。注意牙齿的接触点、"黑三角"和外展隙，特别是上中切牙区域。首先，应该调磨牙齿的长度和切嵴的厚度。其次，将邻牙的接触点分开以利于清除或减少"黑三角"，同时要注意避免将切牙修整得过窄或使切牙的牙根过于接近。牙齿改形后牙弓内出现的间隙很容易通过正畸手段关闭。中切牙牙根的近中倾斜会进一步减少牙弓内的间隙，因此不建议使用通过额外片切牙冠宽度以关闭"黑三角"的做法（图12.15）

正畸治疗后

建议有牙槽骨吸收的患者终生接受牙周医生或全科牙医的口腔状况监控（Lindhe et al. 1983；Badersten et al. 1984；Becker et al. 1984；Lindhe and Nyman 1984）。

保持

- 无论是否伴有牙周支持组织的减少，建议成人正畸患者终生佩戴保持器。尖牙间粘接性的舌侧保持器是已经证明的，可以有效保持前牙位置的方法

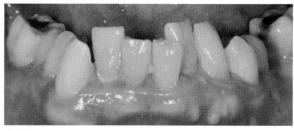

（1）

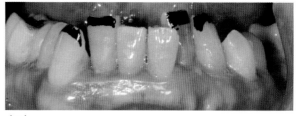

（2）

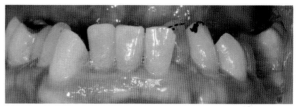

（3）

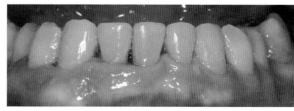

（4）

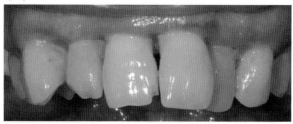

（5）

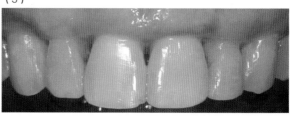

（6）

图12.14 55岁的患者，慢性牙周炎和牙列拥挤，拔除了31进行正畸治疗。（1~3）正畸治疗前对下前牙高度进行改形。（4~10）在正畸治疗中对上下前牙再次进行三维方向的改形。（11，12）治疗不仅改善了患者的咬合关系，而且提高了患者笑容的美观程度，这归功于牙齿改形的结果。

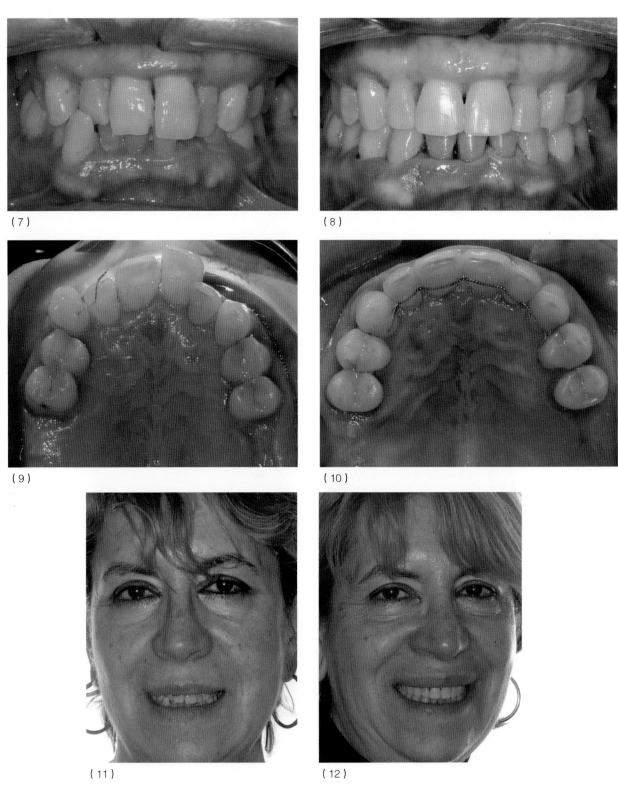

（7）　　　　　　　　　　　（8）

（9）　　　　　　　　　　　（10）

（11）　　　　　　　　　　　（12）

图12.14（续）

- 舌侧保持器的弓丝和粘接剂应远离舌侧的龈乳头，而且其不应干扰邻牙接触点以下的间隙，以利于患者使用牙线清洁这个区域。在保持器复诊时，应告知患者保持器的目的和其保持牙齿位置的重要性。应教会患者使用Superfloss和口镜检查舌侧的粘接垫
- 但有时保持器的维护被忽视。因此，建议正畸治疗结束6个月后（在6个月内复诊3次）患者每

12～16个月复诊1次
- 舌侧丝对牙周支持组织减少的患者的切牙起到有益的夹板固定效果，但这一点并未得到文献的支持。使用粘接性舌侧丝的切牙的松动度明显减小
- 在伴有PSI的深覆𬌗病例中，建议夜间使用带有平面导板的改良式哈雷保持器

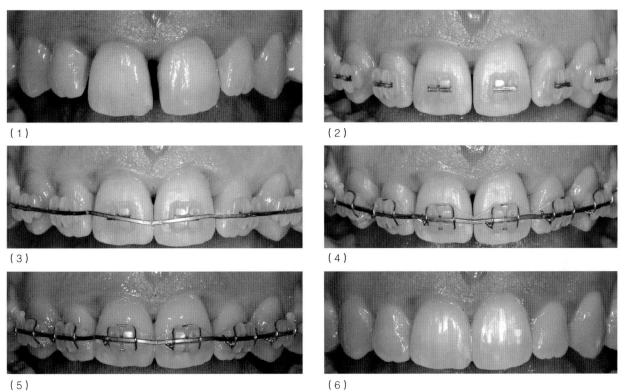

（1）　　　　　　　　　　　（2）

（3）　　　　　　　　　　　（4）

（5）　　　　　　　　　　　（6）

图12.15　（1）35岁的患者，中度慢性牙周炎和上切牙的散在间隙。（2）牙齿轻度改形，包括上中切牙邻间隙，保留了中切牙间的外展隙。（3，4）使用0.019英寸×0.025英寸含钼铁镍丝（TMA）弯制第二序列弯曲，将中切牙牙根向近中移动。（5）4周后关闭外展隙。（6）最终结果。

第13章

正畸–牙周联合治疗
Interdisciplinary Collaboration between Orthodontics and Periodontics

Francesco Milano, Laura Guerra Milano

引言

在诊治成人患者时，正畸医生需具备一定的牙周知识，以确认患者是否需要进行牙周治疗、何种牙周治疗，以及在正畸治疗过程中哪些牙周问题必须得到控制。每名牙周健康的正畸患者也需要定期参加专业的口腔卫生维护课程。为了达到最佳的功能和美观的治疗效果，需要学科间的相互合作。

牙周治疗技术的进步拓宽了正畸治疗的应用范围。同时，正畸治疗也提升了牙周治疗的疗效。本章提供了一个治疗的基本概要，以帮助大家理解在多学科治疗中牙周医生所担任的角色，其中一些病例展示了联合治疗的界限，这些病例证明多学科的治疗会达到更为有效和/或更为美观的治疗结果。

很明显，通常情况下学科间的合作是必不可少的。一些病例因缺少合作而承担了风险，导致牙齿的牙周支持组织发生了进一步的丧失。当需要进行多学科联合治疗时，无论患者首先就诊于正畸医生还是牙周医生，很重要的一点是需要将这一过程标准化，这有利于制订正确的治疗计划

Adult Orthodontics, Second Edition. Edited by Birte Melsen and Cesare Luzi.
© 2022 John Wiley & Sons Ltd. Published 2022 by John Wiley & Sons Ltd.
Companion Website: http://www.wiley.com/go/melsen-adult-orthodontics

（Melsen and Milano 1993a，b）。在制订矫治方案时包括患者在内的所有成员必须参加，借此机会可以向患者解释正畸治疗前、治疗中和治疗后进行牙周治疗的必要性。

牙周诊断

牙周炎是一种多因素疾病，它由聚集的菌斑微生物所引起，它的进展程度和形式受到基因易感性和环境因素交互作用的影响（Tonetti 1998；Kinane 1999）。在正畸治疗时，必须评估和控制每一名患者的牙周状态。

病史收集、临床检查和放射学检查
病史收集

为了建立正确的牙周诊断，制订治疗方案，在牙周复诊时需要收集关于患者医疗状况和牙齿、牙周情况的信息。另外，需要对患者进行客观评价，列出其存在的问题并且评估配合程度。

广泛收集患者信息有助于揭示与牙周病相关的各种或高或低的危险指征。一些已明确的危险因素包括糖尿病、吸烟和菌斑中的某些细菌——如牙龈卟啉单胞菌，福赛斯坦纳菌（福赛类杆菌）和伴放线放线杆菌。其他的指征，例如年龄、种族、环境、压力、营养、基因易感性、系统疾病和免疫抑制也都可能是危险因素（Offenbacher 1996；Zambon 1996；Tonetti 1998；Kinane 1999；McGuire and Nunn1999；Taylor 2001；Meisel et al. 2002；Ezzo and Cutler 2003；Nunn 2003）。

临床检查

临床检查需评估：

- 现有牙齿的数目、状态和位置
- 口腔卫生情况、菌斑指数和出血指数
- 探诊深度和是否能探及根分歧
- 是否出现牙龈增生和/或牙龈萎缩
- 牙齿的松动度和是否出现牙齿的移位

牙周探针以20~25g的压力插入牙齿的牙龈沟内，在没有炎症的情况下，这个压力不会使牙周探针刺穿结缔组织（Polson et al. 1980；Caton et al. 1981；Sild et al. 1987a，b）。因此牙周探诊可以表明临床附着的丧失程度以及根分歧是否受累，是测量牙周袋深度和牙龈退缩的手段。

深的牙周袋增加了牙周炎进一步发展的风险（Armitage 1996）。如果在牙周探诊时，出血指数重复性的呈现阳性，那么进一步发生附着组织丧失的风险会很高。相反，如果出血指数重复性的呈现为阴性，说明牙周情况稳定。龈上菌斑呈阴性是牙周稳定的指征（Armitage1996）。

牙齿的生理性动度大约是0.2mm（±50%），可以用以下分级反映牙齿的松动度：

0 = 正常动度
1 = 水平动度达到1mm
2 = 水平动度 > 1mm
3 = 水平和垂直向有动度

以下因素可以引起牙齿的松动和移位：咬合创伤、出现缺牙间隙、口内力不平衡（如舌体或唇压力的改变）、牙周支持组织明显丧失。需要将所有的信息记录到牙周检查表上（图13.1）。

放射学检查

使用林恩（Rinn）定心装置拍摄的全口根尖片可以用于评估牙槽骨水平和是否出现牙根吸收。它也能显示牙周韧带的宽度、硬骨板的厚度、根尖区的间隙和牙根的邻近关系。

因为放射学检查的低敏感性，以及临床测量的附着水平与放射学牙槽骨高度之间缺乏相关性，单纯的放射学检查不足以用于诊断，放射学检查应该与临床检查相结合，否则会低估牙周病的严重程度（Hammerle et al. 1990；Akesson et al. 1992）。

牙周疾病的筛查

虽然没有必要在此描述牙周探诊这一技术，

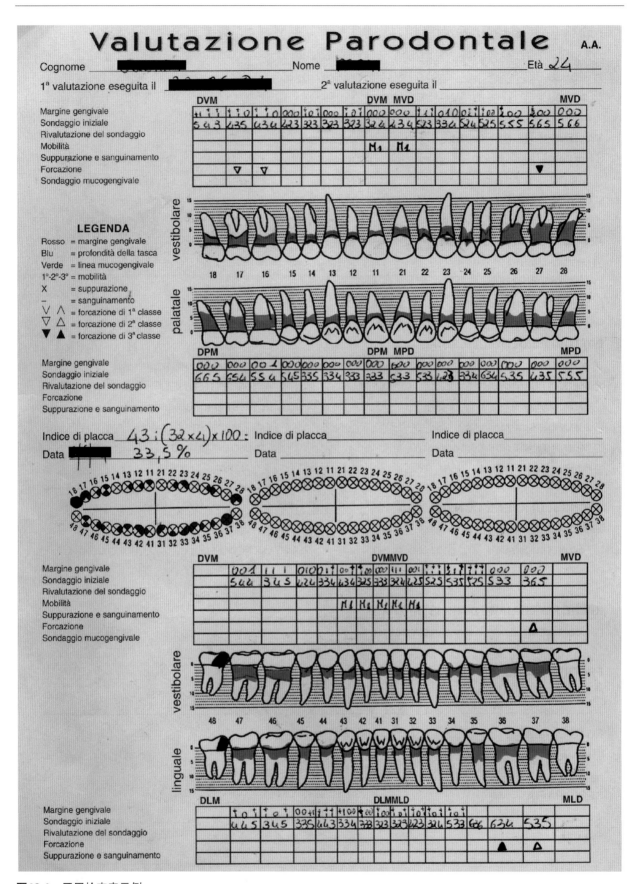

图13.1　牙周检查表示例。

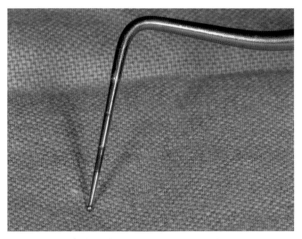

图13.2　PSR探针：探针的彩色区域方便读取数值。

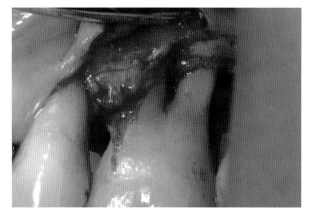

图13.3　26近远中根牙根分叉度较小，一旦发生牙周炎，这种解剖结构会使牙槽骨发生快速破坏。

表13.1　用于牙周记录的牙弓6部分分区

1.8 ~ 1.4	1.3 ~ 2.3	2.4 ~ 2.8
4.8 ~ 4.4	4.3 ~ 3.3	3.4 ~ 3.8

但有必要提醒正畸医生PSR（牙周筛查和记录）是美国牙科学会的注册标准。PSR由美国牙周病学会（AAD）和美国牙科学会（ADA）推荐（Anon 1993，1996）。这种简单、快速的检查可以被常规应用，其目的是快速辨别个体的牙周健康状况，以便在正畸治疗阶段定期进行牙周健康监控。

PSR可以记录探诊过程中所收集的信息，所使用的特殊探针带有一段3.5 ~ 5.5mm的彩色区域（图13.2）。将口腔分为6个部分，如表13.1。在每部分中，记录最高值，它代表最严重的情况。

- 0：完全可见探针的彩色区域
- 1：完全可见探针的彩色区域，但探诊时有出血
- 2：完全可见探针的彩色区域，但可见牙石和/或修复体的悬突物，可伴有或不伴有出血
- 3：口内某区域的最大探诊深度部分可见探针的彩色区域，表明出现了3.5 ~ 5.5mm深度的牙周袋
- 4：口内某区域的最大探诊深度完全不见探针的彩色区域，表明牙周袋深度 > 5mm

当出现以下情况时应在数字旁标记星号标志（*）：

- 探及根分叉区域
- 牙齿动度增加
- 膜龈的病理改变
- 牙龈退缩 > 3.5mm

所有口腔检查显示分值都为0的患者可以继续以前的预防措施。分值在1 ~ 2之间，且没有标有星号（*）的患者，应针对其实施一些预防措施，如口腔卫生宣教、清除菌斑、牙石和修复体的悬突物。分值在3 ~ 4间或标有星号（*）的患者，需要更详细的牙周检查，包括综合性的牙周记录表及对根尖周围组织状态的全面评估。在更复杂的情况下，需要实验室检查：微生物和/或血液学的检查，或牙周病基因易感性的检查（Cortellini et al. 1999）。

牙周疾病的易感局部因素

可能导致牙周疾患的，与牙齿解剖结构、形状或牙体修复相关的局部因素如下：

- 与牙齿解剖结构和形态相关的因素：
  - 牙根邻近，特别是上磨牙区域
  - 釉牙骨质界（CEJ）与根分叉区域顶部间的距离短
  - 根分叉区存在异位牙釉质

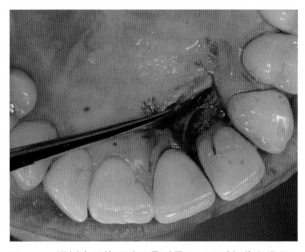

图13.4 腭侧沟延伸至釉牙骨质界下，易引起菌斑堆积，形成骨裂。翻瓣术时可见明显的骨缺损。

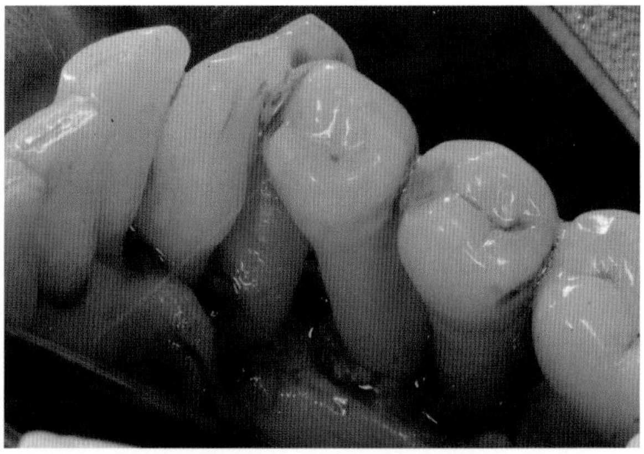

图13.5 下牙弓重度拥挤，易引起菌斑堆积，口腔卫生难以维护。口腔卫生维护不佳的患者的翻瓣手术，可见严重的骨吸收。

  - 在根分叉区，牙本质嵴上覆盖了一薄层的牙骨质
  - 牙根的分叉度减小（图13.3）
  - 前牙的腭侧沟（图13.4）
  - 重度拥挤（图13.5）
- 与牙体修复相关的因素：
  - 充填物的悬突
  - 多孔状的牙体修复材料可以聚集大量菌斑
  - 不良修复体

正畸−牙周的治疗时机

在制订治疗方案时，要牢记牙周医生必须在正畸治疗开始前、治疗中和治疗后进行必要的牙周治疗。这样既可以确保牙齿在健康的环境中进行移动，又可以保证现存的牙周组织的最佳功能，最终达到美观的效果（Mathews and Kokich 1997）。

正畸治疗前的牙周治疗

- 口腔卫生宣教
- 控制、预防炎症
- 切除深的牙周袋
- 增加附着龈厚度
- 系带切除术和系带切开术

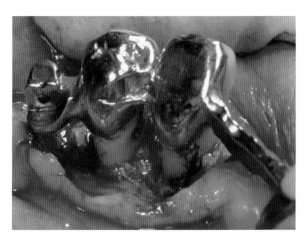

图13.6 牙冠修复体边缘比较厚，不规则，妨碍了口腔卫生的维护，易于发生菌斑堆积、形成牙石。

- 去除牙龈裂

正畸治疗中的牙周治疗

- 预防、控制炎症
- 按照牙周手术的原则暴露阻生牙
- 牙齿助萌时的牙龈环切术和刮除术

正畸治疗中和/或治疗后的牙周治疗

- 预防、控制炎症
- 临床冠延长
- 牙龈修整
- 牙根覆盖

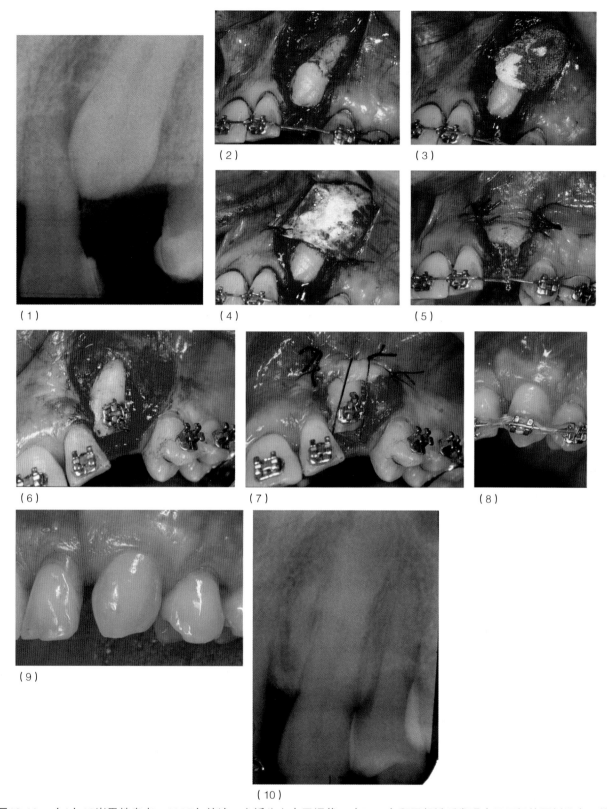

图13.10 （1）42岁男性患者，1995年就诊，主诉为上尖牙埋伏。（2~4）翻开龈瓣后发现尖牙牙根的唇侧没有牙槽骨。实施了牙周引导组织再生术，在牙根和牙周膜间使用了可吸收性胶原类膜（Paroguide®）和一层Biostite®。（5）将一个带有金链的托槽粘接到牙冠上，缝合龈瓣。（6）再打开时，可看见新的牙周组织。（7）为了改善附着龈水平做了一个根向复位瓣。（8）治疗基本完成。（9，10）10年后临床和放射学的状态（2005）。

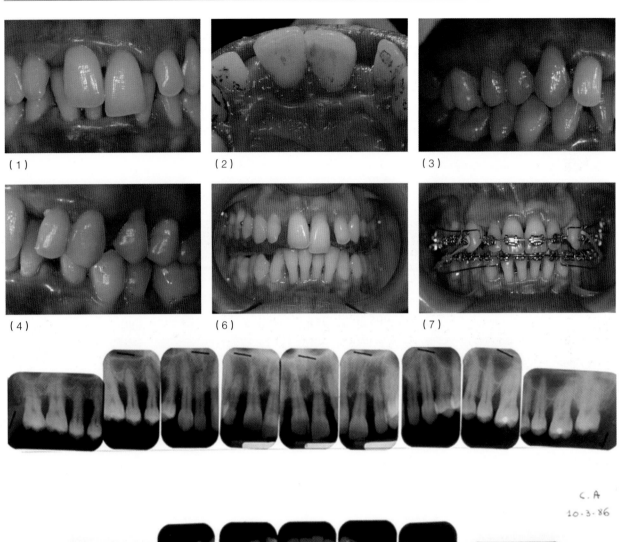

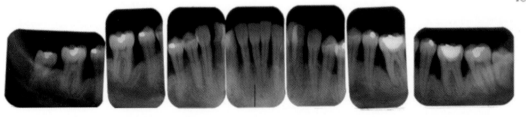

（5）

图13.11　（1~4）25岁女性患者，1986年就诊，安氏Ⅱ2分类错殆，深覆殆、Spee曲线深，伴有牙龈和牙周组织的损害，出现牙齿的移位。因为垂直高度的丧失，她还伴有颞下颌关节的症状。（5）治疗前的全口根尖片显示牙周支持组织丧失。（6，7）在口腔卫生宣教、洁治、根治和牙根平整后，患者的口腔卫生和牙周状况有所改善。治疗计划包括通过正畸的方法压入上切牙。（8）正畸–牙周非手术治疗结束。（9）治疗后的根尖片，坚持做支持性的牙周治疗。（10，11）多学科治疗前后患者的笑像。

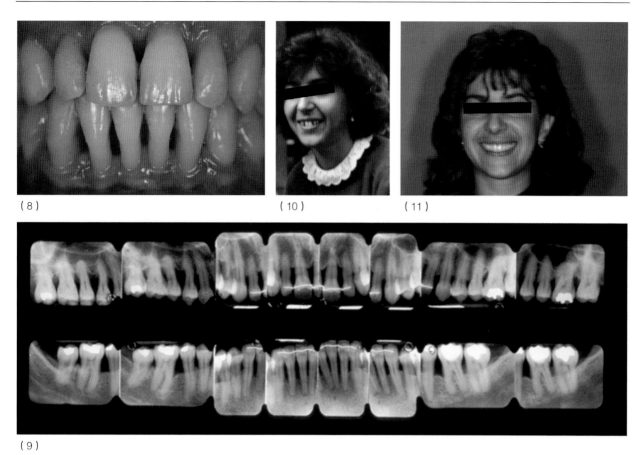

（8）　（10）　（11）

（9）

图13.11（续）

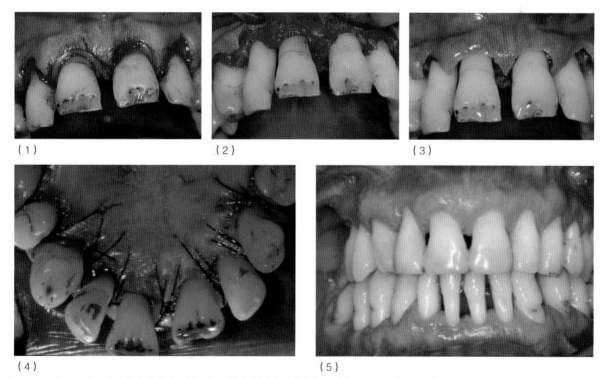

（1）　（2）　（3）

（4）　（5）

图13.12　（1~4）牙周手术降低探诊深度。前庭侧和腭侧的扇贝形切口，最大限度地保留了牙间组织。褥式垂直缝合。（5）牙周-正畸治疗结束时的口内正面像。

- 横向带蒂软组织瓣（Grupe and Warren 1956）
- 游离龈移植术（Sullivan and Atkins 1968）
- 牙龈瓣冠向复位术（Allen and Miller 1989）
- 采用复合层技术的结缔组织移植术（Langer and Langer 1985；Raetzke 1985）
- GTR技术（Langer and Langer 1985；Tinti et al. 1992；Prato et al. 1996）

已证明膜龈手术（牙周成形术）可以有效地获得根面覆盖和牙周附着（Roccuzzo et al. 2002；Clauser et al. 2003；Pagliaro et al. 2003）。系统文献回顾也表明与GTR技术相比，结缔组织移植（CTG）在根面覆盖方面具有一定的优势。一直以来提倡将正畸技术与这些手术联合使用（Boyd 1978；Diedrich 1996）。牙龈环切术、系带切除术、去除龈裂和正畸间的相关性也被经常提及。

增加附着龈厚度和牙根覆盖

牙齿的颊舌向位置影响附着龈的量（Maynard and Ochsenbein 1975）。若出现牙龈退缩，在正畸治疗结束时应实施根面覆盖治疗。只有当牙齿间没有骨和软组织丧失时，才能解决牙龈退缩问题（Lindhe et al. 1997）。无论是否有足够的附着龈，如果牙齿位于支持骨内，那么正畸治疗不会增加牙龈退缩的风险（Wennstrom et al. 1987）。然而如果牙龈厚度不足，那么唇向移动牙齿有可能将牙齿移出牙槽骨范围，因此可能引起牙龈退缩（Steiner et al. 1981；Wennstrom et al. 1987；Wennstrom 1994）。在这种情况下，软组织的丧失与牙龈厚度不足有关，与牙冠高度不足无关。当出现菌斑和刷牙不当时，薄的附着龈就成为薄弱点。

需要唇向移动的牙齿可能会发生骨裂，所以在正畸治疗开始前，牙周医生需要考虑是否通过手术手段增加附着龈的厚度，以降低发生牙龈退缩的风险（图13.13～图13.15）。如果在正畸治疗过程中发生了牙龈退缩，那么患者会失去对正畸医生的信任，这也会影响患者的配合程度。信任和配合是成人正畸治疗的基础（图13.16）。

Miller（1985）将牙龈退缩分为以下几类：

- Ⅰ类：牙龈退缩没有到达膜龈连接处，牙齿间

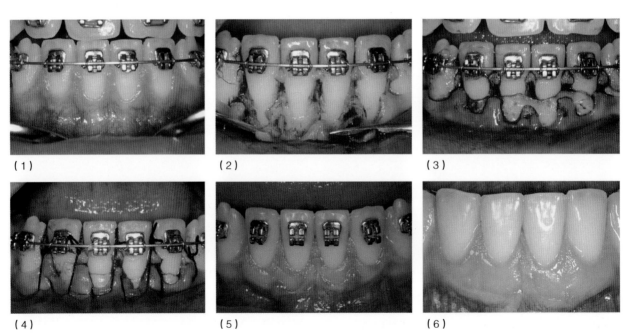

（1） （2） （3）

（4） （5） （6）

图13.13 （1）下切牙区缺少附着龈，边缘区的牙槽黏膜比较薄。因此该患者需要在正畸唇倾下前牙开始前增加附着龈厚度。（2）对患者实施了"信封式"结缔组织移植术（Raetake 1985）。翻开组织瓣后，注意到边缘区的牙槽黏膜下没有牙槽骨。（3，4）从腭侧转移结缔组织，放置在组织瓣下。之后缝合组织瓣。（5，6）术后5个月和术后5年。

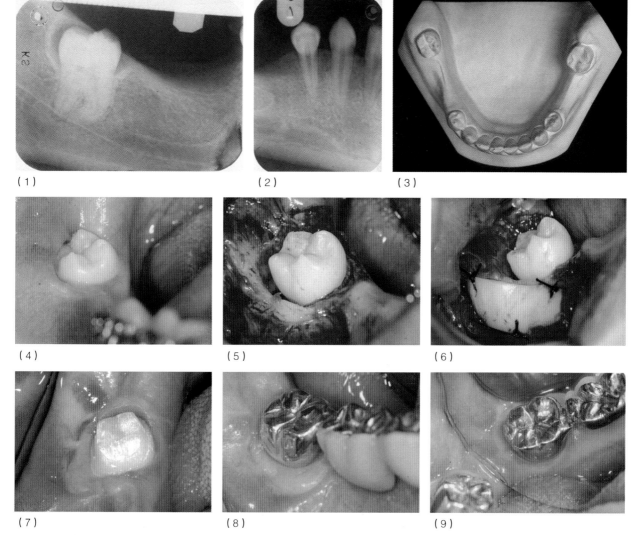

（1） （2） （3）

（4） （5） （6）

（7） （8） （9）

图13.14 （1）此患者多颗下牙缺失（1984年时很少应用种植体修复缺失牙）。（2，3）X线片显示第三磨牙部分阻生。因为没有种植手术，所以需要牵引部分阻生的第三磨牙以作为后牙修复体的基牙。（4~6）正畸伸长第三磨牙后，发生了附着龈的缺失，因此做了游离组织瓣移植术以增加前庭的深度，获得一定量的附着龈。（7）磨牙的牙体预备。附着龈的量充足，利于口腔卫生的维护。（8，9）固定桥的颊舌面观。

没有发生骨组织和软组织的吸收

- Ⅱ类：边缘龈组织的退缩到达膜龈连接处，牙齿间没有发生骨组织和软组织的吸收
- Ⅲ类：牙龈退缩到达或超过膜龈连接处，牙齿间骨组织和软组织的丧失位于CEJ的根方，牙龈退缩至根部的冠方
- Ⅳ类：牙龈退缩超过膜龈联合。牙齿间骨组织的丧失位于牙龈退缩根部的根方

如果Miller Ⅲ类或Ⅳ类牙龈退缩患者需要关闭间隙，那么在正畸治疗开始前有必要增加牙龈组织的厚度。单纯的膜龈手术不能获得牙根覆盖。在这种情况下，建议在正畸治疗前通过手术手段增加牙龈厚度。这样正畸治疗可以使患者重新获得龈乳头，美观和/或功能都会有所改善（图13.17）。

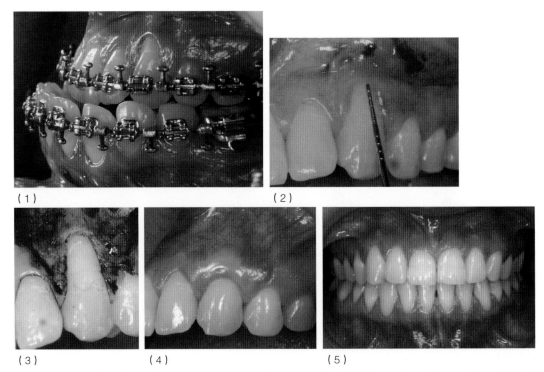

图13.15 骨性Ⅲ类患者的口内侧面像。（1）左上尖牙出现Miller Ⅰ类牙龈退缩。治疗计划为在正畸-正颌治疗结束后实施牙周手术，进行根面覆盖。每月严格监控这个区域以确保23的近远中没有发生龈乳头丧失。如果发现了牙龈退缩，那么需要马上进行膜龈手术。因为正畸进行了去代偿治疗，因此牙龈退缩加重。（2）治疗后尖牙的牙龈退缩。（3，4）用双层牙周组织瓣治疗牙龈退缩。愈合后退缩消失，保留了邻牙间正常的附着关系。（5）治疗后5年的结果。

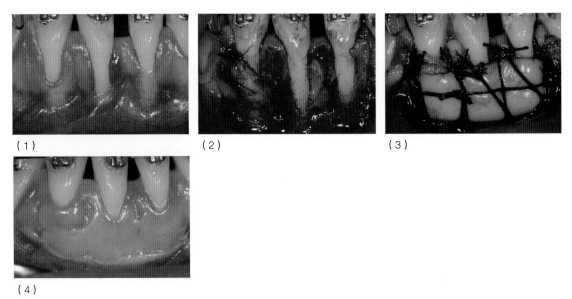

图13.16 （1）由于在正畸治疗前没有进行牙周评估，因此在正畸治疗过程中下切牙区发生多颗牙齿的牙龈退缩。正畸治疗过程中发生的严重牙龈退缩降低了患者的信任度和配合度。（2）考虑到牙间龈乳头的形态和数量进行了结缔组织蒂移植术（Carvalho技术，1982）。在受植区进行游离瓣缝合前，在牙龈退缩区放置一个多乳头带蒂结缔组织瓣，可以看到前3个组织瓣的缝合。（3）在多乳头带蒂结缔组织瓣上缝合游离龈瓣。（4）几个月后，可见一定量的附着龈。1985年治疗的患者。

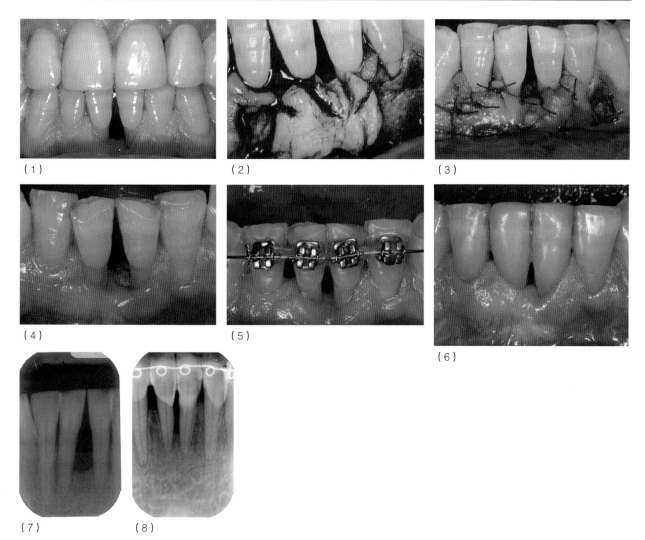

图13.17　（1）此患者的主诉为因下前牙间的龈乳头丧失，唾液通过下切牙间的三角间隙渗漏，感觉不佳。切牙切端的磨耗掩盖了牙根间的明显的分叉度。制订了牙周–正畸联合治疗方案。牙周治疗的目的是增加组织的厚度，以防止正畸移动牙根时对牙龈组织的压迫。（2~4）上皮下蒂结缔组织移植瓣（Nelson）可增加牙间区的组织厚度，但是不会恢复龈乳头。（5）正畸医生通过调整托槽位置使相邻牙牙根靠近。（6）龈乳头有所改善，使用舌侧丝保持器保持效果。（7，8）治疗前后的放射片显示了牙根的移动。

牙间乳头的再生和重建

由于牙槽骨的吸收，牙周病患者经常会发生牙齿的移动，从而导致上前牙区出现散在间隙，同时伴有牙齿的伸长或唇倾（图13.9）。这导致了牙间龈乳头高度的降低和/或丧失。

Nordland和Tarnow（1998）将龈乳头高度丧失分为几类：

- 正常：龈乳头充满整个牙齿邻间隙
- Ⅰ类：龈乳头尖位于邻牙接触点和邻牙间（CEJ）的冠方之间
- Ⅱ类：龈乳头尖到达邻牙间（CEJ）或在邻牙间（CEJ）的根方，但是位于CEJ唇面的冠方
- Ⅲ类：龈乳头尖位于CEJ唇面或CEJ的根方

1992年，Tarnow等确定龈乳头存在与否与牙槽嵴顶至邻牙接触点间的距离有关。如果龈乳头充满邻牙间隙，那么这个距离必须小于或等于5mm。对30名患者288个牙位的研究发现当此距离为6mm时，56%的牙位存在龈乳头；当此距离≥7mm时，只有27%的牙位有龈乳头。

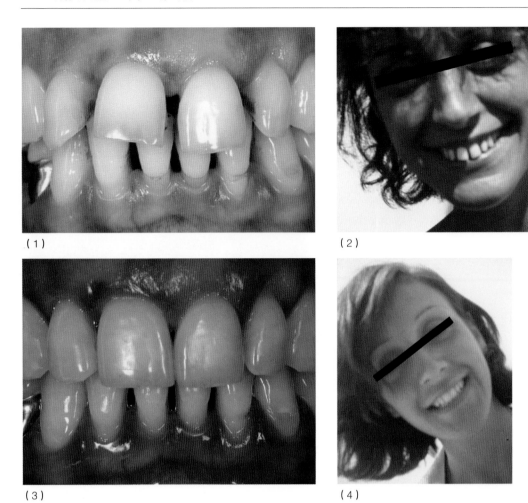

（1） （2） （3） （4）

图13.18 （1～4）37岁女性患者，因为上切牙的位移和牙齿间缺乏接触导致牙间龈乳头丧失，笑容不美观。采用非手术牙周治疗和正畸治疗关闭间隙以再建立牙齿间的接触点。牙槽骨嵴顶和邻牙接触点间的距离不超过5mm。恢复龈乳头形态和美观效果。切牙使用舌侧夹板进行保持。在这个病例中，正畸治疗替代了膜龈手术。

Cardaropoli等（2004）对28名年龄在29～60岁的牙周病患者正畸–牙周治疗前后的龈乳头再生情况进行了研究。所有患者在正畸治疗开始前进行刮治和牙根平整治疗，并且所有患者的菌斑指数都较低。在根面平整、去除骨内袋的炎症组织等手术治疗7～10天后，开始正畸治疗。排齐、压入牙齿，关闭间隙。治疗结束时43%的患者的龈乳头完全充满邻牙间隙。54%的患者的龈乳头位于接触点和CEJ之间。只有1名患者的龈乳头高度位于两个邻牙的CEJ水平。这项研究证实了正畸、牙周协作治疗的重要性，联合治疗可以使龈乳头再生（图13.18）。

具有足够宽度的牙间龈乳头是获得最大牙根覆盖的关键（De Sanctis and Zucchelli 1997）。

牙龈切除术和冠延长术

美观的效果依赖于牙龈缘的形态，特别是上切牙和尖牙区域龈缘的形态（Kokich et al. 1984；Chiche et al. 1994；Kokich 1996）。被动萌出是一个生理过程，它是牙龈联合数年向根方移动的结果。延迟的被动萌出的定义为，结合上皮位于牙冠的凸点，导致牙齿临床牙冠高度小于其解剖牙冠高度。其原因或者是由于牙龈增生，或者是由于牙槽嵴过度向冠方延伸（变化的被动萌出）

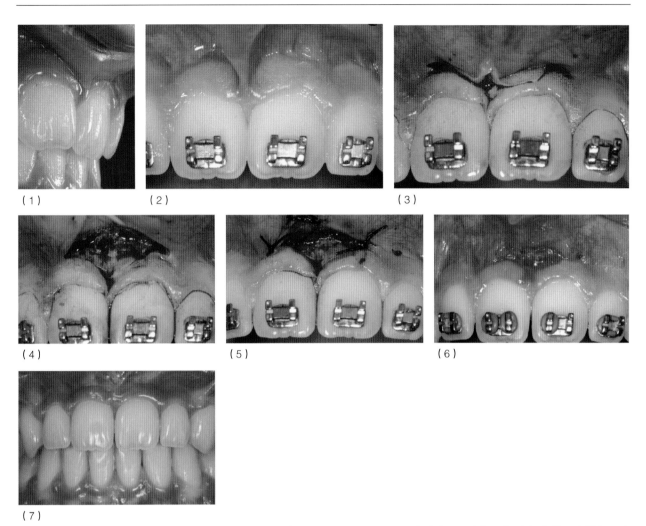

（1）　　　　　（2）　　　　　　　　　（3）

（4）　　　　　（5）　　　　　　（6）

（7）

图13.19　（1，2）17岁女性患者，唇系带附丽低，并呈扇形插入上牙弓。正畸治疗后上中切牙间隙复发的风险增加，在正畸治疗结束前应切除唇系带。（3~5）切除唇系带的外科操作过程。（6）术后15天牙龈的情况。（7）治疗5年后情况稳定，中切牙间隙没有复发。

（Coslet et al. 1977）。可以通过牙龈切除术或使用根尖复位瓣和骨整形的临床冠延长术纠正这一缺陷（Bragger et al. 1992）。

系带切除术

恒牙萌出过程中，唇系带对上中切牙间隙的影响存在争议。有学者认为第一磨牙完全萌出后，唇系带的位置会自行调整，因此只需要切除或改变扇形附着的增生系带（Edwards 1977）（图13.19）。然而，如果恒牙列完成后，系带与中切牙或侧切牙间隙相关，那么需要做系带切除术（图13.20）。另外，也建议对下牙弓唇系带附

丽高，牙龈薄的患者做唇系带切除术（Zachrisson 1997）。

牙龈环切术

在1970年和1993年，Edwards提出了嵴上纤维环切术，其目的是降低正畸后扭转牙的复发、拔牙间隙的复发和中切牙间隙的复发风险。实际上，复发风险最高的是扭转牙。扭转牙的保持必须持续12个月，以等待牙齿周围牙槽嵴纤维和牙周膜的改建（Proffit and Fields 1993）。Reitan（1969）认为实施环切术的理想的时机是正畸治疗结束时，因为去除矫治器后的前5个小时复发风

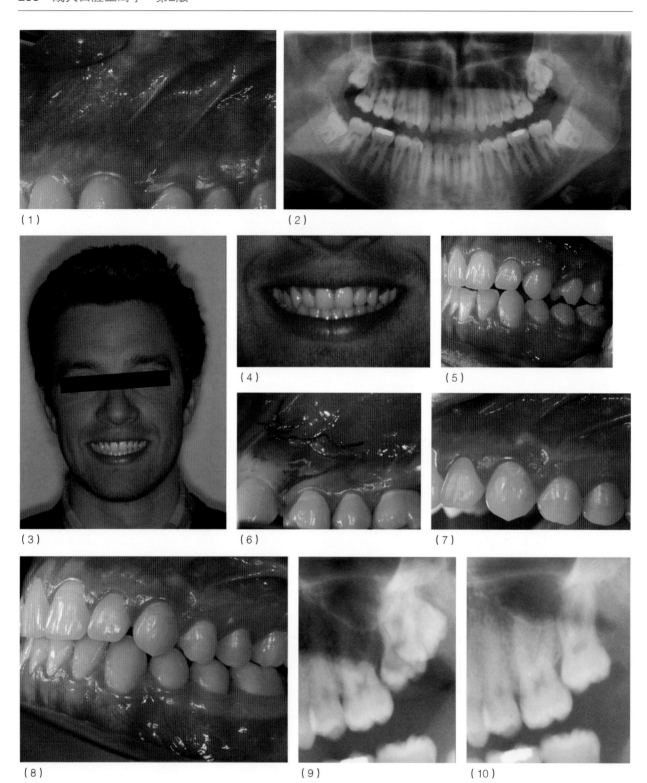

（1）　　　　　　　　　　　（2）

（3）　　　　　（4）　　　　（5）

　　　　　　　　（6）　　　　（7）

（8）　　　　　　（9）　　　　（10）

图13.20　（1，2）22岁男性患者，由于颊系带附丽低，23、24间出现了间隙。曲面断层片显示27和28阻生。切除系带，拔除28，近中移动24、25、26以帮助27的萌出和位置的调整。（3，4）可见唇系带插入23和24间，笑时不美观。（5，6）系带切除、根尖复位瓣。（7，8）永久关闭间隙。（9~12）放射片显示27、28阻生，拔除阻生的28，正畸调整27的位置。再拔除28，近中移动24、25、26至系带切除的位置后，27自行萌出。

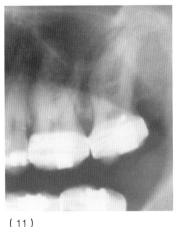
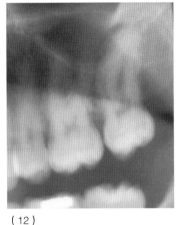

（11） （12）

图13.20（续）

险最高。

正畸医生可以要求牙周医生实施的另一个手术是在使用正畸力助萌牙齿时的龈沟内牙龈环切和刮除术。这个手术可以阻止牙龈和牙槽骨殆向生长，从而使牙齿的临床冠变长（Kozlovsky et al. 1988）。纤维环切术每隔7～10天实施一次，在整个牙齿助萌阶段共需要3次或4次，以维持一个炎症反应，从而防止牙槽骨随着根移动（Pontoriero et al. 1987）（图13.21和图13.22）。稳定6周后，如果需要调整牙龈和骨间的关系，那么要做牙周全厚瓣手术。

以牙周学的概念暴露阻生牙

Kokich和Mathews于1993年提出将阻生牙分为两类：膜下阻生和骨内阻生。正畸–手术治疗的目的是在不引起牙周损伤的情况下将阻生的牙齿移至正常的位置（Pini Prato et al. 1995）。牙龈切除术（Thilander et al. 1973；Archer 1975）和根尖复位瓣术适用于膜下阻生牙的暴露，后者能更有效地确保牙齿萌出后角化龈的厚度正常（Levin and D'Amico 1974；Vanarsdall and Corn 1977；Shiloah and Kopczyk 1978）。骨内阻生牙的手术操作包括全厚瓣翻开术和骨开窗以暴露牙冠（Thilander et al. 1973；Wisth et al. 1976；Kokich and Mathews

1993）。去除骨组织可以帮助牙齿的萌出，但这样会导致支持组织的丧失（Kohavi et al. 1984）。由于粘接技术的进步，在阻生牙上粘接完牵引附件后，可以用龈瓣覆盖（图13.14和图13.23）。

牙周再生手术

GTR所依据的原则是在牙周术后的愈合阶段引导牙周组织的各个组成部分的再生长（Karring et al. 1993）。这个想法来源于Karring等（1980）和Nyman等（1982）的研究结果。这个技术主要是应用龈下屏障来保护血液凝块。它的功能是阻碍牙根表面和结缔组织间的上皮细胞向根方移动。通过这种方式，龈瓣的结缔组织与愈合区会保持一定的距离，因此牙周韧带的前体细胞可以重新入住牙根表面，形成新的牙周膜（Gottlow et al. 1984；Caton et al. 1987）。再生手术治疗可用于增加已减少的支持组织，未来也可尝试用于治疗牙周角形缺损（Murphy and Gunsolley 2003；Tonetti et al. 2004；Cortellini and Tonetti 2005；Needleman et al. 2005）。目前，有几个已知的再生方法，其中包括使用可吸收和不可吸收的膜，屏障效应、骨移植和使用釉基质蛋白衍生物引导牙周再生（Esposito et al. 2003）。再生手术可以同正畸治疗一起使用（Diedrich 1996）（图

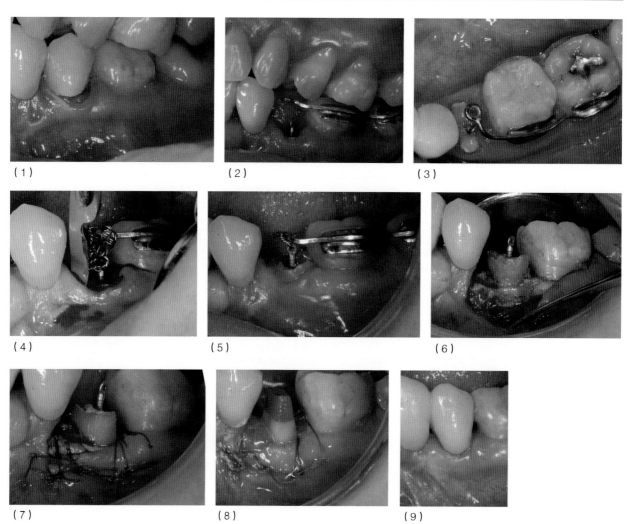

图13.21 （1）35曾经牙体治疗，修复冠下出现了大面积的龋坏。准备殆向牵引牙根，在牵引牙根时配合使用牙周膜纤维切除术。（2，3）去除修复冠后，将一定制的带有小孔的杆插入牙根中。使用0.022英寸×0.028英寸不锈钢方丝，将其焊接于正畸托槽的底部。颊向观，将弓丝向近中延伸，调整弓丝的位置和方向使其可以对牙根施以殆向牵引力。患者可以轻松地使用间隙刷和牙线清洁36和37，保持口腔卫生。定期实施纤维切除术。（4）牙根被伸长后，使用金属结扎丝保持牙根的长度。（5~8）正畸治疗接近结束时，做牙周翻瓣术改善软组织和牙根的关系。翻开的组织瓣表明骨水平并没有跟着牙根伸长。拆线时进行修复体修复。（9）修复体。

13.10）。

牙周支持治疗

牙周支持治疗是牙周治疗的有效组成部分，是维持牙周健康、预防疾病复发的不可缺少的部分。支持性的治疗由定期的牙周状态监控和口腔卫生检查组成。应视患者的个体情况而定（Wilson 1996a，b）。

正畸–牙周和多学科联合治疗病例

本部分展示了正畸–牙周联合治疗的典型病例，它们未来还需要修复或种植治疗。

为了强调学科间的合作过程，我们给予了治疗的日期。在每个病例中，学科联合治疗的目标是再建立、改善或达到理想的美观，这需要牙周和/或种植手术的支持。

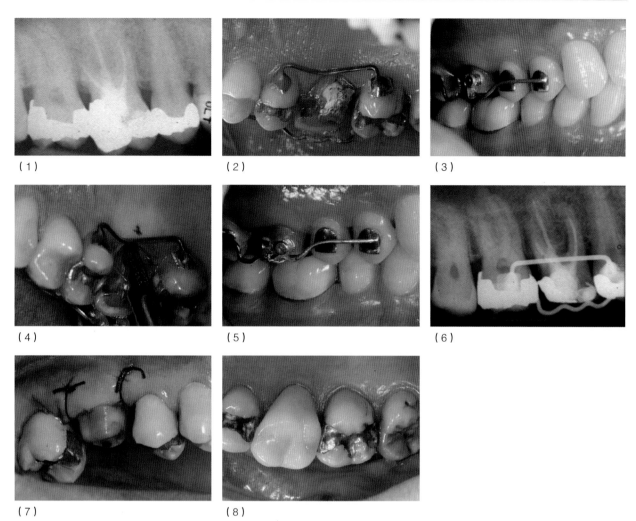

图13.22 （1~3）此患者的上颌右侧第一磨牙做过根治的腭根劈裂至龈下。颊舌侧使用0.022英寸×0.028英寸不锈钢方丝的片段弓将其与邻牙相连。调磨磨牙的𬌗面，去除所有的摩擦力和咬合接触。（4）为了使伸长变得容易，短期内每周做一次牙龈环切术和刮治术。（5，6）牙齿伸长后的口内像和放射学影像。（7）翻瓣手术精调已伸长的牙齿周围的牙龈组织关系。（8）牙冠修复。

病例1

47岁的患者，于1993年开始治疗，22有进行性的伸长，从而导致了美观问题。探诊时探及深的牙周袋。放射学检查表明存在严重的牙周丧失。治疗方案为GTR和正畸压入，而不是拔除牙齿（图13.24）。完成时，使用夹板将其与邻牙固定达到保持效果。

当有菌斑出现时，压入会引起附着丧失和形成角形骨缺损（Ericsson et al. 1977，1978），但如果牙周得到良好控制，没有病理性牙周袋时，可以对有牙槽骨水平吸收的牙齿进行正畸压入（Melsen et al. 1988，1989；Melsen and Kragskov 1992）。Melsen等（1989）认为正畸压入可以使临床冠减少（0.3~2.3mm）并改善骨水平。在一个系列性的组织学研究中，研究者提出一种假说，即新附着的形成归功于牙周膜细胞活力的增加和生成性细胞向根面的移动（Melsen and Kragskov 1992）。在对10名牙齿伸长，牙周袋深度≥6mm的患者的临床研究中，Corrente等（2003）发现在接受牙周手术治疗和进行正畸压入后，探诊深度平均减少了4.35mm。从放射影像观察，水平骨升高了1.4mm，垂直骨缺损改善了1.35mm。在本病例中也应用了再生技术（Diedrich 1996）。

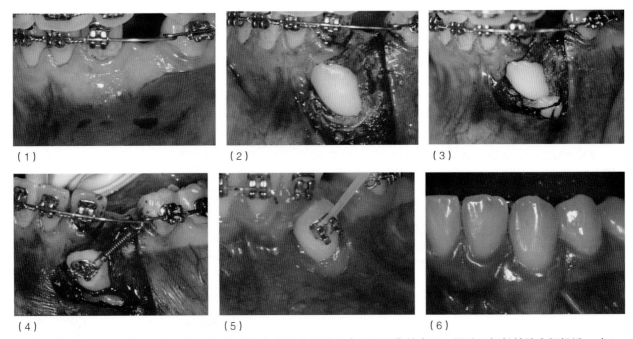

图13.23 （1~3）间隙充足后，使用根尖–侧向复位瓣和骨成形术暴露异位的尖牙。沿着牙根长轴缝合组织瓣。（4，5）正畸牵引3|3。（6）正畸治疗结束。

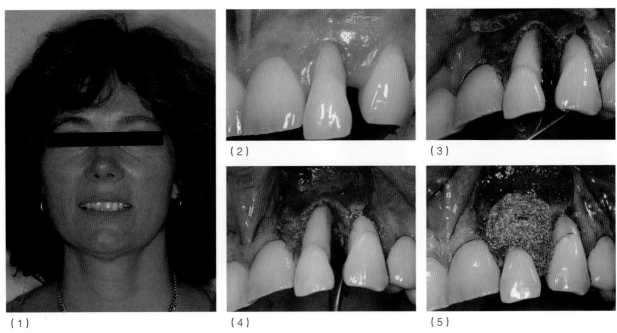

图13.24 （1）由上侧切牙伸长所引起的严重的美观问题。（2）注意到22和23间的间隙。因为严重的牙周组织丧失，22已经伸长。（3，4）在正畸治疗前实施了GTR手术，并做了翻瓣术和根面平整。（5，6）用Biostite®作为可吸收膜（Paroguide®）的支持体填充骨缺损。（7）缝合组织瓣。（8）可以观察到支持骨的部分恢复。（9）恢复了美观的笑容。（10）12年后治疗结果没有改变（1994—2006）。正畸压入和间隙关闭后的口内像。（11，12）22治疗前后的放射片。

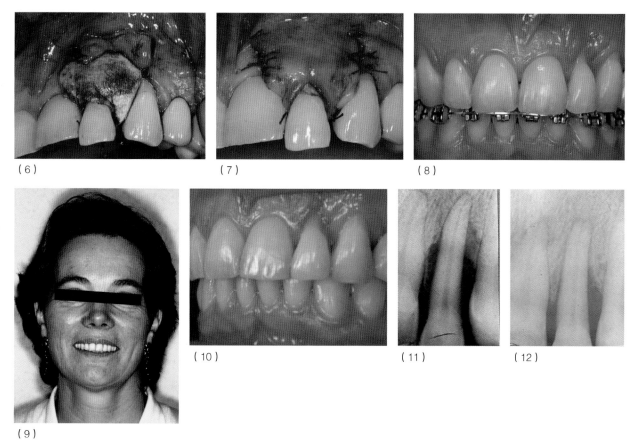

（6）　　　　　　　　（7）　　　　　　　　（8）

（9）

（10）　　　　　（11）　　　　　（12）

图13.24（续）

病例2

40岁男性患者，因为反复受到创伤的上颌左侧中切牙而需要正畸-牙周-修复联合治疗。患者拒绝复杂的种植体治疗，所以方案为正畸-牙周-修复联合治疗。正畸关闭切牙间隙，拔除21，切除21的牙根部分，充填冠的髓腔，修整牙齿将其作为一个替代物。为了美观，在拔除牙齿时，在拔牙区域进行了结缔组织移植。最后的修复治疗使用的是Maryland桥体（图13.25）。

病例3

23岁女性患者，上颌左侧侧切牙先天缺失。当微笑时上中线明显左偏。决定将右侧部分远中移动，创造间隙以修复缺失的侧切牙同时使上牙弓对称。在正畸治疗结束时，使用临时性的牙齿保持间隙，临时性的牙齿固定于磨牙间的腭弓

上。这种保持器具有几个优点：临时性的牙齿轻轻地压迫牙龈，因此给予了自然美观的效果。患者不会自行将其摘下。在进行种植手术时，它可以被摘下，因此给予牙周医生最大的操作空间。最后，手术结束时它还可以被重新戴入。

这个桥体的缺点是看起来像一个凹陷暗区，为了在前牙区获得最佳的美观效果，在种植手术时使用了折叠瓣移植（Abrams 1971，1980）。重新愈合后进行金冠修复（图13.26）。

病例4

44岁女性患者，患有慢性牙周炎、牙槽骨吸收和牙龈退缩。在开始正畸和修复治疗前，进行了牙周康复治疗。也进行了所有必需的牙髓治疗。患者配合且菌斑控制很好，正畸治疗排齐牙列，创造功能性的切导。正畸治疗结束后，由于11的牙龈很薄，可见11牙根的轮廓，所以在修复

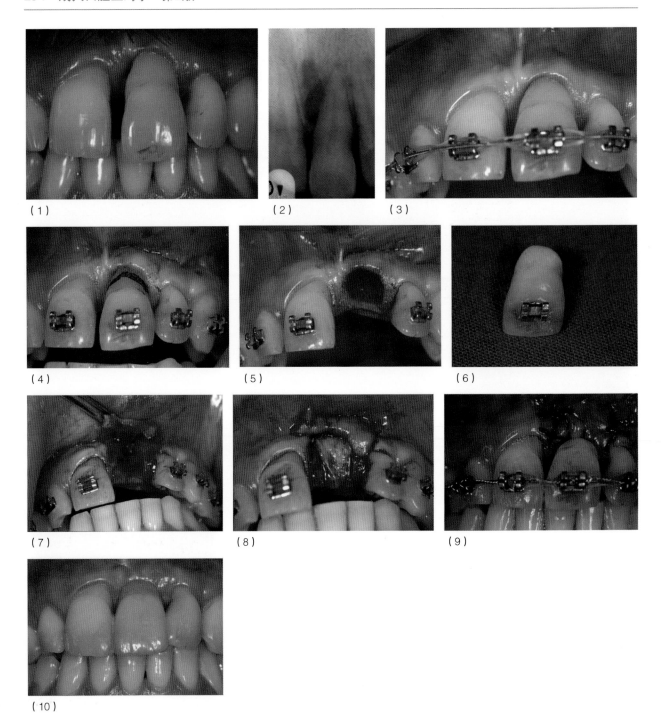

图13.25 （1，2）左上中切牙反复受到创伤，无法保留。因经济原因不能进行种植体修复。（3）在拔除牙齿前，部分关闭上前牙间隙。（4~6）修整将被拔除牙齿的牙龈缘，使其与对侧牙齿的牙龈缘一致。将所拔除的牙齿进行修整，作为临时性的桥体再植入，直至间隙完全关闭。（7~9）在拔牙区进行结缔组织移植以充填拔牙间隙，在关闭间隙的过程中使移植组织瓣持续受压。如之前所设计的，将自然牙当作一个临时桥体。（10）使用Maryland桥体进行最终的修复。（病例由G Anderlini医生提供）

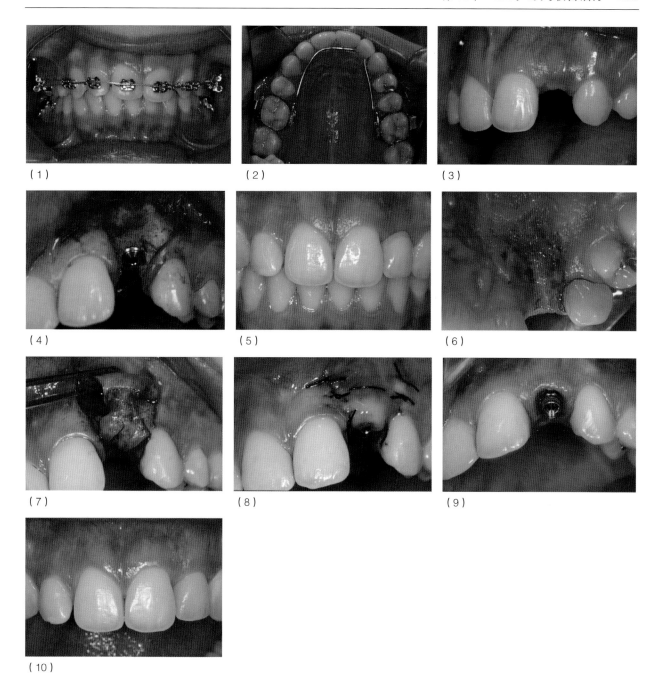

（1）　　　　　　　　　（2）　　　　　　　　　（3）

（4）　　　　　　　　　（5）　　　　　　　　　（6）

（7）　　　　　　　　　（8）　　　　　　　　　（9）

（10）

图13.26　（1）该患者22先天缺失。正畸治疗的目的是纠正上中线、开展22间隙以种植。（2）正畸治疗结束时，在磨牙带环上焊接腭弓，临时性的树脂冠修复体插入垂直的舌侧槽沟上。（3）准备种植手术的区域。（4）覆盖螺帽的种植体。有很明显的固定桥Ⅰ类缺陷问题（Seibert 1983）。（5）因为软组织比较薄，在种植区出现黑洞。（6~8）为了改善这个区域的美观和功能，实施了折叠组织瓣移植（Abrams 1980）。在这个过程中，去除了腭侧上皮，从腭侧做2个切口至前庭区的膜龈线，掀开带蒂结缔组织瓣。折叠腭侧结缔组织瓣，在前庭上皮结缔组织瓣下缝合。（9）植入基部。（10）牙龈复合体协调，支持组织突度正常。金冠与邻牙协调。

治疗开始前，为了增加11区域的牙龈厚度做了联合组织瓣移植术（Milano 1998）（图13.27）。

结论

为了达到最佳的美观效果、最好的治疗结果和获得患者绝对的满意度，学科间的合作是必不可少的。依据每个临床病例不同的需要，会有几种不同的正畸-手术相结合的方案。本章讨论了牙周病的诊断基础，展示了不同的手术技术。从美学观点看，现代的复合层技术提供了最大成功的可能性。诊断是治疗时机和治疗程序的基础。为了获得治疗的成功和长期的稳定性，患者的配合非常重要。需要再强调的是为了获得长期的稳定，支持性的治疗也是非常重要的。

致谢

作者感谢Heather Dawe的英文翻译。

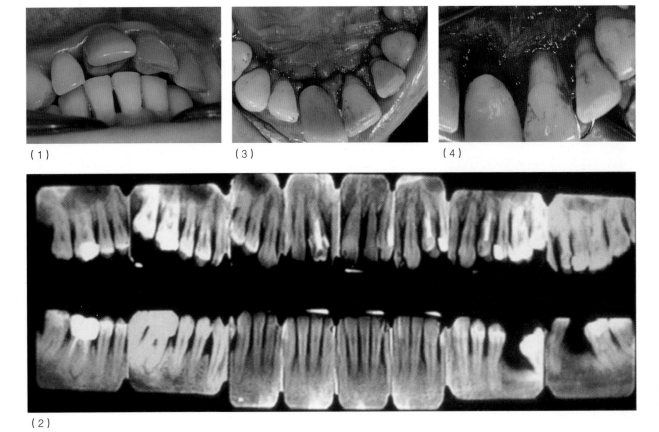

（1）　　　　　　　　　　（3）　　　　　　　　　　（4）

（2）

图13.27 （1）安氏Ⅱ类1分类错𬌗患者，21明显唇侧移位导致笑容不美观。慢性牙周炎，牙周袋＞5mm，伴有牙龈退缩。（2）全口根尖片显示严重的边缘骨吸收。（3~6）在进行口腔卫生宣教，洁治、刮治和根面平整后，所有区域进行了牙周外科手术。图示了一些前牙区的手术。为了限制手术对美观的影响，采用了龈乳头保留技术（Takei et al. 1985；Kenney et al. 1989）。切除上颌唇侧系带。（7）愈合后开始正畸治疗（病例由Melsen教授提供）。完成时获得良好的关系。（8~12）采用联合组织瓣移植（Milano 1998）纠正11半透明牙龈的美观问题。实际上，经过牙髓治疗后牙根的轮廓是由牙龈组织过薄引起。（13）通过增厚牙龈，牙根半透明的轮廓消失，手术取得了令人满意的结果。（14）牙周和正畸治疗前患者的微笑。（15）牙周和正畸治疗后患者的微笑。（16）治疗13年后患者全口根尖片。

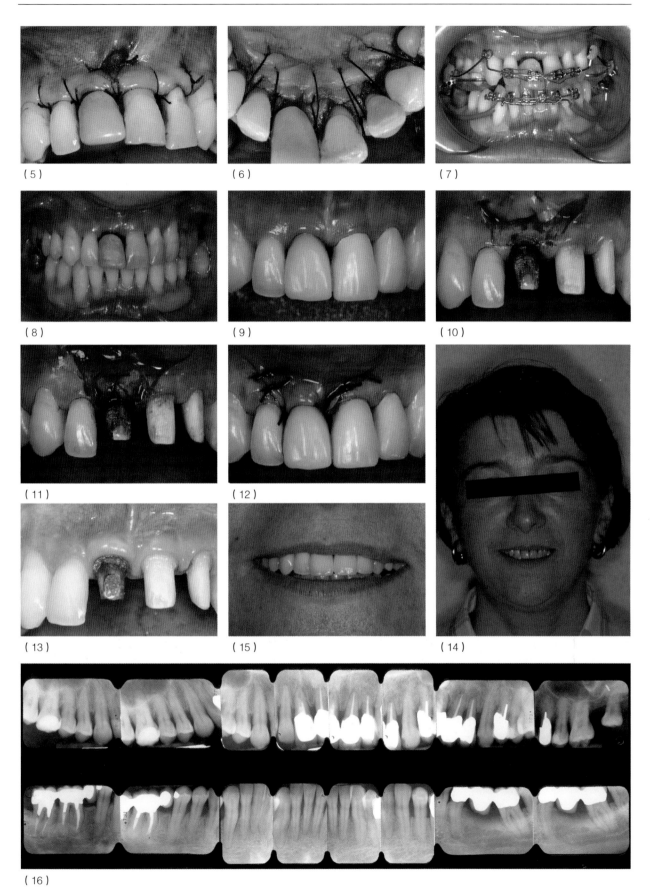

(5) (6) (7)

(8) (9) (10)

(11) (12) (14)

(13) (15)

(16)

图13.27（续）

第14章
以修复为导向的正畸策略
Prosthetically Guided Orthodontic Strategies

Arturo Imbelloni, Cesare Luzi

引言

正畸治疗的目标是建立良好咬合、增强牙周健康和改善牙齿和面部美观。近年来，为了得到良好的生理、功能和美观，正畸、牙周和修复的联系越来越重要，产生了多学科的治疗方案和治疗。

过去数十年，正畸医生感到成人患者越来越多，这些患者或来自其他科室的推荐，或自我要求正畸治疗。与生长期患者相比，成人患者呈现许多不同的问题，尤其伴随年龄增长而出现的牙齿磨耗和牙周问题这两个特征更明显，使得治疗更有挑战性。同时，当今社会对牙齿的作用也发生了改变，牙齿不仅对咀嚼重要，公众对牙齿关注的焦点逐渐转向美观。

据此，牙医的基本目标仍然是患者及牙齿健康，但是在对面容关注度逐渐增加的趋势下，牙医也逐渐更加有组织和系统地对待牙齿的美观问题。而且，如果没有不同学科间的相互协作，简单的牙列修复并不能满足更高的面容美观需求。所以，对美观有很高要求的成年患者，为了取得最好的治疗效果，每一名牙医必须全面掌握各个学科的作用。为了满足患者看起来更美观的愿望，以前相互独立的正畸、牙周和修复医生需要联合会诊，制订最谨慎的、符合生物学健康的治疗计划。

假若诊断正确、顺序和治疗合理，多学科小组协作的方法能提高最后的治疗效果。

对于单纯的修复治疗不能提供理想治疗的病例，正畸变得越来越重要。随着患者年龄增加产生新的需求，正畸技术也随之发展，催生了多学科合作方式。修复前正畸治疗的目标是：通过改变牙齿位置，使修复治疗变为可能和简单，以最小的代价取得最好的治疗效果。

本书这个章节的目的是给读者提供方法，用于系统评价和治疗需要正畸-修复联合治疗的患者。

多学科治疗计划：牙周修复中的正畸治疗

在一项25年的回顾分析中，Amsterdam（1974）定义牙周修复术为："在晚期牙周疾病中，那些绝对重要的手术和修复治疗手段，然而它特指由牙周疾病导致的牙列治疗，它的概念、原则和技术也可以应用在自然牙列的修复中。"

那个专著发表47年后，多学科治疗的基本原则依然有效，牙周修复术是经过临床验证的多学科全景图，它对序列化治疗计划的制订和治疗本身提供了一张超越时间限制的蓝图。结合完善的治疗规范，新技术和新产品使位点重建更加容易，从单冠到固定桥，再到种植修复（Salama et al. 1998）。

序列治疗计划蓝图指："任何精心组织和设计的治疗计划必然产生完美有序的程序去修复口颌系统的形态和功能，这个程序包括根除或控制感染、龋病、牙周病、咬合异常，然后治疗疾病产生的畸形（Amsterdam 1974）。"

来自牙周修复术的经验：

（1）诊断和制订治疗计划两方面需要有多学科综合诊疗的观念。

（2）通过系统有序的位点重建，为长期可预测的牙周、咬合、修复和美学的成功治疗打下基础。

（3）在进入最终修复前，通过临时修复、检验、反复评估和修改个性化设计，来预见患者美观需求、咬合功能和感染发生是否存在。

正畸在多学科牙周修复综合治疗中发挥重要作用，它可以纠正牙列异常、提高最终治疗效果。牙周修复术治疗方案中的正畸治疗不仅适用于牙周病的修复，而且适用于自然牙列的修复治疗。

多学科治疗带来的可预测美学效果过去难以得到，这一方面取决于临床情况的复杂程度，另一方面在于所涉及相关专科医生之间的沟通不充分（Roblee 1994）。

专家召集本身对预期的美学效果上没有额外的作用。如果通过多学科治疗提高美学效果，需要建立一个整体的临床治疗团队，并建立相关的美学标准（Lee and Jun 2002）。

一名患者开始治疗前，第一步是建立治疗目标。对于完整自然牙列的生长期患者，正畸治疗的目标是理想化的。对于有缺失牙、牙齿磨耗、老旧修复体、其他修复和牙周并发症的成年患者，正畸医生常常踏进理想治疗目标的陷阱。理想目标对于正畸-牙周-修复联合治疗的患者可能并不合适，这些患者是建立切合实际的，而非理想的治疗目标，切合实际的治疗目标是经济的、咬合良好的、在牙周和修复方面具有可行性的目标。

例如，假使一名患者有非理想的稳定𬌗、无症状、功能良好，只是需要正畸-修复联合治疗深覆𬌗。正畸医生可能不改变后牙，只纠正前牙位置。对于成年患者，牙齿治疗病史和修复需求在决定最后的𬌗关系中起重要作用。

一些患者在正畸-修复联合治疗外，可能还需要辅助牙周治疗和/或正颌手术，这增加了专科医生的数量和治疗的复杂性，治疗路径中要求医生的相互配合。因此，团队不得不设计特异性的治疗计划和相应的治疗程序，并由一名医生记录下来（Kokich and Spear 1997）。

治疗顺序的复印件应该分发给每名参与的牙医和患者。这样在每一次治疗时，每名小组成员都可以看到治疗顺序，并决定在自己负责部分的工作，在治疗计划的顺利进行上更有把握。除此之外，患者会知晓完成治疗需要经过的步骤。在多学科治疗中，这一步的重要性不能过分强调（Kokich and Kokich 2005）。

当需要正畸-修复联合治疗时，即使专家也很难从开始看到最终的结果。对于复杂病例，帮助建立最终咬合和修复效果的一个非常有用的工具是诊断蜡型，在模型上通过改变牙齿来预见最终的效果。当今，这个过程已经被数字化正畸排牙所取代，尽管数字化工具更加高效和精确（Barreto et al. 2016），替代人工排牙切实可行，但是由于人工排牙能够"接触和看到三维"的最终结果，许多医生和患者更愿意使用人工排牙。

利用技术通过口内验证修复效果被认为是临床上验证美学蓝图最有价值的。针对这一目的有以下的选择：直接试验性复合树脂修复、复合树脂诊断饰面、活动美学模板或临时修复。通过口内环境下的试验，美学治疗目标可以在临床上进行精调并准确地呈现给患者（Lee and Jun 2000）。手术导板和治疗模板也逐步发展起来，它为专科医生实现治疗目标提供了保障机制。

需要正畸治疗的修复适应证

A. 为固定桥或活动义齿修复而平行基牙；

B. 为种植牙或桥体大小预备缺牙间隙；

C. 为保存牙齿或位点重建而伸长牙齿；

D. 牙齿预备中防止牙髓损伤；

E. 考虑义齿修复材料厚度充分；

F. 重建适当的后牙𬌗平面；

G. 重建合适的前牙切导；

H. 提升美观效果。

我们需要正畸的修复适应证来源于Marks的分类的修正版（Marks 1980）。

修复前的正畸治疗

近年来，出现一种不可逆转的趋势：牙齿治疗朝向更加保守的方向转变。也就是说，作为患者，如果给出选择，患者会选择更加保守的治疗方案。在医疗领域，大量的例子表明治疗朝着更少侵入的方法转变，牙科无疑也顺应了这个潮流（Dennis 2010）。

最小侵入牙科学的理念是尽量保留原有组织，这暗示了一个牙科专业共识，即人工材料比原有健康组织缺少生物活性（Ericson 2004）。

提高修复体耐久性的最好方法是尽量延长治疗，并保证这种延迟不会对患者的治疗效果和健康产生负面影响。

这种保守治疗的趋势变得可靠要归功于牙科领域的两个主要突破：粘接技术和骨整合技术。对于成年患者，这些技术赋予了修复治疗更高的水准，特别是结合"正畸改善"的方法，为缺牙间隙带来了协调的间隙分布。

对于未经过修复的生长期患者，正畸定位牙齿遵循着理想的原则。然而，对于正畸-修复联合治疗的患者，不要求牙齿一定排列到理想位置。如果患者计划进行修复治疗，那么将牙齿移动到利于修复治疗的位置则是有益的。具体的修复需要不同的牙齿位置（Kokich and Kokich 2005）。

尽管正畸治疗最初应用于改善牙齿位置和𬌗间关系，但它在骨骼结构和软组织整形方面可能也适合于牙周状况欠佳的牙列治疗。

而且，正畸引导骨矫形也可以应用于未来种植体的位点重建（Salama and Salama 1993）。

Tarnow等研究了邻面接触点和下方牙槽嵴间的关系。邻间隙牙乳头是否存在在探诊前观察就能确定，如果接触点根向没有看到间隙，则牙乳头存在。他们的研究显示接触点到牙槽嵴的距离在5mm以内，牙乳头100%存在；而这个距离越大，牙乳头完全覆盖间隙的概率越低（Tarnow et al. 1992）。一定程度上牙乳头再生的唯一方法是通过正畸或修复关闭间隙，创建接触点。没有手术的方法能取得这样的效果。

以下将通过一系列病例描述需要正畸治疗的修复适应证。

固定桥和局部义齿修复前的基牙平行

成年人中许多情况可以引起牙齿错位排列，除了未经治疗的错𬌗畸形，还有一个主要原因是龋齿或牙周病导致的牙齿拔除。

假若出现进展性牙周病，患者常出现牙周附

着丧失、单颗或多颗后牙缺失（第一磨牙经常拔除），咬合功能前移，出现继发性前牙𬌗损伤。前牙不能承担额外增加的𬌗功能，邻牙向拔牙间隙倾斜，从而产生所谓的"后牙咬合塌陷"：前牙伸长前倾、后牙𬌗平面改变、缺隙两侧牙齿倾斜和对颌牙伸长。进而产生边缘嵴关系、釉牙骨质界水平、牙槽嵴水平等异常。

这些异常情况下、牙齿的自我保护能力下降，形成角形牙槽嵴（骨下袋的前身），后牙邻面龋。

这类患者的治疗最具挑战性，他们也会从多学科治疗中受益，序列治疗如下：

（1）首先牙周治疗（病因治疗）。

（2）重新评估。

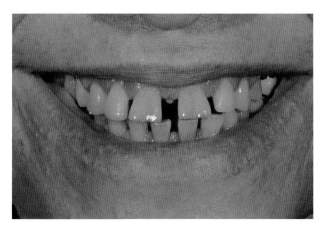
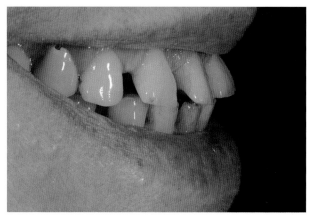
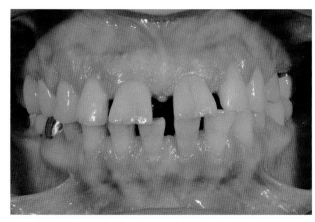
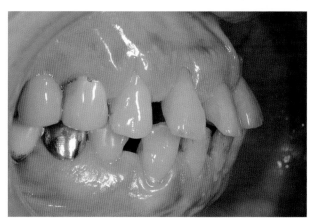
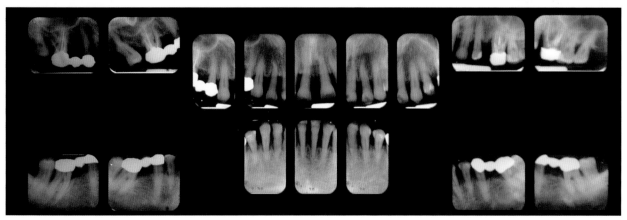

图14.1～图14.5 患者，女性，60岁，前牙前倾，无后牙咬合塌陷。全口根尖片显示进展性骨缺失，诊断为慢性牙周炎，伴随继发性𬌗创伤。

（3）牙周手术（必要时）。

（4）正畸治疗。

（5）临时修复。

（6）修复治疗。

这个顺序根据患者实际情况稍加变动，如患者（图14.1~图14.5）牙周手术后（图14.6），采用第一套下颌后牙临时装置治疗：定位𬌗垫（lucia jig）引导下颌到正中关系位（CR）（正中𬌗位稍向后），并增加垂直咬合高度（VDO），得到上颌需要的腭间隙而内收上前牙（图14.7）。

使用了舌侧矫正器和骨支抗的正畸治疗历时9个月（图14.8~图14.10）。使用4枚种植支抗钉作为支抗（上颌舌侧和下颌颊侧各两枚）内收前牙，减小前牙唇倾。上颌使用0.019英寸×0.025英寸的不锈钢方丝的双侧长作用臂内收，使作用力的方向通过前牙的阻抗中心，减少前牙倾斜（图14.11~图14.13）。

在正畸完成阶段（图14.14），第二套临时装置放在上、下颌牙弓，保持最终牙位，检验患者的功能和美观。由于继发性咬合创伤的存在易复发，治疗计划为夹板固定所有牙齿。就这个病例，正畸治疗通过纠正牙轴避免了前牙根管治疗和桩核修复（图14.15）。通过内收前牙，在牙齿预备阶段，没有牙体治疗介入，并达到了功能和美观要求（图14.16和图14.17）。

为合适的种植或桥体大小预备缺牙间隙

修复前正畸的目标是改变牙齿的位置，提高修复效果。

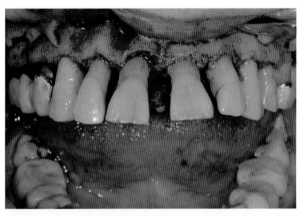

图14.6　全口牙刮治和根面平整后行牙周手术治疗，上颌根除牙周袋，少量牙槽骨修整。

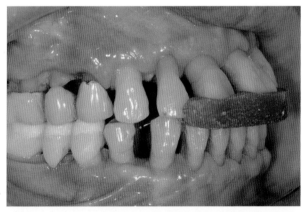

图14.7　安装定位𬌗垫，移动下颌位于正中关系位，增加垂直咬合高度，获得上颌前牙腭侧间隙，内收上前牙。

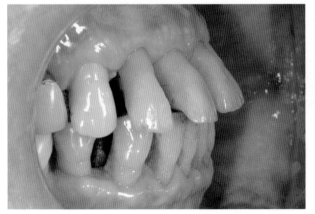

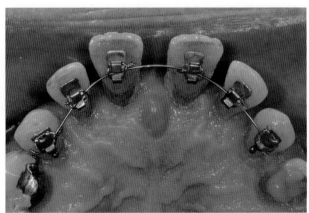

图14.8~图14.14　舌侧托槽和骨支抗矫正。种植支抗内收上下前牙，两枚种植钉位于上颌腭侧，两枚位于下颌颊侧。关闭间隙。

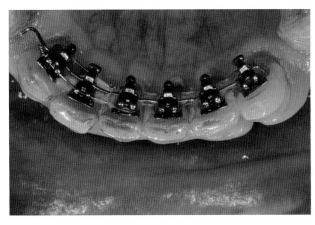
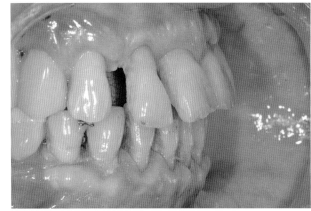
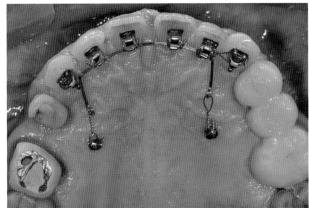
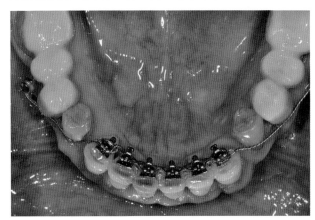
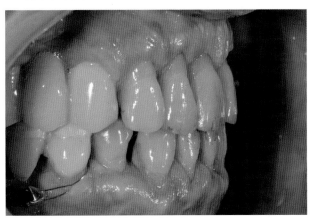

图14.8 ~ 图14.14（续）

　　成人的缺牙间隙大部分因为龋齿或牙周病拔除坏牙所致。如果患者没有及时修复，则会出现牙齿错位。牙齿拔除后，间隙常被邻牙占据而减小，影响修复。且对颌牙齿的过度萌出减小了修复的垂直间隙。

　　可能的治疗选择要么是关闭剩余间隙，要么是推开间隙、排齐邻牙再修复。

　　假若采用扩大间隙后修复的方案，修复前正

畸则是为传统的固定桥、粘接桥或者种植修复创立理想的间隙，常常通过压低对颌牙和/或竖直邻牙来实现。

　　为种植修复创建合适间隙挑战性更高，因为不但需要在冠水平创建合适间隙，而且需要邻牙牙根平行，上下间隙一致。正畸结束前必须拍X线片，以防牙根靠得太近而无法安装种植体。因此，如果采用种植修复，必须纠正缺隙邻牙

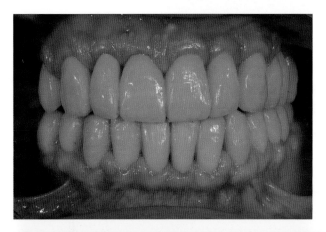

图14.15 羽状边缘预备牙齿，它比Chamfer预备更保守，更适合在牙冠较长的牙周炎患者的牙齿。

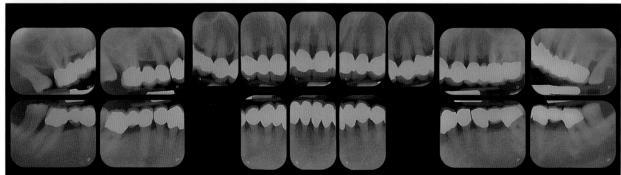

图14.16和图14.17 上下颌固定局部义齿（FPD）安装后，分组夹板固定。为了避免复发，前牙夹板固定于后牙。

牙轴。

假若单颗牙种植修复，种植体和邻牙的距离不应该＜1.5mm（Grunder et al. 2005），因此如果使用直径4.0mm种植体，最小近远中间隙至少7.0mm。研究发现邻牙骨缺失与植体和牙间的水平距离强相关，距离越小，骨缺失量越多。尤其在上颌前牙区域，这将引起牙间乳头的退缩或缺失（Esposito et al. 1993）。

种植体头部颊侧也应该有1.5mm宽的牙槽骨。所以，为了避免种植体周骨高度降低，骨厚度至少2mm，最好4mm（Spray et al. 2000）。

如果骨量不足，颊侧牙槽骨板在改建后将退缩，并伴随软组织退缩的高风险。

图14.18～图14.21是一例局部无牙病例，主要问题在患者左上象限和右下象限。

患者左侧，上颌前磨牙牙冠和下颌第一磨牙

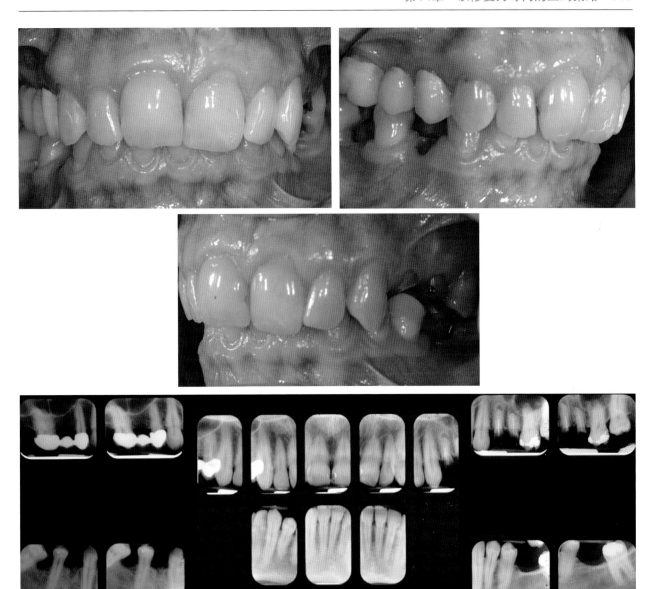

图14.18 ~ 图14.21 患者，女性，4个象限呈现不同局部牙列缺失。左侧，上颌前磨牙牙冠和下颌第一磨牙缺失，伴随26和35代偿性过度萌出。右侧，44和46缺失，间隙分布异常。

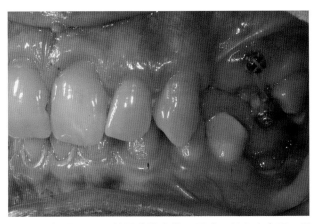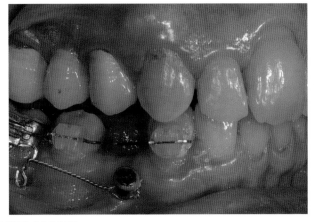

图14.22和图14.23 使用种植支抗，正畸压低左上磨牙，近中移动右下磨牙。

缺失，造成左下第二前磨牙和右上第一磨牙代偿性过度萌出，𬌗间垂直距离不足。

患者右侧，下颌第一前磨牙和第一磨牙缺失，修复困难。

正畸治疗第二象限采用种植支抗压低伸长的磨牙（图14.22），第四象限关闭第一磨牙间隙（图14.23），为修复创立充足的近远中和垂直向间隙。

第二象限拔除前磨牙后，由于牙槽嵴塌陷要求增加骨量（牙槽增宽术）来放置两颗种植牙（图14.24~图14.26）。

第四象限，关闭第二前磨牙远中间隙，调整近中间隙宽度做种植修复（图14.27）。

为保存牙齿或位点重建伸长牙齿

研究表明，牙龈炎症存在时，牙齿萌出可以减少探诊出血，减小牙周袋深度，甚至增加牙槽嵴的新骨生成（Van Venrooy and Vanarsdall 1987）。

患者在没有刮治和根平整条件下，磨牙萌出或竖直可以减少致病菌的数量（Vanarsdall and Hamlin 1987）。

然而临床治疗中，需要控制感染以确保牙槽嵴上连接组织保持健康（Vanarsdall et al. 2016）。

正畸引导单颗牙萌出应用于：治疗单发的牙周骨缺损，治疗临床冠高度不足，拔牙后种植位点重建。这个章节主要讨论第二种和第三种情况。

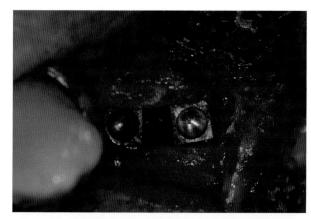

图14.24 拔除两颗左上前磨牙后，牙槽嵴塌陷需要增宽，使用骨增宽技术放置两颗种植体。

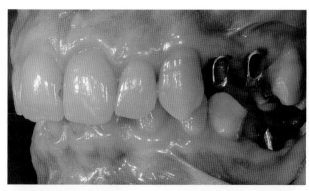

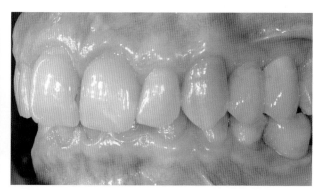

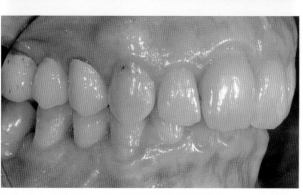

图14.25~图14.27 使用金瓷冠种植修复24、25、36和44、46间隙通过前移和竖直47关闭。

临床冠暴露不足

临床冠暴露不足与6种情况有关：

（1）龈下龋。

（2）龈下牙折。

（3）牙根穿孔。

（4）根外吸收。

（5）被动萌出异常。

（6）修复需要（肩领效果）。

假若临床冠暴露不足，为了改善预后，正畸治疗的选择如下：

（1）正畸导萌。

（2）冠延长。

（3）冠延长后正畸导萌。

以防牙周手术截骨产生过长牙冠，削弱治

疗牙或邻牙的牙周支持，可以选择正畸引导牙萌出。正畸治疗的目的是快速伸长牙齿，没有考虑骨和牙颈部软组织改建，所以需要为修复医生暴露需要量的健康根组织。如果临床冠较多，粘接正畸托槽。如果临床冠较少，可以利用牙内间隙（图14.28～图14.30），在牙冠内粘临时小钩，然后再使用弹力牵引（图14.31）。由于这些牙最终需要桩核修复，人工粘接小钩必须可以在不损伤牙齿的情况下取出。

如果实行牙周膜纤维环切术，牙齿快速伸长，牙槽骨不伴随牙齿生长（Pontoriero et al. 1987）。牙周膜纤维决定牙槽骨的形成和位置。因此，当切断嵴上纤维，牙齿快速长出牙槽窝时，可以暴露健康的牙齿结构，而很少改变牙槽嵴和游离龈边缘的位置。

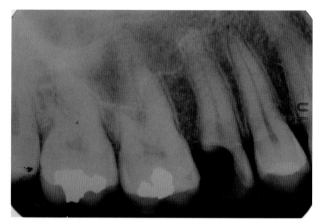 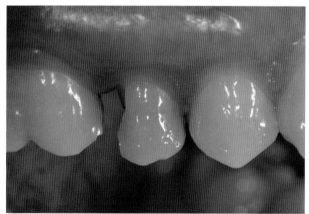

图14.28和图14.29 患者，女性，36岁。15牙冠缺损至牙槽骨水平，要求尽可能保留患牙。

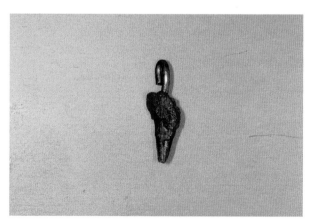 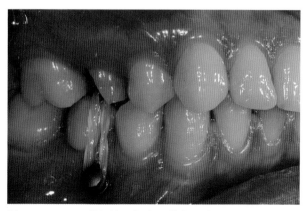

图14.30 根管治疗后，为伸长牙根制作临时粘接体，并临时粘接。

图14.31 牙周膜纤维环切术后伸长牙齿。下颌颊侧种植钉支抗，全天颌间弹力圈（6.5盎司）牵引伸长牙根。

相反，如果牙齿移动较慢，骨随之生长，牙龈的边缘将比邻牙更偏殆向，留下几乎没有变化的牙齿结构。冠延长术需要暴露充足的牙根，为最后修复制备合适的肩领（图14.32～图14.35）。

当牙齿殆向移动完成，牙齿必须稳定4～6个月适应新的位置，防止牙周膜纤维的牵拉重新压低牙齿，然后准备修复（图14.36）。这个阶段的主要问题是由于伸长牙是直径较细的单根牙，伸长牙与邻牙根的距离增加，这个间隙需要通过加大人工冠来减小。或者在正畸治疗时，可以通过移动牙根位置减小近远中间隙。最后的修复效果见图14.37和图14.38。

种植位点重建

正畸控制的牙齿缓慢移动会引起整个周围附着结构与牙齿一起整体移位（Reitan 1967）。

假若一个坏牙不能保留，医生有两种选择：第一种是拔除坏牙，为了避免大部分牙槽骨吸收，可能采用牙槽嵴保存技术，以便种植修复。第二种是正畸伸长牙齿，再生或保存骨，保留一段时间后，拔除牙齿，在重建的位点即刻或延迟种植修复。

下面病例介绍正畸参与的第二种选择。一例成人病例，21没有保留价值，牙根外吸收，15岁时因为摩托车事故造成的牙体缺损（图14.39和14.40），随后进行根管治疗和内漂白治疗，多年后来就诊。

治疗计划首先行根尖切除术，促进根尖骨生长和成熟，然后慢速牵引伸长进行种植位点重建（Korayem et al. 2008；Somar et al. 2016）。上颌牙弓全部粘托槽，使用0.018英寸不锈钢丝渐进性拉出21牙，6个月时间沿着牙长轴拉出5mm（图

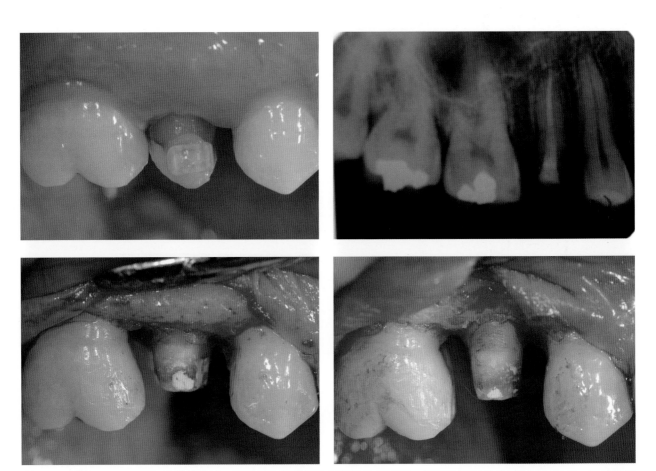

图14.32～图14.35 尽管牙齿快速移动，牙齿局部牙槽骨和牙龈缘比邻牙低，需要做冠延长术暴露部分牙齿，完成最终修复的肩领预备。

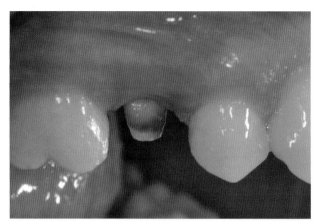
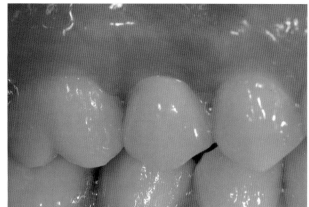

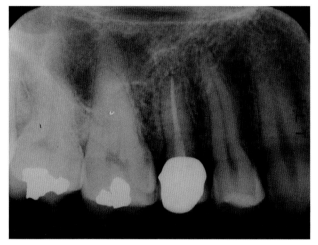

图14.36 ~ 图14.38 牙齿修复前，牙齿伸长后牙根窄，与邻牙间距离增大，增加锆瓷冠的突度来掩盖。

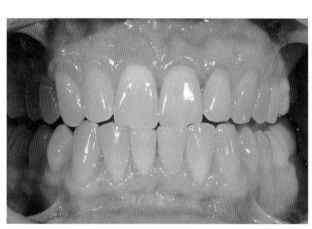
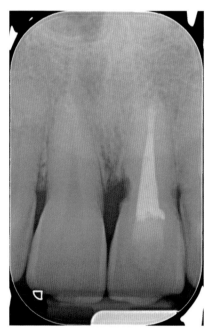

图14.39和图14.40 患者，男性，52岁，21牙根外吸收、牙体缺损，没有保留希望。多年前两次根管治疗和内漂白。根尖截骨促进骨生长，新骨成熟3个月后，开始正畸治疗。

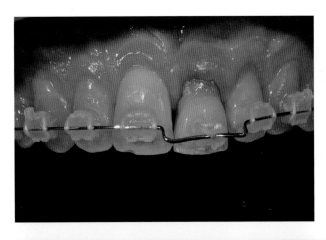

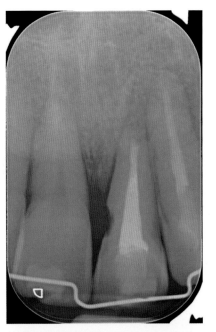

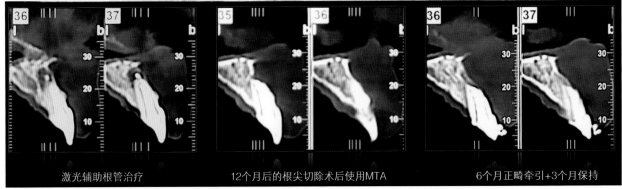

| 激光辅助根管治疗 | 12个月后的根尖切除术后使用MTA | 6个月正畸牵引+3个月保持 |

图14.41 ~ 图14.43 使用唇侧固定矫正器引导牙萌出。牙齿缓慢渐进萌出的目的是使软硬组织龂生长，重建种植位点。

14.41 ~ 图14.43）。

保持3个月后，在拔牙位点做即刻种植（图14.44 ~ 图14.46）和桩冠修复。为了避免过大殆力，调整临时冠不接触对颌牙（图14.47）。

在健康的生物组织的基础上，最终的全瓷冠恢复了原有牙齿的功能和美观（图14.48）。

牙齿预备中防止牙髓损伤

成人牙齿排列不齐有以下几个原因：牙齿萌出方向改变、殆创伤的适应性变化、拔牙后邻牙或对颌牙移位、不良习惯导致的临床冠磨耗、医源性原因。

如果牙齿过度萌出或倾斜移位，修复前正畸治疗可以提高修复效果。以下两种临床情况牙齿重新定位可以帮助避免根管治疗。

（1）如果一或多颗邻牙过度萌出，正畸医生使用局部或综合治疗压低它们。这有两个好处：为对颌牙的修复创立间隙。避免压低牙齿的殆面预备或根管治疗（图14.49 ~ 图14.51）。

（2）牙齿严重水平倾斜，常出现在进展性牙周病患者。这种病理性的特征前文称之为"后牙咬合塌陷"，表现为前牙前倾和过萌、后牙殆平面变化、对颌牙向无牙区伸长。这种

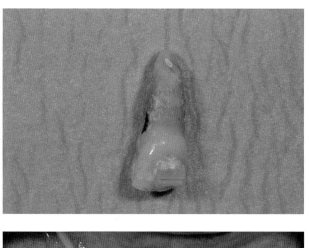
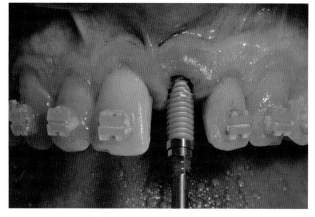
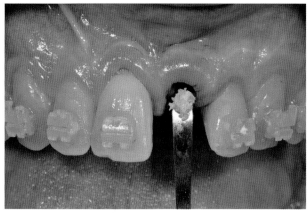
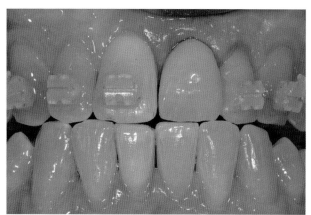

图14.44 ~ 图14.47 保持3个月后，拔除坏牙，即刻植入种植体，并行临时桩核冠修复。为了减少殆负担，调磨临时冠不与对颌牙接触。

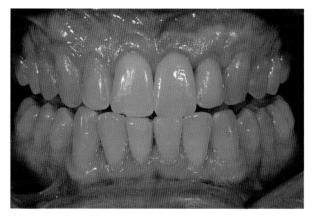

图14.48 牙冠最终修复。

复杂病例的多学科治疗目标是生理性增加殆间垂直距离，排齐后牙和压低前牙。所以，如果基牙需要预备全冠，牙齿移动到理想位置，修复预备不会伤及牙髓，不需要牙体治疗。

考虑修复体材料的厚度

牙齿磨损对临床医生是最大的挑战之一，发生率不断增加，尤其在年轻人（Van't Spijker et al. 2009）。可能由于殆问题、异常功能、化学侵蚀或习惯等因素引起（Grippo et al. 2004）

对于成年人正畸治疗，牙齿的形状是常见问题。对于错位牙，正畸治疗前修整牙齿形状比较容易。如果没有修复牙形态，正畸医生将整平牙弓、排齐磨损的切缘、给患者选择实施冠延长手术或保留短牙。更合适的治疗选择是在正畸治疗前或治疗中临时修复磨损牙的长度，使牙齿移动到正确的位置或牙齿大小合适（Spear 2009）。

通过正畸诊断排牙和诊断蜡型建立治疗方法。把牙齿从模型上锯下来，用蜡恢复到计划的长度，然后粘回到模型最终要求的位置，并用来指导治疗。

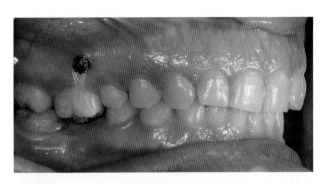
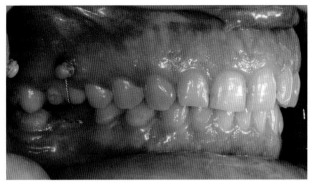
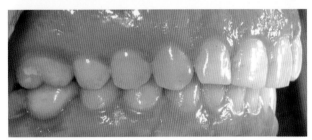

图14.49～图14.51 最小侵入性治疗，用种植钉支抗压入后牙。

通常，正畸治疗中磨耗牙需要加长。治疗前磨耗牙不断代偿性萌出，颌间无间隙，直接与对颌牙接触。去代偿阶段，医生需要帮助患者避免出现影响美观的情况出现。

首先，正畸医生通过压低过萌牙创立颌间间隙，然后患者去修复科做临时修复。这样，临时修复体占据建立的𬌗间隙，不影响患者的社交生活。

这个阶段，正畸医生的目标是考虑牙龈边缘的位置，以此作为矫正参考（Kois 1994）。一旦新的牙龈构建完成，下一步即是最终修复（图14.52～图14.54）。这一过程中，正畸医生负责牙齿的位置，修复医生掌控牙齿的形状和尺寸。

下面的成年病例表现为常见的牙齿磨损，它是长期胃食管反流引起的酸蚀和磨耗的共同作用结果（图14.55～图14.57）。第一步，由实验室蜡型间接制作透明的诊断饰面，它可以帮助患者看到最终的结果。第二步，正畸医生用固定矫正技术压低上下前牙，减小覆𬌗（图14.58）。正畸治疗通过把牙齿移动到理想位置才能使得后续的修复治疗得以在最小牙齿磨除量的情况下达到较为理想的效果（图14.59）。第三步，牙齿少量修整，去除较大倒凹、无基釉边缘和尖角（图14.60）。由于牙齿不接触，此时不做临时修复。第四步，先预备牙龈颈部，再预备龈上部分。第五步，诊断饰面（图14.61），装上6颗上前牙长石贴面（图14.62），修正后用粘接剂粘接（图14.63和图14.64）。调整咬合，上颌做保护装置。

重建后牙𬌗平面

在健康个体中，咀嚼功能的稳定以"交互保护𬌗"为基础。为了叙述方便，将牙列分为前牙组和后牙组，当行使咬合功能时，一组保护另一组。下颌运动中，前牙行使切导功能，后牙咬合分离。最大交错咬合时，后牙通过交互咬合支持垂直距离，保护前牙免受水平方向的力。这是牙列分散水平向载荷过大并防止过度磨耗的方式。

当成年人牙列缺乏稳定时，长期的预后不确定。龋齿、牙周病、𬌗创伤可能破坏功能平衡，进一步发展可能发生根尖周病、缺失牙、牙弓塌陷、牙漂移等。

后牙支持咬合垂直距离。当后牙缺失，咬

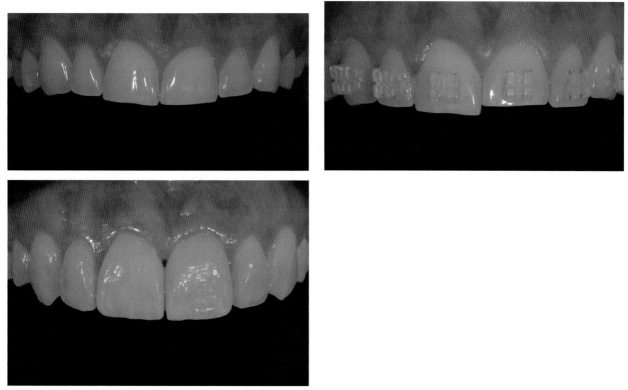

图14.52～图14.54 正畸压低21牙到中切牙龈缘高度一致。正畸后稳定12个月，上颌前牙粘接贴面，得到以下目标：切牙切缘协调，修复牙齿缺损，微笑美观。

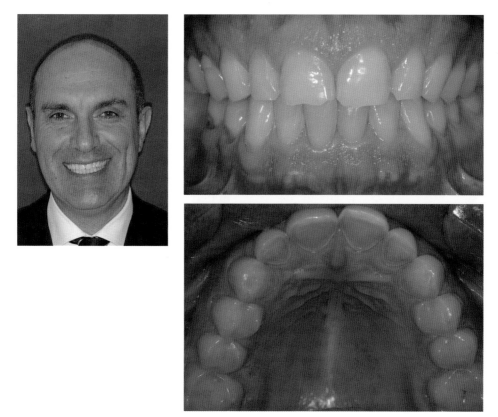

图14.55～图14.57 患者，男性，49岁，由于胃食管反流酸蚀、磨耗和异常功能导致牙齿磨耗。

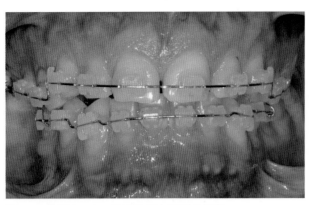
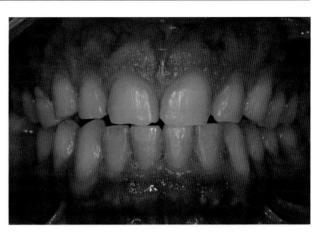

图14.58和图14.59 正畸压低上下颌前牙段。

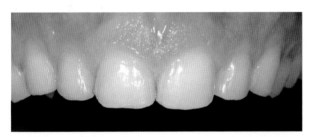

图14.60 牙齿少量修整，去除较大倒凹、无基釉边缘和尖角。

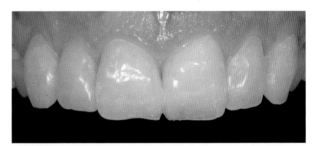

图14.61 诊断饰面。

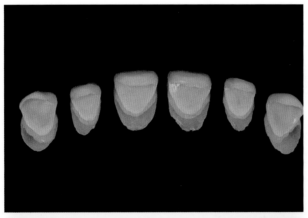

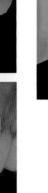

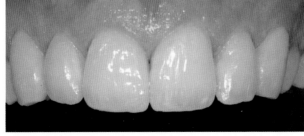

图14.62～图14.64 6颗上前牙贴面粘接修复颊腭面。

合力作用于前牙，这明显影响了长期功能和变化（Starr 2001）。假若牙周病导致后牙塌陷，形态和功能的修复更加困难，治疗的目标是建立协调的咀嚼系统，重建后牙殆平面、前牙切导等。

作为后牙殆形态的决定因素的前牙切导，在咬合曲线构建完成前必须是完美的（Dawson 1989）。另外，如果患者没有受到牙周病或因龋缺牙的影响，则不太需要多学科治疗，因为其牙周支持组织是充足的。

重建前牙切导

前牙切导，与正中关系一起，在正畸和修复治疗中是最重要的咬合评价。不正确的前牙切导是治疗后咬合不稳定的主要因素。前牙切导是上下前牙行使所有功能时的动态联系（Dawson 1989），它由上颌切牙腭面形态和下前牙切缘、前牙的位置、牙弓间和牙弓内关系决定。因此，切导与覆殆和覆盖关系密切。

- 覆殆：应在0.5~3.0mm范围内
- 覆盖：应在0.5~3.0mm范围内

上下颌前牙的形态和位置很重要，有些患者能感受到<1mm的切缘异常引起的不适感。

Dawson认为："如果髁导不支配前牙切导，那么不管殆架上如何完美复制髁道，也不能确定切导。作为独立整体的切导必须在口腔中确定，在牙齿行使功能时观察前牙的决定性作用。"（Dawson 1989）

当前牙必须修复，如果前牙关系正确，它可以使用丙烯酸树脂通过个体性的导板来复制，用在任何可调殆架上。

然而，后牙咬合塌陷和牙齿磨耗两个病理性因素迫使原有的前牙切导改变，这些问题不能通过复制前牙切导纠正，而是需要修复合适的牙体外形，使牙齿不同于病理改变后的形态。联合正畸的多学科治疗可以提高最终的效果。

第一种情况：后牙咬合塌陷是牙周病的临床结果。导致一颗或多颗后牙拔除，继而后牙支持丧失，整个咬合保护功能被打破，发生进一步的牙齿缺失、活动度增加、前牙唇倾和垂直高度丧失。这种情况下，正畸治疗的目标是纠正殆平面、内收和压低前牙、创造修复空间以避免牙髓损伤。

第二种情况：牙齿磨耗。正畸治疗的目标是扩大和压低伸长的上前牙，压低和排齐磨耗的下前牙，为牙髓无创修复创立间隙。

以下病例是牙齿磨耗的修复（图14.65~图14.67），表现为下切牙磨耗，由于深覆殆限制下颌运动出现异常功能，上下后牙弓狭窄，上前牙间隙。

根据治疗方案，根据实验室诊断蜡型（wax-up）制作间接诊断饰面（mock-up），帮助患者观察最后结果。固定正畸治疗的目的是重新分布上牙弓间隙（图14.68），压低下前牙，增加覆盖减小覆殆，为足够的修复材料创造间隙。

少量的牙齿修整包括选择性去除少量牙釉质，尽可能保留自然牙结构（图14.69），避免使用临时修复体，上下颌共用20个长石贴面修复，12个修复前牙的唇颊面和切端，恢复正常的功能和美观，8个修复前磨牙颊面增强总体美学效果。

该病例粘接20个贴面需要很长的时间，大部分时间花在了调殆，防止修复体的过早碎裂（图14.70~图14.72）。这个治疗阶段很重要，尤其对于经历正畸改变了原先咬合关系的病例，晚上上颌需戴保护套保护牙齿和贴面，防止夜间不受控制的异常功能产生不良后果。

复诊时需要仔细抛光贴面边缘。偶尔需要局部麻醉，因为修复体边缘一些区域邻近牙龈，高速设备可能轻微损伤牙龈。

最终完成的抛光贴面需要与周围牙周接触良好（图14.73）。

提升美观效果

上颌前牙牙龈的形态对微笑笑容至关重要（Kokich 1997）。生理性牙龈形态沿着釉牙骨质

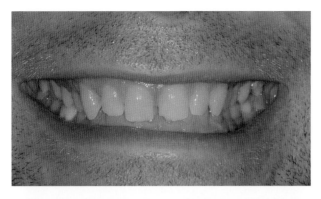

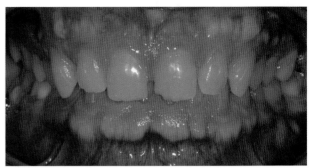

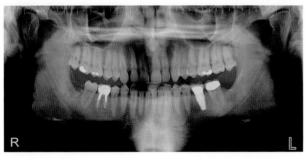

图14.65~图14.67 患者，男性，43岁，下切牙磨耗，由于深覆𬌗限制下颌运动出现异常功能，上下后牙弓狭窄，上前牙间隙。

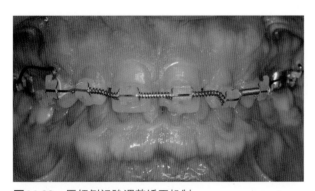

图14.68 唇颊侧间隙调整矫正机制。

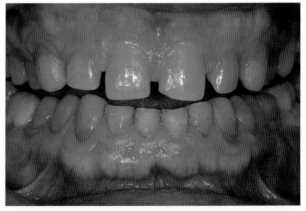

图14.69 小量的牙齿修正包括选择性去除少量牙釉质，尽可能保留自然牙结构。

界呈现贝壳状（Prichard 1961），呈点彩状的牙龈边缘受牙齿表面凹凸度和个体生物型的影响，牙根越突，牙龈的边缘越呈现贝壳状。

一些患者牙龈边缘异常有以下因素引起：牙齿自然萌出改变、延缓的牙龈移动（被动萌出异常）、切牙磨耗和牙齿拔除后所致的邻牙移位。

假若明显不调，制订正确的治疗计划时，需要评价以下4项原则（Kokich and Spear 1997）：

（1）微笑时上颌中切牙龈缘和唇线的关系。

（2）两颗中切牙唇侧龈沟深度。

（3）最短中切牙和相邻侧切牙的关系。

（4）切缘磨耗。

以下病例是正畸-修复联合治疗，患者要求改善微笑和牙列美观（图14.74和图14.75）。患者呈现前牙异常：拥挤、上颌侧切牙不对称为过小牙、牙齿旋转、牙龈边缘不一致。患者的治疗意愿是不磨牙齿的情况下改善微笑整体美观。以此为治疗目标，建议多学科治疗，包括正畸排齐

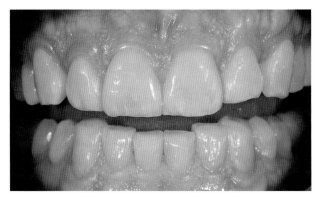
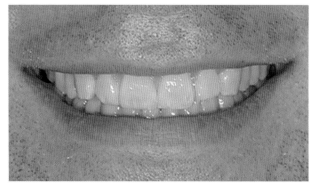
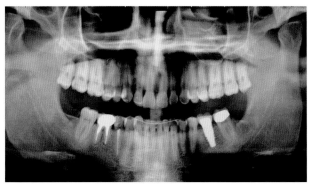

图14.70 ~ 图14.72 共粘接上下牙列20个贴面：其中12个贴面覆盖在前牙的唇侧和颊侧面上，用于恢复适当的功能和美学，另外8个贴面仅覆盖在前磨牙的颊侧，旨在增强最终的美学效果。（技师：Roberto Iafrate）

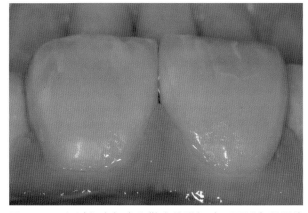

图14.73 经过彻底打磨和抛光的附加贴面可以实现最佳的牙周美学结合效果。

牙列、改善"粉色美学"，牙贴面改善"白色美学"。

问题列表：

– 上下牙弓拥挤

– 上颌侧切牙为过小牙

– 薄型牙龈生物型

– 高角

– 唇闭合不全

– 早期扩弓矫正复发

正畸治疗24个月。拔除4颗第一前磨牙，排齐牙列、关闭间隙并完成治疗（图14.76 ~ 图14.78）。

一个特殊的目标是降低上颌侧切牙的牙龈缘，并使之与中切牙接触（图14.79和图14.80）。正畸结束后，立即戴活动的保持器等待修复治疗。这样设计是给侧切牙近中自然外形，远中间隙使用两个局部贴面关闭（图14.81），一个位于侧切牙，另一个位于尖牙。第五个贴面修复上颌右侧中切牙远中切角。

牙和牙龈结构现在变得协调：正畸为修复治疗打下基础，整平牙龈边缘和排齐牙齿。修复医生采用非常保守的修复方法，协同技师构建合适

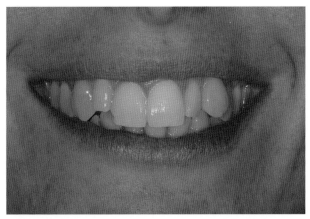
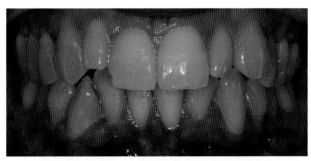

图14.74和图14.75　患者，女性，36岁，呈现前牙异常：拥挤、上颌侧切牙为过小牙、牙齿旋转、牙龈边缘不一致。患者的治疗意愿是不磨牙齿的情况下改善微笑整体美观。

的牙齿形态，允许牙龈垂直和水平生长，填满邻间隙（图14.82）（Tarnow et al. 1992）。贴面选用长石瓷，该材料具有最好的光学性能，呈现自然美观的修复效果（图14.83和图14.84）。

最终修复包括牙齿预备，牙齿不接触或轻微接触，尝试瓷贴面修复。读者治疗中可以参考文章描述的步骤操作（Inbelloni et al. 2019）。

临时修复在多学科治疗中的作用

传统冠桥修复中临时修复的作用是保护基牙，防止牙伸长，保持邻牙接触，通过合适的外形确保牙龈健康，通常在最终修复前使用几周（Amsterdam and Fox 1959；Yuodelis and Faucher 1980）。

复杂的多学科治疗中，临时修复的作用差异很大，它是治疗中保持稳定的关键因素，有时戴几个月，甚至数年。它在牙齿拔除、牙周手术、种植或正畸中保证生活质量不可缺少（Chiche 1994；Amet and Phinnery 1995；Christensen 1996；Donovan and Cho 1999）。

多学科治疗中临时修复没有严格的时间安排。根据患者的个体情况做具体安排：

（A）患者缺牙功能受损时；旧牙冠存在，发生继发龋，不得不拆除旧冠治疗；固定修复体存在，患者要求增加桥体或希望种植修复。这些情况下，临时修复是紧急处理后的第一步，起到对功能、保持和美观进行初步验证的作用。

（B）牙周病患者，临时修复在牙周治疗重新评价后，它用来观察患者卫生或龈下刮治的反应，为基牙的稳定性、将来是否可以保留提供评价信息。

（C）治疗更复杂和患者必须进行正畸治疗时，在牙周手术后或正畸后进行临时修复更安全。下列情况除外：使用临时桩伸长牙齿或外伤牙冠缺失，最好在牙周手术前和/或正畸前临时修复牙冠。牙齿的形态有问题时也需要在正畸或手术前做临时修复（Vanarsdall 1989；Kokich and Spear 1997；Kokich 2001）。

局部发育问题（如侧切牙过小）、发育因素功能问题（如重度磨耗）、影响所有牙齿的发育问题（如牙釉质发育不全）等问题存在。如果正畸和牙周手术是可预期的，且牙齿形态不正确，治疗前改变牙齿的形状将有利于手术或正畸。

实验室诊断蜡型被用来制作临时修复体，如果不需要正畸治疗，蜡型上预先制作美学效果，然后转变为树脂，进行临时修复。这是辅助治疗程序的准则。

相反，需要正畸的多学科治疗是个例外，因

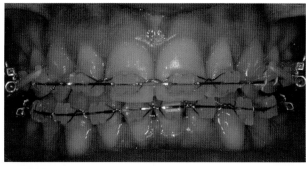
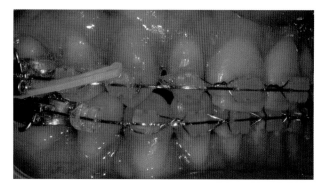
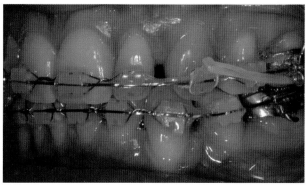

图14.76 ~ 图14.78　正畸治疗，拔除4颗第一前磨牙，关闭间隙。

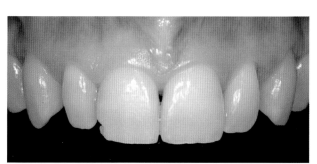
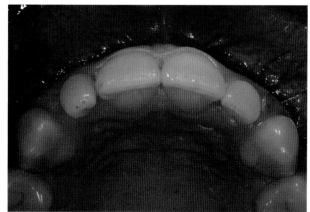

图14.79和图14.80　一个特殊的目标是降低上颌侧切牙的牙龈缘，并使之与中切牙接触。

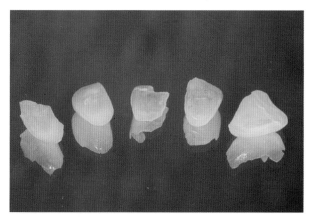
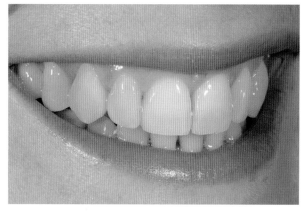

图14.81　上颌前牙5个贴面。每侧两个，一个在侧切牙远中，另一个位于尖牙近中。第五个贴面修复上颌右侧中切牙远中切角。

图14.82　构建合适的牙齿形态，允许牙龈垂直和水平生长，填满侧切牙和尖牙间的邻间隙。

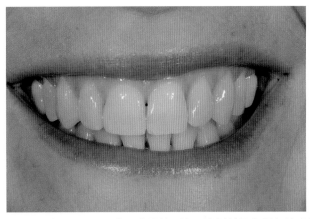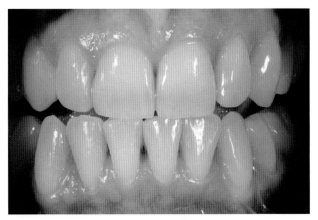

图18.83和图14.84 贴面选用长石瓷，该材料具有最好的光学性能，呈现自然美观的修复效果。

为不可能精确预测牙齿位置大范围的变化，不可能直接从诊断蜡型保证临时修复准确性。

经过试戴，逐步修整临时修复体，直到符合最后的治疗目的（Chiche 1990），它就成为最终修复的模板。

修复完成

前牙龈缘位置是多学科病例的临床参照点。这个美学标志点会随着牙周和正畸治疗改变，正畸为保存参与牙体结构和附着龈提供了更保守的选择。另外，正畸伸长牙齿，经常需要冠延长术精确定位牙龈边缘位置。牙周医生完成治疗后，团队必须追踪组织的位置变化，以帮助修复医生决定何时开始取终印模和完成治疗。

Pontoriero和Carnevale认为根向翻瓣时的牙龈环切手术，组织需要12个月时间改建完成。而且，牙龈厚生物型比薄生物型的改建需要更长的时间，改建时间受个体治疗反应的影响（Pontoriero and Carnevale 2001）。

所以，建议监测这类病例，特别是邻间隙的区域需要更长的改建时间（Smith et al. 1980；Kaldhal et al. 1996）。

正畸治疗最后阶段，正畸医生需要参考修复医生的建议，确定牙齿的最终位置。当两组专家在一起工作，可以更好沟通。共同协作让正畸医生更好理解不同修复对间隙的不同要求。修复医生也能从正畸医生学到所能给予的各种选择。

一旦正畸医生按照修复医生的要求完成软组织的定位，接下来是在患者口内研究和检测正确的切缘位置，此阶段患者表现为不同的状况：过小牙所致的间隙（如侧切牙）、过度磨耗所致的短临床冠等。一些病例，患者正畸中戴临时修复体，逐步增加数量适应变化。所以，应用实验性修复、诊断饰面、活动导板或临时修复体检测最后的切牙位置。正如前所述，只有在口内的环境下，临床上通过精细调整，达到美学修复的目的（Lee and Jun 2000）。

利用活动工具确定切牙切缘的位置不精确，用临时固定修复评价切缘位置的美学和功能更有可预测性，然后用印模复制这个位置。

最后，建立与以前功能和美观一致的同类修复体。

伴有牙周治疗的正畸-修复复杂病例，需要牙周夹板固定修复，金瓷修复最具有可预测性（Amsterdam 1974）。

得益于牙科各领域的研究和发展，现在我们有能力为患者提供健康、自然美观、无金属的修复，瓷的进展使我们有机会采用反映牙齿原有解剖的替代品。粘接技术的进步让我们为患者提供更少损伤的修复方法。

传统修复牙齿是使用部分冠或全冠，以牺牲完好的牙齿结构为代价。增量修复牙科是最大保留原有的牙齿结构，使用复合材料直接修复或使用瓷粘接修复。

瓷贴面的牙齿预备磨除牙冠3%～30%重量的牙齿结构，然而全瓷或金属烤瓷冠去除63%～72%（Edelhoff and Sorensen 2002a，b）。

尤其对于颜色正常、只需要改变形状的病例，磨削牙齿可以避免。附加贴面（或称非预备贴面）的好处在于不削减牙齿，粘接全部在牙釉质上进行，产生预期的效果。在牙釉质上粘接已经被广泛接受，牙釉质越多，效果越好（Gurel et al. 2013）。弊端是不容易操作，需要技师和医生非常小心处理相当薄的修复体，尤其是长石贴面（一些区域，贴面厚度只有0.1mm）。

总之，结合正畸和增量修复，可以为患者提供最保守的美观效果。

正确的诊断和治疗计划、精细的操作对多学科治疗非常重要，良好的沟通和协作则是获得最终成功的关键。

第15章
有颞下颌关节问题的患者
Patients with Temporomandibular Joint (TMJ) Problems

Birte Melsen

正畸与功能障碍

正畸与功能问题的关系一直是众多研究的焦点。以"malocclusion"和"TMD（temporomandibular dysfunction）"作为关键词在PubMed检索，可获得1664篇文献，以"orthodontics and TMD"作为关键词则可检索到1253篇文献，但进一步搜索随机对照试验则会将搜索结果减少到65篇。这反映出大部分的文献都是病例报告，而且一些疑问仍未得到解答。错𬌗畸形会导致颅颌功能紊乱（craniomandibular disorder，CMD）吗？正畸治疗是否在颅颌功能紊乱的治疗中发挥作用？换句话说，TMD可以被看作是正畸治疗的适应证吗？

一些学者认为CMD与错𬌗高度相关，而另一些学者坚持认为错𬌗的存在对TMD的风险没有影响（Luther 2007a，b）。形态𬌗与功能𬌗的区别是对这种分歧的一个解释。图15.1的患者是安氏Ⅰ类𬌗关系，主诉是肌肉疼痛和紧张型头痛。当该患者戴用平面𬌗垫时，她的𬌗关系从中性𬌗变为远中𬌗。显然她存在双重𬌗，同时肌电检查显示该患者处于接触位的肌电活动强度要显著高于其被要求咬紧牙时所到达𬌗位的肌电强度。在这两个𬌗位拍摄的X线片证实当该患者咬合于安氏Ⅰ类牙尖交错位时，她的髁突发生了前下移位，而当她试图建立后退接触位时，髁突回到关节窝正中。我们通常在最大牙尖交错位对患者进行观测和记录，但该𬌗位不一定代表一个与功能𬌗相协调的颌位，这可能是评价𬌗与TMD相关性时的一个混杂因素（Tallgren et al. 1979）。

上述例子仅阐述了可能导致错𬌗与口腔功能关系争议的诸多方法性问题之一。由于功能的偏差可能与牙列的退化相关，因此应该要求TMD成人患者描述他们的TMD发展过程。这也适用于口腔功能的所有方面，如功能紊乱和磨牙症。

尽管针对𬌗与TMD的一般关系还存在争议，但学者们普遍认同某些错𬌗类型的患者更容易出现发音不准，如深覆盖、后牙反𬌗和前牙开𬌗（Johnson and Sandy 1999；Pahkala and Qvarnstrom 2002）。发音不准可以由正畸医生或语音治疗师主观评价（Laine 1992），或者使用电子原声分析仪进行客观评价（Mehnert 1987）。对于被确诊为发音不准的病例，除非形态允许功能正常发挥，

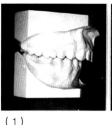
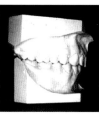
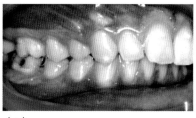
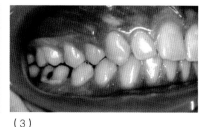

（1）　　　　　　　　　　　（2）　　　　　　　　　　　（3）

图15.1　（1）两个不同颌位的研究模型。左侧的模型显示的是患者被要求将牙齿咬合在一起时，自发咬合形成的𬌗，右侧模型显示的是患者戴用平面咬合板一段时间后建立的后退接触位的咬合。（2，3）相同情况下的临床表现。

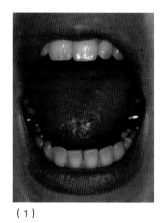
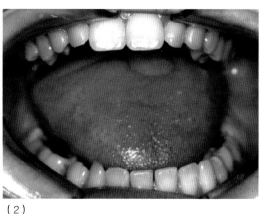

（1）　　　　　　　　　　　（2）

图15.2　（1）正常开口运动，上下中线协调。（2）开口受限，下颌向左侧偏斜。

否则单纯的语音训练很难奏效。对于患者的咀嚼能力既可以通过问诊患者的问题进行主观评价，也可以要求患者咀嚼标准的测试物进行客观评价（Huggare and Skindhoj 1997）。对吞咽过程中唇的活动以及吞咽时是否存在牙齿接触可以进行临床评价。荧光电影摄制法研究被用于描述舌的运动以及分析其如何与形态相适应（Hiiemae and Palmer 2003；Kawamura et al. 2003）。

由于对𬌗的细节检查可能会影响记录TMD症状和体征时的准确性，应该在对颌进行分析之前，先分析下颌运动，并对肌肉进行触诊检查。触诊检查的肌肉通常包括颞肌、咬肌、二腹肌、翼内肌和翼外肌。对下颌运动可以进行临床评价或使用下颌运动轨迹描记仪进行记录（Simonet and Clayton 1981；Piehslinger et al. 1991）。应该记录开口运动轨迹是否对称而平滑，是否不对称或不规则，并注意是否有任何弹响和摩擦音。如果有弹响，应该注意弹响是否出现在开口和闭口过程中的同一位置点。开口过程中的弹响可能表

示存在关节盘前移位，当关节盘复位，盘髁关系恢复时弹响出现，闭口过程中髁突又从关节盘滑脱，弹响再次出现（可复性关节盘前移位）。因此弹响并不发生在开闭口过程中的同一位置。如果患者的弹响出现在开口和闭口过程中的同一位置点，极有可能是关节盘与颞下颌关节窝的关节结节存在粘连（Bumann and Lotzmann 2002）。

还应该记录侧方运动和前伸运动的范围。尤其是前伸运动受限可能代表关节盘不可复性前移位。在中线不齐的患者中，开口时中线不齐既可能加重也可能减轻（图15.2）。那些骨性偏𬌗的患者开口时偏斜会加重，下颌会偏向较短或相对平移量小的一侧。而如果开口到最大时中线居中，代表下颌在咬合力作用下可以以两种不同的方式完成闭口运动：以对称的闭合轨迹开始，直到建立最初的𬌗接触，然后发生偏移建立最大牙尖交错𬌗；或者以平滑的运动轨迹闭口至中线不齐的位置。第一种情况下，来自早接触的传入冲动持续存在，中线不齐最有可能通过去除早接触

得以纠正。后一种情况下，神经肌肉模式已经适应了错𬌗，建立新的下颌位置之前应该先使用平面咬合板去除来源于𬌗的副交感神经的传入冲动。许多学者都强调了正畸诊断时确定髁突位置的重要性（Gianelly 1989；Roth 1995；Johnson and Sandy 1999；Cordray 2002）。

文献中关于TMD与𬌗的争议

关于𬌗与TMD关系的争议有可能与研究的设计有关，也可能与所选参数的可重复性和有效性有关。此外，使用方法的特异性和灵敏性也可能存在影响。用于确诊TMD的方法涉及问卷调查、临床分析和仪器分析。由于普遍认可TMD的病因是多因素的，问卷调查和临床分析的结果都有可能随着时间流逝而出现波动（Dworkin and LeResche 1992）（见第16章）。

然而，使用计算机技术后，下颌运动轨迹分析仪的可重复性已被证明可达到相当高的水平。Kimmel等（1986）使用髁突运动轨迹描记仪和下颌运动描记仪观察经临床检查开口能力正常，且没有TMJ症状的正常𬌗年轻成人。30例受试者中，7例受试者的髁突运动轨迹描记记录显示存在单侧或双侧关节内部结构紊乱，同时6例通过下颌运动描记仪确诊。重复检查得到相同的结果，提示可重复性很好，但由于大量健康人存在阳性结果，提示该方法的特异性差。另外，临床检查的结果总能被下颌运动轨迹分析确认，提示该方法

的灵敏度很高。

因此，仪器分析法可以用于跟踪观察疾病的发展，但不宜作为诊断工具。由于传感器并未放置在髁突上，记录到的髁突移动的准确性也值得怀疑，同时，对于在口内戴着托盘的情况下，患者还能否进行自然的下颌运动也值得怀疑（图15.3）。使用下颌运动描记仪时，一个小磁极被粘接于下切牙，患者的面颊两侧附近有产生磁场的装置（图15.3），下颌运动时磁极位置的变化被收集记录下来。毋庸置疑的是，这两种方法都具有一个优点，即能在3个空间平面以数字化表格或图形的方式呈现结果，凭借这一点可以对疾病发展过程中和治疗过程中的变化进行追踪观察（图15.3）。使用下颌运动轨迹分析仪研究𬌗对下颌运动的影响时，由于临床上被确定为健康的患者也被诊断出存在关节内部结构紊乱，因此关于𬌗与关节病理改变存在相关性的观点遭到了驳斥。

反映𬌗的参数也可能影响关于𬌗与TMD相关性的研究结果。正常情况下，使用的是安氏错𬌗分类法，或选择例如覆盖>6mm、覆𬌗>5mm等特征来描述形态𬌗。Gianniri等（1991）开展了一项旨在分析𬌗与TMD关系的研究。经过系统性筛查，选出伴有明显主观症状和临床体征的30名16岁的TMD患者，同时以相同年龄、性别以及相似的𬌗受试者作为对照，根据牙医团队填写的表格，对照组没有任何TMD的症状和体征。除了反

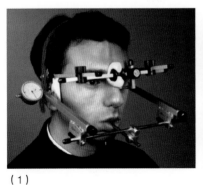
（1）

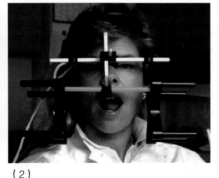
（2）

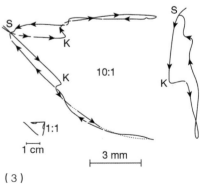
（3）

图15.3 下颌运动轨迹描记仪。（1）经典的髁突运动轨迹描记仪。（2）使用下颌运动描记仪，在3个空间平面上记录粘固于下颌切牙上的小磁极的运动轨迹。（3）放大了的下颌运动轨迹描记图揭示出弹响与关节盘近中移位有关。

映𬌗与TMD的参数，还使用光𬌗分析法记录咬合接触点的分布、数目和接触强度。该研究显示尽管两组受试者的𬌗是相似的，但咬合接触点的分布和接触强度均存在差异。在无症状人群中，咬合接触的分布是对称的，而TMD组的咬合接触呈不对称分布。此外，使用光𬌗分析仪测得的咬合接触强度也存在差异。有症状组单个咬合接触的接触强度显著高于健康组。说明𬌗的记录方法也会影响评价𬌗与TMD关系的研究结果。

治疗与TMD

对TMD的治疗针对患者作为一整体（见第16章），也可以针对颞下颌关节或针对咬合。关于直接针对颞下颌关节的治疗，已经开展的包括关节内手术、关节灌洗和向关节内注射各种药物（Dolwick 2007）。Bertolami等在一项1993年发表的研究中，将120例TMD患者划分为两组，一组注射1%透明质酸钠生理盐水溶液，另一组只注射生理盐水。使用Helkimo指数进行评价并使用视觉模拟量表评估疼痛的级别和运动过程中的杂音，结果表明注射透明质酸钠组的结果明显好于生理盐水组。尽管Chandler和Wright已经在1958年讨论过糖皮质激素的毒副作用，但仍有学者推荐注射糖皮质激素（Kopp et al. 1985，1987）。对19名注射糖皮质激素的患者进行长期追踪调查的结果是对16名患者有效。然而，追踪8年后的结果不一定仅反映出注射可的松的效果（Wenneberg et al. 1991）。

正畸治疗是否在TMD的治疗中发挥作用，取决于改变咬合是否会对TMD的症状产生影响。可以使用咬合板对这一点进行评价。这些咬合板也许是软咬合板或硬咬合板，平面平衡咬合板、再定位咬合板或稳定咬合板。对戴用咬合板进行治疗的结果进行比较，结果清晰地反映出TMD的多因素特征。表15.1中的几项研究证明使用的矫治器或咬合板的类型并不重要。所有咬合板都有减轻疼痛量级的作用，但对弹响作用甚微。大部分研究报道了短期疗效，但长期追踪调查鲜见报道，说明尽管看似再定位咬合板的长期疗效最好，但对大部分病例的治疗效果不是永久性的。短期内的显著效果也出现在对照组中，对这类研究的结论造成了显著的影响。一项针对可复性关节盘前移位的荟萃分析研究证实，与平面咬合板相比，再定位咬合板对于缓解疼痛和弹响更为有效（Santacatterina et al. 1998）。然而，存在争议的是，所有研究中纳入的样本量都是不足的。

一项临床随机对照研究阐明，在决定治疗方案之前，先明确疼痛的病因是非常重要的。

表15.1　治疗成功率

作者	咬合板类型	患者数	成功率（疼痛）		成功率（弹响）	
			初期	后期	初期	后期
Carraro and Caffesse（1978）	平面咬合板	170	37%	45%		
Okeson等（1982）	平面咬合板	33	85%			
Lundh等（1988a）	再定位咬合板	20	95%		95%	26%
	平面咬合板	21	60%		25%	0
	未治疗	223	0		25%	0
Molone and Howard（1986）	再定位咬合板	241			70%	36%
Lundh等（1988b）	𬌗面嵌体	15	82%	82%	82%	
Okeson（1988）	再定位咬合板	40	80%	55%	80%	25%
Ghafari等（1988）	再定位咬合板	13	38%		38%	
	心理治疗	44	59%		59%	
	对照	15	33%		33%	
Lous（1978）	枢轴咬合板	60	72%		72%	

Raphael和Marbach（2001）将63名女性随机分为两组。一组戴用平衡咬合板，一组戴用无咬合接触的腭侧装置作为对照组，他们发现疼痛定位明确的患者戴用平衡咬合板后疼痛减轻，而伴有弥散性疼痛的患者对两种咬合板都没有反应。大多数研究中都没有对局限性疼痛和弥散性疼痛的患者加以区分，这一点无疑也可以解释关于殆与TMD关系的争议。

对于关节盘前移位的病例，患者每天坚持戴用咬合板的时间也影响结果。Davies和Gray（1997a，b）将70例被确诊为关节盘前移位的患者分为3组，分别在白天、夜间以及全天戴用再定位咬合板。全天戴用咬合板的患者组症状改善的百分比显著高于白天戴用组和夜间戴用组。使用稳定咬合板重复这项研究时，治疗效果甚至更好，且同样发现全天戴用最有效。

如果想要殆垫治疗最终获得成功的结果，必须使患者能在长期无症状的下颌殆位上建立对应的咬合关系。这时可以采取以下做法：①调节平衡殆；②保存性修复治疗；③大范围殆重建；④正畸与前三项结合；⑤正颌手术与其余任何治疗结合。无论是哪种类型的治疗，主旨都是要保持下颌的位置，而这个位置代表着正确的髁突-关节窝关系。

在下颌位置建立之前不应该进行调殆。如果习惯建立的殆是强迫咬合的结果，TMD患者初次就诊时表现出的错殆就不一定是最终要接受治疗的殆。如图15.4中的患者，表现为切牙对刃关系，右侧后牙反殆，下中线向右侧偏斜3mm。经过戴用咬合板和对咬合板的几次调磨，错殆的特征改变了。髁突发生的向前上方向的移位使患者表现为开殆，中线偏斜的程度与之前相同，这才是现在要治疗的错殆。

一项随机对照研究支持了之前提及的咬合接触分布的重要性，这项研究对一组接受正畸治疗的患者中的半数进行了正畸后的调殆，另外半数患者则未进行调殆处理。结果接受了调殆处理的患者组TMD的发病率显著低于对照组（Karjalainen et al. 1997）。

关节弹响的治疗

患者寻求正畸治疗不仅是为了解除或缓解疼痛，还有去除关节弹响的愿望。

然而，正畸是否能够治疗TMD中的功能性障碍也是一个有争议的问题，尤其是对关节弹响的治疗。一些学者坚持认为弹响可以治疗，而另一些学者回避治疗。Roberts等（1998）报道在72例伴有关节弹响的患者中，只有53例的弹响可以归因于可复性关节盘前移位，也只有这些患者有被治疗的机会。Ronquillo等（1998）发现142例患者中的72例适合复位治疗。被提及的存在影响的因素有年龄、性别、一般健康状况、社会地位、心理状态、教育背景、牙科保健情况、功能异常以及面部形态。

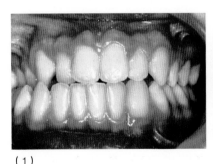 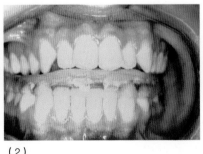 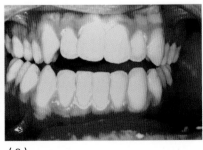

（1）　　　　　　　　　（2）　　　　　　　　　（3）

图15.4　（1）患者存在对刃殆，右侧后牙反殆，中线偏斜。（2）由于患者存在严重的肌紧张，尤其是颞肌和翼内肌，因此给她戴用了平面平衡咬合板，期望能调整中线。中线没有出现回调，但一段很短的时间后，咬合被打开了，因此在咬合板上添加了树脂覆盖层以维持平衡的殆接触。（3）治疗结束时，患者出现明显的开殆。中线不调依然存在，但戴用咬合板时患者的肌紧张消失了。为了建立能把髁突保持在这个位置上的殆，需要进行正畸-正颌联合治疗。

对于主要问题表现为关节弹响的患者，在开始进行正畸治疗之前应首先核实弹响是否可以通过改变咬合来进行治疗，正畸治疗本身可能并不能解决弹响问题。图15.5中的患者主诉有严重的

关节弹响，这已经影响了她的生活。戴用平面咬合板没有产生下颌位置的任何改变，但对关节的弹性进行测试之后，决定在咬合板后部放上高嵌体，尝试增加髁突在关节窝的自由程度。这样做

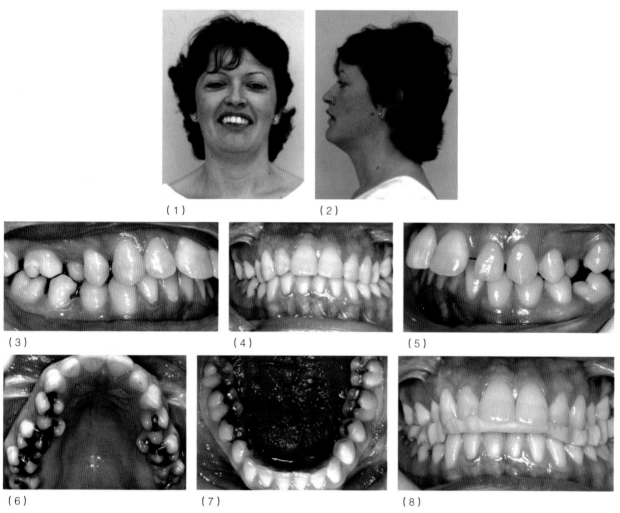

（1）　　　　　　　　（2）

（3）　　　　　　　　（4）　　　　　　　　（5）

（6）　　　　　　　　（7）　　　　　　　　（8）

图15.5　（1，2）患者存在严重的弹响，干扰了她的生活。髁突运动轨迹描记显示左侧颞下颌关节的关节盘相对于髁突发生了前移位和近中移位。当髁突经过被压缩的关节盘后缘时弹响出现，然而闭口过程中髁突从关节盘滑脱时能够记录到弹响，但听不到弹响（3~7）。治疗前的口内像。3颗磨牙被拔除，上颌第二前磨牙扭转180°。右侧尖牙远中关系，左侧尖牙中性关系，上牙列中线相对于面部中线左偏2mm。患者有严重的深覆盖和深覆𬌗，下切牙切缘咬至上切牙腭侧牙龈。（8）下牙列戴入覆盖全牙列的平面平衡咬合板，并全天戴用。由于下颌的位置在矢状方向和横向都没有改变，因此尝试通过增加咬合板后部的高度，牵引髁突在关节窝内向前下移动。（9~12）这种牵引型咬合板是在薄的全牙列咬合板基础上制作的。𬌗架制作阶段在咬合板上添加铝箔，铝箔的厚度与牵引髁突的量相对应。此时出现后牙开𬌗，再用复合树脂填充开𬌗相对应的空间，髁突会相应下移，下移的量取决于铝箔的厚度。重要的是铝箔的厚度不能超出颞下颌关节的弹性，也就是说，髁突的下移不能超出关节窝允许的限度。进行上述治疗后患者的弹响消失，该咬合板被调整为一个再定位咬合板。（13，14）通过拔除一颗右上前磨牙纠正深覆盖，调正上中线。间隙关闭后使用下牙列上的咬合板保持下颌的位置。（15，16）间隙关闭后上牙列中线与下牙列中线对齐，并与面部中线协调。牵引髁突向下的结果之一是后牙区出现开𬌗。可以使用悬臂装置直立和升高第二磨牙，同时使下切牙唇倾。同样的方法也应用于前磨牙。（17~24）治疗结束后，下牙列的𬌗面保留少许覆盖物，以指示哪里需要进行必要的𬌗面修复。（25~28）治疗结束5年后。尽管患者没有进行全面修复，𬌗依然保持稳定，也没有出现影响患者社会生活的弹响。使用髁突运动轨迹描记仪检查后不能确认关节盘已经复位，而更可能是由于髁突被牵引后，髁突与关节窝底部的距离增加，避免了关节盘后缘被挤压。

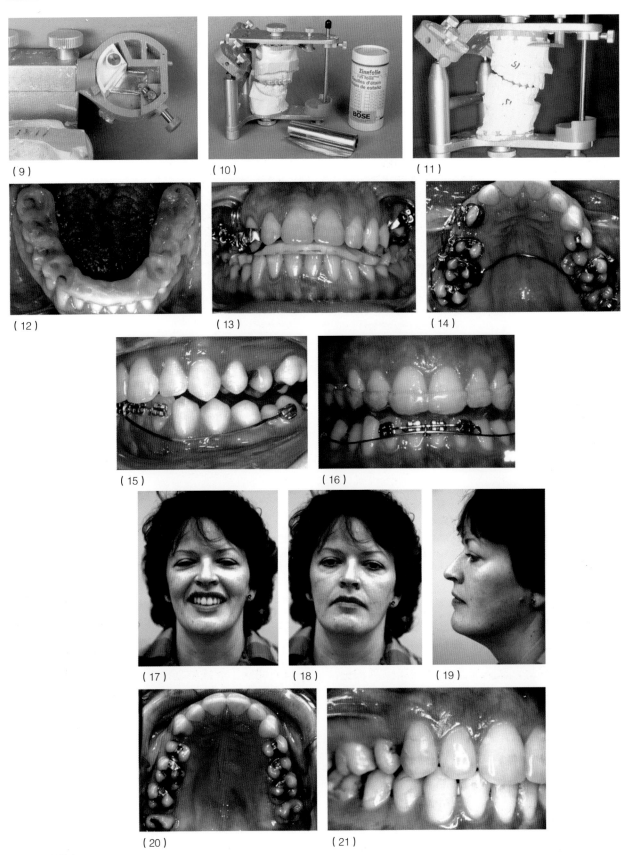

（9）　　　　　（10）　　　　　（11）

（12）　　　　　（13）　　　　　（14）

（15）　　　　　（16）

（17）　　　　　（18）　　　　　（19）

（20）　　　　　（21）

图15.5（续）

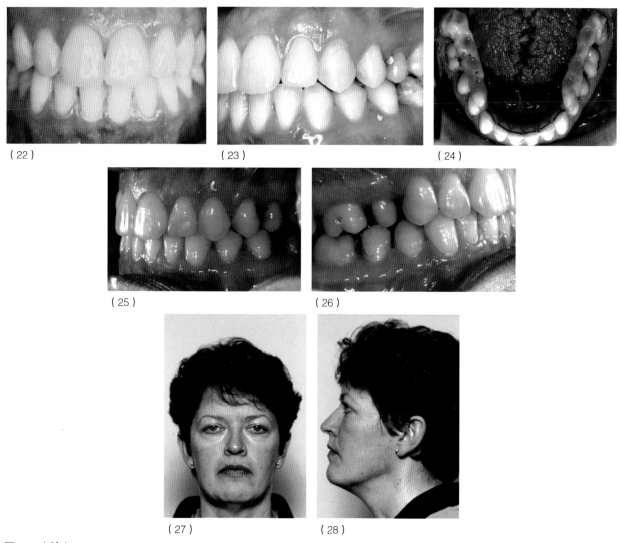

（22）　　　　（23）　　　　（24）

（25）　　　　（26）

（27）　　　　（28）

图15.5（续）

之后弹响消失了，在拔除了右上第一前磨牙使上中线回到正中，并将尖牙调整为中性关系时，在下牙列上粘接了再定位咬合板。纠正上牙弓形态后，上下牙弓之间戴入一个保持髁突位置的保持性咬合板，使用旋臂升高磨牙和前磨牙，唇倾并压入下切牙，同时逐渐减小咬合板的厚度。治疗后遗留在下牙列的复合嵌体表明还需要进行必要的咬合重建。

TMD患者的正畸治疗

尽管有人指控正畸治疗会引发TMD，但还没有有效的研究支持这种说法（Gianelly 1989）。接受正畸治疗的人群的功能紊乱的流行程度被报道为降低或不变（Henrikson and Nilner 2003；Luther 2007a，b）。病例报告记录了正畸治疗后，既有TMD的治愈也有TMD的发展（Reynders 1990）。

除了少数例外情况，对于存在TMD的患者，只有建立了下颌的基础位置，在该位置肌肉和颞下颌关节处于生理上的和谐状态，才能开始正畸治疗。对于有些病例，只有经过初期的正畸治疗去除𬌗干扰后，才能找到这个位置。这一点适用于切牙内倾的患者，这些患者的下颌被迫处于后退的位置（图15.6）。切牙上的磨耗斜面经常表明存在这种情况。如果覆𬌗也很深，用于打开咬合的必要的咬合板高度将会高得让人难以接受，尽管这样的高度可以缓解关节的症状，但患者可能出现肌肉症状，意味着无法接受这个咬合高度。因此，只有使这些患者的引导牙（前牙）发

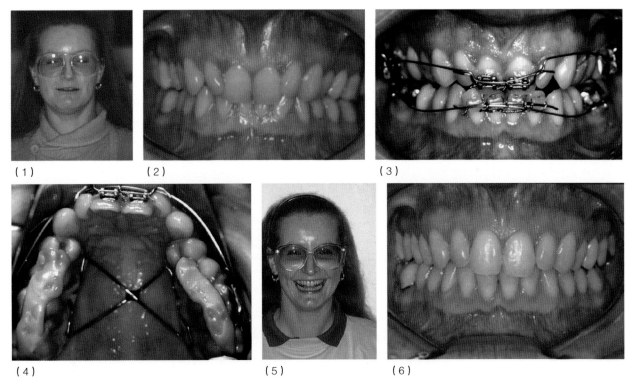

（1） （2） （3）

（4） （5） （6）

图15.6 患者存在后移的强迫咬合以及严重的紧张型头痛。（1，2）治疗前。殆的特征是内倾的切牙和深覆殆。切牙上均有磨耗平面，反映该患者存在后移的强迫咬合，临床检查也证实了这一点。（3，4）使用殆面覆盖物和多用途弓压低并唇倾上切牙来打开咬合。打开咬合的过程中，随着切牙和尖牙的唇倾，下颌自动向前调整了位置。使用粘固在殆面上的覆盖物保持下颌的基础位置。（5，6）患者治疗后的情况。

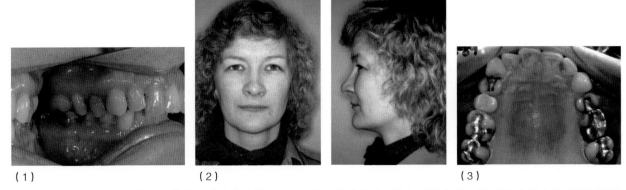

（1） （2） （3）

图15.7 （1~4）该患者在以前的正畸治疗中拔除了1颗左上前磨牙和1颗右下前磨牙。正畸治疗后患者出现严重的TMD。她出现耳鸣、咽喉癔球症以及左侧髁突区的严重疼痛。（3，4）由于单侧拔牙，治疗前上下牙弓均不对称。（5）治疗前的殆。（6，7）给该患者戴用了咬合板，戴用后症状消失。（8）曲面断层片显示双侧髁突对称。（9~13）上颌使用矫治器在拔除左侧前磨牙的区域开拓间隙。在这个阶段使用下颌的咬合板保持下颌的位置。（14）一旦上牙列的治疗完成，则制作戴在上牙列上的咬合板，使用从右侧延伸到左侧的悬臂在下牙列开展间隙。（15~20）治疗后的情况。

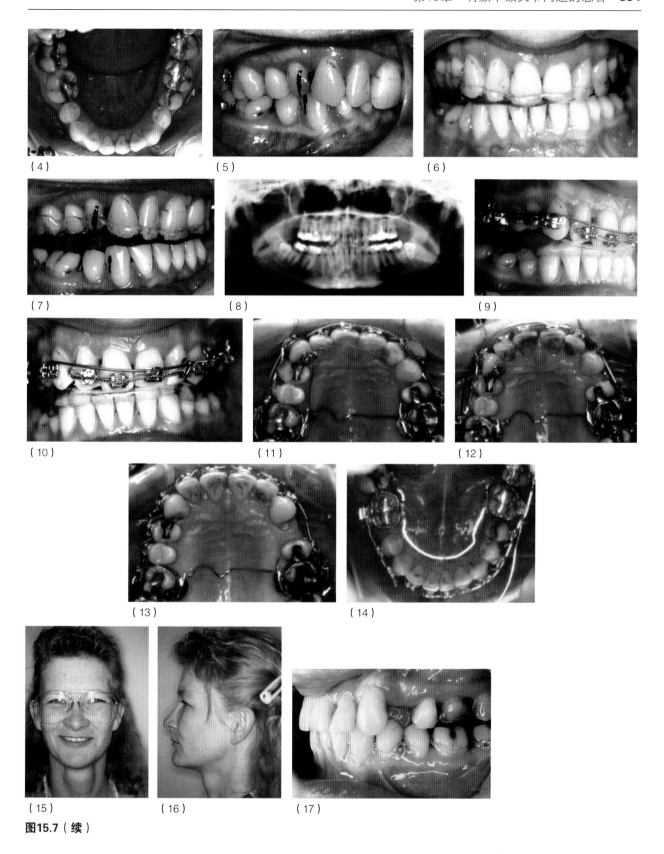

图15.7（续）

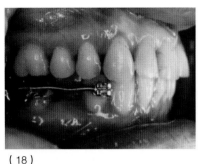
（18）

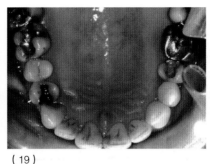
（19）

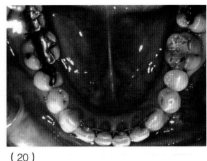
（20）

图15.7（续）

生唇倾和尽可能的压入后，才能建立合理的下颌位置。这一点也适用于后牙深覆𬌗患者（见第8章，网址www.wiley.com/go/melsen上的病例2）。

建立了理想的下颌位置后，接下来的主要目标就是保持这个位置，因此在一段时间内只对一个牙弓进行治疗，这通常是必要的（图15.7）。

只要能够建立起与正确的下颌位置相适应的𬌗，选用的矫治器的类型并不重要。图15.8中的年轻女性在正畸治疗后出现了严重的关节症状。问卷调查显示她存在双侧颞下颌关节的严重疼痛和肌肉酸痛（表15.2）。她存在中线偏斜，但最大开口过程中中线回到正中。看起来她对她的𬌗感到满意，因为她最初寻求正畸治疗的主要原因是切牙的拥挤，而切牙已经排齐。下颌右侧第二前磨牙缺失，间隙已经关闭，发展为右侧后牙正锁𬌗。髁突运动轨迹显示右侧关节的髁突运动正常，而左侧关节的髁突只能做有限的转动。颞下颌关节X线断层片显示右侧髁突处于偏后位，而左侧髁突处于居中位。然而开口时，很显然的是左侧髁突没有滑动。相反，开口过程中左侧髁突被迫变得更靠近背侧，而右侧髁突向前下方滑动。给该患者戴用了能增加左侧髁突在关节窝自由程度的咬合板，同时使用Cozart's矫治器协调上下牙列的关系（Herrmann 1987；Baranko 1993）。

治疗的规划

在上述这些观点的基础上，建议采取以下治疗方法。建立正中关系可能需要理疗师的帮助，

表15.2 图15.8中患者的肌肉检查结果

肌肉群	检查结果	
	右侧	左侧
颞肌前份	×××	×××
颞肌中份	××	×××
颞肌后份		
翼外肌	×××	×××
咬肌	××	××
翼内肌	×××	×××
二腹肌	××	×××
舌骨上肌群		
舌骨下肌群	×	×
胸锁乳突肌		

× = 轻度疼痛；×× = 中度疼痛；××× = 重度疼痛

明智的做法是请求疼痛专家决定正畸治疗是否有益。对于有严重肌紧张的病例，推荐进行理疗并在最后补充药物治疗。对于强迫咬合和深覆𬌗的病例，建立下颌正确的垂直向和矢状向位置可能很困难，只有在治疗过程中，移动了造成强迫咬合的牙齿后才能发现下颌的基础位置。对这类病例首先要做的是在𬌗面放置覆盖物，随着上下切牙的唇倾再逐渐去除覆盖物（图15.6）。

一旦确定了下颌的位置，就应该在治疗过程中保持这个位置。因此，经常不得不在一段时间内只在单颌进行正畸治疗，而在对颌使用粘接于牙列的咬合板保持下颌的位置。正畸治疗后，大多数病例需要修复𬌗面以使牙齿适应新的𬌗。正畸治疗前实施的修复应该被制成临时修复体并且有助于保持下颌的重新定位，使下颌能保持在一个位置上。

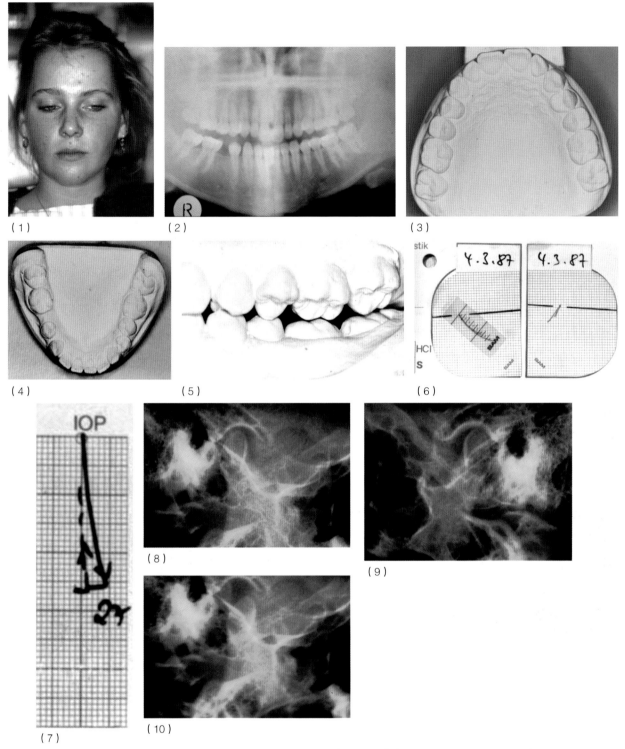

图15.8　（1）这个女孩患有严重的紧张型头痛，同时多块肌肉存在触诊疼痛（表15.2）。（2）曲面断层片上可以看到右侧下颌第二前磨牙缺失。缺牙区的间隙由于之前进行了排齐下牙的正畸治疗，已经被用掉了一部分。（3~5）研究模型显示上下牙列宽度不调，左侧第二前磨牙及磨牙正锁𬌗。（6，7）下颌运动轨迹显示左侧髁突滑动范围减小。（8，9）颞下颌关节断层片显示双侧髁突都位于关节窝的后上部。（10，11）开口过程中，右侧髁突运动正常，而左侧髁突运动受限，仅有轻微的向下移动。（12~15）使用再定位咬合板重新建立双侧对称的髁突位置，该过程使用的矫治装置是Cozart's矫治器联合再定位咬合板。（16~18）咬合板戴入口内情况。（19~21）使用该矫治装置的治疗进展。（22）在这个阶段，可以使用固定矫治器完成治疗，不会影响上下颌的位置关系。

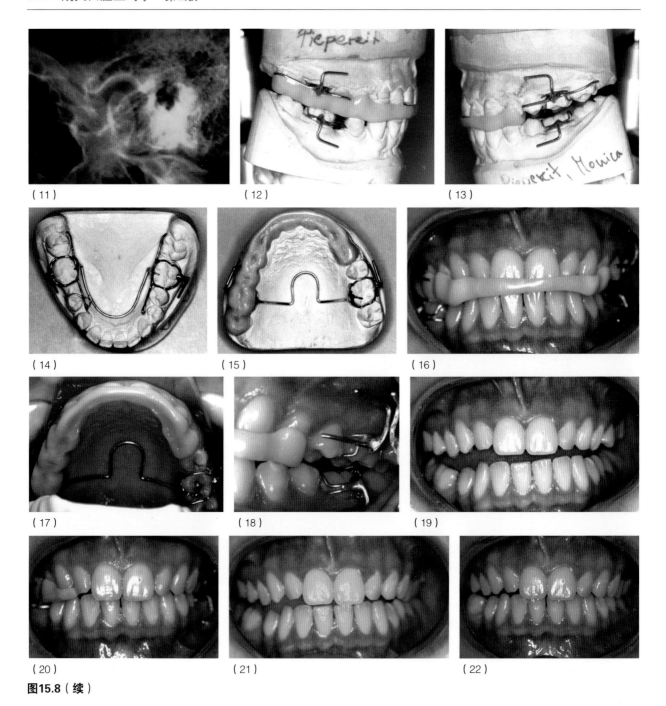

（11）　　　　　　　　　（12）　　　　　　　　　（13）

（14）　　　　　　　　　（15）　　　　　　　　　（16）

（17）　　　　　　　　　（18）　　　　　　　　　（19）

（20）　　　　　　　　　（21）　　　　　　　　　（22）

图15.8（续）

结论

　　那些否认骀在TMD的病因方面有任何意义的学者与那些赋予骀重大意义的学者的矛盾依然存在。这种矛盾在很大程度上可以从已发表的研究中使用的方法上得到解释。大量的病例报告证明，正畸治疗可以是TMD综合治疗中的一个部分。然而，如果正畸治疗导致骀与正中关系不一致，就有可能造成不利的影响。

述，就像"搏动性"已经与偏头痛关联，而"压迫感"和"紧绷感"已经与紧张型头痛关联一样（ICHD-3 2018）。

与表浅型的疼痛相比，来源于深部组织的疼痛（肌肉，关节，肌腱，韧带）经常被描述为弥散性的，难以精确定位（Mense 1993；Svensson and Sessle 2004）。因此，深部疼痛所感觉到的定位可能与疼痛的原发部位差异甚大。在必须对TMJ疼痛与肌筋膜TMD疼痛进行鉴别时，这一点也可能制造困难。定位于疼痛原发部位的疼痛称作局部疼痛，而当疼痛在远离原发部位的其他区域和或其他结构被感觉到时，则称作牵涉痛。致力于分类系统的国际疼痛研究协会（IASP）没有给出任何牵涉痛的官方定义，但在颌面领域，牵涉痛被描述为在其他结构被感觉到的疼痛，并且完全独立于局部疼痛的区域（Stohler and Lund 1994）。然而，这个定义的有效性还未被认定，而且咀嚼肌内疼痛的转移和传播与局部疼痛之间可能存在时间或强度上的依赖关系（Svensson and Arendt-Nielsen 2000）。研究表明，牵涉性疼痛可以通过对健康个体的咀嚼肌触诊所引发。研究表明触诊肌肉时间越长，触诊期间引发的疼痛强度越大，触发牵涉痛的可能性越高（Exposto et al. 2018；Masuda et al. 2018）。这些发现需要在健康对照组和TMD患者组间进一步进行细节性研究。从实用角度看，DC/TMD强调检查者为了帮助患者确定疼痛的来源，应该指出疼痛是来自于TMJ还是颌骨肌群。基于患者报告的关节内的持续疼痛（检查项目2）或开口痛（检查项目4b-c）或运动中疼痛（检查项目6a-b）以及触诊疼痛（检查项目9a-b），TMJ关节痛与肌筋膜TMD疼痛很相似。然而，在未来，其他的功能性检查（例如关节运动，压缩和验证试验）可能会被证明是鉴别TMJ关节痛与肌筋膜TMD疼痛的有效的补充手段（Bumann and Lotzmann 2002）。

一般说来，患者绘制的疼痛图是一种能说明疼痛部位和范围的简单有效的工具。对有颅面部疼痛主诉的患者进行在系统基础上的疼痛图描绘，揭示出仅有大约20%的患者的疼痛局限于颅面部，而66%的患者有颅面部和颈部范围之外的广泛分布的疼痛（Turp et al. 1998）。关于这些在其他部位同时出现疼痛点的信息非常重要，因为对一些有TMD疼痛的患者来说，这些信息可能预示着并发症或涉及了更为广泛的病理生理机制（Dao et al. 1997；John et al. 2003）。此外，报告的颅面部之外的疼痛在一定程度上可能是牵涉痛（见后文）。在任何情况下，临床医生都应该不仅使用头部和面部的疼痛图，也要获取身体上可能存在的其他疼痛状况的大致指示图。图16.1提供了这类指示图的一些范例，这些图对应的患者有不同的RDC/TMD诊断，并以紧张型头痛作为对比。

总之，TMD诊断程序的关键是使用VAS或类似的定级量表获得关于疼痛强度的信息，同时使用MPQ或类似的工具来评估疼痛的性质和分布。使用DC/TMD进行物理检查是可靠而合理的。

轴II

DC/TMD系统不仅提出了对颌骨肌和TMJ进行临床检查的那些具有可操作性的标准，并由此构成了所谓的"轴I"或物理检查，它最显著的成就是它还提供了对疼痛相关残疾和社会心理困扰造成的后果进行检查的工具（轴II）（表16.1）。大多数与TMD患者打交道的临床医生都体验过患者的这种心理改变，如患者看上去情绪低落、伴有许多其他主诉，临床医生经常遗憾地把这些患者称为"精神性"或慢性疼痛患者。然而，目前对于包括TMD疼痛在内的持续疼痛状态的观点认为，这些心理和行为改变可能是继发于长期的疼痛，而不一定是导致疼痛的原因。对大多数病例来说，识别出一种准确的因果关系几乎是不可能的，更为审慎的做法可能是接受疼痛存在情感情绪的成分和认知行为的成分，就像IASP解释的那样。DC/TMD系统使从未接受过临床心

肌筋膜TMD（N = 13）

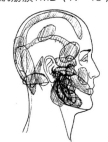

TMJ关节痛（n = 10）

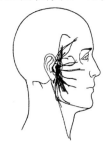

肌筋膜TMD+TMJ关节痛（n = 10）

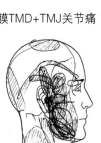

慢性紧张型头痛（n = 13）

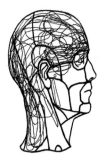

图16.1 患者手绘的疼痛图显示了肌筋膜颞下颌关节紊乱病（TMD）疼痛、颞下颌关节（TMJ）关节痛、肌筋膜TMD疼痛+TMJ关节痛以及慢性紧张型头痛患者的特征图。注意TMD疼痛与慢性紧张型头痛表现出的区别。

理学专业训练的临床医生也能对该系统第二个轴线上心理困扰的严重程度进行评估。因此，CPI（见前文）与残疾计分被联系在一起，残疾计分是根据病史表中特定问题（问卷项目11~13）的答案计算出来的。根据CPI和残疾计分制成一份包括0~4级的慢性疼痛量表（表16.1）。经验法则是：基层医疗机构的牙医应该经过培训，具备诊断和处理慢性疼痛量表定级为1级和2级的患者的能力，而被定级为3级和4级的患者则应转诊至由经过专业训练的医生与内科医生、心理学家、精神病专家、疼痛专家和疼痛诊所联合进行诊断与处理。重要的是，要认识到早期涉及的社会心理因素并根据这些问题对治疗方案和预后进行调整，而不是在传统治疗失败后完全归因于社会心理问题。有明确的证据表明疼痛相关残疾以及社会心理因素的识别对治疗的结果和预后存在重要影响（Dwokin et al. 2002a，b；Turner and Dwokin 2004）。

除了已经提到的GCPS和疼痛绘图，DC/TMD还推荐了一些可以用于筛查或详尽评估的工具。推荐的工具有颌骨功能极限量表（JFLS）来评估

颌骨功能极限；患者健康调查问卷（PHQ）4，9和15项来评估压力，抑郁以及躯体化症状。同时广泛性焦虑症（GAD-7）问卷来评估焦虑状态以及口唇行为检查表（OBC）来评估副功能。关于轴Ⅱ的具体信息可在表16.1中找到。

这种手段同时对以躯体行为（轴Ⅰ）和以更为复杂的生物心理社会方式表现的疼痛特征进行识别（Suvinen et al. 2005），应该被当作现代口腔修复重建的标尺。需要指出的是，不能仅仅把口腔修复重建看成对殆的物理性重建，还应注意到它明确地涉及一些生物医学和心理学手段，以期为患者获得或恢复到一种正常或最佳的健康状态。

危险因素与病因学

现代流行病学已经远不止于简单描述TMD症状的流行程度和发生率，还可以作为一种分析工具来使用。这类研究有助于识别与TMD疼痛相关的一些因素。这些因素被称为危险因素，预示着这些因素与TMD疼痛可能有关。但如果加以严格地审视，则会发现在这些被假定或临床上普遍

表16.1 TMD的调查诊断标准（Dwokin与LeResche 1992）

轴Ⅰ：生物医学／生理状态

肌肉诊断
    肌筋膜痛
    肌筋膜痛伴开口受限
关节盘移位
    可复性关节盘前移位
    不可复性关节盘前移位，伴开口受限
    不可复性关节盘前移位，无开口受限
关节痛，关节炎，关节病
    关节痛
    TMJ骨关节炎
    TMJ骨关节病

轴Ⅱ：疼痛相关残疾和心理状态

慢性疼痛评分的级别
    0级=之前的6个月内没有TMD疼痛
    Ⅰ级=轻度残疾–疼痛强度低
    Ⅱ级=轻度残疾–疼痛强度高
    Ⅲ级=重度残疾–中等受限
    Ⅳ级=重度残疾–严重受限
根据SCL–R抑郁症和植物人症状量表确定的抑郁程度
    正常
    中等
    严重

表16.2 可能的TMD危险因素（Drangsholt与LeResche 1999，Pullinger et al. 1993，Seligman与Pullinger 2000修改后）

性别/激素因素
抑郁/躯体化
多发疼痛/广泛疼痛
磨牙症/口腔功能异常
创伤
全身关节动度过大
殆的异常：
    前牙开殆
    单侧后牙反殆
    覆盖 > 6 ~ 7mm
    5 ~ 6个以上后牙缺失
    RCP–ICP滑动 > 2mm
    牙齿异常磨耗

RCP，后退接触位；ICP，牙尖交错位
提示：并非表中所有的因素都有足够的数据支持作为病因

认为是病因的因素中，实际上只有很少的因素与TMD疼痛的相关性符合统计学标准（表16.2）。还要明确指出的是，尽管这些危险因素与TMD疼痛的相关性符合或接近符合统计学标准，但不一定说明这些因素和TMD疼痛存在明确的因果关系，以抑郁为例，该因素可能是持续性TMD疼痛的结果，而不是原因，这一点已广受认同。

OPPERA研究已经表明一些受关注的风险因素可能会对TMD的发病和持续程度产生不同程度的影响，而且已经确实，TMD属于一种由多因素导致的疾病。对于这些风险因素的汇总可见表16.2。

其中，特别是殆因素已经在口腔医学领域被持续热议了多年。表16.2显示少数几种殆因素与TMD存在弱相关，让很多临床医生吃惊的是，在该框中找不到更多的殆相关的危险因素。再次强调，必须记住殆的一些改变可能是一些正在发生的病变的结果（如骨关节炎导致前牙开殆）。让许多临床医生感到十分意外的是，并没有看到

深覆殆与TMD存在显著的相关性，因为传统观点认为深覆殆会导致髁突后移位，造成关节弹响以及与TMJ关节痛和肌筋膜TMD疼痛有关的退行性变。乍一看，这种观点似乎可以从最近的一项研究中得到支持，该研究对320名受试者进行了为期20年的追踪调查，发现深覆殆是导致功能障碍问题的一个显著的危险因素（Carlsson 2002）。然而仔细读研究结论就会发现，尽管深覆殆与TMD的一些症状和体征存在显著的相关性（优势比12.5），但该研究并不能证明深覆殆是临床诊断TMD疼痛的危险因素。另一项针对3033名受试者的研究支持上述结论，该研究显示深覆殆或开殆与TMD最重要的症状和体征即疼痛、开口受限和关节弹响/杂音没有关联（John et al. 2002）。最近的观点是，牙齿的咬合对TMD疼痛的发展和持续即使有影响，也只是很微弱的影响（Pullinger et al. 1993；McNamara et al. 1995；Seligman and Pullinger 2000；Gesch et al. 2004，2005）。一项近期的系统综述中提到越来越多的研究表明，TMD具有相关性的只有在正中关系到最大牙尖接触位间以及前伸过程中存在殆干扰（Manfredini et al. 2017）。但是，对于这些殆特征是TMD的原因还是结果还不得而知。由于大多数咬合检查

流程的可重复性和可信度都仅限于差到中等的水平，因此未来的挑战是如果对殆的功能方面进行更好的定量可操作化的研究（Baba et al. 2000）。寻找一种单独的致病殆因素是不可靠的（Green 2001），但进一步了解牙齿的咬合与功能和其他神经生物/神经肌肉以及心理性致病因素如何相互作用，对于全面理解口腔颌面部肌肉骨骼的疼痛以及一些特定TMD患者中来源于咀嚼系统的其他局部症状仍是有意义的。

从正畸学角度来看，一些研究显示正畸治疗既不会导致也不能预防大多数类型的TMD（如Egermark et al. 2003；Henrikson and Nilner 2003；Kon and Robinson 2003；Mohlin et al. 2004），考虑正畸指征时应该清楚地意识到这一点。

病理生理学

尽管已知TMD疼痛可能涉及与解剖、精神—社会心理以及神经生物学相关的诸多因素，但其确切的病理生理机制仍不清楚（De Boever and Carlsson 1994）。因此，在人群基础上TMD仍被看作是多因素的疾病，而对于患者个人实际上意味着一种特发性的疼痛状态（Green 2001；Svensson and Sessle 2004）。尽管如此，有一些研究正在试图揭示TMD疼痛的一些内在机制，在接下来的段落里将对这些研究进行简要描述。推荐读者们阅读最近的几篇综述（Svensson and Sessle 2004），更为细致地回顾对口腔颌面部疼痛机制的研究。

伴疼痛的TMD最突出的特征之一就是颌骨肌肉或TMJ的触诊疼痛。一些研究报道与正常受试者相比，TMD疼痛患者颌骨肌肉的压痛阈值降低（Reid et al. 1994；Svensson et al. 1995，2001；Maixner et al. 1998）。深部组织疼痛阈值降低的相关病理生理机制可能是外周疼痛感受器的高敏感性。动物实验的数据显示，深部的有害传入会导致外周感受器的高敏感性（Berberich et al. 1988；Schaible 2006）。因此，组织损伤释放的内源性物质如缓激肽、血清素、前列腺素、肾上腺素和组织缺氧，以及兴奋性氨基酸谷氨酸等降低了痛觉感受器的机械阈值，导致轻微的刺激也能使痛觉感受器兴奋，从而引起疼痛（Mense 1993；Cairns et al. 2001，2003；Graven-Nielsen and Mense 2001）。此外，动物实验性肌炎与P物质和神经生长因子免疫反应神经纤维的浓度增高有关，这两者可能参与了外周神经致敏的过程（Reinert et al. 1998；McMahon et al. 2006）。临床研究证实，TMD患者和正常健康对照相比，咬肌肌肉组织内检出如谷氨酸，IL-6，IL-13和血清素这些产生疼痛的物质含量增加，并且血清素的受体存在上调（Castrillon et al. 2010；Christidis et al. 2014；Louca Jounger et al. 2017）。在颞下颌关节内，一系列研究证实血清素、肿瘤坏死因子α、白介素β、前列腺素E2水平与压痛阈值降低存在相关性，这也可以作为TMJ痛觉过敏/异常性疼痛的指征（Kopp 2001）。

虽然外周神经高敏感可能导致深部组织痛觉过敏，但还有一些有力的证据表明位于脊髓和脑干的高级神经元的高敏感度也参与了病理生理过程（Hu et al. 1992；Mense 1993；Ren and Dubner 1999；Sessle 2000；Schaible 2006）。中枢高敏感度的神经药理学已经有了详细的描述，特别是N-甲基-D-天（门）冬氨酸（NMDA）和神经激肽受体以及一氧化氮的调控可能对超兴奋性和自发的高活跃度发挥着至关重要的作用（Mense et al. 1997；Woolf and Salter 2006）。因此对口腔颌面部肌肉骨骼疼痛进行药物治疗时，这些位置也就顺理成章地成了药物的作用目标。最近的动物实验和人体实验显示，NMDA的拮抗剂开他敏的外周给药可以阻断传入冲动并防止高敏感，这又进一步提供了证据，证明外周的谷氨酸酯受体可能也参与了深部疼痛的病理生理过程（Cairns et al. 2003，2006）。

关于压痛阈值降低的一个有争议的问题就是，这些变化的位置特异性以及定位是怎样的？一些报道指出压痛阈值降低不仅仅局限于口腔颌面部（Malow et al. 1980；Maixner et al. 1998；Svensson et al. 2001）。随后，有人推测这种非局部的深部痛觉敏感与在紧张型头痛患者（Langemark et al. 1989；Bendtsen and Treede 2005）和纤维肌痛患者（Lautenbacher et al. 1994）身上观察到的非局部痛觉敏感相似，都可能是因内在的抑制性控制系统的功能障碍造成的。在正常的体觉系统内，下行抑制性控制和分段组织的抑制机制可以在一定程度上补偿外周和中枢的高敏性（Le Bars et al. 1979；Arendt–Nielsen et al. 1998）。动物实验确实显示深部的有害刺激可以有效地触发这种抑制系统，并且抑制脊髓背角内神经元和脑干神经元的痛觉活动（Gjerstad et al. 1999）。另外，脑干的结构如腹巨细胞网状核可能对脊髓背角神经元的超兴奋性同时存在下行抑制和促进作用（Wei et al. 1999；Dickenson et al. 2005）。这两种相反的下行调节系统的失衡可能对深部敏感度的变化存在重要影响。

虽然不太倾向于形成临床性问题，但肌筋膜TMD疼痛的患者对局部和局部之外的热刺激存在痛觉过敏反应（Maixner et al. 1998）。由于热觉的阈值并未改变，似乎不能用热觉感受器的高敏感来解释这种表现。有学者提出这可能和中枢神经系统的整合机制有关，这是由于手部受到

的热刺激的时间累积协同作用放大而参与其中（Maixner et al. 1998）。中枢神经元内的时间总和机制和兴奋现象可能与中枢的高兴奋性密切相关（Arendt–Nielsen 1997；Woolf and Salter 2006）。这说明慢性TMD疼痛的患者处于一种全身性的中枢过度兴奋的状态，有人认为纤维肌痛的患者也是如此（Sorensen et al. 1998）。因此，一些患者对作用于局部疼痛部位之外的表浅刺激出现非局部性痛觉过敏，似乎不能用外周的高敏感度和脑干的三叉神经感觉核复合体中二级神经元的高敏感度来加以解释。最近的一项研究发现，与对照组相比，TMD患者疼痛的时间累积协同作用更为显著，对于用手指重复给予的致痛性机械刺激的后感觉也更为强烈，表明TMD患者的中枢痛觉处理存在全身性的超兴奋性（Sarlani et al. 2004）。在TMD患者当中，致痛性激光刺激皮肤激发的皮质反应和脑干反射被抑制，也暗示了这些患者痛觉感受系统的失调（Romaniello et al. 2003）（图16.2）。此外，缺血性疼痛模型和内在的疼痛抑制系统的低效活动提示TMD疼痛患者可能在远端部位（胳膊）存在痛觉敏感性增高（Kashima et al. 1999）。特别是女性患者似乎不能有效地运作正常的疼痛抑制系统（Zubieta et al. 2002），有人认为这可能与阿片受体的减敏现象和/或下调有

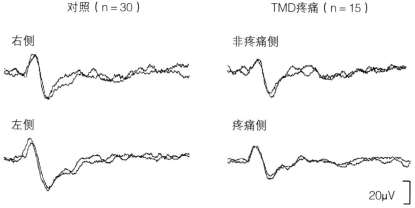

图16.2　健康对照组受试者与颞下颌关节紊乱病（TMD）疼痛患者的大脑皮层的激光诱发电位图（LEPs）。这些波形图显示的是脑电图仪对施加在口腔颌面部的短暂激光刺激的反应。TMD患者的疼痛侧和非疼痛侧LEPs的波幅都显著降低，提示其三叉神经的痛觉系统功能紊乱。［摘自Romaniello A, Gruccu G, Frisardi G, Arendt–Nielsen L与Svensson P(2003), Assessment of nociceptive trigeminal pathways by laser–evoked petentials and laser silent periods in patients with painful temporomandibular disorders. Pain 103, 31–39. Elsevier许可使用］

关（Bragdon et al. 2002）。从更偏向心理学的角度来看，有人认为抑郁症和躯体化与TMD患者实验诱发疼痛的不同方法有关。也就是说，躯体化可能与诱发临床相关疼痛的偏感觉化和注意测量方法有关，而抑郁症可能与行为性的测量方法有关（Sherman et al. 2004）。最近，有人将邻苯二酚-O-甲基转移酶（COMT）的活性与实验性疼痛的敏感度联系在一起，人体内决定着COMT活性的3种主要的单体型看起来与疼痛的敏感度和发展为TMD的风险呈负相关（Zubieta et al. 2003；Stohler 2004；Diatchenko et al. 2005）。但是，在OPPERA研究中，单一核苷酸多型性和TMD的发生没有任何直接关联，而仅有5个通过如非特异性口面症状以及热时间累积痛等中间表型和TMD相关（Smith et al. 2013）。总之，这可能表明对于TMD患者来说具有不同的亚群。临床研究已经证实这一点，有些患者主要表现为周围神经受累而另一些则会表现为周围神经合并中枢神经均受累（Pfau et al. 2009；Moanafilho and Herrero Babiloni 2018）。具体地说，有一些患者会表现为中枢痛觉处理的高度兴奋性，有一些患者则会表现为内源性疼痛抑制系统的激活变差和另一些患者则上述两种均有。

高敏感度也可能发生在等级更高的中枢神经系统，有人认为可能涉及上行网状结构的形成（Maixner et al. 1995）。首先，通过脊髓网状束/三叉网状束的传导，存在来源于脊髓背根和脑干神经元的投射（Willis and Coggeshall 1991）。其次，脑干中和基底前脑区域的许多核团投射到脑的其他区域，这些区域与范围广泛的功能相关，如感官知觉的调控、情感反应、觉醒、内分泌反应、对内脏功能的输出以及自主神经功能（Maixner et al. 1995）。有人认为上行网状结构的去抑制与非局部性痛觉过敏以及许多经常在TMD患者当中观察到的心理的、感觉的、运动的、自主神经的和神经内分泌的改变是一致的（Maixne et al. 1995，1998）。上行网状结构正常情况下受外周压力感受器传入的控制，这种调控系统

的功能障碍可能与持久性肌筋膜TMD疼痛有关（Maixne et al. 1997）。

对非局部性痛觉过敏的另一种不具有排斥性的解释，是神经生长因子（NGF）（Stohler 1997）与女性荷尔蒙如雌激素（Sherman and LeResche 2006）的变化存在相互作用。这种相互作用伴随的NGH的上调可能不仅可以解释深部疼痛和痛觉过敏的广泛分布特性（McMahon et al. 2006），还可以解释持久性颌骨肌肉疼痛的患者中女性患者居多这一现象（Stohler 1997；Drangsholt and LeResche 1999）。关于事件发生的顺序，可能是由急性肌肉炎症（Reinert et al. 1998；McMahon et al. 2006）和/或痛觉传入纤维的长期高敏感（Svensson et al. 2003；Mann et al. 2006）引发，但NGF对疼痛和痛觉过敏的长期作用效果尚不清楚（McMahon et al. 2006）。此外，这时只能假设"口腔颌面部疼痛"这一常见的主诉是与三叉神经丰富的神经分布、在体觉皮层的显著表达以及咀嚼系统的频繁活动有关（Maixner et al. 1995；Sessle 2000）。

最后，近期有人回顾了关于牵涉痛机制的几种理论（Graven-Nielsen and Arendt-Nielsen 2003）。一个普遍认可观点是，肌肉疼痛的弥散性以及定位困难与传入纤维汇集到同一个中枢神经元有关，因为事实上这一特性会降低体觉信息的空间分辨率。对口腔颌面部的一些研究（Sessle et al. 1986；Sessle 2000；Takeshita et al. 2001）显示来自肌肉、关节、皮肤和内脏的痛觉传入冲动汇聚到共同的投射神经元。然而尚未明确的是，为什么肌肉和关节的疼痛可以牵涉到皮肤，而反过来皮肤的疼痛很少牵涉到肌肉和关节。皮肤与肌肉的痛觉传入在以下几个方面的差异也许可以解释肌肉疼痛的牵涉优势，即躯体皮层定位的组织、感受野的大小以及神经末梢层状分布的差异（Dubner 1995；Svensson and Sessle 2004）。由于正常情况下局部疼痛与牵涉痛的发病之间有一段时间的延迟，因此除了中枢汇集之外，可能还有

其他机制参与了牵涉痛的表达（Graven-Nielsen and Arendt-Nielsen 2003）。一种可能性是，来自肌肉的痛觉的强烈冲击打开了潜在的联系通道，也就是中枢外的岔路。因此，肌炎诱发的来自肌肉痛觉感受器的传入冲动可能导致脊髓或脑干中参与反应的神经元群扩大（Mense 1997）。神经元之间原本无效的突触联系在肌炎诱发的肌肉的驱动下成为有效的联系。推动这一机制的神经生物学可能与二级神经元的中枢性高敏感度以及超兴奋性的发展有相关性。

总之，过去的20年里对TMD疼痛患者的自发痛和刺激引发的疼痛（例如触痛）反应已经进行了非常特征性的描述，但仍然很有必要对于大量的、明确划分亚群的TMD患者，使用系统化描述和标准化精神物理学定量方法检查。将临床收集到的信息与从动物和人体TMD疼痛实验模型获得的数据进行匹配，从而进一步阐明相关的疼痛机制。最突出的疼痛机制似乎是初级传入纤维的高度敏感，以及脑干中三叉神经感觉核复合体中二级神经元的高度敏感现象，还包括内在的疼痛调节系统的失调，这种失调是某种性别和遗传因素所致。

考虑到存在很多潜在的风险因素以及在TMD疼痛中相关的复杂的病理生理机制，有学者建议在多种风险因素中使用随机交互作用来解释不同个体疼痛的发生轨迹（Svensson and Kumar 2016）。进一步的研究需要将这一概念转化到临床实践中去，但是对于临床医生很重要的是要记住对于TMD疼痛的简单且单一的解释模型已经属于一个早已逝去的年代了。

治疗

当对TMD的潜在机制和病因仅有一知半解时（见前文），实施对因治疗并治愈疼痛和功能障碍是非常困难的。然而，更现实的目标通常是缓解TMD疼痛和恢复功能。因此，针对TMD疼痛的治疗遵循的原则与治疗其他肌肉骨骼疼痛状态的原则是相同的，也就是，可以包括物理的、药物的和精神心理定向策略（表16.3）。此外，已经发展了决策算法并将其在临床实践中加以检验，保证以系统性以及最小的侵害性的方法来治疗TMD疼痛（Clark 1996）。接下来的段落里将对不同的策略加以简要介绍。关于TMD疼痛的治疗有一些最近的更新（如Okeson 2005；Schindler and Svensson 2006；Haggman-Henrikson et al. 2017），推荐读者们去阅读以进行更为深入的探讨。这里必须指出的是从荟萃分析到系统性评论性综述，再到随机对照临床试验和专家意见下的开放的个案研究，存在一个证据的等级体系。当缺乏有对照的临床试验来指导决策时，治疗的决策就需要建立在最充足的证据和临床经验的基础上。

物理治疗

一个普遍的临床经验就是，不同的物理治

表16.3　TMD非手术治疗的可能策略

物理治疗	药物治疗	心理治疗
牵引治疗	局部用非甾体抗炎药物	信息
下颌锻炼	非甾体抗炎药物	心理咨询
按摩	对乙酰氨基酚	教育
超声	糖皮质激素	压力管理
软激光	肌肉松弛剂	生物反馈
热敷/冷敷	苯（丙）二氮	放松
经皮神经电刺激	三环类抗抑郁药	认知行为
针灸	类罂粟碱	精神疗法
口腔咬合板	肉毒杆菌毒素	

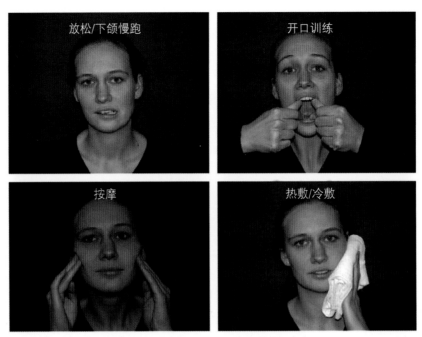

图16.3　物理治疗应该包括一套"自我护理"训练程序，包含下颌的自主放松、下颌向上下及侧方小范围的轻微运动（下颌慢跑）、开口训练、按摩以及热敷或冷敷。

疗方案用于治疗不同类型的TMD疼痛都可能有效（图16.3）。然而，使用符合随机对照试验（RCT）原则的研究数据来支持这种说法却显得非常困难。尽管如此，评论性综述和荟萃分析已经开始着手评价这些治疗手段所谓的有效性了（表16.1）（Michelotti et al. 2005；List and Axelsson 2010；Aggarwal et al. 2019）。大多数结论声称在接受干预后（如针灸、生物反馈、咬合板），患者感觉到的疼痛强度显著下降，但将实验组与安慰剂对照组相比时，两组只有微小的差异，甚至没有差异（Feine and Lund 1997）。因此，许多被推荐的治疗的特异性似乎低得出人意料。虽然找到按摩或针灸等治疗的理想的安慰剂对照很困难，但仍然有必要使用某种对照性的治疗，这种对照性的治疗要为患者制造相同的预期，并且在治疗环节的数量和强度方面要有可比性（Marbach and Raphael 1996）。

　　口腔咬合板被广泛应用于治疗甚至是"治愈"TMD疼痛。在很大程度上这种观点是基于一种假设，即殆的结构偏差（错殆）与颞下颌关节窝内的盘-髁复合体的校准问题非常重要，使用

咬合板后，可以检查到校准的结果，之后校准的结果可以通过殆的修复如通过正畸治疗来被加以固定。在过去的10年里，这些观点和想法遭遇了挑战，似乎不再是有效的了。例如，一项有重大意义的研究中，戴用平面咬合板与戴用安慰剂咬合板的肌筋膜TMD疼痛患者感觉到的疼痛强度没有显著性差异（Dao et al. 1994）。随后，一些研究报道对TMJ关节痛和肌筋膜TMD进行治疗时，平面咬合板与安慰剂咬合板存在一些差异（EKberg et al. 1998；EKberg and Nilner2006）。有广泛的肌筋膜TMD疼痛主诉的患者似乎在戴用平面咬合板和安慰剂咬合板后疼痛的缓解程度相似，而肌筋膜痛仅局限于口腔颌面部的患者则在戴用平面咬合板后有更显著的效果（Raphael and Marbach 2001）。近期的荟萃分析得出结论为口腔咬合板似乎对TMD疼痛的治疗有利，尤其是在短期内，但还需要进行更多的设计合理的对照研究（Al-Ani et al. 2004；Forssell and Kalso 2004；Kuzmanovic et al. 2017）。对口腔咬合板的作用方式还没有进行清晰的论证（Dao and Lavigne 1998），到目前为止，把口腔咬合板想象成"口

腔内的拐杖"可能是有帮助的。有人尝试计算口腔咬合板"需要治疗的数量"（NNT）（即为了获得一名疼痛强度至少缓解50%的患者，需要治疗的患者的总数）。对于肌筋膜TMD患者的治疗，提供的NNT的估计值在3~4，对于TMJ关节痛患者的治疗，NNT是5~6（Forssell and Kalso 2004），这些数值暗示了咬合板的中等疗效。最近，另一项对照研究对传统的硬咬合板与软咬合板以及一种常见的基于自我护理的治疗手段进行了比较（Truelove et al. 2006）。该研究发现3个不同治疗组的治疗结果并未存在显著性差异，一段时间后，所有患者的症状都有缓解，提示对于大多数TMD患者的治疗来说，咬合板并不是必不可少的，不使用咬合板的低成本的自我护理治疗法应该成为治疗的第一步。

最后，应该指出的是，当需要进行重大的咬合修复（如正畸，大面积修复治疗）时，以及由于缺乏足够的咬合支撑，需要确定下颌的基础位置时，口腔咬合板仍然是有用的，但应该强调的是这与TMD问题的治疗和预防无关，而是另一种截然不同的情况（Koh and Robinson 2003）。

药物治疗

一些综述讨论了对TMD疼痛进行药物干预的可能性（DeNucci et al. 1996；Dionne 1997；Fricton and Schiffman 2001；List et al. 2003；Haggman-Henrikson et al. 2017）。然而，关于TMD疼痛治疗的随机对照试验少得令人吃惊，也几乎没有将TMD疼痛的几个亚型分开后进行的研究。

非甾体抗炎药物（NSAIDs），如布洛芬与地西泮联合应用治疗肌筋膜TMD疼痛，缓解疼痛的效果要比单独使用布洛芬和使用安慰剂的效果好（Singer and Dionne 1997）。然而，萘普生（500mg，每日2次）治疗TMJ关节痛的效果要明显优于赛来考昔（100mg，每日2次）和安慰剂（Ta and Dionne 2004）。对肌筋膜TMD患者短期应用苯并二氮（三唑仑）有改善睡眠的作用，但

未能缓解疼痛（DeNucci et al. 1998）。环苯扎林（一种肌肉松弛剂）在患者觉醒后对颌骨肌肉的疼痛有显著的治疗作用（Herman et al. 2002），同时有人指出，氟吡丁（另一种肌肉松弛剂）伴随着它对钾通道的作用及细胞膜稳定作用，可以用于治疗肌筋膜TMD疼痛（Schindler and Svensson 2006）。在另一项针对混合的TMD患者的研究中，联合应用对乙酰氨基酚、可待因和琥珀酸吡苯甲醇胺（抗组胺药）对疼痛的缓解作用显著大于安慰剂的作用（Gerschman et al. 1984）。此外，小剂量应用三环类抗抑郁药（TCAs）显示出比安慰剂优越的镇痛效果（Sharav et al. 1987）。之后的开放式研究支持了TCAs治疗持久性TMD疼痛的有效性（Plesh et al. 2000；Haviv et al. 2015）。有研究显示向关节内注射单一剂量的吗啡（0.1~1.0mg）后压痛阈值升高，开口度增大，同时VAS疼痛强度降低。然而，这些研究结果的临床意义并不显著（List et al. 2001）。由于没有令人信服的证据，目前还不能推荐使用肉毒杆菌毒素治疗肌筋膜TMD疼痛（Nixdorf et al. 2002；von Lindern et al. 2003；Thambar et al. 2020）。显然还需要进行更多的研究，才能给出坚决推荐用于治疗TMD疼痛的有特效的药物治疗程序，因为关于大多数被提到的药物的有效性只有零散的可靠信息（表16.3）。

心理治疗

关于心理治疗对TMD疼痛治疗效果的系统性研究非常罕见。有研究显示联合使用生物反馈、消除紧张以及咬合板可以显著并持久地缓解TMD疼痛患者的疼痛（Turk et al. 1993；Rudy et al. 1995）。也有有力的证据表明，对自我保健进行指导和监控与使用常规牙科治疗手段相比，至少可以获得一样好的疼痛缓解作用，对于更为严重的患者，加入由临床心理医生提供的综合性护理会比使用传统的牙科治疗手段有显著的优越性（Dworkin et al. 2002a，b）。看似重要的是

应该针对每名患者制订个性化治疗手段，而不要把对TMD疼痛的心理学干预作为治疗的最终对策，而是应该把它和生物的/牙科的治疗同时使用（Sherman and Turk 2001）。最近，一种简要的认知-行为治疗程序显示，它确实能够显著地削弱疼痛的严重程度，增强对疼痛的自觉控制，改善对活动的干扰并增加下颌的活动范围（Turner et al. 2005）。同样需要开展进一步的研究，以明确地阐述将心理-行为治疗与其他治疗模式联合起来的优越性。

手术治疗

对那些被选择出来的有持久性TMJ疼痛和运动受限，对保守性的治疗没有适当反应的患者，推荐使用手术手段来减轻症状。这些手术从TMJ关节上间隙的冲洗（关节穿刺），直接注射、松解术和灌洗（关节镜），到髁突内的位置变化（如改良的髁突切开术）或关节盘的去除（关节盘切除术）。趋势很明朗，如果不考虑过程的特异性，成功率（疼痛减轻，开口度增大）接近80%或更高（Fridrich et al. 1996；Hall et al. 2000；Murakami et al. 2000；Holmlund et al. 2001；Ethunandan and Wilson 2006）。大多数研究有开放性的设计，同时由于多种原因，没有设立随机对照组和安慰剂对照组，以至于遗留了许多关于这些手术有效性的悬而未决的问题。因此，观察影响TMJ的功能紊乱的自然进程可能是非常重要的。有症状的关节盘不可复性前移位似乎存在有利的预后，因为手术后约75%患者症状消失或改善，仅有25%在两年半之后仍有问题（Kurita et al. 1998）。几乎没有研究直接比较目前这些手术的效果（Barkin and Weinberg 2000；Sanroman

2004）。一篇综述指出尚无科学证据支持手术治疗（关节穿刺和关节镜）与物理治疗相比有重大的优越性（Kropmans et al. 1999）。由于疼痛与解剖结构变形之间的关系尚未被完全了解，因此需要非常谨慎地考虑对颞下颌关节内疼痛问题进行手术治疗的指征。还需要进行更多的有对照的比较性研究，并进行长期追踪，才能针对在何时，以及采用何种手术来治疗不同亚型的颞下颌关节痛给出基于循证医学的决策。一项随机对照临床研究，对使用磁共振影像确诊为TMJ绞锁的患者进行了5年随访，发现他们通过不同治疗方式（非手术治疗、关节镜手术、关节成形术后）具有相近的临床效果。因此，应该在TMJ手术前优先考虑非手术保守治疗方法（Schiffman et al. 2014b）。

总结

这篇综述尝试在引人入胜又极具挑战的TMD领域，找寻并强调一些最新的临床和实验研究结果。对于本章起始处提出的问题，不太可能仅靠流行病学研究或体外实验就能得到答案。将基础医学、人体实验性疼痛研究和TMD患者的临床试验结合起来似乎是符合逻辑的策略，以此来整合信息，进一步改进TMD疼痛的诊断分类和临床治疗。目前关于公认的病因和内在疼痛机制的科学信息已经足以提出假说加之研究验证，并为TMD的治疗提供初始的指导方针。目前迫切需要牙科专业认识到对TMD患者的"口腔修复重建"并不总是意味着"𬌗的修复重建"。这是过去几十年内最显著的模式转换，而且，基于目前已有的信息，出于为我们的患者的利益考虑，将"𬌗问题"与"TMD问题"分开考虑才是正当合理的。

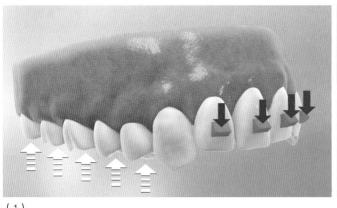
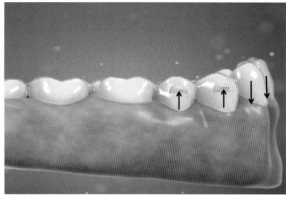

（1）   （2）

图17.4 （1）隐形矫治器的形状发生了改变，这样可以给所有的上切牙施加同样的殆向力，以使得它们作为一个整体伸长。（2）展示了治疗深覆殆的力学系统。

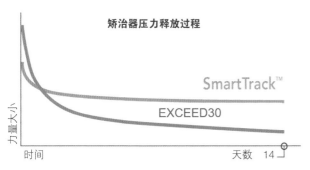

图17.5 SmartTrack®材料戴入时产生比EXCEED 30材料更加柔和持久的矫治力。

图17.6 SmartTrack®材料的回弹性和工作范围明显优于EXCEED 30材料。每个矫治器通过一定范围的形变来提供正畸力。

Power Ridges®

为了使牙齿发生内倾的根部转动，Power Ridges®被设计为对牙冠施加两个力（图17.2）。ClinCheck治疗计划需要设计一个牙齿做根舌向的转矩移动。Power Ridges®特性是对牙套形状的特定改变，其结果是施加所需的力系统［图17.3（1，2）］，Power Ridges®使得牙套的颊侧向外弯曲并起到弹簧的作用。矫治器施加集中的舌侧移动力F_1于牙齿上，如果只有这个力量，就会使牙齿发生舌向倾斜。然而，矫治器在颊侧的弯曲会导致对舌侧施加拉力，也会施加F_2力。Power Ridges®功能旨在使F_1力的大小比F_2大，以保证殆力是向舌侧的。

优化的第二序列牙根控制

由于热成型的隐形矫治器没有接触到牙齿的

这些面，因此设计了优化的控根附件来解决这个问题（图17.3）。图像展示了3种方法，可以将正确的力系统应用于牙齿的根部产生近远中倾斜变化。在图17.3（1）中，显示了两个附件在隐形矫治器的压力下倾斜牙齿。在图17.3（2）中，隐形矫治器对牙齿施加了压力点，增加了必要的力系统。最后一种是将附件放置特定位置，使得牙根可以发生相对于牙冠的移动。

Invisalign®的垂直向控制

针对纠正垂直问题，所有前牙的伸长或压低力都是通过优化的附件以非常低的力值施加的，而作用于后牙的力也取决于牙套与牙齿之间的接触（图17.6）。

SmartTrack®材料

3个"智能"特征中第二个部分是"SmartTrack®

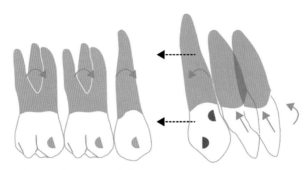

图17.7 展示了隐形矫治器最大支抗关闭拔牙间隙的力学机制。

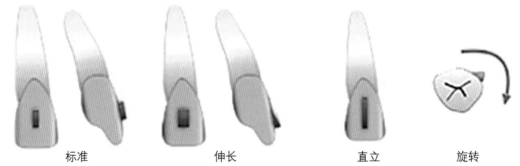

标准　　　　　　　　伸长　　　　　　　　直立　　　　旋转

图17.8 这些附件强健有力与牙齿的移动密切相关。这种设计为了获得必要的牙齿移动而特别发展出来的。

材料"，它处理了力值水平，并描述了新型复合材料的发展如何改善了力值水平的维持。在固定矫治器中，弓丝材料的发展使得在不改变尺寸的情况下降低了力值水平，并且在不增加弓丝长度的情况下维持了力量水平。

同样的发展也发生在用于牙套的复合材料中，SmartTrack®材料的优越能力在于施加轻且恒定的力，并展示出高弹性和韧性，使其能够在治疗的每个阶段实现更一致的移动。SmartTrack®材料包括聚氨酯和共聚酯材料。与先前的Invisalign®材料Exceed 30相比，SmartTrack®材料的一个好处如图17.7所示，即它显示出几乎恒定的力量。此外，新开发的材料改善了工作范围（图17.8）。事实上，该材料可以移动比每个治疗阶段所需的更多的距离。

最后，已经证实，新材料的刚度可以提供比在后段插入的0.021英寸×0.025英寸不锈钢丝更好的支抗。

SmartStage®技术

系统的最后一个必要部分是SmartStage®技术。SmartStage®技术是为改善预测性并在治疗过程中减少不必要的干扰而开发的优化牙齿移动技术。SmartStage®技术是回答以下问题的答案：在治疗过程中哪颗牙齿移动？如何控制活动段的移动并最小化任何不必要的支抗牙移动？这是正畸生物力学的主要问题（见第7章）。

在虚拟软件中看到牙齿向远中移动并不意味着它会发生，除非有适当的支抗支持。临床医生需要在治疗计划期间考虑支抗控制，然后在透明牙套治疗的过程中结合应用。

与倾斜和直立交替发生的直丝滑动机制相比，SmartStage®技术的优点来源于由牙套和优化附件、牙套和牙齿的特殊设计之间的接触所产生的力系统，从而减少往复移动并可能缩短治疗时间。

Invisalign®技术的最新发展的G6，关注于如何处理第一前磨牙拔除和最大支抗的治疗。其中引入的一个特点是应用牵引臂施加接近阻力中心的矢状力和借助临时种植体（TADs）来确保支抗。

Orthocaps®

位移驱动系统的代表是Orthocaps®的矫治器，

表17.1 Orthocaps®标准聚合物序列用于模拟正畸治疗过程中使用不同材质的弓丝。在传统正畸的开始阶段，往往使用具有记忆特性的高弹性弓丝，随着牙齿的排齐再替换为硬丝以增加矫治力。这种模式在Orthocaps®隐形矫治系统中，借助不同比例的聚合物进行了模拟

力水平	白天	晚上	临床建议
轻力	DLP 460/SLP 600	DLP 800*	第一阶段/垂直向移动/重度拥挤/牙槽骨丧失
中力	DLP 460/SLP 800*	DLP 1000*	中间阶段/扩弓/改变弓形/颌间牵引
重力	DLP 580*/SLP 1000*	DLP 1000*/DLP 580*	最后阶段/精调阶段/过矫治/控根移动/直立/转矩/有限移动
保持	SLP 800*	SLP 800*/SLP 1000*	保持/牙齿移动<2mm的复发直立

*可进行颌间牵引

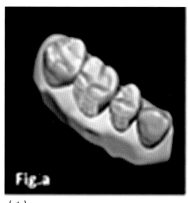 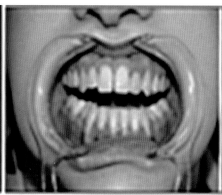 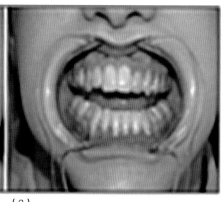

（1）　　　　　　　　　　（2）　　　　　　　　　　　　　（3）

图17.9 （1）计算机辅助设计中牙面上的摩擦垫，借助装载了这种摩擦垫的转移托盘放置在牙面上。（2）戴上矫治器之后。（3）如照片所示，这种附件不易察觉。

被市场称为"TwinAligner®"。

认识到与基于托槽和弓丝的传统矫治器相比，隐形矫治器与牙齿的接触界面在传递正畸力方面机械效率较低，Orthocaps®通过多种方式来解决这个问题。

隐形正畸前附加器械

在使用隐形矫治器之前，可以使用推磨牙、扩弓和缩弓等器械。例如，Beneslider™、Wilson舌弓、四眼圈簧、Hyrax扩弓器和横腭杆等器械。

矫治器聚合物序列

与其他许多可用的隐形矫治器一样，Orthocaps®开发了一种专利材料：矫治器聚合物序列（Orthocaps®标准聚合物序列，OSPS），以选择在治疗的不同阶段提供的力（表17.1）。

通过附件增强矫治器与牙齿之间的密贴度

为了克服隐形矫治器和牙齿表面接触在传递

正畸力方面机械效率低于托槽钢丝系统的缺点，Orthocaps®矫治器采用了一些措施，使其能够最大限度地与要移动的牙齿接触，以便紧密地固定在牙齿上。该公司旨在提供一个能够控制所有3个空间方向的力和力矩的系统，不会发生力的水平降低和方向改变（Khan 2009，2014）。因此，使用Orthocaps矫治器进行治疗的患者在转移托盘中放置附件以进行间接粘接（图17.8）。这可能是一种"摩擦垫"，目的是增加矫治器内表面和牙齿之间的摩擦，并使用特殊附件帮助某些牙齿产生移动（图17.9）。

每个牙套的牙齿贴合度保证了力的质量，而不同弹性的材料确保了力的稳定性。每个牙套由两种材料组成，一种是内层材料，弹性更高、适应性更好，另一种是外部更硬的壳层（图17.10）。这种双层塑料系统保证了力的最佳应用。高压热成型技术也促进了内部牙套层在牙齿间隙中的流动，从而增加了牙套和牙齿之间的接触面积。实际上，内层材料也稍微有些"黏

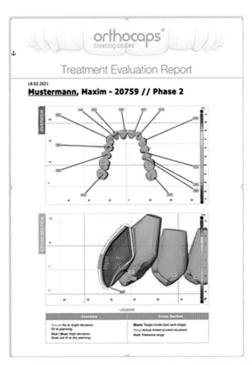

图17.10　展示了Orthocaps®矫治器双层压膜材料的制作，其厚度可以按照表17.1中的Orthocaps®标准聚合物序列进行各种变化。

性"，从而获得更好的适应性和牙齿贴合度。

治疗分期

与固定矫治器矫治一样，隐形矫治器也可以在每次复诊时监测治疗进展。然而，对于隐形矫治器矫治来说，临床医生仅能评估矫治器的适合度，而无法直接干预治疗进程。为了解决这个问题并评估矫治进展情况，Orthocaps®将矫治过程分为多个阶段。第一阶段有多种选择，但通常会发送8个隐形矫治器，当最后一个隐形矫治器使用完毕后，将进行新的扫描或印模。然后，公司将把预期治疗结果和实际治疗结果进行叠加比较，以确定矫治进展情况是否符合预期。任何偏差都会在"矫治评估报告"中注明，然后发送下一组隐形矫治器以解决这些问题。这就是Orthocaps®不间断治疗监测和追踪的原则。

第一阶段通常发送8~12个隐形矫治器，临床医生会根据情况选择数量。通常，病例越难，第一阶段选择的矫治器数量越少，以便更频繁地评估治疗进展情况。这种方法可以更好地控制治疗进展，并可能缩短治疗时间，这是Orthocaps®独有的特点。图17.11显示了在评估时发送的报告示例。

混合隐形矫治疗法

所有的隐形矫治器都存在一个问题，即难以在整个治疗期间维持恒定正畸力并完全实现矫治目标。因此，附件是传递正确力量以矫治牙齿错位的必要条件。Invisalign®采用的力驱动原理通过特殊设计的附件产生特定位移所需的力，与之相比，Orthocaps®的一个重要区别在于，它将固定矫治器与隐形矫治器相结合，以实现隐形矫治器无法单独完成的牙齿位移，即混合隐形矫治疗法

图17.11　评估报告：以上颌牙列为例，评估报告会覆盖所有的牙齿，通过模型叠加标记和描述所有的误差。绿色表示与初始设计相比，没有或只有很微小的误差；红色或蓝色表示与初始设计有较大的误差。这是一种非常好的监测手段，有利于早期发现问题，在二期矫治器制造时，会纠正相应的误差。

（HAT）。该方法允许同时使用两种概念和结构上都不同的矫治系统，通过这种治疗方法可以获得更好的临床结果（Khan 2014）。混合隐形矫治疗法由舌侧固定矫治器的片段弓与隐形矫治器共同组成，这些片段弓在使用隐形矫治器时间接粘接在舌侧牙面上。牙齿的移动由固定舌侧矫治器控制，而隐形矫治器用来维持支抗，需要位移的牙齿将以个性化的方式在隐形矫治器形成的特殊移动通道中完成。舌侧固定辅助器使用的时间、方式应在治疗计划中确定，虚拟的托槽和弓丝是治疗计划的一部分，根据这一概念，隐形矫治器的顺序移动和固定矫治器引导的计划移动通过计算机技术进行同步。使用3D跟踪技术，可以绘制和模拟牙齿的计划移动。图17.12（1~8）展示了使用混合隐形矫治法进行治疗的一个例子，其中展示了隐形矫治器治疗前牙齿的位置和辅助器的放置，以加速治疗过程、旋转尖牙直至最终结果。

隐形治疗后附件装置

在需要使用直立牙根的情况下，如拔牙病例中关闭间隙之后，可以使用舌侧分段混合矫治系统进行控根移动（图17.13和图17.14）。

Orthocaps咬合稳定器BiteMaintainer

长期使用隐形矫治器可能会干扰后牙咬合，对于这种情况，可以通过咬合平衡获得更好的咬合关系。如果咬合不够紧密，Orthocaps®建议使用咬合稳定器来实现紧密和功能性的咬合关系。

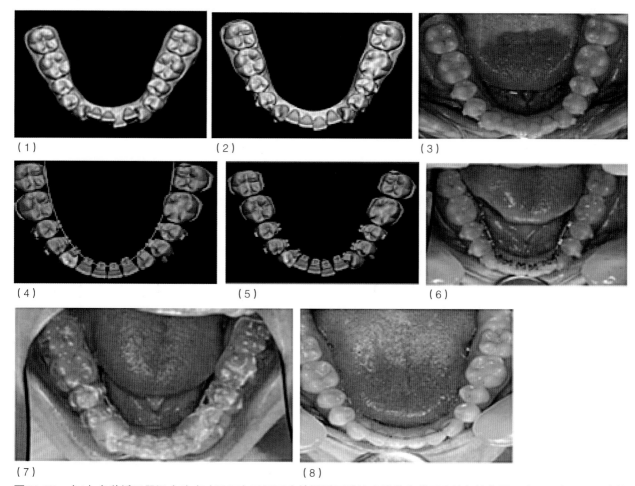

（1）　　　　　　　　　（2）　　　　　　　　　（3）

（4）　　　　　　　　　（5）　　　　　　　　　（6）

（7）　　　　　　　　　（8）

图17.12　（1）多种矫正器混合治疗（HAT）显示了在放置矫正器治疗附件之前牙齿的起始位置。（2，3）显示了虚拟放置的附件和实际放置在牙齿上的附件；这种情况是在放置辅助矫治器之前，以加速治疗过程并旋转尖牙，并进行直至最终结果的进一步治疗过程。（4）虚拟的最终结果设置，带有舌侧托槽和固定丝。（5）牙齿原始位置的托槽虚拟设置。（6）通过间接粘接托盘，将托槽与弓丝配合。（7）矫正器套在舌侧分段弓丝上。（8）最终效果。

Orthocaps®咬合稳定器是一种由牙科硅胶制成的定位装置，需要进行头影测量并获得正中𬌗位的咬合记录。然后，在CAD软件中根据下颌铰链轴的定位来模拟制作（图17.15）。咬合稳定器可以用作保持和精调装置。

关于隐形矫治器治疗效果和效率的研究

到2020年，提供隐形矫治器的公司数量接近40家，以"隐形矫治器"为关键词的出版物数量每年超过100篇，大多数是病例报告。到目前为止，尚未发现对Orthocaps™、ClearCorrect、ClearPath、Orthero、K Line和Cligner等矫治器系统疗效的独立研究，临床研究主要集中在Invisalign®系统上。然而，由于各自的概念、工作流程和材料使用存在显著性差异，预计这些不同系统之间的治疗结果会有所不同。不过，对Invisalign®和固定矫治器获得的治疗效果的评估，也适用于所有可摘热塑性矫治器。

下文引用的论文是根据被引率选择的。Djeu等（2005）最早将48个接受Invisalign®治疗的病

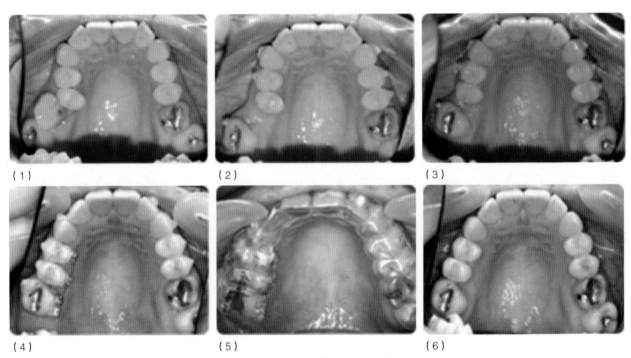

（1）　　　　　　（2）　　　　　　（3）

（4）　　　　　　（5）　　　　　　（6）

图17.13 （1）16因为其牙周状况较差需要拔除。（2）安放附件并开始矫正治疗。（3）拔牙间隙的关闭接近完成。（4）在拔牙间隙关闭后，需要矫正17牙根。HAT分段舌侧矫治器与2个托槽粘接在17上，用于在安放弓丝时实现控根。（5）将矫正器放置在牙齿上以抵消分段舌侧矫治器的任何副作用。（6）最终效果。

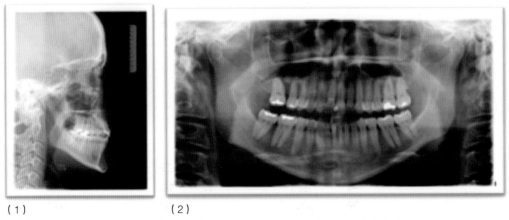

（1）　　　　　　　（2）

图17.14 （1）头颅侧位X线片显示17牙根已经矫正。（2）全口X线片（OPT）也显示在同时进行矫治器和HAT治疗后，17牙根已经矫正。

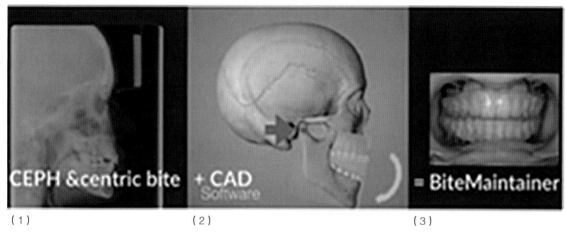

（1）　　　　　　　　　　（2）　　　　　　　　　　（3）

图17.15　咬合稳定器（BiteMaintainer）类似于传统正畸学中使用的原始正位器。（1）Orthocaps只需要在中心咬合位置进行头影侧位片检查，（2）然后通过他们先进的CAD软件模拟铰链运动（如同铰链关节模拟器），（3）因此可以制作出咬合维持器，如口内所见。

例与48个接受固定矫治器治疗的类似病例进行了比较研究。根据美国正畸医师协会开发的分级系统，Invisalign®的成功率比固定矫治器的成功率低27%。另外，该矫治器系统在小间隙闭合和前牙旋转方面表现出优势。Phan和Ling（2007）证实了这些发现，他们声称Invisalign®矫治器可以在简单错𬌗畸形患者中使用，但通过固定矫治器更容易获得复杂错𬌗畸形的完美疗效，他们还描述了使用隐形矫治器与固定矫治器的组合可以缩短治疗时间并改善结果。Kravitz等（2009）得出了相同的结论，他们显示Invisalign®的牙齿移动平均准确度是固定矫治器的47.1%，最不准确的移动是上颌中央切牙（18.3%）和下颌中央切牙（24.5%）的伸长，旋转超过15°时准确度显著降低。根据Simon等（2014）的研究，Invisalign®的牙齿移动平均成功率为59%。切牙扭转的平均准确度为42%，前磨牙旋转的准确度最低，约为40%，上颌磨牙远中移动在87%的病例中得以实现，计划移动的范围和分期对治疗结果有显著的影响。

多篇综述文章（Rossini et al. 2015；Galan-Lopez L et al. 2019；Tamer et al. 2019）描述了隐形矫治器的主要理论基础，并引用了一些相关研究的结果。所有综述文章都认为，Invisalign®是治疗小间隙、舌侧倾斜和前牙旋转的有效方法，但仅凭该系统无法矫治前后牙矢状向不调、咬合接触问题、牙齿伸长和大于15°的旋转。目前的证据支持，相比传统系统，隐形矫治器对于轻度至中度病例的治疗能够缩短治疗时间和减少就诊次数，这似乎是唯一的显著结论。

Weir（2017），Invisalign®的忠实用户，发表了一篇关于当时27种不同隐形矫治器的调查，并呈现了一个表格，将使用隐形矫治器独立治疗不同的错𬌗畸形的治疗结果分为可预测、中等和困难3类，他的结果与上述综述文章一致。

最近，Papageorgiou等（2020）也发表了一篇系统性综述，比较了通过隐形矫治器和固定矫治器获得的治疗效果，结果显示，以前的临床研究综述存在各种偏见，因此决定仅评估来自随机对照临床试验的证据。他们发现，无论使用何种评估方法，同行评估指数（PAR指数）（Richmond et al. 1992）、差异指数（Cangialosi et al. 2004），还是美国正畸医师协会的客观分级系统，固定矫治器的治疗效果均优于隐形矫治器，然而，这些差异仅表现在控根移动和去扭转方面。所有评估变量的差异都非常大，但总体而言，使用隐形矫治器的结果不如固定矫治器。

在关于牙根吸收的研究中，Li等（2020）发现，Invisalign®治疗的患者比固定矫治器治疗的患者牙根吸收的情况显著减少。这很可能是因为在隐形矫治器治疗中，牙齿的往复移动比固定矫治少，因为每个矫治器都是为特定目标设计的。

关于脱矿，最近的一项随机临床试验表明，脱矿的类型有所不同，因为使用矫治器的患者显示出较大但较浅的白斑病变，而使用固定矫治器的患者则显示出较小但更严重的脱矿（Albhaisi et al. 2020）。

比较隐形矫治器和固定矫治器的有效性的研究存在疑问，因为固定矫治器治疗的病例无法准确描述治疗效果，不如ClinCheck™软件那样能够进行更准确的有效性评估。

美国Angle正畸学会的Sheldon Peck在逝世前将隐形矫治器对现代正畸学的影响进行了哲学探讨，并报道了隐形矫治器治疗是怎样在患者和医生之间没有任何接触的情况下进行的，并且常常由牙科卫生士进行复诊。他得出结论：隐形矫治器实际上对训练有素的正畸医生提出了更高的要求（Peck 2021）。

隐形矫治器未来的角色定位如何

2018年，《临床正畸学杂志》（JCO）专门刊登了12月份的专题，重点介绍了当时使用的13种最知名的隐形矫治器。"隐形矫治器角落"栏目提供了有关每种矫治器的信息，并报告了每种不同矫治器系统治疗的病例数量，范围从"数千到超过600万"，其中Invisalign®是治疗病例最多的矫治器。2021年1月，JCO再次专门刊登了有关矫治器的文章，这次有一些病例是通过固定矫治器和矫治器的组合治疗的，固定矫治器通常被用作加强支抗，偶尔与微螺钉种植体组合使用。

牙列不齐和美学问题导致越来越多的成年人寻求正畸治疗，而隐形矫治器似乎是他们中许多人的优选解决方案。然而，是否有专业正畸医生提供的治疗存在显著性差异，因此对于患者来说，了解病情信息对于区分治疗方案是由专业人员提供还是矫治器公司推荐非常重要。

评估隐形矫治器疗效的方法包括比较由隐形矫治器和固定矫治器治疗的相同患者，或者将最终结果与ClinCheck™预测结果进行比较（Haouili et al. 2020）。然而，这两种方法都存在重要偏差。问题在于并非所有治疗都可以通过隐形矫治器完成，因为整个治疗必须在一开始的规划中完成，所需移动被划分为小步骤，基于牙齿的原始形态和阻抗中心的原始估计。然而，在牙齿移位过程中，阻抗中心会发生变化（Cattaneo et al. 2005）。另一个原因是，治疗的各个部分不一定按照隐形矫治器指示的顺序进行。例如，牙齿外翻会在牙齿内收之前发生，并且对于移动的抵抗力可能会因牙槽骨壁的骨质不同而异。这种治疗过程中的变异无法在隐形矫治器的生产中被考虑。而固定矫治器提供的力系统则可以被监测和调整，以便在发生不符合预测的移位时进行调整。这在隐形矫治器中是不可能的，因此通常需要第二阶段的隐形矫治器。这于Orthocaps®系统中在一定程度上得到了考虑，该系统将治疗分解为几个阶段。然而，即使考虑到这些弱点，隐形矫治器的临床风险仍然比许多公司的固定矫治器小，隐形矫治器具有明确的治疗目标，而使用直丝弓矫治器时，无法控制牙弓在颌骨的最终位置。

隐形矫治器不论是单一的矫治器还是与固定矫治器、TADs或咬合稳定器搭配的混合矫治器，都将成为我们日常正畸的一部分，计算机辅助矫治（CAT）系统以及其他直接向公众推销的隐形矫治器系统也将成为日益增长的美容产业的一部分。尽管它不是总能给专业人员带来所期望的结果，但为了将可能造成的损害最小化，要让患者充分了解专业医生对于治疗是至关重要的。我们不一定都喜欢文身或肉毒杆菌注射，但它们与非专业指导下的正畸术在概念上相似的，而且很可能会一直存在下去。

在一项研究中，1441名受试者接受了直接面向消费者的正畸产品（DTCO）的测试（Bous et al. 2021）。83%的参与者曾考虑过进行正畸治疗。其中23%表示他们非常可能选择DTCO产品。便利性是DTCO的最大好处，其次是成本。结论是，大多数参与者似乎认为DTCO是一种寻求正畸护理的可行替代方法。该研究强调了正畸医生及其成员组织可能需要考虑更强大的宣传和倡导活动，以便向公众介绍寻求接受过专业训练的正畸医生治疗的好处。这个问题也在《美国正畸与颌面正畸学杂志》（AJO–DO，2021）中讨论过。Hyun Park讨论了自行治疗（DIY）的治疗方式，重点在于DIY治疗可能造成的伤害，并得出结论：我们需要共同实施以患者为中心的解决方案，以克服引起所谓"DIY正畸革命"的障碍，即如何方便地获得有执照的专业人员的治疗，以及控制正畸治疗的成本。

结论

隐形矫治器已经成为必不可少的治疗方式，但只有在具备与固定矫治器相同水平的矫治能力和生物力学知识时，才能展现隐形矫治器的优势。因此，没有这种知识的牙医使用矫治器治疗可能会导致不符合正常功能且不能执行的治疗方案。如同无证驾驶的漂亮跑车可能会对所有相关人员构成风险，单纯的购买硬件设备并不能解决根本性问题。

我们作为一个行业，必须向公众传达我们提供的服务水平和知识，以便公众能够选择他们所需的高质量服务。

第18章

渐进性片切技术
Progressive Slenderising Technique

Dr Pablo Echarri, Emma Vila Mancho

定义和目的

　　片切是一种减少牙齿邻面的牙釉质层，重建邻面接触点和减小牙齿的近远中直径，从而促进牙齿排齐的一种技术。与拔牙方案相比，片切只是按所需间隙去除了相应的牙体组织，在内收前牙关闭间隙时并没有降低垂直向高度，对侧貌无不良影响，且同时规避了关闭间隙过程可能带来的副作用。

　　牙釉质去除量和所得间隙量的比例是1∶1，也就是说，片切1mm的牙釉质，会获得1mm的间隙。正畸医生在利用片切产生的间隙实现正畸目标的过程中，能够同时维持支抗牙的位置。

　　片切的目标包括：

Adult Orthodontics, Second Edition. Edited by Birte Melsen and Cesare Luzi.
© 2022 John Wiley & Sons Ltd. Published 2022 by John Wiley & Sons Ltd.
Companion Website: http://www.wiley.com/go/melsen-adult-orthodontics

- 矫正牙量、骨量不调
- 纠正上下颌牙齿的大小比例不调（Bolton指数不调）
- 根据龈乳头的形状调整牙齿的邻面接触点
- 增加牙齿的邻面接触面积可以更好地保证扭转牙矫正后的稳定性
- 使牙尖与对颌牙的殆面邻接处或窝沟之间形成更好的尖窝交错关系，从而改善咬合关系
- 可以矫正不对称性并改善美观性

1944年Ballard第一次提出该项技术，之后的学者们也不断推进这项技术的发展（如Sheridan 1997）。

片切的人类学依据

在1902年，Black在他的一篇关于牙齿解剖形态的文章中提到牙齿的邻面磨耗犹如自然片切。Begg（1954）和Murphy（1964）研究了土著居民的牙齿邻接磨耗关系，发现由于食物缺少精细加工，他们在一生时间中减少了14～15mm的牙体组织，并且没有牙齿拥挤现象。该项研究证实了片切有可能增加稳定性，且可以构成适应性系统的一部分。适应性系统包括：

- 牙齿的被动萌出可以代偿咬合面磨耗：牙齿萌出直到与对颌牙齿接触，以保持咬合关系和垂直向的高度
- 自发性的近中漂移可以代偿邻面磨耗：为保持牙齿的邻面接触
- 继发性牙本质的形成可以确保牙髓与外界环境之间始终存在足够厚度的牙体硬组织
- 牙釉质磨损区域的再矿化使得牙体密度增加

这些在如今人类身上仍然存在的防御机制（Begg 1964），对当时人类的繁殖能力和寿命并没有产生影响。但是现代人类的食物比石器时代精细太多，所以存在牙齿磨耗不足，其原理与头发和指甲的生长原理相似。

Harry Sicher（1953）就牙齿磨耗发表声明，认为牙齿的磨耗很有可能是一种有益处的功能，并猜测自然的磨耗是否有助于提升牙齿功能。Peck和Peck（1972）发现了牙齿大小、下前牙近远中和颊舌向的宽度与拥挤度（PI index）之间的关系。Betteridge（1981）也发现了牙齿大小和拥挤度（BI index）之间的关系。

这些事实都可以作为当前片切技术的人类学依据。

片切对菌斑、龋病、牙周病的影响

通过片切的方式排齐拥挤和扭转牙，菌斑堆积量减少且口腔卫生改善。关于对片切与龋病之间关系，龋病专家（Brudevold et al. 1982；EL-Mangoury et al. 1991）在研究中发现片切技术可以激发防御性反应，进而产生矿化核来促进再矿化。片切后几分钟之内，唾液开始在片切区域集中，1小时即可发现再矿化的现象。在初始阶段，这一过程十分迅速，继而减慢，并在之后的9个月内完成。直到最后，牙釉质层的防龋能力与片切前并无不同。

关于片切和牙周病之间的关系，对牙周问题的考量应该是对于牙周袋内菌斑堆积量和患者的不同风险因素之间的利弊权衡。牙齿形态和牙齿邻接点的解剖形态，作为诸多因素之一，同样影响了牙周疾病的进展。建立良好的邻面接触点，可以使得刷牙和自洁变得更容易，减少了食物的嵌塞，与此同时，邻面接触点也对龈乳头有保护作用。有研究证实，牙列整齐且触点良好的牙，牙槽骨缺损更少（Heins and Wieder 1986）。Nielsen等（1980）、Tal（1984）、Heins 等（1988）则阐述了根尖之间的宽度在造成牙槽间隔缺损中的重要性。

根据Betteridge（1976，1979）的研究，即使我们在已经排齐的牙齿上进行片切，在关闭间隙时牙槽间隔的厚度减小，但是牙周的状态得到了改善。有研究发现，在17个进行过片切的病例中，有14个牙龈炎症指数有所改善；Boese（1980a，b）将40名患者片切前后的X线片进行对比，并未发现牙槽嵴高度出现明显改变。Crain和

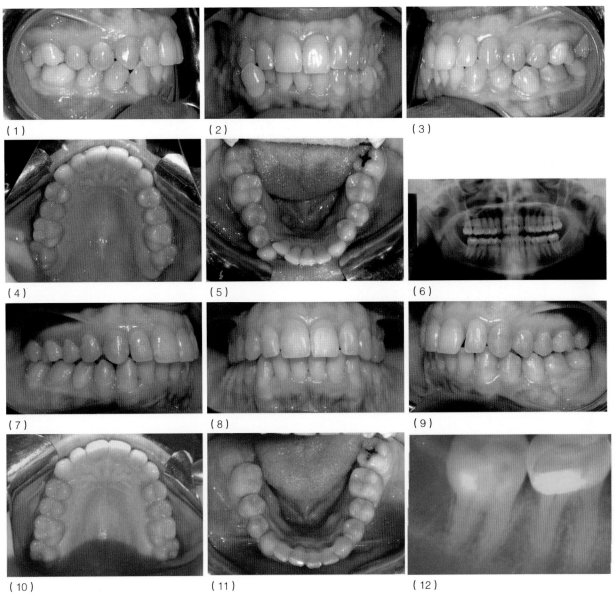

图18.1　（1～5）患者，女性，29岁，其下颌牙列拥挤、右侧尖牙反𬌗、伴有中线偏斜，口内像展示其治疗前口内情况。（6）治疗前曲断片。（7～16）治疗后的口内像以及根尖片：（12）下颌右侧磨牙；（13）下颌右侧尖牙；（14）下颌切牙；（15）下颌左侧尖牙；（16）下颌左侧磨牙。

Sheridan（1990）在对151个片切治疗的患者治疗结束后的3～5年的追踪调查中，也未发现牙龈指数出现任何明显改变。在上述所有研究中，每个邻接点的牙釉质片切量均不多于0.5mm。

　　图18.1展示了一名29岁下牙列拥挤、右侧尖牙反𬌗、中线偏斜的女性患者，通过固定矫治器和下颌牙弓内片切治疗，治疗前的曲断片和片切后的口内检查、根尖片证实了牙周膜的健康。

　　很显然，在进行牙齿片切时应避免牙龈的损伤。可以采用铜丝保护装置或者Sheridan医生的安全带角度车针（Raintree Essix），或Ortho-Strips砂条（Intensiv），或Othocare砂条（Dentacare，Swiss dental）。这种安全角度车针带有内倾角度，使用时不会伤害任何牙龈组织，Othocare和Ortho-Strips files只会切割硬组织而无法切割软组织。

指征

拥挤

　　片切可用于治疗轻度拥挤，有经验的正畸医生也可用于治疗中度的拥挤病例。

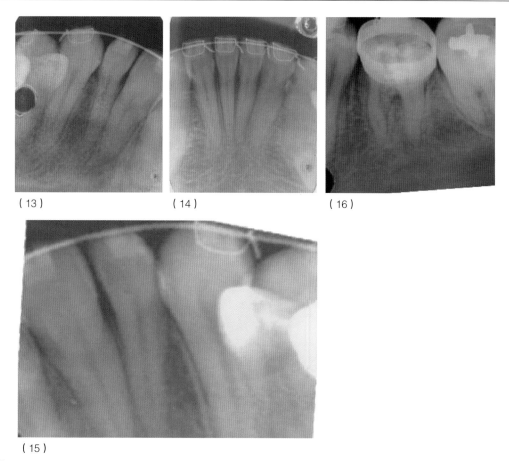

（13） （14） （16）

（15）

图18.1（**续**）

Bolton指数不调

上下颌前牙和上下颌全牙的Bolton指数不调意味着可以通过片切改善咬合关系。上下颌第一恒磨牙到对侧第一恒磨牙的Bolton指数是91.3±1.91，尖牙到对侧尖牙的Bolton指数是77.2±1.65（图18.2）。如果全牙Bolton指数在正常范围之内，那么就是Ⅰ类的磨牙关系，如果前牙的Bolton指数在正常值范围之内，那么就是Ⅰ类的尖牙关系。如果患者存在Bolton指数不调，则需要片切进行代偿。

三角形和桶形牙齿

根据Bennett和McLaughlin（1972）的研究，牙齿的形状可分为3类：矩形，三角形和桶形。牙齿的形状是正畸治疗中的重要因素。矩形牙齿可以形成宽而稳定的邻面接触区域，且牙齿之间无间隙；三角形的牙齿之间的邻面接触区域通常很窄而且靠近殆面或者切缘，且龈方有"黑三角"；桶形牙齿的邻面接触区域较窄且位于中间，在切缘有明显的楔状间隙。

在治疗初期由于拥挤或者扭转，三角形或桶形牙齿之间的间隙可能不明显。图18.3中展示的患者有三角形牙齿，但因存在牙列拥挤而使间隙并不明显。随着牙齿的排齐，"黑三角"逐渐显现。在治疗前必须要告知患者这种可能性，并且解决这个问题的方案应包含在治疗计划中。如果不存在牙及牙槽不调，可以通过片切和重建邻面触点来解决这个问题。反之，要通过美学修复来解决此问题（图18.4）。

三角形牙齿的牙槽嵴顶到邻面接触点间距离相对较大，在这样的病例中，龈乳头趋向于消失。Tarnow等（1992）证实了如果牙槽嵴顶到邻面接触点的距离不大于5mm，那么100%的病例中龈乳头都存在。如果这个距离是6mm，56%的病例存在龈乳头，而如果是7mm或者更多，只有

27%或更少的病例存在龈乳头［图18.5（1）］。因此，建议牙槽嵴顶到龈乳头顶部的距离在4.5mm左右更好［图18.5（2）］。

牙槽嵴顶到邻面接触点距离的增加不一定出

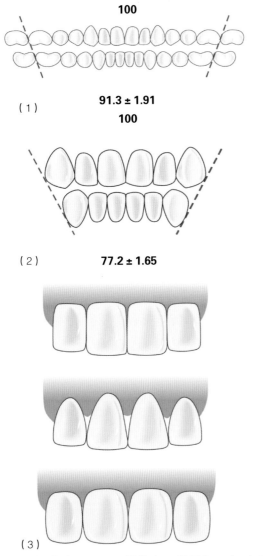

100

91.3 ± 1.91
（1）

100

77.2 ± 1.65
（2）

（3）

图18.2 （1）全牙Bolton指数（12颗牙）。（2）前牙Bolton指数（6颗牙）。（3）Bennett和McLaughlin（1997）描述的牙齿形状：矩形、三角形及桶形。

现"黑三角"，Bennett和McLaughin（1997）（图18.6）认为因牙齿的倾斜而出现的托槽定位错误会导致"黑三角"的产生。在这个病例中，应该矫正托槽的位置而不是进行片切。在这类病例中，在牙齿的另一侧会出现"黑三角"，在X线根尖片中也会发现牙根是不平行的。

牙齿形状与牙釉质厚度之间是没有关联（图18.7），因此不能根据牙齿的形状决定片切量；然而，对三角形和桶形牙齿进行少量片切可以在牙弓中产生相当可观的间隙。Andrews（1989）认为，牙齿近远中向倾斜比直立在牙弓内占据了更多的间隙，但是Bennett和McLaughin（1997）认为这种情况在矩形牙齿中较在其他形态牙齿中更为明显（图18.8），这也是矩形牙齿的中度拥挤，可以通过直立来解决的原因。

Steiner认为，切牙唇倾也可以获得间隙，切牙每唇倾1mm，拥挤度就可以减少2mm。Bennett和McLaughlin认为，在不进行唇倾的前提下，根腭向转矩每增大5°，拥挤度可以减少1mm［图18.9（1）］。

过大牙

牙齿的形状虽然不影响牙釉质的厚度（图18.7），但是片切过大牙的美观效果较过小牙更显著。片切方式可参考Ricketts（1989）描述的中切牙和侧切牙大小的"黄金比例"。

过长的牙冠和充填体

在这样的病例中，片切可以获得正常的牙齿

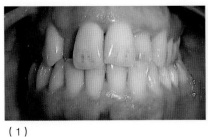
（1）

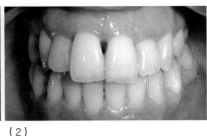
（2）

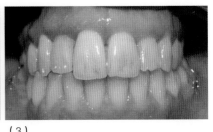
（3）

图18.3 （1）存在拥挤的三角形牙齿。（2）经唇侧固定矫治排齐后，由于牙齿呈三角形，"黑三角"显现出来。（3）经片切和触点重建后的治疗效果（无"黑三角"）。

形态和尺寸［图18.9（2）］。

双侧牙齿不对称

片切、贴面和冠修复均可以对牙齿的不对称进行协调，尤其是在上颌前牙区。

成年患者（牙髓腔狭窄）

对于牙髓腔狭窄的成年患者进行片切，与年轻患者的牙齿相比，出现牙本质敏感的风险相对小。

龋易感指数低

为了尽可能避免龋坏风险，应只对龋易感指数低的患者进行片切。

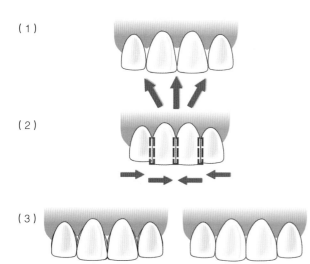

（1）

（2）

（3）

图18.4 （1）对于存在"黑三角"的三角形牙齿的片切方案。（2）对不存在牙及牙槽不调的病例，采取片切的方式并重建邻接关系。（3）对于存在牙及牙槽不调的患者进行美学修复。

良好的口腔卫生——菌斑指数低

为了尽可能避免龋坏风险，应只对口腔卫生良好的患者进行片切。

多颗牙扭转——为了获得更好的稳定性

对于多颗牙扭转的患者，片切可以产生更宽的邻面接触区域，使牙齿的位置更稳定，进而降低复发率［图18.9（3）］。

拔除下切牙的病例

此类病例中，为了对上下前牙的大小比例进行代偿而得到更好的前牙覆盖和尖牙中性关系，可以对上颌双侧尖牙之间的邻面进行片切。

患者知晓并同意片切

应该告知患者将要进行的治疗计划，并且要求患者签知情同意书。用一个片切的图表（图18.10）记录片切的接触点，复制该图表给患者或患者的家庭牙医，以防在片切过的区域再片切。

禁忌证

- 不同意片切的患者
- 龋易感指数高
- 口腔卫生差：菌斑指数高
- 矩形牙齿
- 年轻患者（髓腔宽大）

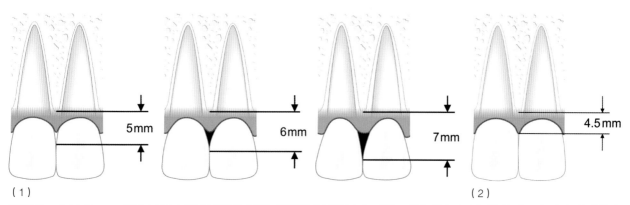

（1）

（2）

图18.5 （1）Tarnow等（1992）研究了邻接点到牙槽嵴顶间的距离与"黑三角"的存在之间的关系。（2）龈乳头的高度应为4.5mm。

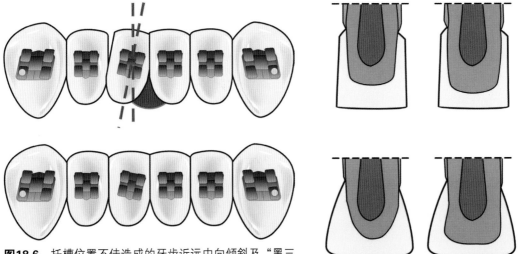

图18.6 托槽位置不佳造成的牙齿近远中向倾斜及"黑三角"形成。（Bennett和McLaughlin，1997）

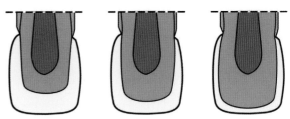

图18.7 三角形、桶形及矩形牙齿的不同大小及牙釉质层的不同厚度。

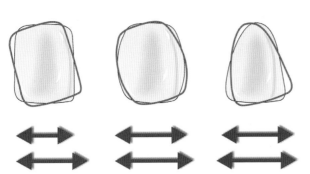

图18.8 只有矩形牙的近远中倾斜会对其在牙弓中所占据的空间产生显著影响。

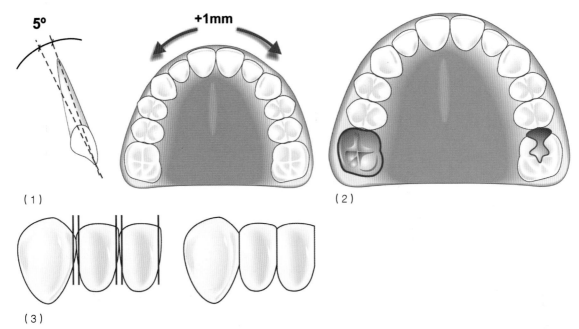

图18.9 （1）在不唇倾的情况下增加5°转矩可在牙弓中增加1mm间隙（Bennett和McLaughlin，1997）。（2）过度延伸的牙冠和充填体。（3）使用邻面片切和邻接关系重建，触点的位置向龈方移动。（Bennett和McLaughlin，1997）

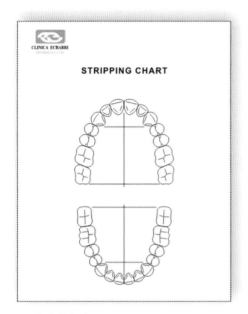

图18.10 临床片切表。

- 高度敏感的患者
- 牙釉质发育不全，牙本质发育不全等情况
- 邻面磨损的牙齿

片切的优点

减少拔牙需要及其可能的后果

正畸拔牙治疗的后果：

- 支抗丢失带来的关闭间隙困难
- 邻近拔牙位点的牙根很难达到平行
- 尽管在片切中支抗控制是最基本的，但是拔牙病例需要更强的支抗控制
- 拔牙间隙关闭后易复发，尤其是成年病例

减少牙体组织损失

与拔牙相比，片切可以减少牙体组织缺失量。正常情况下，拔牙产生的间隙比实际需要的间隙大，所以还要关闭多余的间隙。然而，在片切病例中，只是去除排齐牙齿所需的牙釉质质量。

更少的牙齿移动

应用渐进性片切技术时，牙移动量比拔牙病例量少。

缩短治疗时长

尽管渐进性片切技术中复诊次数增加，但是总治疗时间减少了。

更小的牙根吸收风险率

由于牙齿移动更少且治疗时间更短，所以牙根吸收的风险也降低了。

更好的稳定性

邻接点转变成邻接区后稳定性更强，更好地控制了扭转，也减小了拔牙间隙关闭后的复发风险。

因为下切牙变小了，治疗后期下切牙拥挤和扭转的风险也降低了。

更好的美观性

利用"美学车针"片切，调整邻面接触点与牙槽嵴顶的距离达到5mm，可以避免"黑三角"的出现，也可以代偿牙齿的不对称，与此同时，改善了牙齿的外观。

为了达到更好的美观性：

- 在前牙区，可以消除切牙和尖牙的不对称性，也可以调正中线［图18.11（1）］
- 在前磨牙区和磨牙区，保证牙尖不能接触对颌牙尖［图18.11（2）］
- 片切时要确保龈乳头顶点和牙齿邻接点的连线与殆平面垂直［图18.11（3）］，否则，片切后牙齿与应有的轴倾度不符［图18.11（4）］
- 片切时患者的牙齿邻接点和牙槽嵴顶的距离在4.5～5mm之间时可以确保牙龈充填邻间隙，避免"黑三角"的出现，可以用探诊和X线片检查综合判定牙槽嵴的高度（图18.12）

牙釉质片切的安全厚度是多少

通过回顾Hudson（1956），Gillings和Buonocore（1961），Shilingburg和Grace（1973）

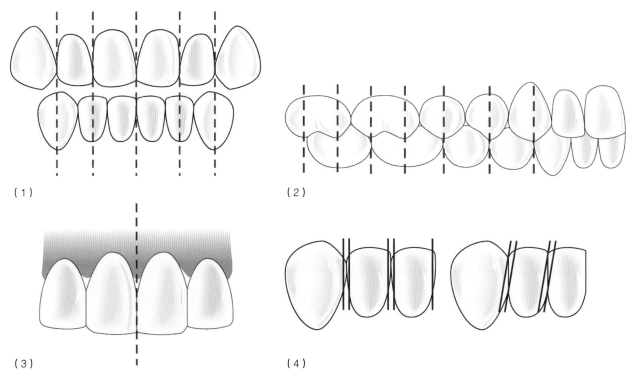

（1）　　　　　　　　　　　　　　　　　　　　（2）

（3）　　　　　　　　　　　　　　　　　　　　（4）

图18.11 （1）从尖牙到尖牙的细化操作旨在改善中线和牙齿对称性。（2）后牙的细化操作旨在改善咬合。（3）牙乳头的顶点和牙齿接触点必须在同一垂线上。（4）如果牙乳头的顶点和牙齿接触点不在同一垂线上，则会产生倾斜的视觉错觉。

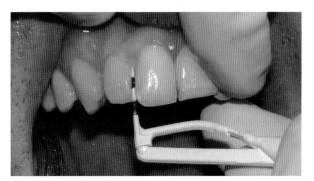

图18.12 测量牙槽嵴顶到邻接点的距离。

对牙釉质片切厚度进行的研究，我们得出以下结论：

- 在确定牙釉质的片切量时，必须考虑最小的牙釉质厚度，而不是平均值，因为无法知道哪些牙齿具有最小的牙釉质厚度

- 牙齿大小与牙釉质层厚度之间没有关系，因此，过大牙不应比过小牙的片切量更多，尽管出于美观考虑，最好对过大牙进行改形。

- 牙齿形状与牙釉质层厚度之间没有关系，因此，牙齿的形状不能决定牙釉质的片切量

- 牙釉质在邻面接触点处略厚，向牙骨质牙釉质交界处逐渐变薄。因此，仅将釉质层减少到接触点的水平非常重要

- 牙齿近中面比远中面的釉质层厚一些，在上颌尖牙和下颌第二前磨牙尤为显著。但上颌侧切牙除外，其远中面比近中面釉质层略厚，在片切前这些因素都应该考虑到

- 在拔牙和非拔牙的临界病例中，决定牙釉质片切量很重要。Boese（1980a，b）建议将釉质层厚度的一半进行片切（图18.7）。Berrer（1975）声称可以将下前牙片切以获得4mm，相当于每个下前牙近中面片切0.5mm。Paskow（1970）允许片切0.25～0.37mm。Hudson（1956）建议下中切牙片切0.20mm，下侧切牙片切0.25mm，下尖牙片切0.30mm，这样整个下前牙区片切共获得3mm。Tuverson（1980）认为每个下前牙近中面可以片切0.3mm，尖牙片切0.4mm，这样整个前牙区共计片切4mm牙釉质。Alexander（1986）仅允许所有牙齿片

切0.25mm，Sheridan（1985）认为后牙可以片切0.8mm，前牙可以片切0.25mm，总共获得8.9mm的间隙

上述研究认为除下切牙邻面牙釉质厚度是0.6mm之外，其余无磨耗的邻接点釉质层厚度大于1mm。因此正畸医生可以允许在所有牙齿的邻面片切一半厚度的牙釉质的话，就是约0.5mm，但下切牙是0.3mm。

特殊情况

正畸医生制订片切计划时一定要把牙齿生理磨耗的釉质层考虑在内（接触点和接触区）（图18.13），如果牙齿邻面磨耗很严重，就不建议片切，根据不同的釉质层厚度，上颌尖牙的远中接触点和上颌侧切牙的邻面接触点应该减少牙釉质片切量。

在间接粘接以前不应该片切，因为托槽转移模具已制备好，片切后牙齿会移动，模具会不适合，这样就会降低托槽定位的精确性，导致支抗和间隙丢失。在分离扭转牙齿前不应片切，因为片切在邻接点，而扭转牙的邻接点很难定位。即使使用单面片切砂条，也很难避免牙齿唇舌侧的破坏。综上所述，作者认为在片切前应该把扭转牙分离开。

在片切前进行分牙可以避免过多的片切量，塑形和抛光也更容易。应该在有冷水冲洗和非麻醉的状态下片切，片切量应控制在牙釉质厚度的一半以内。如果正畸医生不用Dentacare系统也应该用保护牙龈的装置避免损伤龈缘，在片切前应该用牙周探针测量牙齿牙槽嵴顶和邻接点之间距

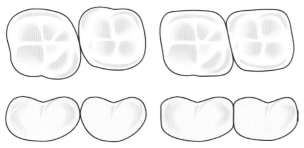

图18.13 正确的评估接触点可以增加牙齿的邻接面积。

离，并确保该距离在5mm以内，确保龈乳头能够充填三角间隙。

渐进性片切技术允许少量的支抗丢失，如果在一次复诊中片切一组牙齿，那么支抗控制会比较难。在片切后牙时，应该考虑咬合时的牙尖位置，控制咬合可以获得正确的牙尖交错位，从而获得正确的咬合关系。在片切前牙时应该考虑两侧对称和中线的位置。

综上所述，片切时要确保龈乳头顶和邻接点的连线与𬌗平面垂直。

片切工具

片切工具如下：

- 不锈钢片切砂条
- 车针
- 砂盘
- Intensive系统
- Dentacare系统
- Echarri PST套装（Scheu–Dental）
- 测量工具和片切尺

不锈钢片切砂条

如图18.14（1）所示为在不同系统中安装好的片切砂条，在早期的片切中，它们是片切中唯一的工具，单面或双面的不同研磨条纹可以获得不同粗糙程度的研磨条。

车针

最经常用的就是钨钢车针，细颗粒金刚砂车针［图18.14（2）］，或者ARS（气动片切）系统车针，是由Sheridan医生发明的，又叫作安全片切车针，由金刚石制作，有一个内倾的角度。

砂盘

这个系统很明显是最强有力的片切系统，但是必须用保护装置来避免可能的损害，因为产生的片切样式不尽如人意，所以这种方法不推荐。

Intensive系统

这个系统是由苏黎世大学的Van Waes和Matter教授开发的，Intensive系统包括双面粗糙的金刚锉［图18.14（3）］，尺寸分别为90μm（厚0.408mm）、60μm（厚0.364mm）、40μm（厚0.159mm）、25μm（厚0.128mm）、15μm（厚0.111mm）。这种独特制造的金刚锉进行片切时不用担心损伤如牙龈、唇和舌等软组织。这种锉的灵活性（可以向上倾斜45°）可以重塑牙齿的外形，如果有任何偏转，这个系统就可以作为保护系统中断。这个锉的头部摆动距是0.8mm，反角头部的螺纹可以放在任何可以看得见的位置，也可以360°自由旋转。

Dentacare系统

Dentacare提供的Orthocare装置［图18.14（4）］和Intensive中的锉型号一样，它们也应用相同的反角车针但是有些改进：它们持续的时间更长，单面或者双面装饰有带颜色的粗糙条纹，穿孔的设计在应用时增加了冷却。Dentacare也提供了Proxocare Set，尺寸分别为120μm（绿色）、90μm（灰色）、40μm（红色）、15μm（黄色）。

Echarri PST套装

Echarri PST套装［图18.14（5，6）］包括：5个锉和测量量规。

- 绿色90μm锉（用于冠或充填物）
- 灰色60μm锉
- 红色40μm锉
- 白色25μm锉
- 黄色10μm锉

绿色、灰色、红色和黄色锉有孔，可以在细化过程中保持较低的温度，但黄色锉并不是为了获得更好的抛光和完成效果才设计孔状结构的。

测量工具和仪器

为了更好地控制片切的牙釉质量，在片切之前和之后必须测量牙齿间的间隙，间隙测量仪［图18.15（1）］和厚度递增的片切尺［图18.15（2）］就是测量间隙的工具。

作者应用Orthocare装置包括60μm、25μm、15μm的锉就可以片切所有的牙齿，但是对于上

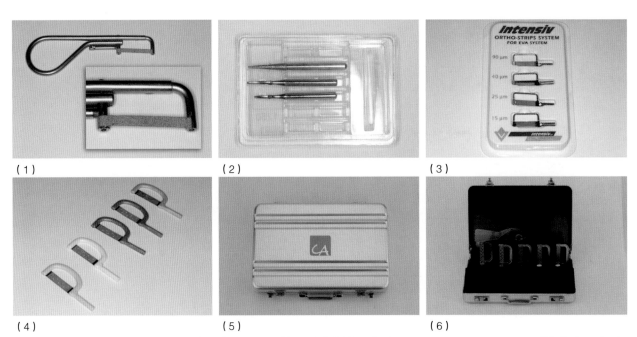

（1）　　　　　　　　　　　（2）　　　　　　　　　　　（3）

（4）　　　　　　　　　　　（5）　　　　　　　　　　　（6）

图18.14　（1）片切砂条。（2）钨钢车针和细颗粒金刚砂车针。（3）Intensive Ortho-Strips系统套装。（4）Dentacare的Orthocare系统。（5，6）Echarri PST套装。

颌侧切牙和下颌切牙，作者选用40μm、25μm、15μm的锉。作者也应用Proxocare装置片切牙齿，这些振荡锉，根据不同粗糙程度的单面或双面研磨面可以分为不同等级。作者和Emma Vila医生对在人类牙齿上应用不同的装置片切做了对比性的研究，根据扫描电镜来判断对牙釉质的影响。在此研究中，研究者对比了不锈钢条、金刚砂车针、钨钢车针、Ortho-Strips系统和Orthocare系统，而在以前的研究中，没有包含Ortho-Strips系统和Orthocare系统。

Radlanski等（1989a，b）通过扫描电镜研究发现精磨不锈钢条不能消除先前的不锈钢条片切留下的沟纹，Jost-Brinkmann等（1991）通过对乳牙扫描电镜的研究发现片切后旋转和振荡抛光条可以获得牙齿光滑的表面，Piacentini Sfondrini（1996）认为用钨钢车针和抛光的砂盘可以达到牙齿表面光滑，Zhong等（2000）认为用金刚砂盘和SOF-LEX XT盘可以使牙齿表面光滑。

Lucchese（2001）比较了各种片切技术对牙釉质表面的影响，发现用钨钢车针片切后再用细的和超细的Sof-Lex XT盘抛光后牙面最光滑。Rossouw和Tortorellla（2003）提议联合使用酸蚀法和机械片切可以使牙齿表面光滑，Echarri和Vila（2021）尚未发表的研究中发现可以通过以下方法获得片切后的光滑表面［图18.15（3）］：

- 至少用钨钢车针片切30秒
- Ortho-Strips系统和Orthocare系统用40μm或60μm锉片切，然后用25μm和15μm锉抛光
- 片切时冲洗，换锉时漱口可以完全消除口腔内的牙釉质粉末
- 保持车针在同一个位置，可以自由运动

Vila医生和Manchon医生一起对人类牙齿做了研究，应用螺旋CT（CT，CT Twin II Philips）研究发现应用不同的装备片切时丢失的牙釉质量不同，结论如下［图18.16（1，2）；未发表数据，2009］：

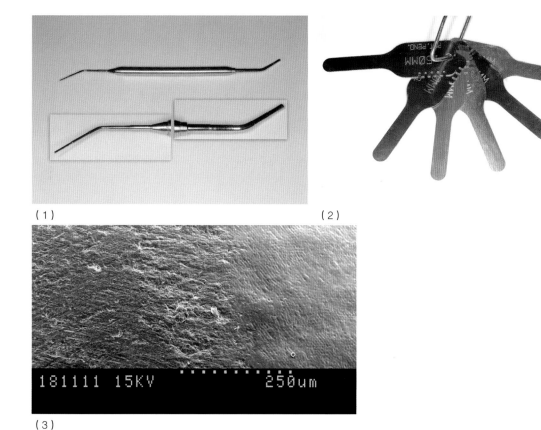

（1）　　　　　　　　　　　　（2）

（3）

图18.15　（1）间隙测量仪。（2）厚度递增的片切尺，可以以0.25mm的精度测量3.0～0.75mm的间隙量。（3）使用Orthocare系统60μm片切锉，25μm片切锉和15μm片切锉以及未经任何处理的牙釉质表面的扫描电子显微镜图像。

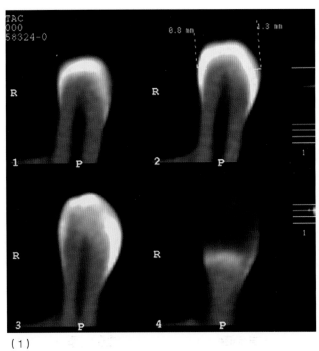
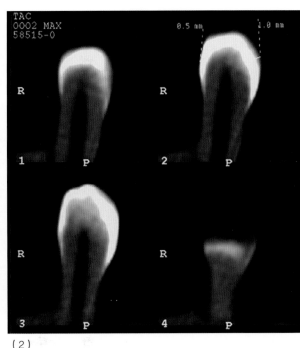

（1）　　　　　　　　　　　　　　　　（2）

图18.16　（1）片切前CT中釉质层的厚度是1.3mm。（2）40μm、25μm、15μm的锉进行片切后CT中的厚度是1.0mm，牙釉质厚度一共减少了0.3mm。

- 钨钢车针片切30秒后牙齿表面光滑，去除了0.5mm的牙釉质，因此钨钢车针可以用来片切除了上颌侧切牙和下颌切牙以外的所有牙齿
- Ortho-Strips系统和Orthocare系统：
  - 60μm的锉片切60秒磨除0.5mm的牙釉质
  - 40μm的锉片切30秒可以磨除0.3mm的牙釉质
  - 25μm和15μm的锉片切30秒可以去除能够测量厚度的牙釉质

这两个结论都获得了光滑的牙齿表面和去除了准确的牙釉质厚度。片切应该按如下步骤进行：

- 用钨钢车针30秒和Ortho-Strips系统和Orthocare系统中的60μm（60秒）、25μm或者15μm（30秒）片切除上颌侧切牙和下颌切牙的牙齿都可以去除0.5mm牙釉质
- Ortho-Strips系统和Orthocare系统中的40μm（30秒）、25μm或者15μm（30秒）片切上颌侧切牙和下颌切牙可以去除0.3mm的牙釉质

通过测量片切的时间，正畸医生可以明确去除的牙釉质厚度，因此，Ortho-Strips系统和Orthocare系统对牙龈、唇舌等软组织是安全的，正畸医生可以应用这些系统配合固定或者可摘矫治器进行治疗（图18.17）。

渐进性片切技术

1987年，在《临床正畸杂志》上Sheridan医生发表了"Air-Rotor Slenderizing Update"文章，阐明了从后牙到前牙循序渐进地应用片切技术可以获得间隙，在这篇文章里，他提议用钨钢车针和金刚砂车针片切，用0.020英寸的弓丝来保护牙龈组织，用圈簧打开间隙。

渐进性片切技术可以按如下3种方法进行（Echarri 2000a，b）：

- 所有牙齿渐进性片切
- 后牙片切（磨牙和前磨牙）
- 前牙片切（切牙和尖牙）

根据不同的病例特性，尤其是Bolton指数，应该在不同的区域片切。片切应如下：

在排齐前片切可以避免前牙唇倾（弓丝被动结扎）：

- 从远中到近中
- 在牙弓的两侧同时进行，如果片切双颌，应同

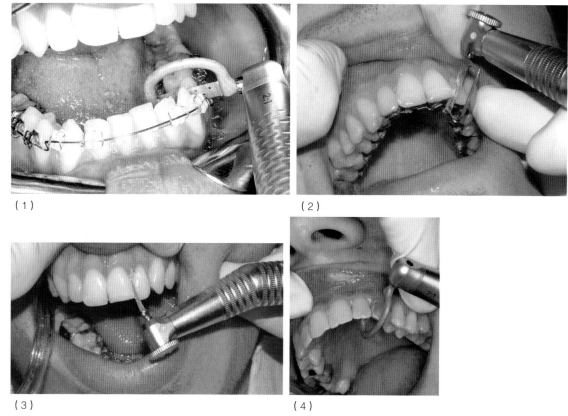

（1）　　　　　　　　　　　　　　　　（2）

（3）　　　　　　　　　　　　　　　　（4）

图18.17 （1）唇侧托槽时应用Orthocare系统片切。（2）舌侧托槽时选用Ortho-Strips系统片切。（3）舌侧托槽时选用Proxoshape系统片切。（4）Orthocare系统联合清晰的定位治疗。

时进行，保持牙尖接触

- 接触点分开后，只在接触点区域片切
- 无麻醉
- 片切时冲洗和换锉时漱口
- 选用合适的车针
- 选用Orthocare系统不需采取保护措施，选用其他装备需要采取保护措施
- 控制支抗
- 排齐整平。在推牙齿向远中时控制牙齿的扭转

片切后抛光可以避免牙齿表面粗糙，片切后应用氟化剂保护牙齿表面，鼓励患者使用含氟牙膏。

临床操作

在进行托槽和颊管直接或者间接粘接时片切（粘接带环时不建议片切），选用0.016英寸的不锈钢弓丝结扎入槽。在间接粘接前不要片切，否则这样会降低托槽定位准确性。另一种方法就是从一侧上颌第一磨牙到另一侧上颌第一磨牙进行8字连扎。在第一恒磨牙和第二恒磨牙间用分牙圈可以使第二恒磨牙远中移动1mm［图18.18（1）］，通常在24～48小时内就可以达到分压的目的，但是也取决于下次复诊的时间，通常1周后复诊。

在第一恒磨牙的远中面和第二恒磨牙的近中面之间进行片切［图18.18（2）］，如果不用Ortho-Strips系统和Orthocare系统，一根铜丝可以用来保护牙龈，这根铜丝压低保护牙龈也可以引导片切锉。用Proxocare锉在片切区域边缘画轮廓线［图18.18（3）］。

可以选用0.016英寸的不锈钢圆丝和0.016英寸×0.016英寸不锈钢方丝在第二恒磨牙颊管的近中弯制欧米伽曲，且与颊管结扎可以增加支抗，防止前牙唇倾。在第二前磨牙和第一恒磨牙之间放入分牙圈可以使第一恒磨牙远中移动［图18.18（4）］。根据病例的情况，可以同时放入两个分

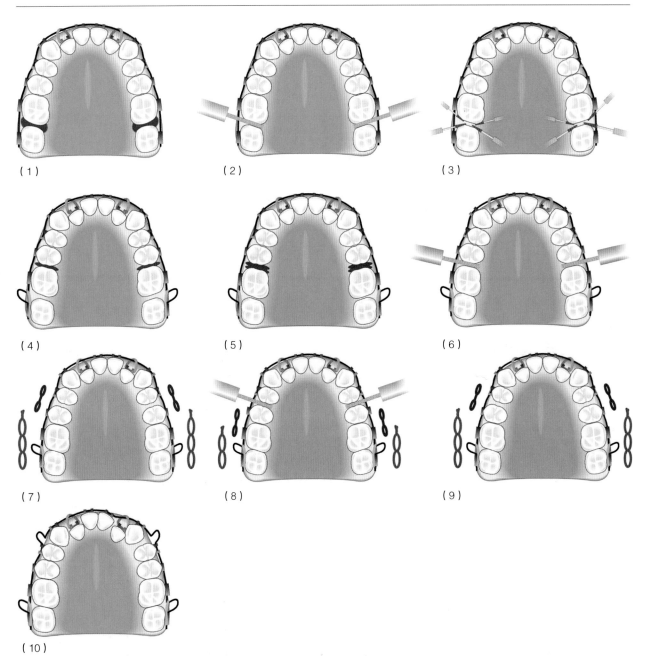

（1）　（2）　（3）

（4）　（5）　（6）

（7）　（8）　（9）

（10）

图18.18　渐进性片切技术。（1）粘接托槽，0.016英寸不锈钢弓丝被动结扎入槽，在第一恒磨牙和第二恒磨牙之间放分牙圈，推第二恒磨牙远中1mm。（2）应用Orthocare系统在第一恒磨牙远中面和第二恒磨牙近中面片切。（3）Proxocare锉在片切区域边缘画轮廓线。（4）0.016英寸不锈钢弓丝在第二恒磨牙颊管近中弯制欧米伽曲，且与颊管结扎，避免第二恒磨牙近中移动，在第二前磨牙和第一恒磨牙之间放置分牙圈，推第一恒磨牙远中。（5）如果一个分牙圈力量不够，可以用两个分牙圈推第一恒磨牙远中。（6）片切第二前磨牙的远中面和第一恒磨牙的近中面。（7）8字结扎第一恒磨牙和第二恒磨牙，用橡皮链连接第二前磨牙和第一恒磨牙。（8）片切第一前磨牙的远中面和第二前磨牙的近中面。（9）8字结扎第二恒磨牙和第二前磨牙，用橡皮链连接第一前磨牙和第二前磨牙。（10）弓丝上弯制欧米伽曲。

牙圈［图18.18（5）］。

　　一旦第一恒磨牙远中移动，在第一恒磨牙的近中面和第二恒磨牙的远中面片切［图18.18（6）］。在第一恒磨牙和第二恒磨牙之间进行8字连扎，如果需要可以在第二前磨牙上用橡皮

链控制扭转，从第二前磨牙到第一恒磨牙用橡皮链远中牵引［图18.18（7）］。在第二前磨牙的近中面和第一前磨牙的远中面片切［图18.18（8）］。用橡皮链连接第一前磨牙和第二前磨牙，近中移动第一前磨牙，第二前磨牙和第二恒

磨牙之间8字连扎控制支抗［图18.18（9）］。在尖牙和切牙区操作相同。

当进行后牙片切时，尖牙是最后一个片切的牙齿，当片切前牙时，在尖牙和第一前磨牙之间放置分牙圈。片切尖牙到尖牙时，应在弓丝上弯制4个欧米伽曲［图18.18（10）］。也就是选用0.016英寸的不锈钢圆丝在第二恒磨牙颊管的近中和第一前磨牙的近中弯制欧米伽曲，防止支抗丢失。

在片切前牙区时，需要考虑美观，对称性和中线不调。渐进性片切技术一共需要8～10次复诊，每次间隔15天。

生物力学的弓丝序列

唇侧片切技术

片切时的弓丝

- 0.016英寸的不锈钢圆丝和8字结扎
- 0.016英寸的不锈钢圆丝和欧米伽曲

排齐整平旋转的弓丝

- 0.016英寸的镍钛丝

预备牙弓的形状和转矩的弓丝

- 如果需要进行颌间牵引（Ⅱ类牵引和Ⅲ类牵引）
- 0.016英寸×0.022英寸不锈钢方丝
- 在第二恒磨牙的近中弯制欧米伽曲，并且与颊管结扎
- 矢状向和水平向的代偿曲

完成弓丝

- 0.018英寸×0.025英寸不锈钢弓丝
- 在第二恒磨牙近中弯制欧米伽曲，并与颊管结扎
- 矢状向和水平向的代偿曲

舌侧片切技术

片切时的弓丝

- 0.0155英寸不锈钢圆丝或者8字结扎
- 0.016英寸不锈钢弓丝弯制欧米伽曲时进行片切

排齐整平旋转时的弓丝

- 0.016英寸的镍钛丝或者是0.017英寸×0.017英寸的镍钛丝

构造牙弓的形状和转矩的弓丝

- 0.0175英寸×0.0175英寸TMA丝并末端回弯建立牙弓的形状，应用颌间牵引（Ⅱ类牵引，Ⅲ类牵引）
- 0.016英寸×0.022英寸的不锈钢丝
- 在第二恒磨牙近中弯制欧米伽曲，并与颊管结扎
- 矢状向和水平向的代偿曲

完成时的弓丝

- 0.016英寸的弓丝
- 第一和第二序列弯曲
- 在第二恒磨牙近中弯制欧米伽曲，并与颊管结扎
- 矢状向和水平向的代偿曲

用于美观收尾的弓丝是一根0.016英寸的不锈钢弓丝，在弓丝上弯制第一和第二序列弯曲可以达到美观性调整或者是为了改善咬合关系而不用重新粘托槽，因为这在舌侧矫治技术中比较简单。在磨牙颊管的近中弯制欧米伽曲，然后结扎可以避免间隙复发，在舌侧矫治技术中末端回弯后更加精确。矢状向后倾弯，水平向的外展弯可以用来避免发生"过山车效应"。

在隐形矫治中使用片切技术

片切技术在隐形矫治技术中非常有用。作者在使用隐形矫治技术时采用了渐进式片切技术（PST）。该技术可以总结如下：

（1）使用隐形矫治器在第一前磨牙和尖牙之间以及中线处开展间隙。

（2）在中切牙的近中面、尖牙的远中面和第一前磨牙的近中面进行片切。

（3）然后，使用隐形矫治器移动牙齿，关闭中切牙之间以及第一前磨牙和尖牙之间的间隙，同时在侧切牙的近中和远中开展间隙。

（4）在尖牙的近中面、侧切牙的近中和远中面以及中切牙的远中面进行片切。

（5）对牙齿进行排列、调整水平和纠正旋转，关闭间隙。

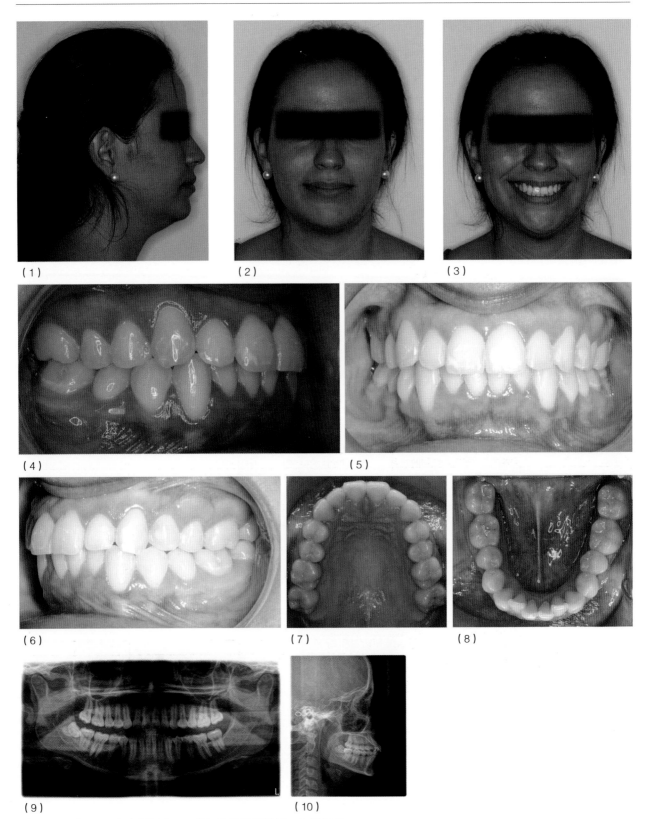

（1）　　　　　　　　　　（2）　　　　　　　　　　（3）

（4）　　　　　　　　　　　　　　　　（5）

（6）　　　　　　（7）　　　　　　（8）

（9）　　　　　　（10）

图18.19　（1~10）病例报告——片切和隐形矫治器，初始记录。

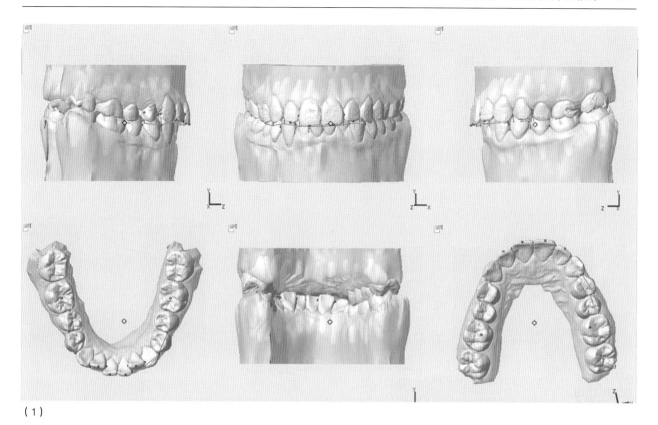

（1）

Análisis zona de soporte

Variable	Descripción	Norma [ ]	Valor [ ]	Diff	Desviación	Verbal
SZrmax	Espacio Disponible Zona Soporte S	21,5mm	24,1mm	+2,6		
D SZrmax	Discrepancia Zona de Soporte Sup		2,6mm			
SZlmax	Espacio Disponible Zona de Soport	23,7mm	24,0mm	+0,2		
D SZlmax	Discrepancia Zona de Soporte Sup		0,2mm			
ASmax	Espacio Disponible Segmento Ante	32,9mm				
D ASmax	Discrepancia Segmento Anterior Su					
D max	Discrepancia Maxilar					
SZrmand	Espacio Disponible Zona Soporte I	23,5mm	22,7mm	-0,8		
D SZrmand	Discrepancia Zona de Soporte Inf.		-0,8mm			
SZlmand	Espacio Disponible Zona de Soport	23,6mm	22,5mm	-1,1		
D SZlmand	Discrepancia Zona de Soporte Inf.		-1,1mm			
ASmand	Espacio Disponible Segmento Ante	24,7mm				
D ASmand	Discrepancia Segmento Anterior In					
D mand	Discrepancia Mandibular					

（2）

Bolton - anterior

Variable	Descripción	Norma [ ]	Valor [ ]	Diff	Desviación	Verbal
Smax	Suma de Dientes Antero Superiore		48,3mm			
Smand	Suma de Dientes Antero Inferiores	37,3mm	39,3mm	+2,0		
Indice	Proporción de los Dientes Anterior	77,2±0,2%	81,3%	+3,9		
Comentario			Dientes Antero Inferiores Relativamente Anchos			

（3）

图18.20 （1~8）病例报告——片切和隐形矫治器，治疗计划的制订。

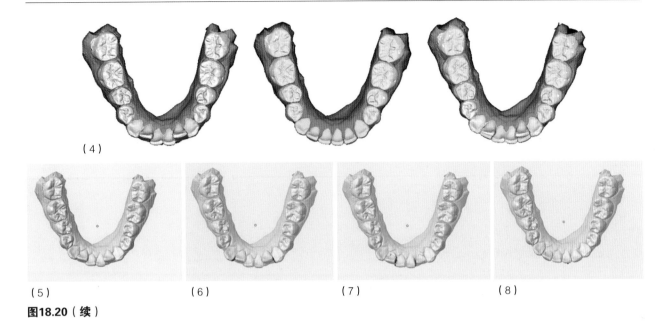

（4）

（5）　　　　　　　（6）　　　　　　　（7）　　　　　　　（8）

图18.20（续）

（1）　　　　　　　（2）　　　　　　　（3）

（4）　　　　　　　（5）　　　　　　　（6）

（7）

图18.21　（1~7）病例报告——片切和隐形矫治器，第一阶段。

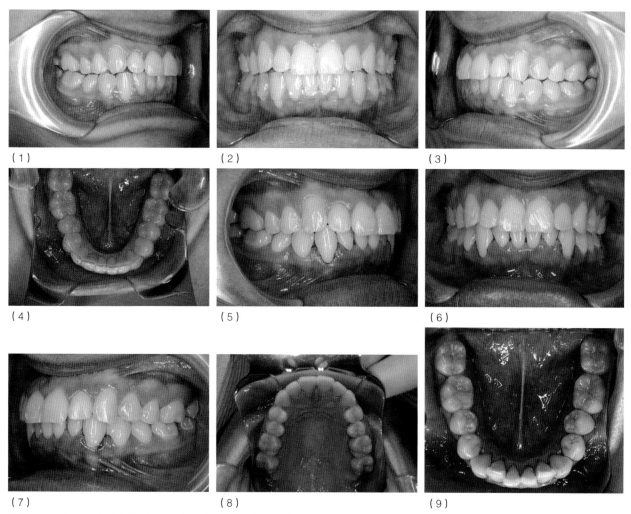

（1） （2） （3）

（4） （5） （6）

（7） （8） （9）

图18.22 （1～9）病例报告——片切和隐形矫治器，第二阶段。

　　下面的案例展示了该技术的过程和计划：该案例是一名年轻女性患者，下颌切牙和尖牙拥挤，并且下牙列存在前牙Bolton指数不调（图18.18和图18.19为初始记录）。数字化计划显示在图18.19和图18.20中。过程显示在图18.18～图18.21（第一阶段）；图18.22（第二阶段）和图18.23（第三阶段）中。最终结果可在图18.24中观察到。

设计片切计划和预防片切风险

　　片切计划的制订和预防片切风险非常重要。邻面接触点对于保持牙弓的整齐度非常重要。如果出现拥挤或旋转，邻面关系就会被破坏，通常会导致拥挤和/或旋转的增加（Aprile）。此外，邻面接触点有助于将咬合力传递到牙弓上。

　　每颗牙齿都支撑着相邻的牙齿，当这种平衡被打破时，会导致牙周组织的改变。这些接触点保护着牙齿和牙齿之间以及牙周膜纤维的健康（图18.25）。牙周附着位于邻面间隙底部，这些位于基底部的牙周膜纤维可以促进牙齿之间的接触关系更紧密，因此保护的重要性不言而喻（Aprile）。

　　因此，正畸医生从解剖学角度了解邻面接触点非常重要。通常，接触点位于所有牙齿的近中和远中表面，并分为3种接触方式，这3种接触方式主要取决于牙齿的形状。我们认识到3种主要的牙齿形状：矩形、三角形和桶形，根据Bennett和McLaughlin的说法（图18.2）。在矩形牙齿中，接触点较大且更靠近龈方；在三角形牙齿中，接触点较小且位于更近中的位置；在桶形牙齿中，

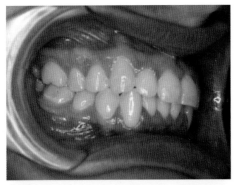

（1）

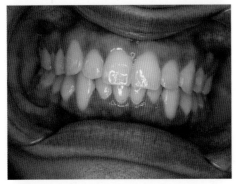

（2）

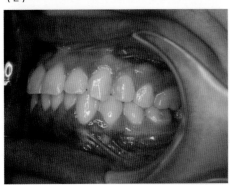

（3）

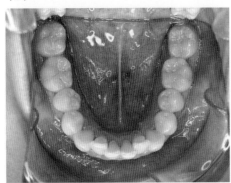

（4）

图18.23 （1～4）病例报告——片切和隐形矫治器，第三阶段。

接触点位于近中–远中方向的中间1/3部分。在前牙，即切牙和尖牙中，接触点在唇舌方向的中间1/3，但在后牙中，通常位于唇侧1/3（Aprile）（图18.26和图18.27）。

接触点可以增加其表面积并转化为邻面接触面。卵圆形的接触面在所有情况下都是垂直方向的，但在前牙中更垂直，而在后牙中更水平（图18.28）。根据Begg的说法，牙齿的自发性近中移动是为了弥补硬食物咀嚼过程中近中面和远中面的磨损。

在接触点周围的4个方向上分别有4个空间：咬合面、牙龈面、唇面和舌面（图18.29）。咬合面空间称为窝沟，牙龈面空间称为牙间隙，其他两个空间是唇面和舌面（Aprile）。这些空间在咀嚼过程中非常重要，因为食物的运动是在这些表面上滑动的（图18.30）。

牙间接触点的功能包括：

- 维持牙齿在牙弓中的位置，避免拥挤和旋转
- 保护龈乳头和牙齿间及牙周膜纤维
- 避免食物滞留
- 美观

根据Tarnow等（1992）的研究，正常解剖条件下的龈乳头总是距离牙槽嵴顶点4.5mm（图18.5）。

因此，如果牙间接触点距离牙槽嵴顶点5mm，龈乳头100%充填牙间隙。如果接触点距离牙槽嵴顶点6mm，龈乳头只有56%充填牙间隙，如果距离增加到7mm或更多，龈乳头只有27%充填牙间隙（Tarnow）（图18.5）。

修整邻面和让牙齿靠近可以纠正牙龈的"黑三角"，因为它们将接触点固定在距离牙槽嵴顶点5mm处。

图18.4显示了一个有"黑三角"的病例的示意图（1）。如果存在Bolton指数过量和拥挤，可以通过修整和让牙齿靠近来纠正"黑三角"（2）。如果没有Bolton指数差异和拥挤，可以进行美学修复。

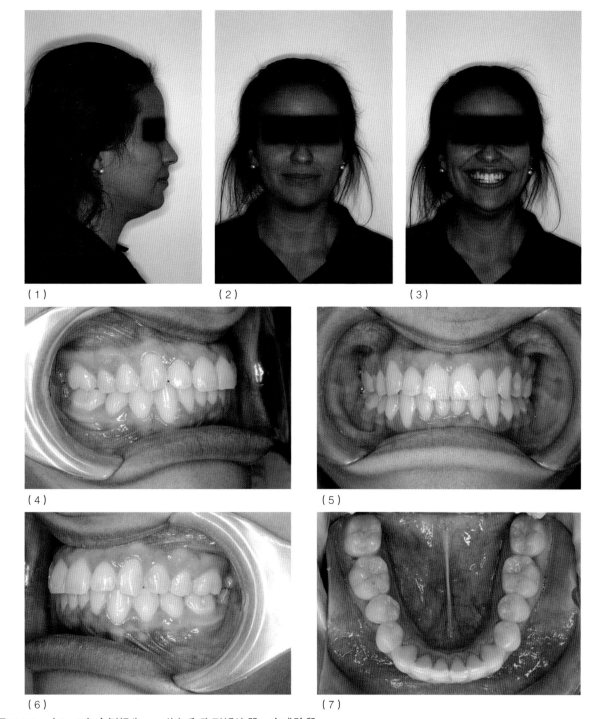

图18.24 （1~7）病例报告——片切和隐形矫治器，完成阶段。

片切和Bolton指数

　　Bolton指数是上下牙齿大小的比例关系。Bolton指数"12"（全牙比）包括从一侧第一恒磨牙到另一侧第一恒磨牙的测量，而Bolton指数"6"（前牙比）包括从一侧尖牙到另一侧尖牙的测量。Bolton指数"12"的正常范围为

91.3%±1.91%（图18.2），而Bolton指数"6"的正常范围为77.2%±1.65%（图18.2）。可以发现以下情况：

- 如果Bolton指数"12"正常，意味着在磨牙Ⅰ类关系完成矫正治疗，如果Bolton指数"6"正常，则尖牙可以在矫正治疗后达到Ⅰ类关系。这是理想的情况，换句话说，意味着上牙弓的牙齿和下

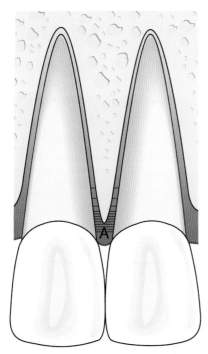

图18.25 龈谷位置的牙间纤维。

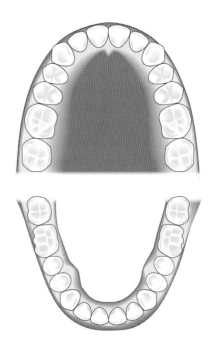

图18.27 上下颌牙列的邻面接触点。

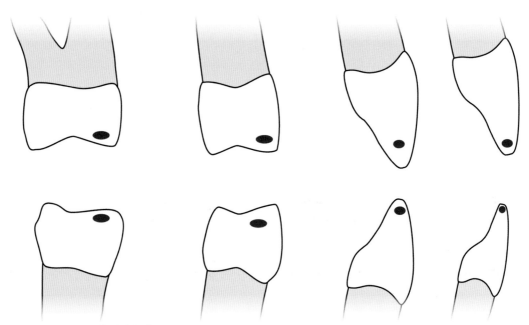

图18.26 不同牙齿之间邻面接触点的位置。

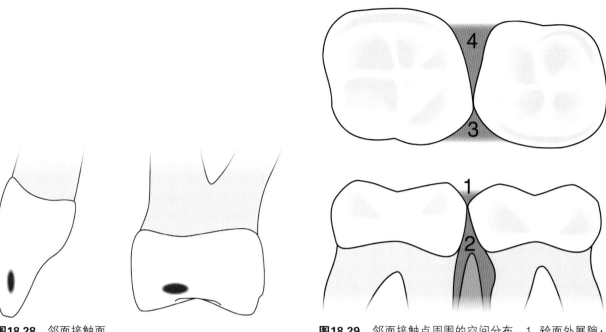

图18.28　邻面接触面。

图18.29　邻面接触点周围的空间分布。1. 殆面外展隙；2. 牙间隙；3. 唇侧外展隙；4. 舌侧外展隙。

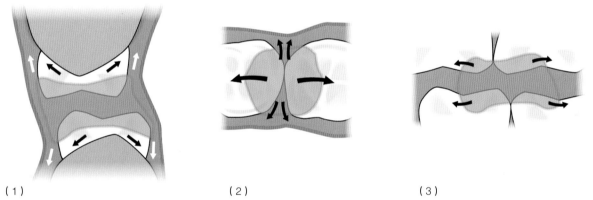

（1）　　　　　　　　　　（2）　　　　　　　　　　（3）

图18.30　咀嚼过程中食物的运动方式。（1）近中视图：食物在牙齿的唇侧和舌侧表面上滑动（白色箭头），并在舌乳头上滑动（黑色箭头）。（2）咬合视图：食物在咬合窝沟上滑动到牙齿的咬合面以及唇侧和舌侧沟。（3）唇侧视图：食物的循环。（引自Aprile和Figún，并进行了修改）

牙弓的牙齿之间没有大小差异，考虑到从上颌第一磨牙到另一侧上颌第一磨牙的所有牙齿对应Bolton指数"12"，或者仅考虑从尖牙到尖牙的牙齿对应Bolton指数"6"（图18.31）

- 如果Bolton指数"12"超过了4mm，而且Bolton指数"6"也超过了4mm，也就是说，两个Bolton指数的超额相等，应该进行上颌尖牙区间的片切，因为Bolton指数"6"包含在Bolton指数"12"中，意味着超额的数量仅对应于前牙区域（图18.32）

- 如果Bolton指数"12"超过了4mm，而Bolton指数"6"正常，在这种情况下，应该在上颌磨牙和前磨牙之间进行片切，因为超额位于后牙区域（图18.33）

- 如果Bolton指数"12"超过了4mm，而且Bolton指数"6"也超过了2mm，也就是说，Bolton指数"12"的超额高于Bolton指数"6"的超额，应该进行上颌全牙弓范围内的片切。在这种情况下，前牙区域和后牙区域都存在超额（图18.34）

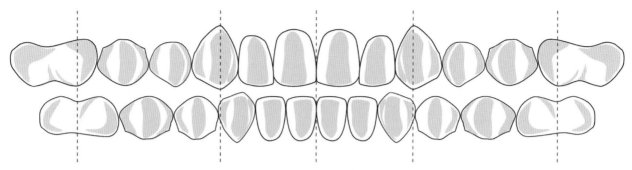

图18.31 没有Bolton指数不调的病例。

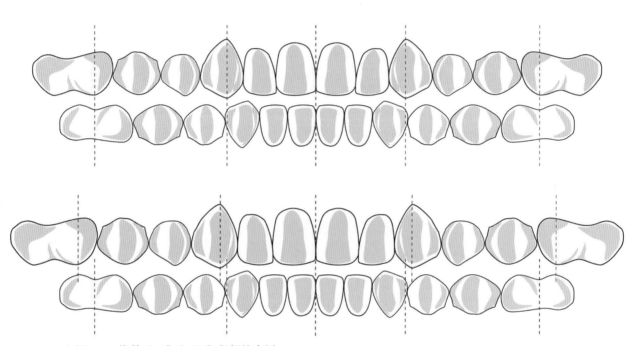

图18.32 上颌Bolton指数"12"和"6"超额的病例。

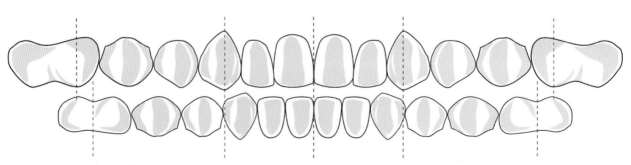

图18.33 上颌Bolton指数"12"超额，但Bolton指数"6"不超额的病例。

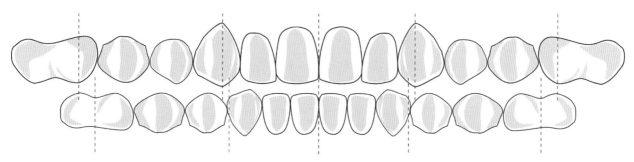

图18.34　上颌Bolton指数"12"超额量大于Bolton指数"6"超额量的病例。

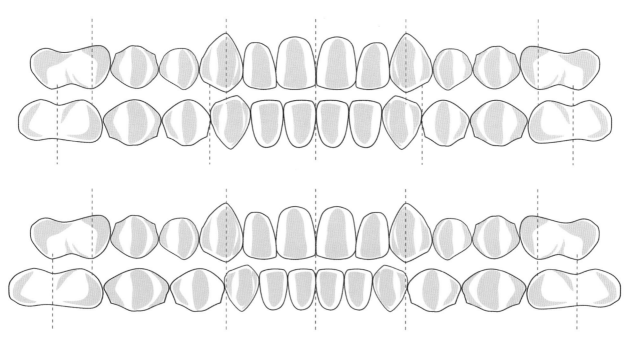

图18.35　下颌Bolton指数"12"超额，但Bolton指数"6"不超额的病例。

- 这个推论也适用于下颌牙列中的Bolton指数超额（图18.35）
- 总之，可以说Bolton指数指示了牙齿尺寸过量的位置，因此也指示了应该进行修整的位置以及不应该进行修整的位置。如果没有Bolton指数的差异，应该在两个牙弓的牙齿上都进行修整，以保持上下牙弓之间的尺寸关系不变

可以片切多少牙釉质呢

　　解剖学研究揭示，除了上侧切牙和4颗下切牙外，接触点处牙釉质的最小厚度为1mm。由于大多数作者认同一种规则，即可以片切牙釉质层的一半，因此以下片切是可以接受的：

- 上中切牙、上下尖牙、上下前磨牙和上下磨牙的近中和远中表面0.5mm
- 上侧切牙和4颗下切牙的近中和远中表面0.3mm。推荐的片切数值可见于图18.36，该图显示了一个片切图表，其中记录了已完成的片切情况。此外，片切图表（图18.10）可用于片切治疗计划的制订

	中切牙		侧切牙		尖牙		第一前磨牙		第二前磨牙		第一磨牙	
	近中	远中	近中	远中	近中	远中	近中	远中	近中	远中	近中	
上颌	0.5	0.5	0.3	0.3	0.5	0.5	0.5	0.5	0.5	0.5	0.5	
相邻牙之间的片切量	1.0		0.8		0.8		1.0		1.0		1.0	
下颌	0.3	0.3	0.3	0.3	0.5	0.5	0.5	0.5	0.5	0.5	0.5	
相邻牙之间的片切量	0.6		0.6		0.8		1.0		1.0		1.0	

图18.36　推荐的片切量表。

面部和牙齿的中线

　　面部中线由眉间、鼻尖、上唇嵴、丘比特弓中心和颏部确定。上下牙齿的中线必须相互匹配，并且在审美理想情况下必须与面部中线相匹配（图18.37）（Jerrold and Johnston）。治疗的目标是使上下牙齿的中线与面部中线相匹配。

牙齿大小

　　牙齿应该在彼此之间和与患者的面部相对称。正如Levin（1978）所证明的，所谓的"黄金比例"（图18.38）一直是自然界、艺术和设计中的一个恒定特征。根据"黄金比例"，前牙从正面看应该是以下比例关系：

- 上中切牙：1.618
- 上侧切牙：1.0
- 上颌尖牙：0.618

　　但是，如果考虑到绝对宽度，Sterrett等确定了推荐的测量值（图18.39）。根据Lombardi的说法，图18.40中的方案显示了根据性别、年龄和个性推荐的牙齿形状。当需要对牙齿进行美学修饰时，不论是通过片切还是重建（Kokich；Sarver and Echarri），这些测量值和比例都非常有用。

制订片切的计划和设计方案

　　设计和计划片切过程时，需要考虑以下因素：

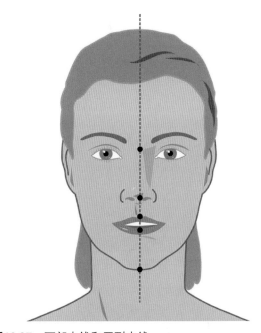

图18.37　面部中线和牙列中线。

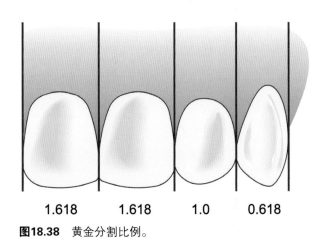

| 1.618 | 1.618 | 1.0 | 0.618 |

图18.38　黄金分割比例。

牙齿	牙冠高度（男性）	牙冠高度（女性）	牙冠宽度（男性）	牙冠宽度（女性）
中切牙	10.2	9.4	8.6	8.1
侧切牙	8.7	7.8	6.6	6.1
尖牙	10.1	8.9	7.6	7.1

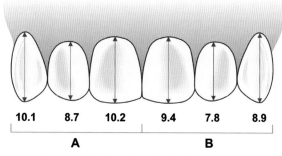 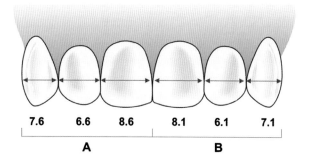

图18.39 Sterrett提供的牙齿大小测量值。

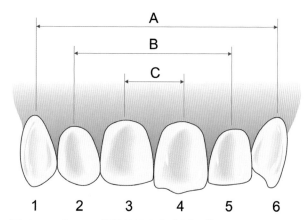

图18.40 Sterrett提供的牙齿大小测量值。

- 牙槽骨的不协调性
- Bolton指数的"12"和"6"
- 牙齿在面部中线的位置关系
- 上下牙齿中线的差异
- 牙齿的形状
- 牙齿的大小比例
- 牙齿的不对称性
- 牙齿的咬合
- 接触点与牙槽嵴的距离
- 牙齿是否呈现接触点或接触面

当邻近关系是一个面而不是一个点时，意味着牙齿已经受到磨损，这将限制片切的可能性。片切应该尽可能地达到所有目标：

- 矫正拥挤
- 补偿Bolton的差异
- 使上下中线与面部中面相匹配
- 补偿牙齿的异常形状
- 补偿牙齿的大小比例
- 补偿牙齿的不对称性
- 实现上下牙齿的咬合
- 将邻近接触点固定在牙槽嵴外5mm处，以保证龈乳头的存在
- 获得稳定的接触点或接触面

渐进式片切技术

渐进式片切技术（PST）建议使用PST套件中的片切锉进行片切。它包括以下类型：

- 绿色90μm片切锉
- 灰色60μm片切锉
- 红色40μm片切锉
- 白色25μm片切锉
- 黄色15μm片切锉

上颌中切牙和所有尖牙、前磨牙和磨牙可以片切0.5mm，为此我们建议使用（Echarri）：

- 60μm片切锉，持续60秒
- 25μm片切锉，持续30秒

- 15μm片切锉，持续30秒

上颌侧切牙和所有下颌切牙可以片切0.3mm，为此我们建议使用（Echarri）：

- 40μm片切锉，持续30秒
- 25μm片切锉，持续30秒
- 15μm片切锉，持续30秒

对于带有牙冠或临面充填物的牙齿通常需要使用Echarri来重新塑造临面接触点和牙齿形态：

- 必要时使用90μm的片切锉
- 在30秒内使用25μm的片切锉
- 在30秒内使用15μm的片切锉

这些片切锉还有另一个优点。这些片切锉可以片切硬组织而不损伤软组织，并且使用片切锉

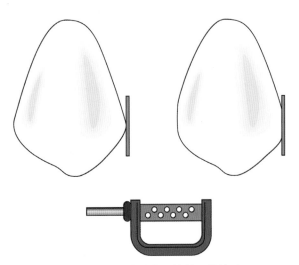

图18.41 片切锉与邻面接触点和接触区的关系。

而不是车针可以更容易地将片切限制在接触点区域。图18.41显示了一个平面片切锉如何仅片切近中或远中牙面的最凸起区域，包括接触点面积增大的情况。

为了进行正确的牙齿片切，将片切锉垂直于咬合平面并平行于牙轴是非常重要的。PST建议在片切之前将牙齿分离，以更好地接触到接触点区域，并使手柄保持在一个位置，使片切锉只能通过手柄的移动和冲洗进行片切（Echarri）。避免手柄的循环运动，得到的牙面将更加光滑。此外，重要的是避免片切锉在垂直方向上的摆动运动，以免改变邻牙间隙和邻牙沟的形状（图18.42）。增加邻牙间隙会增加牙龈"黑三角"的可能性。改变邻牙窝沟的形状会改变咀嚼过程中食物的循环运动。避免片切锉的水平摆动运动，可以保持唇侧和舌侧空间的形状，并且食物的循环运动不会改变（图18.43）。从美学和功能的角度来看，设计和规划正确的片切非常重要，以实现治疗的所有目标。在进行片切治疗计划后，使用适当的工具并遵循正确的操作步骤非常重要。

病例报告

更多示例，请参阅附带网站上的案例，网址为www.wiley.com/go。

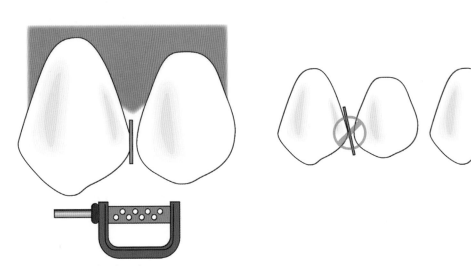

图18.42 片切锉垂直振动运动。

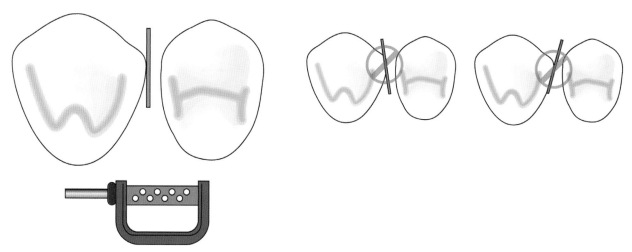

图18.43 片切锉水平振动运动。

第19章
治疗后的保持
Post-Treatment Maintenance

Birte Melsen, Sonil Kalia

稳定

　　稳定只存在于尸检报告中，正畸治疗后的保持确实是最难的问题。事实上，保持作为最重要的问题在1934年由Oppenheim提出。只要我们还活着，生物学的变化就会一直发生。在牙列的变化中，无论此人是否接受过正畸治疗，他的牙周组织和咬合关系都会一直发生变化（Hopkins and Murphy 1971；Humerfelt and Slagsvold 1972；Sinclair and Little 1983；Harris and Behrents 1988；Dalstra et al. 2016）。年轻个体的生长发育以及成人增龄性的咬合退变，都会导致临床上常见的咬合适应。不过，正畸治疗效果的稳定一直以来都是一个热点话题（Little 1990；Kahl-Nieke 1996；Zachrisson 1997b；Shah et al. 2003；Littlewood et al. 2006）。根据多年的经验，Zachrisson（1997a）指出，排齐的长期稳定性是因人而异的，而且大

多不可预测。据Zachrisson看来，稳定成功的关键是注重正畸治疗的结束阶段。治疗后的变化经常被视为复发，但长期的跟踪研究发现，未经治疗的安氏Ⅱ类和安氏Ⅲ类错𬌗的严重程度往往有所增加，而Ⅰ类错𬌗更容易保持稳定（Harris and Behrents 1988）。虽然正畸医生一直在寻找能帮助预测治疗后变化的因素，但是收效甚微。Little（1990）对600多例患者超过35年的随访之后发现，无论是治疗前的测量指标，还是治疗中的测量指标都不可以用来预测患者治疗后复发概率的大小。

　　正畸后的复发可分为两类：一是治疗结束后牙齿立即回到原来位置的趋势，二是年轻患者的生长发育和成年患者的增龄性变化带来的牙齿位置的持续改变。绝大多数的研究侧重于治疗效果的稳定而没有区分这两种类型的变化。

　　治疗结束后容易复发这个问题促使正畸医生

Adult Orthodontics, Second Edition. Edited by Birte Melsen and Cesare Luzi.
© 2022 John Wiley & Sons Ltd. Published 2022 by John Wiley & Sons Ltd.
Companion Website: http://www.wiley.com/go/melsen-adult-orthodontics

专注于寻找各种保持方法。在一个Cochrane系统评价文献中，Littlewood等（2006）试图评价众多医生所选用的保持方法的临床有效性，但没有足够的研究数据来支持医生选择保持方法的有效性。如果需要保持绝对的稳定，那么无论患者是否接受正畸治疗，都应该保持上下颌间的稳定咬合关系。随着年龄的增加，复发率受到局部和全身因素的影响（Riedel 1960，1974；Hopkins and Murphy 1971；Humerfelt and Slagsvold 1972；Riedel and Brandt 1976；Little et al. 1981，1988，1990；Sinclair and Little 1983；Little and Riedel 1989；Melsen 1989；Little 1990；Riedel et al. 1992；KahlNieke 1996）。然而，尽管没有足够的科学依据，而且正畸治疗后的复发既成事实，正畸医生仍然希望能够保持稳定，并且希望无论之前是否接受正畸治疗，患者都能在多年之后仍能表现出稳定的咬合关系。

尽管很多因素都能影响牙列变化，但是仍然无法预测咬合关系是否会稳定。某个时间点咬合关系相同的患者，在几年后，他们之间的咬合关系就可能出现很大的不同。未经治疗的个体所发生的咬合关系的变化就是自然的发展，而接受过治疗的个体所发生的变化则是牙齿正畸后的复发和自身发展共同导致的。因此，在正畸治疗开始前，医生就应该告知患者，正畸治疗结果需要从生物学和机械力学两个方面来保持（Kalia and Melsen 2001）。

短期变化发生在正畸治疗之后，当牙齿有回到他们原来所在的位置的倾向时，可以被归类为"复发"。长期变化则反映的是牙齿和咬合关系的增龄性退化，应当被称之为"发展"（Little et al. 1988；Little 1990）。正畸治疗结果的保持包括阻止短期的复发和长期的发展变化。虽然无法预防骨骼的增龄性改变，但牙齿复发的速度会受到全身因素和局部因素的影响。局部因素和全身因素对牙列的影响在咬合关系的发育中（第2章）已经详细讨论了，并且也会影响牙列退化的修复过程（Graber 1966；Little et al. 1988）。然而，治疗结束时兼具正常的功能在保持过程中同样重要。仅考虑美观原因矫正前牙而不考虑总咬合力将很难保持稳定，并且会因此导致牙列不断发生变化。

生物保持

治疗结果的保持主要包括两种方式：生物保持和机械保持，二者缺一不可（Reitan 1951，1954，1967，1969；Melsen 1991；Kahl-Nieke 1996）。机械保持通常是指正畸治疗之后的保持；而牙齿和牙周健康的生物保持相比机械保持更为重要。因此，在牙列重建之前，医生有责任告知患者，无论他接受的是局部正畸治疗还是全口牙列的正畸治疗，都需要进行这两种方式的保持（Melsen et al. 1989；Melsen 1991；Melsen and Agerbaek 1994）。医生应该告诉患者，虽然不能保证治疗后的稳定，但是可以通过很多方法来保持治疗效果，但是这种保持需要患者的持续配合。不幸的是，似乎存在着一个普遍的误解：牙列重建后可以自我保持并且具有一定的稳定性。正畸医生对这种误解的产生也有一定的作用，每当提出一种特殊的治疗技术或矫治器时，正畸医

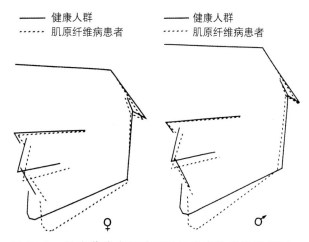

图19.1 肌肉萎缩症导致开𬌗的患者的影像学表现。［Kiliarides等（1989）牛津大学出版社出版Kiliaridis S, Mejersjo C和Thilander B (1989). Muscle function and craniofacial morphology: a clinical study in patients with myotonic dystrophy, Eur J Orthod 11, 131–138.］

生都会频繁地使用"稳定"一词（Reitan 1969；Kahl-Nieke 1996；Russell 2004；Littlewood et al. 2006）。

全身因素

对于所有患者，尤其是成年患者，其全身健康和特殊因素控制的骨代谢以及免疫系统都会影响牙周及相关的组织结构。因此，咬合关系的变化可能是全身健康变化的首要表现。这同样适用于牙周对持续治疗的反应所产生的意想不到的变化。探诊出血的增加和牙齿松动，可能是免疫系统破坏的一个标志，而没有其他局部因素的开𬌗的产生则可能是肌肉力量降低的首要表现，同时也可能是肌肉萎缩症的首要表现（Kiliaridis et al. 1989）（图19.1）。开𬌗也有可能是由局部因素导致的，如下颌升支高度的降低，同时也是关节囊内破坏导致髁状突变短的一个标志（Kiliaridis et al. 1989；Kjellberg 1998）。

毫无疑问，如果忽略了生物和机械力学保持，大多数治疗结果都会发生改变。生物保持就是保持牙齿和牙周健康的代名词。在抵抗牙周疾病方面，个体差异很大，但导致牙周破坏的因素，会促进错𬌗畸形的发展，也可能会导致治疗后的复发。对大多数患者而言，每3个月一次的口腔卫生检查将足以维持一个健康的口腔环境，但是正畸医生应该给患者提供个人口腔卫生建议，包括使用一些辅助工具，如Oral-B、Superfloss（图19.2）是固定粘接保持器中常规使用的一种牙线。牙缝刷对常规刷牙难以清洁的特殊解剖部位以及修复体的清洁非常有效。

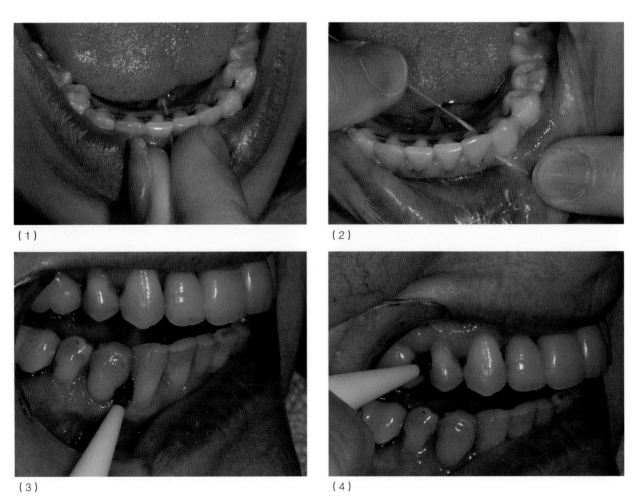

（1）　　　　　　　　　　（2）

（3）　　　　　　　　　　（4）

图19.2 （1，2）Superfloss®牙线可用于清洁固定保持器患者的牙缝。（3）使用过硬的牙刷和错误的刷牙方式会导致牙本质的暴露。（4）牙缝刷可用于充分清洁龈乳头萎缩且正常刷牙不能清除的牙间隙。

电动牙刷应辅以牙缝刷。值得注意的是，成年患者应使用软毛牙刷，因为大多数成人患者牙骨质已暴露，如果使用过硬的牙刷清洁暴露的牙骨质，可能会导致暴露部分的磨损进一步加重。对大多数的成年患者而言，牙缝刷的使用是非常必要的，因为这能避免因使用硬毛牙刷和使用不正确的刷牙方法所造成的牙龈组织的后续损害（图19.2）。

纤维切断

当讨论到如何维持治疗结果时，大多数的正畸医生只关注于机械保持。机械保持主要用于正畸治疗后保持牙齿的位置和咬合关系，这可能会让患者对于牙齿稳定产生错误的理解。对于矫正扭转牙，除了机械保持以外，牙龈纤维环切术（CSF）也可用来防止扭转的复发（Edwards 1993）。在一个关于保持的系统性回顾中，Littlewood等（2006）认为：在上下颌前牙区，牙龈纤维环切术和Hawley's保持器配合使用与单独使用Hawley's保持器相比，稳定性显著增加（Littlewood 2006）。对于牙龈增生的年轻患者，为了美观和稳定，可以进行牙龈纤维切断术和牙龈切除术；但是对于牙槽骨吸收的成年患者，则该手术可能会导致临床冠的延长（图19.3）。

机械保持

机械保持包括固定保持器和活动保持器。固定保持器包括粘接弹性弓丝，粘接刚性弓丝，粘接铸造刚性夹板，复合材料保持器和固定义齿修复。

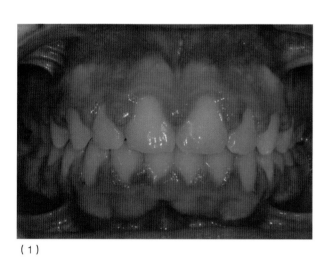

（1）

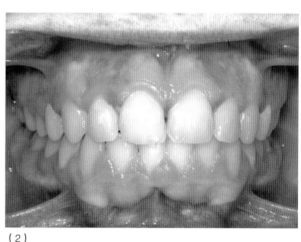

（2）

图19.3 年轻成人患者使用固定矫治器正畸治疗后牙龈增生明显。（1）纤维切断术和牙龈切除术前。（2）牙龈手术后。

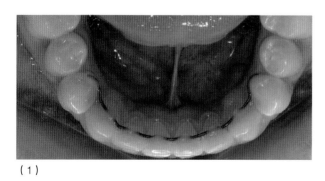

（1）

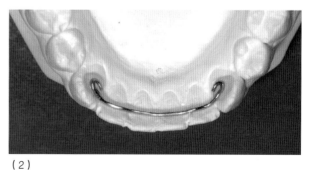

（2）

图19.4 （1）根据咬合关系的不同前磨牙到前磨牙多股保持丝粘接的位置。（2）模型上呈现的粘在尖牙上的刚性弓丝只有0.020英寸。

粘接式保持器

固定粘接保持器通常用于成人患者下牙弓和上前牙区的固定。粘接弹性保持丝使用的理论基础是这种保持器允许牙齿的微小移动，而且还有助于保持牙周的物理特性。Wetted等（2001）通过牙周相关的试验发现：粘接固定保持丝的牙齿生理动度有所下降，但不会超出正常范围。

辫状弓丝和多股麻花丝可以用来固定尽可能多的牙齿。对于下牙弓，弓丝一般从一侧尖牙延伸到另一侧尖牙或者从一侧前磨牙延伸到对侧前磨牙（图19.4）。后一种方法是基于一个前提：前磨牙和尖牙的接触点是深覆𬌗复发的好发区。

4种类型的保持器之间的比较：①和②粗的单股弓丝固定尖牙到尖牙或者固定所有牙齿，③多股麻花弓丝固定尖牙到尖牙以及④活动保持器在菌斑堆积和牙齿损害方面并没有表现出任何的差异（Artun et al. 1987）。一个大样本量的研究发现，前牙固定保持器固定尖牙到尖牙与固定所有牙齿相比后者更受青睐（Stormann and Ehmer 2002）。Zachrisson（1977）报道了一些从尖牙到尖牙的硬性圆丝保持器。这些保持器是在石膏模型上制作的，并且在粘接之前，精细处理需要粘接的牙齿表面。如果将保持丝适应于接触切牙的舌侧表面，则尖牙到尖牙的保持器可以防止切牙之间的不规则性复发［图19.4（1）］。

替代金属弓丝的方法是使用纤维增强型复合材料，这种材料同时还可以用来做临时桥（Sidhu and Ali 2001；Arteaga and Meiers 2004）。通过对不同材料的比较，Rose等（2002）发现在使用寿命方面，多股麻花丝直接固定要优于经等离子体处理后的聚乙烯加强型复合树脂保持器。这部分内容在第10章进行了说明。

Littlewood等（2006）研究比较了不同的固定保持器之间和不同的活动保持器之间的保持结果，以及两种保持方式的保持结果。没有发现足够的证据来证明保持方式的有效性。

Dalya Al-Moghrabi等（2016）对固定和活动正畸保持器的效果进行了系统性综述，得出了相同的结论。他们得出结论认为，从917篇研究论文中精选的24篇研究都无法回答有关保持方案对牙周健康、失败风险、患者报告的结果和成本效益的重要问题。

固定保持器最常用于下牙弓，也可用于上牙弓，在防止伴有中度或严重边缘骨吸收的间隙复发时也可以使用固定保持器（图19.5）。在粘接上颌保持器时，应该避免咬合接触的干扰。此外，用于粘接的复合树脂也可以用来恢复因过度磨耗而消失的舌隆突，同时还可以用来重建正常的咬合接触（图19.5）。

对固定保持器的粘接最好在拆除矫治器之前。因为这个时候，保持器可以与矫治器结扎固定后再行粘接（图19.6）。矫治器可以在保持器粘接几周以后再拆除，因为保持丝的脱落大多发生在粘接后的前几周。保持器脱落后牙齿的扭转就开始复发。保持器的脱落可能是由于粘接时隔湿不好而导致的，因此，在这些病例中可能需要用到橡皮障。值得强调的是，要实现前伸和后缩时的接触，则必须恢复上前牙舌隆突。

固定保持器与牙周健康

固定保持器最常见的缺点是菌斑和牙石的堆积，这可能会导致龋病和牙周疾病的发生。但是，这种风险还是被高估了，因为至今仍没有一个研究能够证实固定保持器会导致龋齿的增加及牙周袋的形成（Artun et al. 1987；Heier et al. 1997；Butler and Dowling 2005）。

多项研究表明，根据目前可用的文献，正畸固定保持器似乎是与良好牙周健康相兼容的保持策略（Storey et al. 2018；Eroglu et al. 2019；Arn et al. 2020；Laursen et al. 2020）。

粘接式保持器的利弊

近10年来引起关注的一个与粘接式保持器

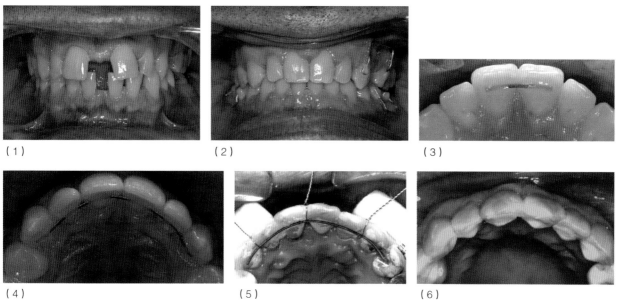

（1）　　　　　　　　（2）　　　　　　　　（3）

（4）　　　　　　　　（5）　　　　　　　　（6）

图19.5　（1）治疗前的间隙和咬合。（2）关闭间隙和治疗结束后的最终结果。（3）上颌中切牙之间粘接保持器以防间隙的复发。（4）尖牙到尖牙粘接保持。（5，6）在上牙弓粘接保持器模拟弧度，调整咬合和重建舌隆突接触，同时也可以作为一个咬合平面，防止下切牙对上切牙的挤压。

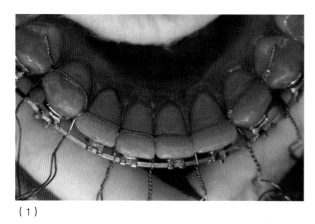

（1）

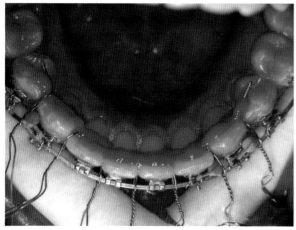

（2）

图19.6　在固定矫治器未被去除前结扎下颌保持器，然后粘接，几周后去除固定矫治器。粘接步骤：（1）将多股保持丝紧贴舌侧面，然后将舌侧保持丝与唇侧矫治器进行结扎；（2）酸蚀。

有关的问题是，保持器可能会松动而不被注意到，甚至会无意中被激活，导致不良的牙齿移动（Oppenheim 1934；Pizarro and Jones 1992；Katsaros et al. 2007；Renkema et al. 2011；Pazera et al. 2012；Farret et al. 2015；Laursen et al.2016，2020；Jin et al. 2018）。

这种位移可能会导致牙周损伤甚至牙根暴露。尽管重新建立正确的牙齿位置，因这种位移导致的牙龈萎缩可以得到自行改善（Machado et al. 2014），但有些情况可能需要牙周病专家的参与和随后的膜龈手术（Laursen et al. 2016，2020）。

下切牙区域的骨质覆盖较薄（Nauert and Berg 1999），这是牙龈萎缩最常见的区域之一（Melsen and Allais 2005；Renkema et al. 2013；Pernet et al. 2019），对于骨开窗的发展或恶化构成风险。

如何避免主动粘接式保持器引起牙齿的意外错位？Zachrisson建议使用0.0215英寸的五股麻花丝，而不是更细的0.0195英寸或0.0175英寸线，以避免因变形而引起的副作用（Zachrisson 2007）。另外，Renkema和同事发现，保持器的类型似乎与唇侧牙龈萎缩的发展无关（Renkema et al. 2013）。因此，不用过分强调患者的宣教和全科牙医在检查治疗后牙齿错位的重要性（Pazera et al. 2013）。

为此，家庭牙医可以提供最终正畸结果的数字图像或数字模型，从而使他们能够识别微小的变化。解决这个问题的一个方法也可以是为患者提供真空成型保持器（VFR）。这可以作为粘接式保持的补充处方。即使是小的牙齿移动也会反映在VFR的不贴合上，从而可以早期检查到不良的牙齿移动。VFR可以在晚上或每周一次佩戴，即使是微小的变化也会被检测到，如果固定保持器脱落或损坏，也可以进行修复，而不会有任何不良的牙齿移动。

其中一名学者（Sonil Kalia）在私人诊所中成功地采用了这种保持方式已有20年之久。保持方法的选择大多基于正畸医生的个人偏好（Lai et al. 2014；Iliadi et al. 2015）。此外，固定粘接式保持器的完整性取决于多种因素，包括个人临床选择。在一项研究中，观察了正畸治疗后10～15年上下颌粘接式保持器的完整性情况，磨损也是造成保持结果偏差的因素之一（Kocher et al. 2019）。

铸造保持器（作为义齿修复的组成部分）

对于牙槽骨严重吸收（＞30%）并且牙齿松动的患者，强烈建议使用上前牙腭侧铸造保持器。这种保持器是由修复医生或者全科医生制作的。

为了能使剩余的牙周组织更好地承受外力，有时候不得不选用这种更复杂的方法来保持。具体方法是通过保持器恢复上前牙的舌侧的解剖结构，从而建立组牙功能保护𬌗。有时候还需要在颊侧段铸造高嵌体或使用复合材料充填来保持下颌的位置。这与颞下颌关节紊乱病（TMD）患者的成功治疗关系密切。

在牙槽骨吸收和刚刚结束正畸治疗对牙齿的移位的共同作用下可能会导致牙齿的Ⅱ°松动，因此在矫治器拆除前应进行保持器的粘接或者将刚性弓丝固定在舌侧面。使用腭侧铸造保持器的患者，在结束治疗时牙齿应该有一定的覆盖，以容纳腭侧铸造保持器。在个性化的解剖式𬌗架上通过模拟侧方运动和前伸运动对保持器进行调𬌗（图19.7）。腭侧铸造保持器粘接后才能拆除颊侧弓丝，如果必要的话，可以进行适当的调𬌗。

这种保持器也可以用于单颗牙齿的修复，即将保持器和修复体合二为一。Samama（1995）描述了一种技术：在治疗后期出现牙龈萎缩时可以使用固定保持器来代替桥体（见第14章）。

对于需要靠移动牙齿来恢复缺牙间隙以便种植体植入的患者，缺牙间隙恢复后，在其邻牙上各粘接一根刚性弓丝来使牙齿保持稳定，这根弓丝应该在种植体植入并戴入临时冠后才能拆除（图19.8）。因为即使在种植体植入以后，牙冠戴入以前，与种植体相邻的牙齿在愈合阶段依然能够向缺牙间隙倾斜。

活动保持器

活动保持器有多种用途，但是主要用于保持牙齿在一个相对固定的位置上，保持牙弓形态和防止功能异常。很多保持器固有的缺点在设计活动保持器时都应该考虑到。

热塑压膜透明保持器（Essix）

在成年患者中，首选的保持器应该是热塑压膜透明Essix保持器（Raintree Essix，Metairie），这种透明保持器是由Sheridan等（1993）最早提出的。这种保持器立等可取（图19.9），制作简单，而且造价低廉，很容易重新制作。因此，在条件很差的牙列的修复治疗阶段可以作为理想的临时保持装置。例如，在咬合重建的过程中使用或者代替缺失牙。

薄的热塑压膜透明保持器可以在最终恢复咬合重建之前建立最大的咬合接触关系并保持下颌位置。而厚一些的改良的保持器可以保护牙齿免受因夜间口腔副功能造成的过度负荷的影响。特别是在牙列缺损最终被修复之前代替缺失牙。

稳定𬌗板（"牙齿的睡衣"）

　　一种相当快速和经济的解决方案是直接在口腔中光固化的𬌗垫（Triad VLC Provisional Material，Dentsply）（图19.9）。要求患者小心地咬住𬌗板，以确保𬌗板上有最大面积的咬合接触。光固化后，将夹板缩小到可接受的颊舌向宽度，并在恢复最终咬合之前的这段时间佩戴。

　　覆盖咬合面的𬌗板可以用于减轻咬合力或者平衡咬合接触（图19.10）。咬合接触点的分布与肌肉和关节症状有关（Gianniri et al. 1991）。全牙

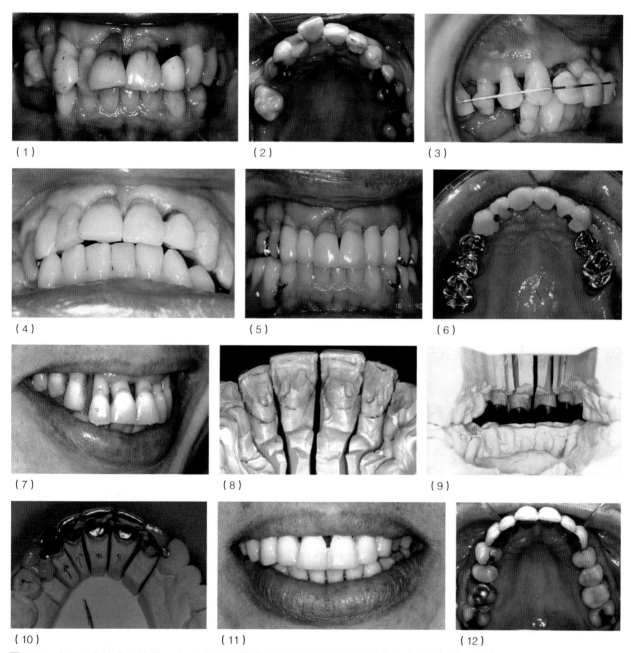

（1）　　　　　　　　　　（2）　　　　　　　　　　（3）

（4）　　　　　　　　　　（5）　　　　　　　　　　（6）

（7）　　　　　　　　　　（8）　　　　　　　　　　（9）

（10）　　　　　　　　　　（11）　　　　　　　　　　（12）

图19.7　（1，2）治疗开始前。（3）为了保持稳定而制备的铸造保持器应作为唇侧保持器保持在口内，或者在前牙唇侧应使用刚性弓丝粘在牙面上。（4）口腔内镜图像显示，治疗后的覆盖能够容纳腭侧铸造保持器。（5，6）后视图。单冠适用于粘接到6颗前牙的金属铸造保持器，还可以通过附件延伸到前磨牙。（7）患者上切牙过分暴露的侧前位观。（8）处理内收和外突的下前牙，为粘接铸造保持器做准备。（9）在咬合模型上制作铸造保持器。（10）将铸造保持器在模型上试戴。（11）保持器粘接就位后的微笑像。（12）保持器就位。

列殆垫能够减少咬合接触非对称性分布所造成的肌肉症状（Fu et al. 2003；Wassell et al. 2004）。全牙列殆垫的另一个优点是对必须减数或者需要植入个别种植体的病例，能够减小局部牙齿的咬合力。因此，从这些方面来讲，我们可以称它为老年患者的"牙齿的睡衣"（图19.10）。"牙齿的睡衣"是用2mm厚的Biostar（Great Lakes Dental Technologies）塑料片制成的。

这种殆垫式导板的缺点是咬合无法自行调整。咬合的自行调整是治疗的重要组成部分，尤其是对于年轻患者。对于成年个体，最终的咬合调整主要是通过平衡或大量修复体调整来完成的。

其他类型的活动式保持器

这些保持器包括哈雷保持器和改良式哈雷保持器。通过基托以及从基托延伸出的金属丝来维持牙齿的稳定。基托通过不同类型的卡环横跨咬合面固定。重要的是，它们不干扰咬合接触，不影响咬合的自行调整，这是活动保持器相比殆板最大的优点。唇侧弓丝的目的就是要保持矫正后牙齿的位置，并防止因牙齿萌出而导致的覆殆的改变。保持器种类很多，对于尖牙发生了移动的病例，前牙唇弓丝应该涵盖这些牙齿。如果只有切牙被移动了，唇丝涵盖4颗切牙就足以使它们保持在各自的位置（图19.11）。扁平的唇弓以及唇侧复合树脂保持丝都应该紧贴牙齿的唇面，从而控制前牙的转矩和达到抗扭转的目的。

患者戴用环托式保持器时产生的咬合调整最大（图19.11）。这种保持器没有弓丝越过咬合面，但是唇弓较长，唇侧复合树脂能与牙齿表面

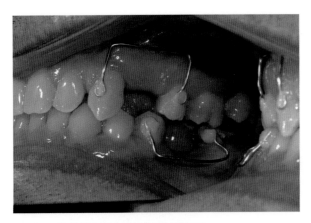

图19.8 保持器用来为种植体保持间隙。

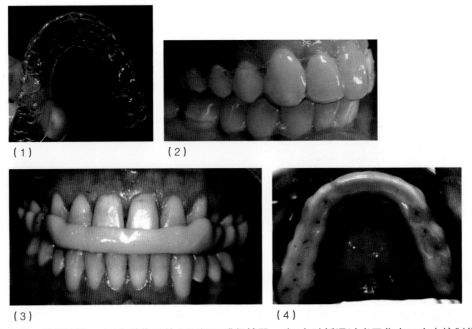

（1） （2）

（3） （4）

图19.9 （1）上颌压膜保持器。（2）就位后的上下颌压膜保持器。（3）殆板通过光固化在口内直接制作。（4）咬合接触在殆板上的分布。

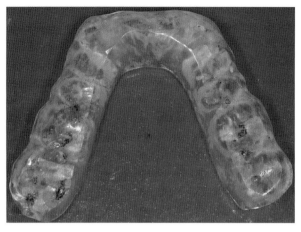

广泛接触。哈雷保持器和改良式哈雷保持器基本上都是为了同一个目标，有时候正畸医生也可以根据需要进行改良（图19.11）。

哈雷保持器也可以作为临时修复体（图19.12）。牙弓的矢状向和横向的形态可以通过使用各种类型的保持器来保持，但垂直向的保持仍然是一个难题。在有严重的深覆𬌗患者中，保持器可以制作一个腭侧导板或恢复上切牙的舌隆突来防止夜磨牙的发生。

图19.10 "牙齿的睡衣"：2mm的𬌗板在开始时应该全天使用，修复体制作好后重衬，最后这个保持器只需要在夜间使用。

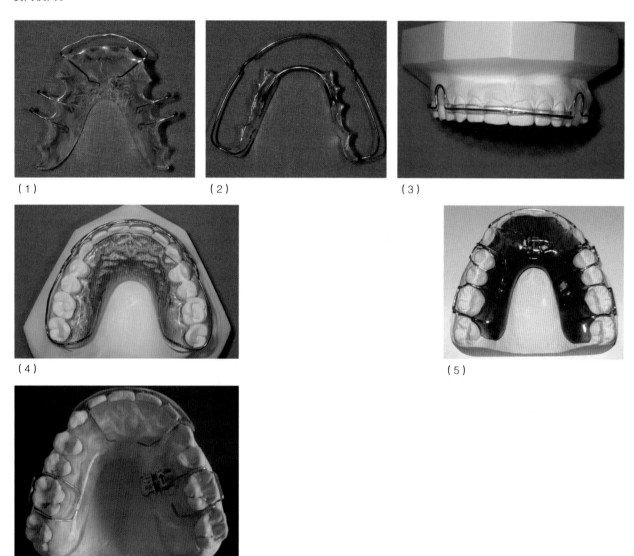

（1）　（2）　（3）

（4）　（5）

（6）

图19.11 （1）哈雷保持器。（2）没有树脂基托覆盖唇弓的环托式保持器。（3~5）有丙烯酸覆盖唇弓的环托式保持器，改良式哈雷保持器。（6）在板上固定螺钉轻微压低切牙或者扩大一侧的间隙，当牙齿运动完成后，基板可以重新制作。

颌间保持

对于开𬌗的患者而言，治疗后的保持的重点是保持舌体的正常位置。这类患者开𬌗的保持具有很大的不确定性。因此，颌间保持器最主要的目的是防止夜间舌体对咬合的异常压力。颌间保持器可分为软硬两种保持器。

牙齿正位器是一体成型的，软的矫治器，可以用于正畸治疗的结束阶段。制作的矫治器需要超过预定的模型，充填息止𬌗间隙，并且覆盖所有牙齿的临床冠以及颊舌侧牙龈黏膜3mm。正位器是由橡胶或者软塑料制作的，其唇侧的呼吸孔能够提高矫治器戴用中患者的舒适度。正位器在矫治器拆除后的第一周使用，可能会导致牙弓形态轻微的倾斜和改变（Bowman and Carano 200）（图19.13和图19.14）。尽管它的体积很大，但是大多数的患者还是能够适应的，只是老年患者适应得并不是很好。正位器是在𬌗架模型上制作的，并且是用软的橡胶基底复合物或软的塑料复合物制成的。

对于牙槽骨吸收的患者，正位器对牙齿也有不利的一面，因为它可能对牙周组织产生异常压力。

两个相连的Raintree Essix夹板可被用来替代颌间保持器，尤其是对于有开𬌗倾向的患者。就像正位器，将两个夹板在𬌗架上连在一起，并保持颌间距离与息止𬌗间隙一样。颌间保持器不仅可以在开𬌗治疗结束后使用，而且也可用于颌间牵引矫正安氏Ⅱ类和Ⅲ类病例后的保持，以及影响了下颌位置的严重反𬌗治疗后的保持。双压膜保持器还可以用来维持矢状向和横向的形态，如果需要的话，还可以通过改良来使牙齿产生轻微的运动。

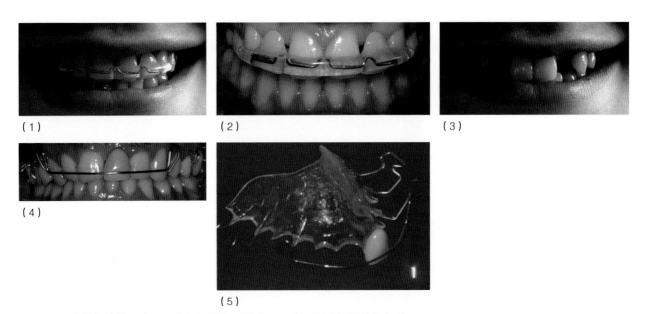

图19.12 哈雷保持器：（1~3）两颗侧切牙及（4，5）一颗中切牙的修复体。

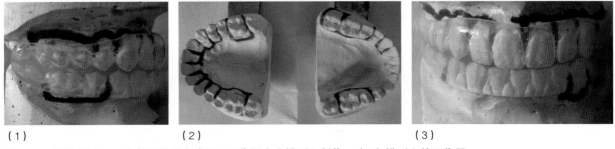

图19.13 正位器（1，2）铰链模型完成后，正位器在此模型上制作。（3）模型上的正位器。

主动型保持器

常用的保持器在保持牙齿的位置以及牙弓横向和矢状向位置方面是非常出色的，此外还可以用于牙弓形态和单颗牙齿的轻微矫正。牙弓形态可以通过在分割成两部分的矫治器中间加上扩展弹簧或螺丝进行矫正。单颗牙齿的矫正可以使用设计有弹簧的保持器（图19.15）（Kuijpers Jagtman 2002），这种保持器需要在排牙试验后进行。第17章中描述的隐形矫正器是另一种形式的主动型保持器。

保持器制作的新技术（粘接式和真空成型式）

随着数字化技术和扫描技术的发展应用，矫治器拆除后，可以扫描整个牙列，并将相关的数据通过互联网立刻发送给加工中心。利用3D打印技术，通过牙列数据可以打印出牙齿模型，并通过该模型可以制作真空压塑成型保持器，之后在临床上使用。

这一技术的优势在于扫描之后的数据可以为今后的使用存储起来，如果患者的保持器丢失或

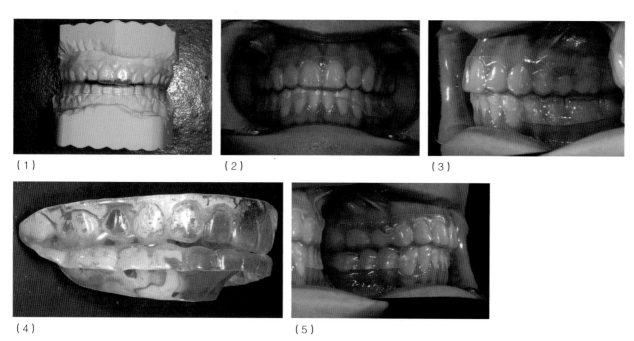

（1） （2） （3）

（4） （5）

图19.14 （1，2）双压膜保持器。（3~5）双压膜保持器就位。

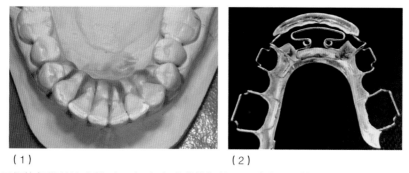

（1） （2）

图19.15 （1）下切牙拥挤复发的治疗模型。（2）主动弹簧保持器通过弹簧调整下前牙。

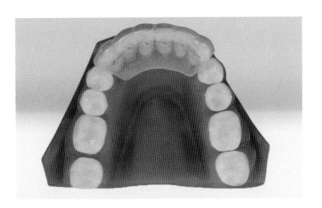

图19.16 固定保持器就位时的间接粘接托盘。

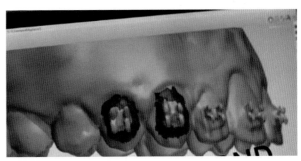

图19.17 数字化去除矫治器：通过计算机软件虚拟去除矫治器。

者损坏，就不用再次制取印模了。

粘接式保持器也可以在打印的模型上制作，同时，打印的模型也可以制作间接粘接托盘；并当作转移托盘使用（可以于热塑成型时在固定粘接保持器和模型之间加入间隔器和分离材料，以防止将两个组件粘接在一起）。通过转移托盘可以在口腔中间接粘接固定保持器（图19.16）。

建议使用真空压塑成型保持器覆盖固定式保持器进行佩戴，因此在打印的模型上制作固定粘接式保持器，然后再制作真空压塑成型保持器，之后佩戴时将压膜保持器戴在固定保持器之上，这样，两个保持器可以在一次复诊时同时进行佩戴。因此，顺序应该是：（a）通过间接粘接技术制作固定粘接式保持器；（b）在此基础上制作真空压塑成型保持器在晚上佩戴。

虚拟去除固定矫治器和/或附件并制作保持器

最新的数字技术也表明，在戴用固定矫治器或者附件的情况下，牙齿同样可以进行扫描。在戴用固定矫治器的情况下，需要拆下弓丝进行扫描，然后重新安放以保持现状。扫描文件通过互联网发送到加工厂作为数字文件，然后加工厂使用特定的专用软件虚拟去除支架和矫治器。如图19.17所示，牙齿16和15是数字去除支架和矫治器的位置；牙齿13和14上的支架是下一个要去除

的。在数字去除矫治器后，模型进行3D打印，然后制作保持器，可以是真空成型或粘接式保持器，如前文所述，然后将其发送回诊所进行下一次预约，在诊所可以直接拆下固定矫治器并在同一次预约复诊时直接安装保持器。这个过程非常适合避免去除矫治器后的任何复发趋势的发生。

一项比较直接和间接粘接保持器的研究发现，与直接粘接保持器相比，戴用间接粘接保持器后牙齿的变化较少，但下颌保持器在直接和间接粘接方法下的失效风险没有区别（Egli et al. 2017）。

隐形矫正治疗后的保持

在隐形矫正治疗成功后，应该采用与所有成功的固定矫正治疗相同的保持方案。应该提倡戴用粘接式保持器的同时，在夜间佩戴真空成型保持器。由于所有隐形矫正公司的实验室已经拥有牙齿的数字扫描，他们有能力打印模型并制作真空成型保持器，无须进行新的数字扫描。但并不是所有隐形矫正公司都提供带有间接粘接托盘的粘接式保持器，但有些公司会提供（如Orthocaps™）。除了夜间佩戴真空成型保持器外，建议始终使用粘接式保持器。因此，如果隐形矫正公司不提供间接粘接式保持器托盘，但临床医生需要，为了确保压膜保持器良好的贴合性，那么应该直接在口腔中安装固定保持器，然

后在戴用固定保持器的基础上进行扫描，以便实验室打印模型进行真空成型保持器的制作。

展望未来

使用扫描仪制作打印模型，再制作保持器的方式将被无须模型直接打印透明保持器的方式所取代。这将是一种节省时间的制作保持器的方法，在临床实践中完全具有可行性。

结论

只有通过生物性和机械性的联合保持才能避免治疗结果随时间发生变化。正畸治疗后发生的变化是牙齿回到正畸治疗前状态的趋势导致的。这种趋势主要发生在正畸结束后的早期，这种变化趋势与年龄的增长相关并终身存在。

在开始任何类型的正畸治疗之前，医生都应向患者解释不能保证牙齿的稳定性，但是他们能够通过终身保持维护治疗结果，除非局部因素破坏和全身性疾病导致牙齿的进一步退化。如果牙医已经达到了治疗目标，如与正常功能相兼容的咬合，建议让患者意识到他或她应对保持牙齿稳定性负责。这可以通过要求患者签署一份声明，声明保持器必须按照牙医的处方使用，如果不是这种情况，则不会保证治疗后牙齿的稳定。

使用扫描仪和打印模型使保持器制作和交付的数字化工作流程更加简化。应明确指出，正确保持的责任不仅在于患者，而且他们的家庭牙医应该得到全面的信息和指导，以提供全面的牙科服务，与同事之间的沟通在治疗计划的制订阶段非常必要。此外，现在更为主流的虚拟模型为与同事和患者的沟通提供了极好的帮助。为了提高信心，可以向患者和家庭提供治疗结果的虚拟模型。

第20章

治疗时间可以被缩短吗
Treatment Duration: Can It be Shortened?

Sabarinath Prasad, Mauro Farella, Birte Melsen

Discipline of Orthodontics, Faculty of Dentistry, University of Otago, Dunedin, New Zealand

引言

正畸治疗时间是阻碍许多成年患者寻求正畸治疗的关键因素。通常情况下，成年患者初诊时最关心的问题是预期治疗时间。无论力的大小和方向如何，正畸牙齿移动的速度存在很大的个体差异，正畸平均治疗时间 > 20个月（14~33个月）（Tsichlaki et al. 2016）。

Giannopoulou等认为，即使受到相同的力，个体之间的反应仍有很大差异（Giannopoulou et al. 2016）。Pilon和他的团队发现，即使是同一窝产下的狗，它们对相同的力系统也存在不同的反应，表明骨改建和牙周膜改建受个体差异影响。

正畸治疗过程中的多数变化无法完全通过治疗前的特征来解释，因而很难精确预测正畸治疗时间。治疗时间的延长不仅影响治疗成本，还会增加发生牙根吸收、牙龈退缩、牙釉质脱矿等并发症的风险，为此正畸医生采取多种方法试图缩短治疗时间。

加速正畸牙齿移动

用于缩短治疗时间的方法可分为手术干预和非手术干预。手术干预方法包括正颌手术时间的选择、骨皮质切开术和微骨穿孔术（micro-osteoperforation，MOP）。非手术干预方法包括振动、激光/光生物调节、药物制剂以及治疗方案和矫治器的选择。

值得注意的是，关于加速正畸牙齿移动效果的研究均局限于治疗中的某一阶段，如特定阶段的牙齿移动或关闭拔牙间隙的速度等，而非总的治疗时间。

手术干预

手术干预可以作为正畸治疗中加速牙齿移动的辅助手段，也可作为治疗计划的一部分，如拔牙矫治或正畸–正颌联合治疗。

当手术作为治疗计划中的一部分时，可以通过调整手术时间和/或治疗顺序来缩短治疗时间。例如，选择适宜拔牙时间以缩短疗程。研究表明，拔牙后立即开始关闭间隙速度较快，这可能与愈合中的牙槽骨对牙齿移动产生的阻力减少有关。

正畸牙齿移动受牙槽骨改建速率影响（Verna et al. 2000），骨改建速率越高，牙齿移动速度越快。Frost描述了组织遇到伤害性刺激时会增加组织修复能力的现象，并称之为区域加速现象（regional acceleratory phenomenon，RAP）（Frost 1989）。仅正畸力就足以引起邻近牙槽骨的RAP（Verna et al.1999）。单纯正畸力引起的RAP是轻中度的，若在必要部位进行手术干预可以增强RAP，从而加速牙齿移动。此类手术干预一般在正畸治疗之前或治疗初实施。不同手术干预方法在其手术复杂性和创伤性方面存在很大差异。

骨皮质切开术

Kole首次提出骨皮质切开术（Kole 1959），认为通过垂直向和水平向的骨皮质切开可以加速正畸牙齿移动。虽然牙齿排齐速度很快，但该手术创伤较大，且无法做到对牙齿移动的精确定位。

选择性牙槽骨去皮质术（Selective alveolar decortication，SAD）（Baloul et al. 2011）的手术创伤较小，只涉及需要加速的牙齿颊侧牙槽骨皮质。但只进行去骨皮质术，而不做植骨时有牙槽骨高度降低的风险。2001年，Wilcko等首次提出加速成骨正畸治疗（accelerated osteogenic orthodontics，AOO）也被称为"Wilckodontics术"，它不仅是单纯的骨皮质切开术，而是结合植骨术将自体骨或生物材料植入至骨质较薄的骨创伤处，从而加速正畸牙齿移动和扩弓速度，缩短治疗时间（Wilcko et al. 2009）。后来骨皮质切开术广泛应用于正畸治疗中的特定阶段，同时辅助纠正个别牙。多数关于骨皮质切开术联合植骨术的病例报道提示，AOO只是缩短了阶段性治疗时间，无法证明有效缩短正畸总治疗时间。因此，让成年患者承担额外的手术费用和风险的必要性是值得深思的。Buschang等认为常规地进行骨皮质切开术是不合理的（Buschang et al. 2012），骨皮质切开术作为侵入性操作，存在邻面骨丧失、骨缺损、皮下血肿、影响牙髓血流和附着龈宽度减小等风险（Kwon et al. 1985）。此外，骨皮质切开术可以辅助缩短正畸治疗时间的

研究大多属于临床病例研究，缺乏完善的研究基础，其循证医学证据等级较低。

为进一步推进微创理念，人们不断改良骨皮质切开术式，如无须翻瓣的压电超声骨皮质切开术。然而，在骨皮质切开辅助正畸治疗过程中，也有因使用压电超声等引起牙根损伤等报道（Patterson et al. 2017）。

微骨穿孔术

由牙周辅助加速成骨正畸治疗技术改良发展而来，在不翻瓣的情况下，直接采用穿孔的方法透过黏膜对颊侧骨皮质进行微穿孔，刺激产生RAP现象，从而缩短正畸治疗时间。MOP作为一种微创且相对安全的辅助治疗方式（Alikhani et al. 2013），可以加速牙齿移动，但只限于内收尖牙阶段，并且有测量方法上的缺陷。近期一项系统性综述认为，MOP只有短暂的临床效果，而无长期临床意义（Shahabee et al. 2020）。

虽然有研究报道手术干预方式可以加速正畸牙齿移动，但很多实验对象仅限于动物或样本量较小、可信度较低，其实际临床效果及不良反应仍处于未知状态（Pleming et al. 2015）。由于此类手术干预均属于侵入性方式，在适应证、具体操作方法、不良反应、长期疗效等方面还有待进一步研究（Allareddy et al. 2021）。

正颌外科手术

传统的正颌外科手术会延长正畸治疗时间（O'Brien et al. 2009）。若调整治疗顺序，如手术优先方法（surgery-first orthognathic approach，SFOA）被认为可以缩短治疗时间（Jeong et al. 2016）。SFOA几乎不进行或只进行尽可能少的术前正畸准备，优先进行正颌手术，之后再开始常规的正畸治疗。龈沟液（gingival crevicular fluid，GCF）骨标记物的表达情况表明，SFOA截骨术可以加速正畸牙齿移动，这也许是因为骨折愈合和牙齿移动的叠加效应加速了骨改建（Zingler et al. 2017）。SFOA截骨术引起颌骨生理和代谢改变，术后活跃的骨改建活动可加速与之相应的牙齿移

动，从而缩短正畸治疗时间（Lious et al. 2011）。

虽然SFOA的支持者声称可以缩短正畸治疗时间，但并非适用于所有病例。医生根据患者实际情况，设计拔牙、扩弓或垂直向控制方案，这些都会影响术前正畸治疗时间。在无须做过多术前正畸的情况下，SFOA与传统正畸-正颌联合治疗时间没有显著性差异。因此，正畸-正颌联合治疗的成年患者的治疗时间最终取决于患者牙颌面畸形特点。

非手术干预

振动

振动是一种以振荡运动为特征的机械刺激，其强度取决于频率（表示每秒完整的运动周期数，以Hz为单位）、振幅（振荡运动幅度，以m为单位）和运动方向。高频、低幅振动刺激已被用于加速正畸牙齿移动。关于振动载荷与正畸牙齿移动的动物研究表明，振动杆直接对大鼠施加载荷可以提高骨改建水平，加速正畸牙齿移动（Nishimura et al. 2008）。临床研究报道，振动刺激只能引起短期的瞬时加速牙齿移动（Leethanaku et al. 2016）。

市面上有很多通过振动刺激辅助加速正畸牙齿移动装置，如AcceleDent、Tooth Masseuse、VPro5等。关于Tooth Masseuse的临床随机对照研究发现，在初期排齐阶段，每天以11Hz频率振动20分钟在早期解决牙列拥挤方面无明显优势（Miles et al. 2012）。另一项研究中，使用AcceleDent振动装置每天以30Hz振动20分钟后，明显提高了关闭拔牙间隙的速度（Pavlin et al. 2015）。然而，此研究患者年龄幅度较大，未进行重复测量，且统计学差异不明显，其临床意义值得商榷。Aljabaa等系统性回顾研究得出，没有充分的证据表明振动刺激可以加速正畸牙齿移动（Aljabaa et al. 2018）。

低能量激光照射/光学生物调控

低能量的激光照射对机体有一定的生物促进作用，从而加速正畸牙齿移动（Genc et al. 2013），但也有与之相矛盾的研究结果（Marquezan et al. 2010）。由于激光波长、照射剂量、频率等参数及实验方法各不相同，实验结果也存在差别。作为非侵入性操作，激光照射成为较流行的加速正畸牙齿移动方法，但仍需更加完善的研究来证明低能量激光照射治疗的有效性和安全性（Gkantidis et al. 2014）。

光学生物调控（photobiomodulation，PBM）在医学领域已被应用，它可以作为正畸治疗的辅助手段，在上颌骨快速扩弓过程中降低患者疼痛感，促进骨改建活动，加速正畸治疗。然而，光学生物调节采用的波长缺乏同质性，且相关研究存在局限性，提供PBM临床指南来指导正畸医生加速正畸牙齿移动还为时过早（Cronshaw et al. 2019）。

药物制剂

药物制剂可以影响局部骨代谢。在动物实验中证明，应用药物可加速正畸牙齿移动。由于牙周结缔组织和牙槽骨形态和生理差异，很难将动物实验结果直接推及到人体。

在炎症过程中释放的前列腺素会刺激破骨细胞和成骨细胞，从而影响牙齿移动。受试者局部多次注射前列腺素E_1（prostaglandinE_1，PGE_1）后，其正畸牙齿移动速度有所提高（Spielmann et al. 1989）。即使在该研究中未观察到副作用，仍需要大量研究数据证明PGE_1的有效性和安全性，作者不建议在常规口腔治疗中注射前列腺素。

富血小板血浆（platelet-rich plasma，PRP）是一种自体浓缩的血小板，富含生长因子和趋化因子，具有良好的止血功能，有利于创面的早期愈合。近年来，PRP被用于加速受试者的正畸牙齿移动，但注射PRP对牙齿移动的有利影响和远期效果尚未得到证实（El-Timamy et al. 2020）。

应用药物制剂加速正畸牙齿移动简单易行，但应用药物制剂的关键问题是药物本身的副作用，尤其关注全身给药方式产生的药物副作用。

未来，极有可能会出现新型的剂量可控且持续的给药方式，应用于特定部位以加强支抗（Sydorak et al. 2019）。

治疗相关因素
摩擦力

多数情况下，正畸治疗是通过滑动机制来完成，在滑动机制中减小摩擦力有利于提高矫治效率。因此，制造商宣传其所谓的低摩擦矫治系统可以缩短治疗时间。特别是自锁（self-ligating, SL）托槽被认为具有更低的摩擦力。但声称自锁托槽可以缩短正畸治疗时间的研究均属于回顾性研究，存在较大的偏倚风险（Eberting et al. 2001）。关于自锁托槽和传统托槽的前瞻性研究未发现两者在治疗时间或疗效上存在统计学差异。Chen和Fleming等认为，自锁托槽与传统托槽在治疗时间上没有区别（Chen et al. 2010；Fleming and Johal 2010），缩短椅旁时间似乎是自锁托槽唯一显著的时间优势（Chen et al. 2010）。摩擦力对牙齿滑动过程的影响较小，而约束力和刻痕阻力起更重要的作用，约束力和刻痕阻力在自锁托槽和传统托槽之间没有区别。总之，任何受物体表面特征和摩擦力影响的正畸力学都对牙齿移动产生阻力，并且都有可能延长治疗时间（Burrow 2009）。

矫治器的选择

随着越来越多的成人患者寻求正畸治疗，隐形矫治器和舌侧矫治器等美观矫治器也随之受更多的欢迎。由于治疗细节、操作者的选择及技术难易程度不同，很难比较唇、舌侧矫治器的治疗时间。低级别临床证据表明，舌侧矫治器的平均治疗时间与唇侧矫治器相似（Mistakidis et al. 2016）。研究表明，隐形矫治治疗时间较传统的直丝弓矫治平均缩短5.5个月，也许可以归因于隐形矫治的计算机辅助设计功能（Buschang et al. 2013）。从治疗时间来看，隐形矫治比传统的固

定矫治更高效（Zheng et al. 2017），但该研究只包含非拔牙病例。当隐形矫治器治疗拔牙病例时治疗时间将被延长44%（Li et al. 2015）。此外，隐形矫治器控根移动牙齿功能欠佳，从而影响治疗效果（Papageorgiou et al. 2020）。

个性化定制托槽可以直接使用预成弓丝，机械臂可以弯制个性化弓丝，从而减少治疗后期精细调整时间。Weber等认为个性化定制托槽可以实现缩短正畸治疗时间（Weber et al. 2013）。CAD/CAM个性化辅助正畸治疗代替手工弯制，与传统矫治器相比，可以显著缩短治疗时间（Brown et al. 2015）。但该研究中缩短时间更多是归因于间接粘接，而非定制托槽。也有研究表明，个性化定制托槽与治疗时间的相关性不大（Penning et al. 2017）。

为减少椅旁弯制弓丝时间，人们尝试使用机械臂。同一正畸医生使用机械臂弯制的弓丝完成正畸治疗时间明显短于手工弯制（Alford et al. 2011）。但医生选择使用机械臂的病例相对简单，患者的选择并非随机分配。

进行治疗操作的正畸医生是影响治疗时间的一个关键因素，尤其在治疗完成阶段的精细调整，这也可以解释专业正畸医生治疗病例的时间往往比全科医生更长的原因。

矫治力系统

评估牙齿移动速度的研究报道，牙齿每月可以移动0.3～1mm。但是，治疗前后头颅侧位片重叠结果显示，很少有超过3～4mm的牙齿移动量。

Burstone在《临床正畸生物力学基础》中提出："两点之间直线距离最短"（Burstone and Choy 2015）。这提示我们在制订治疗计划时，通过结合头颅侧位片和咬合图来确定（见第17章）每颗牙齿在三维方向的位移。有了明确目标位，才能找到最短路线。但是，治疗过程中很少有一步到位的方式，我们通常将治疗分成几个阶段来完成，在进入下一个治疗阶段前保证上一阶段的

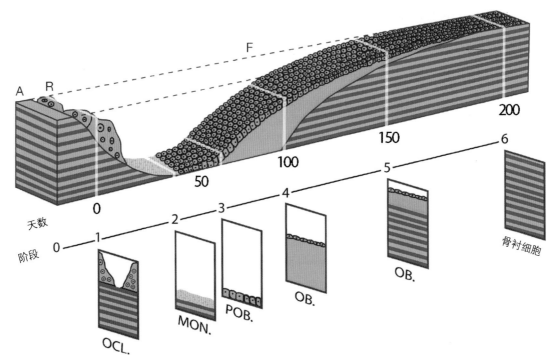

图20.1 骨改建周期（见第3章图3.18）。此图增加了每个阶段的用时。骨膜覆盖的未矿化的牙槽骨是无法被吸收的，改变力学方向将增加治疗时间100天以上。因此，若要缩短治疗时间，尽量减少改变力学方向是至关重要的。

目标已达成，并且治疗效果得到巩固。

然而，在滑动机制中该方法很少被采用。牙齿沿弓丝滑动时，牙冠倾斜与牙根直立的循环方式发生移位。在此过程中牙根附着面成为骨吸收面，骨吸收面可以在数小时内转变为附着面，但由于破骨细胞只能吸收矿化成熟的骨质（Chambers and Fuller 1985），骨吸收将延迟至附着面骨质矿化后再发生。因此，附着骨面再次转为骨吸收面需要更长的时间。此外，当遇到局部坏死组织时，可能会引起间接性骨吸收，也会延迟牙齿移动。总之，每当牙齿的移位发生变化时，治疗时间至少会延迟1个月（图20.1）。

为避免不必要的倾斜移动，常建议使用刚性较大的弓丝。当托槽受到矫治力时发生倾斜，产生的力矩足以直立牙齿。使用刚性较大的弓丝时，很难发生倾斜，从而实现牙齿整体移动。相反，当托槽在软丝上滑动时，产生的力矩在不足以直立牙齿之前，牙齿以倾斜移动为主。正如上文所述，制订详尽的正畸治疗目标，确定牙齿的理想位移并应用适宜的矫治力系统是正畸治疗的关键。

固定矫治器产生的力系统可以是不确定的静态力系统，即弓丝穿过两个以上的托槽，抑或是弓丝穿过单颗托槽，与其他单元只有点接触的确定的静态力系统。图20.2说明如何通过确定的静态系统，以最小的移位来实现尖牙的压低，从而更快整平过深的Spee曲线。

根据制订的治疗目标，确定每颗牙齿的位移，并将需要移动的牙齿（主动单元）和需要维持原来位置的牙齿（被动单元）分开。复诊时不仅重新激活矫治器提供的力系统，还需要监测矫治力系统是否获得理想的牙齿移动，避免治疗过程中产生牙齿的"往复运动"（图20.3），有助于优化正畸治疗时间。

虽然正畸医生与正颌外科医生都会与骨打交道，但双方对骨的理解有一定差异。根据正颌外科理论，加载力会增加骨密度，而太空环境中，骨密度会降低。因此，当正畸医生讲压力侧出现骨吸收似乎是有争议的。正畸医生很少将骨吸收与骨改建分开，由此可以解释治疗时间与牙齿移动时间存在的差异。牙齿移动时，骨塑建（塑形改变）和骨改建是连续更新的过程，并始终维持血清钙离子水平。

结论

毋庸置疑，缩短治疗时间对患者和正畸医生都有益处。正确理解正畸生物力学是正畸治疗的关键，同时也会影响正畸治疗时间，但相关科学研究及文献报道非常少。现存的关于加速正畸牙齿移动的干预措施均在短期内有效，并不能影响整体正畸治疗时间。技术的进步与正畸生物力学间更好地结合，将有助于有效缩短正畸治疗时间。

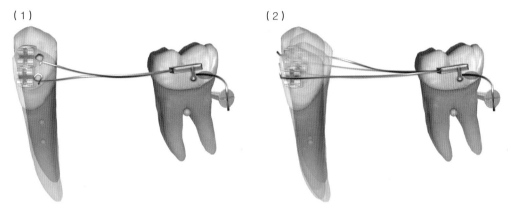

图20.2 （1）利用确定的静态力系统与（2）不确定的静态力系统压低过度萌出的尖牙。后者因弓丝几何形状不断发生变化而延长治疗时间。通过阻抗中心（CR）上方的点接触可以直接压低尖牙，而不会影响牙槽骨壁细胞分布情况。

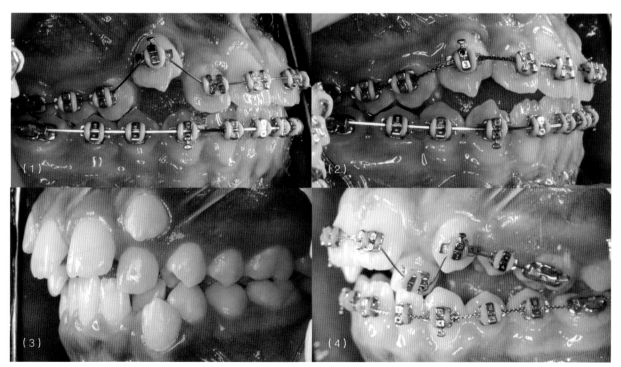

图20.3 描述随意使用连续弓丝矫治过程中产生的副作用。（1）使用0.016英寸镍钛丝排齐异位尖牙而导致（2）前牙与后牙区的开𬌗。同样使用较软的镍钛丝并进行末端回弯而引起的矢状向支抗丧失。（3，4）几乎完全丧失了拔牙间隙，但拥挤度和磨牙关系未得到改善。一旦发生上述情况，正畸医生首先要纠正不必要的牙齿移动，从而增加整个正畸治疗时间。

第21章

正畸治疗的界限在哪里
What are the Limits of Orthodontic Treatment?

Birte Melsen

哪些因素限制了正畸治疗呢

什么是正畸治疗的界限？当治疗方案只能通过种植牙恢复咬合或只能进行活动义齿来修复时，还是当牙列已经退化到正畸治疗无法起有效作用时？

正畸治疗的界限与下列因素有关：

（1）生物因素：
- 牙列状态
- 牙周状态
- 全身情况

（2）技术条件：
- 矫治技术
- 支抗

在牙列状态方面，牙齿的质量、数量和排列情况都很关键。牙齿的质量指天然牙的数量、有无活动性龋或根尖病变。在制订口腔功能重建计划时，要考虑到每颗牙齿的预后情况，并提前对活动性龋和根尖病变进行治疗。然而，预后较差的牙齿仍可以用于生成骨质或作为支抗牙暂缓拔除。

就牙周状态而言，无活动性牙龈炎或牙周炎对于正畸牙齿移动过程中不会造成牙周支持组织破坏是至关重要的。虽然牙周附着水平很关键，但未明确指出牙周附着量或牙槽骨吸收量超过多少属于治疗禁忌证。尽管不同学者对牙周状况的要求有所不同，但对于压低移动来说，牙周健康是必要条件。最新研究表明，心脏瓣膜细菌种类与牙周袋菌群有显著相关性。为避免矫治器引起的负面组织反应，牙周袋深度应＜4mm。第11章中提到的食蟹猕猴的实验得出，牙周组织健康的前提下，牙齿的压入移动可以提高牙周附着水平，甚至联合应用引导组织再生技术可以进一步提高附着水平。但以上效果都是在健康牙周状态下才能获得，若牙周袋深度＞4mm则无法保证治疗效果。

然而，即使存在深牙周袋或附着丧失，只要没有活动性牙周炎，则是可以进行伸长移动的。通过伸长预后差无法保留的牙齿可以引导生成骨质，为植入种植体创造条件。

全身情况会影响正畸治疗骨改建。正畸治疗中发生的组织反应是骨代谢与对矫治力的反应相互影响的结果。这适用于所有患者，但随着寻求正畸治疗的成人患者年龄的递增，接受影响骨转换的药物治疗的患者比例也增加了。如治疗骨质疏松症的药物等引起的骨转换能力降低可作为正畸治疗的禁忌证。肾移植、心脏移植、角膜移植、部分过敏性疾病的治疗，以及用于治疗骨质疏松症的双膦酸盐等，都可能导致医源性免疫功能低下。可能增加牙周疾患风险的疾病也应避免采用正畸治疗方案，可以辅助修复治疗的最小牙齿移动来代替。

毫无疑问，限制牙齿移动是最重要的因素，同时也是对退化的牙列进行修复所必需的牙槽骨的基础状况。因为决定正畸治疗是否可行的是骨质对正畸矫治力系统的反应。

技术条件相关的限制是指矫治力系统，这不仅取决于牙弓内牙齿间的相互位置，还包括上下颌咬合接触以及边缘骨水平。

对牙列完整、咬合接触良好的年轻成人患者，通常采用连续弓丝。当使用超弹性弓丝时，产生的轻力将被软组织和咬合力所平衡，从而获得理想的垂直向控制和咬合关系。而对于牙列退化较严重的成人患者，应做好三维诊断和治疗方案，精确到个别牙齿或一组牙齿所需的位移，很少使用连续弓丝来治疗此类患者。因此，正畸医生的技术能力将决定成人患者能否进行治疗的可能性和局限性。

缺乏足够的支抗是另一技术条件相关的限制，但随着骨支抗（见第8章）的引入，这种限制已经大大减少。然而，其他方面的支抗限制依然存在。正如Melsen（2005）所讨论的，这可能与骨支抗类型有关，当然也与患者和正畸医生操作

有关（见第8章）。此外，还有一些技术限制是患者的局部及全身情况。局部因素包括骨皮质的厚度、骨小梁密度及黏膜厚度等。较厚的黏膜会增加施力点，即微种植体头部和骨量决定的阻抗中心（CR）间的距离。全身因素包括上述对骨转换的影响。

自本书第1版出版以来，隐形矫治器发展迅速。越来越多的成人在有或没有经过训练有素的牙医的指导下佩戴了隐形矫治器。当前，我们所面临的最大挑战是，让患者充分了解到"快餐式"正畸治疗的益处和可能造成的损害。隐形矫治器很可能会取代多数患者的固定矫治器，它可以独立应用，也可以作为矫治器的组成部分，配合完成治疗。2021年Invisalign®患者数量高达250万，其中绝大多数为成人患者，而且这数量恐怕还并未达到最高峰。

隐形矫治器治疗退化的牙列时，很少考虑边缘骨质缺损引起的根尖移位情况。牙齿移位时阻抗中心（CR）的位置会发生变化，因为它取决于移位发生的骨的类型，如骨皮质或骨小梁。

然而，正畸治疗最大的限制仍然在于患者的健康状况、患者态度、医生态度以及正畸医生的技术能力和想象力。请大家重新思考我们经常说的"这做不了"。我希望本书能够鼓励正畸医生开拓更广阔的领域。